袖状胃切除术

The Perfect Sleeve Gastrectomy

A Clinical Guide to Evaluation,
Treatment, and Techniques

主编　Michel Gagner　　Almino Ramos Cardoso

　　　Mariano Palermo　　Patrick Noel

　　　David Nocca

主译　董志勇　朱孝成　朱利勇

主审　王存川　朱晒红

人民卫生出版社

·北　京·

First published in English under the title
The Perfect Sleeve Gastrectomy: A Clinical Guide to Evaluation, Treatment, and Techniques edited by
Michel Gagner, Almino Ramos Cardoso, Mariano Palermo, Patrick Noel and David Nocca Copyright ©
Springer Nature Switzerland AG, 2020
This edition has been translated and published under licence from Springer Nature Switzerland AG.

图书在版编目（CIP）数据

袖状胃切除术 /（加）米歇尔·加格纳
（Michel Gagner）等主编；董志勇，朱孝成，朱利勇主
译 . —北京：人民卫生出版社，2023.8
ISBN 978-7-117-34901-7

Ⅰ . ①袖⋯　Ⅱ . ①米⋯②董⋯③朱⋯④朱⋯　Ⅲ .
①胃切除　Ⅳ . ①R656.6

中国国家版本馆 CIP 数据核字（2023）第 103723 号

人卫智网	www.ipmph.com	医学教育、学术、考试、健康，购书智慧智能综合服务平台
人卫官网	www.pmph.com	人卫官方资讯发布平台

图字：01-2021-0520 号

袖状胃切除术
Xiuzhuang Wei Qiechushu

主　　译：董志勇　朱孝成　朱利勇
出版发行：人民卫生出版社（中继线 010-59780011）
地　　址：北京市朝阳区潘家园南里 19 号
邮　　编：100021
E - mail：pmph @ pmph.com
购书热线：010-59787592　010-59787584　010-65264830
印　　刷：北京华联印刷有限公司
经　　销：新华书店
开　　本：889×1194　1/16　印张：20.5
字　　数：606 千字
版　　次：2023 年 8 月第 1 版
印　　次：2023 年 10 月第 1 次印刷
标准书号：ISBN 978-7-117-34901-7
定　　价：198.00 元

打击盗版举报电话：010-59787491　E-mail：WQ @ pmph.com
质量问题联系电话：010-59787234　E-mail：zhiliang @ pmph.com
数字融合服务电话：4001118166　E-mail：zengzhi @ pmph.com

序言一

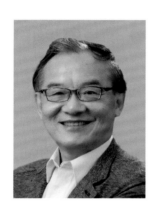

李威杰教授，被誉为"亚洲减重代谢外科之父"。

就职于苏州明基医院，中国台湾敏盛综合医院、中国台湾大学医学院。亚太减重外科学会首届会长，世界减重联盟亚太分会会长。

2021年中国国庆长假，我正在苏州一个美丽湖边的旅馆中，感谢翻译团队的邀请，让我有机会看完了这一本接近300页的巨作。《袖状胃切除术》这本书是由5位国际知名减重外科专家（包含袖状胃切除术的创始人，加拿大蒙特利尔的米歇尔·加格纳教授）联合其他40多位专家共同撰写而成。这本书是我所见过有关袖状胃切除最完整而详细的教科书，与其说完美，我觉得称为完整，或是全方位，更贴切。最令人感动的是中国这一群年轻和专业的减重手术外科精英在这么短的时间能将全书准确地翻译完成，为国内广大学子提供一本可读性很高的教科书。这种团结的力量，积极的态度，追求科学的努力真是令人敬佩，也将会是未来中国领导世界的基础。

我自2005年执行第一例袖状胃切除术，到今天也累积了将近2 000例的经验。在早期也曾经历过泄漏率达9%的阶段，经过不断的改进以及经验积累，累计有近百例并发症处理经验，到目前已经可以达到3年0并发症的结果。近年为手术后胃食管反流以及一些患者复胖而苦恼，经历了近200例的再次手术的经验。这些经验均与书中所写的相契合，以前发表的一些学术文章也都很荣幸被书中采用，让我深深觉得这是一本能够提供给读者所需要的知识、经验以及学术成果的好书，值得推荐给所有想要了解袖状胃切除术的专业人员。

我不认为目前有完美的减重手术，不过我们一直在追寻完美减重手术的途中。虽然袖状胃切除是目前全世界以及国内最常被执行的减重手术，但是一个完美减重手术不会需要一本300页的书籍来说明。同时也不会有这么多袖状胃切除附加的手术被发展出来，这也是本书未能涵盖之处。虽然袖状胃切除的手术技巧、安全性目前都已达到相对稳定的状态，但是胃食管反流以及远期复胖的问题仍然需要我们给予持续的关注。本书有两个部分10个章节针对这些主题加以讨论，读者也应特别注意避免在不适合的患者使用袖状胃切除术。一个完美的减重手术，特别是袖状胃切除术，需要医疗团队长期给予患者生活形态上的指导、支持与管理，更需要患者长期的努力配合。本书对此并未多所琢磨，读者仍然需要进一步进修取得相关资料。

　　由于肥胖与 2 型糖尿病是目前全世界最常见又非常难以控制的慢性疾病,而减重代谢手术是目前最有效的治疗方法,因此在这几年不论国外国内都可见到减重手术的大幅成长。不过减重外科是我所见过变动最剧烈的外科专科,许多新的手术不断被发展出来又被淘汰。一个新的手术要能够被接受为标准减重代谢手术,一般而言需要 20 年的考验。最早的小肠旁路手术、胃部隔间手术、可调节胃部捆绑带,都是在执行 20 年以后遭到淘汰。这期间能够存活下来的,除了单吻合口胃旁路术外就是袖状胃切除术。袖状胃切除术不但很快被接受,更迅速成为减重代谢手术的领头羊,证明了这个手术的安全性、有效性都是首选,值得各位读者好好学习,加以琢磨。让我们一同向更完美的减重代谢手术前进。

李威杰

2023 年 7 月于苏州

序言二

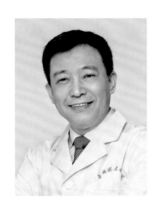

刘金钢教授,主任医师,博士生导师,中国医科大学附属第四医院外科教授。

2021 年 8 月,很荣幸受到翻译团队的邀请,来为《袖状胃切除术》,原名 *The Perfect Sleeve Gastrectomy-a clinical guide to evaluation,treatment,and techniques* 这本书的中文版作序,有机会详细浏览这本译著。原著由袖状胃切除术的首创医生 Gagner 联合四位国际知名减重专家主编,73 位来自全球的减重外科专家参编,译文由董志勇、朱孝成、朱利勇三位国内中青年减重专家主译,近 80 位全国各地的减重外科专家参编和审校,全书有 7 个部分 38 个章节,内容涵盖了袖状胃切除术的历史,术前准备,技术细节,袖状胃切除术相关的 GERD 和食管裂孔疝的处理策略,非传统袖状胃切除术的介绍,袖状胃切除术相关并发症的处理,袖状胃切除术相关的修改手术以及袖状胃切除术的教育培训和未来发展方向。内容非常丰富,几乎涵盖了袖状胃切除术所有问题,是一本可读性很强的教科书式的译著。中国的这群中青年专家能组织在一起,完成编译,可喜可贺,让人深感欣慰。这本书针对目前袖状胃切除术例数逐年剧增,同时由于发展不平衡,不免并发症也逐渐增加的状况,具有很好的指导和参考作用,对手术技术规范化、标准化和避免年轻医生或刚开展减重手术的单位走弯路都有很重要的作用和意义。

回想起我 2000 年以来开始致力于减重代谢外科研究与学科发展,中国减重代谢外科发展也从被质疑甚至排斥,到被证实是治疗代谢综合征,尤其是肥胖症合并 2 型糖尿病最有效而持久的手段,以及目前袖状胃切除术成为国内手术量最多的手术,经历了 20 多年,如今已被世界各学术组织广泛推荐。我国作为肥胖症及 2 型糖尿病发病率最高的国家,减重代谢外科的推广与发展显得尤为重要。

2007 年我们团队和国内同行先后报道了腹腔镜袖状胃切除术 (laparoscopic sleeve gastrectomy,LSG);逐步发展成拥有系统、完善且专业的减重代谢外科体系。随着临床工作的开展以及国内减重代谢外科发展的需要,我与国内专家同道一起于 2012 年建立我国减重代谢外科专业的学术组织——中国医师协会外科分会肥胖和糖尿病外科医师委员会,凭借此平台,和全国减重外科专家一道在全国范围内进行减重代谢外科的基础宣教及学术推广,通过手术演示、全国巡讲、动物模拟培训等方式进行减重代谢外科医师临床技能培训,提倡严格把握手术适应证及规范手术操作,建立减重代谢外科个案管理师制度,探索代谢疾病的 MDT 诊疗模式等。旨在进一步规范并提升中国减重代谢外科在其领域的专业技术水平,不断推进我国减重代谢外科向国际化标准看齐,极大地推动了国内该领域临床技术、科学研究、学术的发展。

历经十余年的共同努力,2014 年,本人牵头组织国内近百位知名内外科专家,共同制订了《中国肥胖和 2 型糖尿病外科治疗指南(2014)》。2019 年,更新了指南即《中国肥胖及代谢性疾病外科治疗指南(2019)》,该指南进一步规范了手术适应证及如何选择手术方式,为我国减重代谢外科的临床提供了重要依据。但是指南仍然有很多细节的内容无法完全呈现,刚好这本译著《袖状胃切除术》详细地介绍了袖状胃切除术的术前术中术后的各个细节,为指南提供了很好的衍生和补充。希望这本译著能给更多的减重外科医生或准备从事减重外科的医生或学生提供帮助。相信在各位同道的共同努力下,借助精彩纷呈的各大学术平台,我国减重代谢外科必将迎来更加蓬勃发展的未来。

刘金钢

2023 年 7 月

序言三

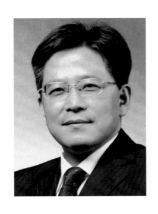

张忠涛教授,主任医师,博士生导师,卫生部有突出贡献的中青年专家,享受国务院颁发的政府特殊津贴。首都医科大学附属北京友谊医院副院长,美国消化系统疾病临床医学研究中心副主任。兼任中华医学会外科分会常委、秘书长,中华医学会外科分会外科手术学学组副组长。

近年来,减重代谢手术已成为肥胖症及2型糖尿病等代谢性疾病的重要治疗手段,我国减重代谢外科也由快速发展走向成熟壮大。其学科和人才梯队建设均已初具规模;同时理论和知识体系也逐渐建立起来。国内外该领域的专业书籍起到了重要的传播推广作用。

当前,袖状胃切除术是国内外最常见、开展最多的减重代谢手术方式。在对袖状胃切除术相关知识获取需求激增的背景下,《袖状胃切除术》一书正好满足广大读者的阅读需求。该书的内容覆盖袖状胃切除术的指征选择、手术操作、并发症防治、新技术、修正手术等方方面面,传达的是精准微创、经验技巧、降低并发症等理念。本书内涵丰富、生命力旺盛,是一本实操性强的书籍,展现减重代谢外科医生对"完美"袖状胃切除术孜孜不倦的践行。

为了永葆减重代谢外科的生命力,我们要不断专注袖状胃切除术的安全性和疗效的提升,做到安全和疗效并重,实现"完美手术"的最高境界。感谢本书国外专家同行们的经验总结和分享,期待我国本领域的专家可总结国内成果和经验并编著更多书籍。

相信,本书的翻译出版,将为普通外科尤其是减重代谢外科的同行们及时丰富和更新专业知识提供极大帮助,从而助力减重代谢外科健康规范发展。

张忠涛

2023 年 7 月

主审简介

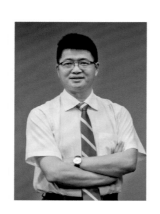

　　王存川,教授、主任医师、博士生导师、二级教授、医学博士。
　　暨南大学附属第一医院(广州华侨医院)副院长、肥胖与代谢病外科(减重中心)学科带头人;国际肥胖与代谢病外科联盟(IFSO)亚太区主席/执行委员;中国医师协会外科医师分会肥胖与糖尿病外科医师委员会(CSMBS)主任委员,《中华肥胖与代谢病电子杂志》总编辑。

主审简介

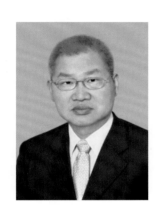

朱晒红，教授、主任医师、博士生导师、博士后。

中南大学湘雅三医院副院长，普通外科（美国临床重点专科）学术带头人，湖南省手术机器人重点实验室主任。中国医师协会外科医师分会肥胖和糖尿病外科医师委员会（CSMBS）候任主任委员；中华医学会外科分会甲状腺与代谢外科学组副组长；国际肥胖与代谢病外科联盟（IFSO）会员。《中华肥胖与代谢病电子杂志》副主编。

主译简介

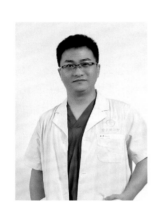

董志勇,医学博士、副主任医师、硕士研究生导师、美国西北大学访问学者,暨南大学肥胖代谢研究所副所长。暨南大学附属第一医院肥胖与代谢外科/减重中心主任。中国医药教育协会代谢病学专业委员会副主任委员;中国研究型医院学会糖尿病与肥胖外科专业委员会委员;广东省医学会肥胖代谢外科分会委员会秘书;国际肥胖与代谢病外科联盟(IFSO)会员;*Obesity Surgery* 杂志审稿专家;《中华肥胖与代谢病电子杂志》编委。主要从事肥胖与代谢、胃肠、疝外科临床科研工作。起草"袖状胃切除术""单吻合口胃旁路术"和"Roux-en-Y 胃旁路术"等相关指南。在知名杂志 *Theranostics*、*Cochrane Systematic Reviews*、*Obesity Surgery* 等发表过论文。已发表中英文论著 76 篇,以第一作者或通讯作者发表 SCI 论文 31 篇。

主译简介

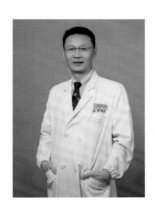

朱孝成,徐州医科大学附属医院,胃肠外科及代谢减重中心主任
中华医学会外科学分会甲状腺及代谢外科学组委员
美国外科学院(FACS)会员
美国代谢减重外科学会(ASMBS)委员
中国研究型医院学会糖尿病与肥胖外科专业委员会副主任委员
中国医师协会外科医师分会肥胖和糖尿病外科委员会委员
江苏省医师协会外科分会肥胖和糖尿病外科学组组长
江苏省医学会代谢减重学组副组长
中国医疗保健国际交流促进会代谢外科学分会常务委员
中国康复医学会减重与代谢康复专业委员会常务委员
江苏省医学会外科分会委员及胃肠外科学组委员
美国腔镜外科学会(SAGES)会员,国际肥胖与代谢病外科联盟(IFSO)会员
中国教育国际交流协会国际医学教育分会临床学科组专家

主译简介

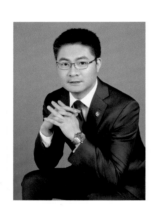

朱利勇，医学博士、副教授、硕士生导师。中南大学湘雅三医院副院长，湖南省科技领军人才、湖南省青年骨干教师、手术机器人湖南省重点实验室副主任、美国耶鲁大学访问学者、客座助理教授。中国医师协会外科分会肥胖与糖尿病外科医师委员会委员，中国康复医学会减重与代谢康复青年专委会副主任委员，湖南省医学会外科分会肥胖与代谢外科学组副组长，湖南省医学会外科分会疝与腹壁外科学组副组长。从事代谢、胃肠疝外科及医工结合等临床及科研工作。主持及参与国家自然科学基金5项，主持湖南省"揭榜挂帅"项目子课题、省重点研发等省级项目5项，发表相关SCI论文40余篇，并获第十九届湖南医学科技奖一等奖、中南大学医疗成果二等奖等奖项。

译者名单

（按姓氏笔画排序）

王 兵	上海交通大学医学院附属第九人民医院	吴良平	广州中医药大学金沙洲医院
王 勇	中国医科大学附属第四医院	汪 泳	安徽医科大学第二附属医院
王存川	暨南大学附属第一医院	张 频	上海市第六人民医院
王国慧	中南大学湘雅三医院	张 鹏	首都医科大学附属北京友谊医院
王知非	浙江省人民医院	张能维	首都医科大学附属北京世纪坛医院
毛忠琦	苏州大学附属第一医院	陈 亿	四川大学华西医院
毛金磊	浙江省人民医院	林宏福	深圳市前海蛇口自贸区医院
白日星	首都医科大学附属北京潞河医院	周 彪	中日友好医院
申晓军	海军军医大学第一附属医院	孟 化	中日友好医院
朱江帆	上海市第十人民医院	赵象文	中山市小榄人民医院
朱孝成	徐州医科大学附属医院	胡三元	山东大学齐鲁医院
朱利勇	中南大学湘雅三医院	胡扬喜	郑州大学附属郑州中心医院
任亦星	川北医学院附属医院	俞永涛	宁夏医科大学总医院
刘 威	中南大学湘雅二医院	姜 涛	吉林大学中日联谊医院
刘 洋	首都医科大学附属北京友谊医院	姚立彬	徐州医科大学附属医院
刘少壮	山东大学齐鲁医院	姚琪远	复旦大学附属华山医院
刘伟杰	上海市第六人民医院	袁通立	湖南省直中医医院
刘雁军	西南交通大学附属医院	贾犇黎	安徽医科大学第二附属医院
	（成都市第三人民医院）	夏泽锋	华中科技大学同济医学院附属协和医院
闫文貌	首都医科大学附属北京天坛医院	顾 岩	复旦大学附属华东医院
孙喜太	南京大学医学院附属鼓楼医院	陶凯雄	华中科技大学同济医学院附属协和医院
花 荣	复旦大学附属华山医院	梁 辉	江苏省人民医院
杜 潇	四川大学华西医院	梁銮盛	中山市小榄人民医院
李 震	武汉大学中南医院	董光龙	中国人民解放军总医院第一医学中心
李益臣	苏州大学附属第一医院	董志勇	暨南大学附属第一医院
李雅兰	暨南大学附属第一医院	程 中	四川大学华西医院
杨 华	暨南大学附属第一医院	褚薛慧	南京大学医学院附属鼓楼医院
杨 威	西安交通大学附属第一医院	熊少伟	北京大学深圳医院
杨董超	复旦大学附属华东医院	樊 庆	首都医科大学附属北京世纪坛医院
吴立胜	中国科学技术大学附属第一医院	戴晓江	广州中医药大学金沙洲医院
	（安徽省立医院）		

前言

任何事情都应该力求简单，但不能过于简单。

——阿尔伯特·爱因斯坦

纽约上东区餐厅的空调房感觉就像一个避难所，可以抵御 1999 年纽约市初夏的热浪。我和我的同事们刚刚来到镇上，在西奈山（Mount Sinai）开始了我们的微创外科实践培训计划。晚餐时，我们中的一些人还在对抗时差带来的疲惫。

正当我在向同桌的非意大利同事解释 Tiramisu（提拉米苏，是一种带咖啡酒味儿的意大利甜点）的意思时，Michel Gagner 医生突然说道："明天将是一个伟大的日子"。第 2 天——他解释说——他将尝试通过腹腔镜方法实施胆胰分流（biliopancreatic diversion，BPD）- 十二指肠转位术（duodenal switch，DS）。尽管我们当时对 DS 知之甚少，但我们赶上机会能看到这个手术！

然而在那晚，谁也没有预料到，第 2 天会开始导致袖状胃切除术发现的过程。

20 世纪 90 年代末，腹腔镜手术迅速扩张；然而，一些手术尚未被腹腔镜所攻克。其中就包括 BPD。证明腹腔镜方法应用于 BPD-DS 治疗的可行性十分重要，因为它将提高微创手术在重度肥胖患者中的获益。

经典胆胰分流（biliopancreatic diversion，BPD）术最初是 Nicola Scopinaro 于 1976 年在意大利提出，其术式还包括水平胃切除术和保留 50cm 的共同支。为了降低术后边缘溃疡和长期营养不良的发生率，美国的 Hess 和加拿大的 Marceau，对经典的 BPD 进行了改良，包括带有 DS 及保留更长的共同支（从 50cm 改至 100cm）的垂直（"袖状"）胃切除术。

7 月初的一个早上，Gagner 医生成功实施了首例腹腔镜 BPD-DS。由于患者较高的 BMI（>80kg/m²），使得每一步手术都很困难，但这就是袖状胃切除术，尽管表面上看比较简单，但却是最大的挑战。套管放在哪个位置？胃导引管（bougie）多大，要如何推进？如何避免扭曲和狭窄？如何处理切缘？如何最佳地暴露胃底？这些步骤都还没有标准化。在那个时候，没有一本书像这样从 20 年的外科实践中提供指导、技术技巧和智慧。

然而，挑战可以提供强大的灵感。

事实上，正是在高 BMI 患者中进行如此复杂手术的挑战以及减少手术时间和手术风险的需要，使得 Gagner 医生构思了腹腔镜 BPD-DS 分期治疗的方法。此术式首先进行袖状胃切除术，几个月之后再行小肠旁路术。然而，少数患者接受了一期的腹腔镜 BPD-DS，单纯袖状胃切除术就能引起快速和实质性的体重下降。这一意想不到的发现启发了 Ganger 医生，发现单纯腹腔镜袖状胃切除术（laparoscopic sleeve gastrectomy，LSG）可作为一种新的减重手术。

Gagner 医生进行首例腹腔镜 BDP-DS 的那一天对于我而言是多事之秋。当时，我并不确定我是否会成为内分泌或癌症外科医生，但是有一件事我能确定，那就是我不想成为一名减重外科医生。尽管外科手术第一次会很有趣,但我从未预想到那一天的经历和教训会深深地影响我未来的临床实践。然而,随着时间的推移,我被减重手术技术的挑战所吸引,更被其奇特的效果所吸引——以至于在一天结束的时候,我会把我的职业生涯奉献给减肥,哎呀,代谢手术。

由于技术复杂性、与大量缝合和长手术时间相关的风险和成本,我想知道是否有一种方法可以简化 BPD 和腹腔镜手术。Gagner 医生看起来既疲惫又兴奋,在他离开手术室之前,我问他:为什么 BPD 必须要进行肠道重建和胃切除。在最后只保留了 100cm 的共同支,其吸收不良的作用是否足以解决问题。为什么要增加袖状胃切除? 我问这些问题的假设是,Gagner 医生能够给我指出一些胃肠道生理学的机制研究,这些研究为 BPD 或其他减重手术的设计提供了信息。他承认他不知道答案,但鼓励我当天去图书馆查一查。

尽管我尽了最大的努力去查阅文献,但那天下午我还是找不到我要找的信息。事实上,尽管减重手术早在 20 世纪 50 年代就已开始实施,但在世纪之交,减重手术设计的背后仍没有真正的机制研究。在很大程度上,减重手术的外科解剖是基于一个简单的概念,即为了减轻体重,要么限制胃的大小以减少食物的摄入,要么绕过肠道以减少营养吸收。在体重较重的患者中,可以结合限制和吸收不良来实现更大的减重效果。体重减轻可以解释减重手术的其他临床益处。一篇又一篇论文重申了限制摄入和吸收不良的"口头禅"。然而,令人惊讶的是,无论是动物研究还是临床研究,都没有把这些假设用科学调查研究来验证。

我感到非常沮丧,正要离开图书馆时,无意中读到一篇 BPD 的论文,我注意到了一些很奇怪的内容:在一项超过 2 000 例接受 BPD 患者的研究中,所有患者术后 1 个月的血糖水平均为正常水平。我想,"2 000 例病态肥胖患者中一定有人患有 2 型糖尿病。""怎么手术后 4 周竟没人患有糖尿病,难道 BPD 或类似的胃肠道手术真的能解决糖尿病的问题吗?"正是这个问题,在一次似乎毫无成效的图书馆之旅后,最终改变了我职业生涯的道路。

当 Gagner 医生报告了腹腔镜 BPD 第一期手术的显著减重效果后,袖状胃切除术掀起了全球减重手术的风暴。几乎在一夜之间,这种手术就在全世界流行起来,取代了胃束带术和胃旁路术,成为最常用的减重手术术式。

无论对外科医生还是患者来说,袖状胃切除术在概念上和实际操作上看起来都很简单。操作简单,无严重吻合口并发症的风险。易于理解,没有令人困惑的肠袢解剖重建。袖状胃切除术让胃变小,但不能太小,这对外科医生和患者都很有吸引力:它会让人吃得比一般人少,但也不会少太多,不必担心。

然而,人们很快就意识到,袖状胃切除术很简单,但却又没那么简单。大家很快认识到,少了吻合口并不一定意味着没有发生漏的风险。袖状胃切除术后发生的漏并不好愈合。可以预见的是,长切缘也有出血的风险。人们可以"校准"袖状胃的大小来调节体重减轻程度,或"重新袖状胃"来治疗体重反弹,这种想法从直觉上看是合理的,但结果显示效果不如预期。吞咽困难、反流的症状并不罕见。

袖状胃切除术的引入伴随着减重和代谢手术新时代的到来。在一个历史上容易对最早的经验证据产生快速热情和轻易失望的领域,世纪之交带来了更严格的机制研究和循证医学,提高了外科创新的标准。不断改进的科学证据和来自肥胖和糖尿病持续流行的压力吸引了来自不同医学学科的许多临床医生和科学家的兴趣。在相对较短的时间内,减重 / 代谢手术领域发生巨大的变化,可能比任何其他外科领域都要大。

由于手术治疗开始被认为是 2 型糖尿病传统药物治疗的替代方法,因此评估其安全性和有效性需与药物干预评估方法一致。这为随机临床试验、外科技术标准化和治疗机制理解的提高提供了强大的动力。

在过去二十年中,手术技术的系统改进提高了袖状胃切除术的安全性。其临床结局已在无数临床研究中进行了验证,包括随机对照临床试验。这些研究现在支持袖状胃切除术作为 2 型糖尿病和肥胖的标准治疗方案之一。

机制研究还表明,袖状胃切除术对肠道激素、胆汁酸代谢、微生物群等胃肠道生理方面具有重大的影响,揭示了胃的解剖操作不仅影响胃,还影响体重调节和葡萄糖代谢的肠道机制。

现在很清楚,袖状胃切除术之所以成为治疗和了解肥胖和 2 型糖尿病有价值的工具,是因为其生理结构的复杂性,而不是表面上的简单性。在这种复杂性中,我们可以根据疾病分期、患者特征和需求完善适应证、了解禁忌证并个性化选择手术。

　　因此,本书是一个受欢迎的、及时的资源,有助于确定大量复杂的新证据的方向,对新手外科医生或有经验的外科医生的临床实践都有一定的帮助。

　　本书其中的一个章节也对未来进行了展望,我们接下来将向何方前进? 袖状胃切除术,更一般地说,减重和代谢手术的未来是什么?

　　正如一句老话所说,做预测是非常困难的,特别是关于未来的预测。袖状胃切除术不是被预测出来的;它不是发明出来的,也不是设计出来的。它是通过对意外观察提供的机会保持开放态度的能力而被发现的。

　　1999 年夏天的那个事件表明,外科手术的未来,就像职业生涯一样,可能会走上不可预测的道路;未雨绸缪是塑造我们未来的唯一途径。

Francesco Rubino
于英国伦敦

原著序言

这本书到底讲的是什么？它是如何实现的？

我认为灵感来自布宜诺斯艾利斯（阿根廷首都）的 Mariano Palermo 医生，他在结束由 Amolca 主编出版的《减重和代谢技术图谱》后，领导力和热情被激发。参与这本书的编者还有 Agustin Rodriguez、Mariano Palermo、Miguel Farina、Edgardo Serra 和我。我最近还收到过 Mariano 寄来的一本样书。在此之前，由 Rami Lutfi、Mariano Palermo 和 Guy Bernard Cadiere 医生编著的《全球减重手术——跨界减肥艺术》一书，已经出版。Mariano 有一个情绪被感染的过程，精神上受到刺激，要去做另一个项目，去感受一些东西，特别是在写作上做一些有创造性的事情，去交流和教育年轻一代。

这个项目是非常恰当的，早在 20 年前，1999 年 7 月 2 日我们在纽约西奈山（Mount Sinai）医院就实施了第一例腹腔镜袖状胃切除术（laparoscopic sleeve gastrectomy，LSG）（作为十二指肠转位的一部分）演示。他召集了一个伟大的编写团队，编者都是各自领域的领导者，所以我们具有一个全球视角来看待这场席卷世界的手术。"它并不完美"，我总是对学生、培训医生和住院医生说："一个手术从来都不是最终的结果，它是一个不断进行的工作，就像一条渐近曲线，尽可能地接近，但从来没有达到完美，需要不断地调整和改进。"

因此，我于 2018 年 10 月 4 日收到了现任国际肥胖与代谢病外科联盟（International Federation for the Surgery of Obesity and Metabolic Disorders，IFSO）主席 Mariano Palermo 和 Almino Ramos Cardoso 的电子邮件；"Michel 您好，我们最近正在与 Almino 交谈，他建议写一本书。书名为《袖状胃切除术》。你觉得怎么样？"我当天回复说："很好"，于是，我们之间的一系列的电子邮件以及 31 个章节主题的初步目录开始流传。Mariano 还发了一封电子邮件给出版商 Springer。到 10 月 11 日，Springer 临床医学执行董事 Richard Hruska 已经对这个项目表示赞同和支持。在之后的时间里，随着图书项目成为一项广泛的国际间共同努力合作的项目，增加更多来自更多大洲的同行就变得很重要，David Nocca 教授是这个手术的早期实施者，后来他对手术进行了改良以防止反流的发生，Patrick Noel 医生也是一位技术精湛的外科医生，于 10 月 17 日接受并成为联合主编。因此，《袖状胃切除术》得以问世，Springer 因其卓越的全球专业知识和视野被选为出版商。最终目录于 10 月 19 日完成，并于 10 月 29 日向作者们发出邀请，所有章节均在 2019 年 3 月 18 日前完成，并开始印制。

据世界卫生组织统计，肥胖伴或不伴糖尿病已成为主要的全球性问题，并且在发达国家和发展中国家均持续蔓延。因此，它的成本高于任何其他健康问题，由于其发病的普遍性，再加上其并发症的治疗费用高昂（如心脏病和肝病、关节置换以及残疾和失去劳动力），已经威胁或超过政府预算。袖状胃切除术是全球最常见的减重手术，超过 55% 的减重手术是袖状胃切除术，在亚洲超过 70%。这本书讨论了所有的手术方法，并给读者讲解了所有能完美完成袖状胃切除术的方法。

如今，减重手术是重度肥胖患者唯一的基于循证医学的治疗方法。对于代谢性糖尿病受试者来说，袖状胃切除术后并发症发生率低，长期减重效果突出。这些复杂手术的微创技术因其疼痛减轻、恢复更快、美观效果更好和总体并发症更少而更易被患者接受。在这些激动人心的时刻，我们的五位国际共同主编（其中一位是袖状胃切除术的始创者）希望在这个变化、兴奋和伴随争议的时代，这个现在已被接受的常见减重手术能成为全球的实践标准。

我们的目标是阐明最佳的实践，提供可靠的参考，在这个迅速变化的领域中，通过许多当前的治疗选择，为世界任何地方的医生以及从事任何专业的医生（家庭医生、内科医生、外科医生、胃肠病学家或内镜医师）提供指导。我们的目的是提供高清晰度的、剪辑好的图片以及当时观点的主导者所编写的章节。在这本书中，我们给读者提供的所有提示、技巧、设备使用建议，都是为了完成完美的袖状胃切除术。为此，我们首先要关注患者的临床问题和袖状胃切除术的适应证，在技术方面，我们一步一步地描述了该手术技术，并详细描述了术中使用的吻合器及各种吻合钉、不同尺寸的胃导引管（bougie）、缝线和加固材料。并发症的处理尤其重要，它们有可能会非常严重，有几章专门介绍了通过内镜、腹腔镜和经皮图像引导手术来治疗并发症的不同方法。本书还描述了修正手术，以达到患者术后最佳结局。这本书的结尾，回顾了自腹腔镜袖状胃切除术问世 20 年来的经验教训，并概述了我们对世界范围内最常见的减重手术的未来发展和进步的设想。

Montréal, QC, Canada   Michel Gagner
Sao Paulo, Brazil   Almino Ramos Cardoso
Buenos Aires, Argentina   Mariano Palermo
Dubai, United Arab Emirates   Patrick Noel
Saint Gely du Fesc, France   David Nocca

致谢

我谨以这本书献给我的家人,在克利夫兰、纽约、迈阿密、多哈和蒙特利尔的那些年里,他们在精神上支持着我。

致 France、Xavier、Guillaume 和 Maxime。

我也把这本书献给我过去 30 年里所有的住院医生和培训医生,他们中的许多人是作者、合著者,他们是这本优秀图书的动力,我为他们的成就感到自豪。

正如 Jean-Paul Sartre(法国哲学家,1964 年诺贝尔文学奖)所说的 "我们没有选择的余地"。

Michel Gagner

《袖状胃切除术》是一本非常有用的书,因为它基于非常实用的指南、提示和技巧,讨论如何实现一次安全有效的袖状胃切除术。我们要感谢能在几个月内完成这本书的所有作者和编辑,特别是 Mariano Palermo 的参与和奉献,他一开始就很赞同这个想法,并为实现我们的想法付出了巨大的努力。我也非常感谢 Michel Gagner、David Nocca 和 Patrick Noel,感谢他们为他们的章节所做的工作,也感谢他们基于友情的支持,让其他章节也能按时完成。

也谨以这本书献给我们的友情——即来自我的搭档 Nestor Bertin 和 Raphael Lucena 的巨大帮助,让我能继续做一些科学研究;以及我爱的家人 Manoela、Gabriel、Julia 和 Lucas。

Almino Ramos Cardoso

感谢我的妻子 Gabriela、我的两个孩子 Agustina 和 Lucas、我的父母 Mario 和 Loly 以及我的祖母 Lucila 一直以来对我的支持。

感谢我的教授和朋友们,以及本书的作者和合著者,感谢他们教给我和分享他们的知识,也分享他们的友谊。

Mariano Palermo

感谢我的同事和朋友 Mariano,他邀请我参加这次科学之旅,感谢我的梦之队 Imane 和 Marius,感谢他们无条件的支持和宝贵的帮助。对所有来自世界各地的患者致以我的感激之情。

Patrick Noel

致谢法国 Montpellier 大学医院减重中心，来自法国 Toulon 的医学博士 Marius Nedelcu，来自巴西 Curitiba 的医学博士 Marcelo Loureiro，来自加拿大 Montreal 的 Michel Gagner。

David Nocca

作者名单

Marianela Aguirre Ackermann Nutrition and Diabetes of CIEN (Center of Obesity, Diabetes and Bariatric Surgery), Corrientes, Buenos Aires, Misiones and Formosa, Argentina

Universidad Nacional del Nordeste, Corrientes, Argentina

Jaber Al-Ali Department of Medicine, Faculty of Medicine, Kuwait University, Kuwait City, Kuwait

Vance L. Albaugh Bariatric and Metabolic Institute, Cleveland Clinic, Cleveland, OH, USA

Rene Aleman Department of General Surgery, The Bariatric & Metabolic Institute, Cleveland Clinic Florida, Weston, FL, USA

Ali Aminian Bariatric and Metabolic Institute, Cleveland Clinic, Cleveland, OH, USA

Mohit Bandari SAIMS University, Head of Department at the Mohak Bariatric and Robotic Surgery Center, Indore, India

Eduardo Lemos De Souza Bastos Division of Gastrointestinal Surgery, Marilia Medical School, Marilia, Brazil

Gastro Obeso Center, Advanced Institute for Metabolic Optimization, Sao Paulo, Brazil

Helmuth T. Billy Metabolic and Bariatric Surgery, St. John's Regional Medical Center, Oxnard, CA, USA

Metabolic and Bariatric Surgery, Community Memorial Hospital, Ventura, CA, USA

Bariatric Surgery, Hamad General Hospital, Doha, Qatar

Camilo Boza Department of Digestive Surgery, Clinica Las Condes, Santiago, Chile

Vitor Ottoboni Brunaldi Gastrointestinal Endoscopy Unit, University of São Paulo Medical School, São Paulo, Brazil

Josemberg Marins Campos Centro de Obesidade e Diabetes, Hospital Santa Joana Recife, Recife, PE, Brazil

Sonja Chiappetta Department of Obesity and Metabolic Surgery, Ospedale Evangelico Betania, Naples, Italy

Elias Choulseb The Sleeve Gastrectomy Center, Jackson North Medical Center, North Miami Beach, FL, USA

Jorge Daes Department of Minimally Invasive Surgery, Clinica Portoazul, Barranquilla, Colombia

Giovanni Dapri International School Reduced Scar Laparoscopy, Brussels, Belgium

Carlos Federico Davrieux Department of Minimally Invasive Surgery, DAICIM Foundation, City of Buenos Aires, Buenos Aires, Argentina

Department of General Surgery, Sanatorio de la Mujer, Rosario, Santa Fe, Argentina

Camilo Duque S. Department of Digestive Surgery, Clinica Las Condes, Santiago, Chile

Guillermo Emilio Duza CIEN-Diagnomed Center (Center of Obesity, Diabetes and Bariatric Surgery), Buenos Aires, Argentina

University of Buenos Aires (UBA), Buenos Aires, Argentina

Luciana J. El-Kadre Gávea Metabolic Center for Diabetes and Obesity, Sao Lucas Copacabana Hospital, Rio de Janeiro, RJ, Brazil

Alex Escalona Department of Surgery, Faculty of Medicine, Universidad de los Andes, Santiago, Chile

Silvia Leite Faria Brasília Gastrosurgery, Brasília, DF, Brazil

Timothy M. Farrell Department of Surgery, University of North Carolina at Chapel Hill, Chapel Hill, NC, USA

José Manuel FORT Endocrine, Metabolic and Bariatric Unit, Vall d'Hebron University Hospital, Universitat Autònoma de Barcelona, Center of Excellence for the EAC-BC, Barcelona, Spain

Ricardo Funke Department of Digestive Surgery, Clinica Las Condes, Santiago, Chile

Michel Gagner Department of Surgery, Sacré-Coeur Hospital, Montréal, QC, Canada

Manoel Galvao Department of Surgery, University at Buffalo, Jackson North Medical Center, Miami, FL, USA

Mariano Gimenez University of Buenos Aires, Buenos Aires, Argentina

Percutaneous Surgery, IHU-IRCAD, Strasbourg, France

DAICIM Foundation, Buenos Aires, Argentina

Andres Hanssen Department of Surgery, Clinica Portoazul, Barranquilla, Colombia

Jacques M. Himpens Delta CHIREC Hospitals, Brussels, Belgium

St Pierre University Hospital, Brussels, Belgium

Antonio Iannelli Digestive Surgery and Liver Transplantation Unit, Centre Hospitalier Universitaire de Nice – Archet 2 Hospital, Nice, France

Université Côte d'Azur, Nice, France

Moises Jacobs Department of Surgery, University at Buffalo, Jackson North Medical Center, Miami, FL, USA

Daniel B. Jones Department of Surgery, Beth Israel Deaconess Medical Center, Boston, MA, USA

Miguel Josa Department of Surgery, Hospital Clínico San Carlos, Madrid, Spain

Mojdeh S. Kappus Department of Surgery, Beth Israel Deaconess Medical Center, Boston, MA, USA

Mousa Khoursheed Department of Surgery, Kuwait Health Sciences Center, Jabriya, Kuwait

Department of Surgery, Faculty of Medicine, Kuwait City, Kuwait

Matthew D. Kroh Chief of the Digestive Disease Institute at Cleveland Clinic Abu Dhabi, Abu Dhabi, United Arab Emirates

Marina Kurian Department of Surgery, NYU Langone Heath, New York, NY, USA

Joshua P. Landreneau General surgeon in Cleveland, Cleveland Clinic and Cleveland Clinic Fairview Hospital, Cleveland, OH, USA

Jose Luis Leyba Universidad Central de Venezuela, Hospital Universitario de Caracas, Clínica Santa Sofia, Caracas, Venezuela

Salvador Navarrete Llopis Clínica Santa Sofía, Caracas, Venezuela

Andrew Luhrs Department of Surgery, Brown University, Providence, RI, USA

Rami Lutfi University of Illinois, Chicago, USA

Thierry Manos Clinique Bouchard, Marseille, France

Francesco Martini Digestive and Bariatric Surgery Unit, Joseph Ducuing Hospital, Toulouse, France

Emanuele Lo Menzo Department of General Surgery, The Bariatric & Metabolic Institute, Cleveland Clinic Florida, Weston, FL, USA

Jan Paul Mulier Department of Anaesthesiology & Intensive care AZ Sint-Jan Brugge KULeuven & UGent Brugge, Flanders, Belgium

Felipe Muñoz Hospital Dr. Gustavo Fricke, Universidad de Valparaíso, Viña del Mar, Chile

Marius Nedelcu Centre de Chirurgie de l'Obesite (CCO), Clinique Saint Michel, Toulon, France

Manoel Galvao Neto Surgery Department, Florida International University, Miami, FL, USA

David Nocca CHU Montpellier Saint Eloi, Montpellier, France

CHU Montpellier, Département de Chirurgie Digestive, Hôpital St Eloi, Montpellier, France

Patrick Noel Emirates Specialty Hospital, Dubai, United Arab Emirates

Brittany Nowak Department of Surgery, NYU Langone Heath, New York, NY, USA

Mariano Palermo Diagnomed, University of Buenos Aires, Buenos Aires, Argentina

Marco G. Patti Department of Medicine, University of North Carolina at Chapel Hill, Chapel Hill, NC, USA

Department of Surgery, University of North Carolina at Chapel Hill, Chapel Hill, NC, USA

Gustavo Plasencia Department of Surgery, University at Buffalo, Jackson North Medical Center, Miami, FL, USA

Almino Ramos Cardoso Bariatric Surgery, Gastro Obeso Center, Sao Paulo, Brazil

Jaideepraj Rao Upper GI, Bariatric & Minimal Access Surgery, Tan Tock Seng Hospital, Singapore, Singapore

Luiz Fernando dos Reis Falcão Department of Anaesthesiology, Professor of Anaesthesiology, Universidade Federal de São Paulo, Sao Paulo, Brazil

Raul J. Rosenthal Department of General Surgery, The Bariatric & Metabolic Institute, Cleveland Clinic Florida, Weston, FL, USA

Andrés Sánchez-Pernaute Department of Surgery, Hospital Clínico San Carlos, Madrid, Spain

Philip R. Schauer Bariatric and Metabolic Institute, Cleveland Clinic, Cleveland, OH, USA

Francisco Schlottmann Department of Surgery, Hospital Aleman, Buenos Aires, Argentina

Edgardo Emilio Serra Bariatric Surgery and Mini-invasive Surgery of CIEN (Center of Obesity, Diabetes and Bariatric Surgery), Corrientes, Buenos Aires, Misiones and Formosa, Argentina

Muhammad Shahbaz Department of General Surgery, Weifang People's Hospital, Weifang, Shandong, China

Ranjan Sudan Department of Surgery, Brown University, Providence, RI, USA

Samuel Szomstein Department of General Surgery, The Bariatric & Metabolic Institute, Cleveland Clinic Florida, Weston, FL, USA

Antonio Torres Department of Surgery, Hospital Clínico San Carlos, Madrid, Spain

Carlos Vaz Robotic Surgery Unit, Center for the Treatment of Obesity and Diabetes Hospital CUF Infante Santo, Lisbon, Portugal

Ramon Vilallonga Endocrine, Metabolic and Bariatric Unit, Vall d'Hebron University Hospital, Universitat Autònoma de Barcelona, Center of Excellence for the EAC-BC, Barcelona, Spain

Rudolf Alfred Weiner Sana-Klinikum Offenbach, Department for Obesity Surgery and Metabolic Surgery, Offenbach, Germany

Sylvia Weiner Krankenhaus Nordwest, Department for Obesity Surgery, Metabolic Surgery and MIC Surgery, Frankfurt, Germany

Wah Yang Department of Metabolic and Bariatric Surgery of the First Affiliated Hospital of Jinan University, Guangzhou, China

Carlos Zerrweck National University of Mexico UNAM, Head of Department at The Obesity Clinic Hospital General Tláhuac, Mexico City, Mexico

Natan Zundel Department of Surgery, University at Buffalo, Jackson North Medical Canter, Miami, FL, USA

目录

第 1 章
腹腔镜袖状胃切除术的历史

Michel Gagner

1.1 引言

自 20 世纪 70 年代末和 80 年代初以来，N. Scopinaro 医生的标准胆胰分流（biliopancreatic diversion，BPD）术（通常称为 BPD 术）的发展就已经广为人知。然而，由于太多的营养不良报告、高修正手术率、肝功能衰竭、BPD 术后母亲所生的婴儿发育不良、严重的微量营养素缺乏、倾倒综合征、溃疡等，这一手术已经不受欢迎，现在也基本不做[1]。BPD 的演变与空肠 - 回肠旁路术相似，原因几乎相同，做得更少一点，这导致了新一代吸收不足手术的出现[2]。从 20 世纪 80 年代末到 90 年代初的吸收不良到吸收不足手术，外科医生认识到了 BPD 的临床意义和不利影响。

1988 年 5 月，俄亥俄州鲍林格林的 Doug Hess 医生实施了第一例开放式 BPD 术，即十二指肠转位术（duodenal switch，DS）[3]。他的基础理论描述了 De Meester 对狗的实验[4]，后者摘自 Mann-Williamson 于 20 世纪 20 年代在《外科年鉴》上发表的一篇文章，即在胃完整的情况下进行 DS，但吻合口溃疡发生率高[5]。因此，需要进行胃切除术以减少十二指肠吻合口的酸负荷。然而，胃切除术部分的描述是 "垂直胃切除术"，即切除大部分胃底和胃大弯，没有提及 "袖状胃切除术"（sleeve gastrectomy，SG）这个术语。示意图显示了距离胃食管交界处有一段明显距离的胃切除术。他使用一个 40F 胃导引管（bougie）——可容纳一到两根手指、直径 2~3cm 的胃导引管，用 3~4 倍的 ILA-100 吻合器，只切除胃大弯处。缝合浆膜层包埋切缘。其胃的容量平均约为 150ml，即 100~175ml，比现在标准的袖状胃（40~60ml）大 2~3 倍。

1995 年 11 月的 *Obesity surgery* 杂志上，发表了一篇来自魁北克市 Picard Marceau 团队的论文，

题为 "一种新型胃切除术的 BPD 术：回顾先前的一些结论"[6]。这是对他 1993 年论文的修订版，因此，Marceau 医生的手术始于 1990 年[7]。

Marceau 医生介绍了 BPD 技术的三种改进方法：①沿大弯用 "65% 壁细胞胃切除术" 代替远端胃切除术，注意这还不叫做 "袖状胃切除术"；②由靠近壶腹部的十二指肠 - 回肠转位组成的分支；③共同通道增加到 100cm[6]。1993 年最初的论文描述了只涉及胃大弯的 "2/3 胃壁切除术"[7]。Marceau 认为，新胃切除术的胃容量与旧的 BPD 手术差不多，而且剩余胃的容量至少为 200ml。

Marceau 等发表了一篇有趣的论文，比较了单纯 SG 和无袖状胃切除的十二指肠转流术的效果。在 2001—2009 年，1 762 例接受 BPD-DS 治疗的患者中，48 例患者接受了十二指肠转流术和 53 例接受了一期 SG[8]，这些病例最初都是采用开腹技术完成的，大部分的腹腔镜手术是 2006 年后开始的。2006 年 11 月，Laurent Biertho 医生在加拿大安大略省汉密尔顿获得临床培训奖学金后加入参与了实践，因为那里没有腹腔镜十二指肠转流手术，所以，Roux-en-Y 胃旁路术是当时安大略省唯一批准的减重手术，但在西奈山医学院实验室的研究员早在 21 世纪初就进行了胃旁路术，在那里腹腔镜十二指肠转流术和腹腔镜袖状胃切除术（laparoscopic sleeve gastrectomy，LSG）均在临床中应用。

在 2001 年之前，他们并没有单独做过 SG，因为在这段时间内，他们已经做的更多的是没有袖状胃的十二指肠转流术，他们可能倾向于做吸收不良手术，而不是 "限制性" 手术。这是几年前我和 Picard Marceau 医生在一次会议上交流了解的。Picard Marceau 医生反对先做 SG，这为之后做 DS 提供了可能性。因为，根据他们早期的经验，他们

在没有袖状胃的 DS 中减重效果更好,他认为这个"分阶段"的手术应该先做。那时大多数医生,包括我自己,都认为在张力大的情况下不做吻合术对病情严重的患者更可取,而首先做袖状胃可以降低这种风险。

在 53 例 SG 中,3 例是在 2001—2006 年做的,48 例是在 2006—2009 年 9 月做的。我认为大多数不做袖状胃的 DS 并没有按计划进行两阶段手术,而是作为放弃整个手术的替代方法,用他们的话说,这比不执行任何手术和中止手术更为可取。事实上,有 8 例患者 DS 上增加了一个袖状胃,5 例患者在袖状胃上增加了 DS 术,这证实了之前的结论,即在此间隔时间内,只有 8% 患者在袖状胃后实行了第二阶段的 DS 手术。我们也不得不记住,在开腹手术时代,肠祥在外科医生掌控下,更容易评估张力和吻合的可能性。

因此,他们这些研究得出的结论是不正确的,因为他们的手术不是分两个阶段进行的。这一点可以从 28 个月手术时间间隔得到证实。随后 Bierthoa 医生在 2006 年加入了他们的团队,他们的理念开始发生改变,将 SG 作为两阶段手术的第一步,这在他们发表的文章中可以得到了证实:截至 2014 年,SG 的病例数为 378 例,占 47.3%,腹腔镜十二指转流术为 422 例,占 52.7%[9]。此外,他们最近发表的关于在 SG 后,第二阶段 DS 的文章证实,DS 在 3 年后的减重效果与一开始完全的 DS 相同,这与他们在 2014 年的早期报告相矛盾,当时他们得出的结论是"从长期来看,一期 BPD-DS 优于阶段性手术"[10]。也许是大样本的队列研究,又或者是因为 LSG 使用了更严格操作细节,现在这些最近的 LSG 的结果是不同的。

我一直相信,动物实验可以为外科医生准备应对好新外科挑战的主要障碍,这是我在麦吉尔大学做研究期间,特别是在 20 世纪 80 年代中期,在 Armour Forse 医生和 Lloyd D. MacLean 主席的赞助下,在皇家维多利亚医院工作时所得出的结论。在 1999 年 5 月的一个小型动物猪实验项目之后,在我直接指导下,纽约西奈山医学院腹腔镜和减重手术的临床培训医生 Greg Jossart(现任旧金山加州太平洋医疗中心的微创外科主任),得到了当时与我同在研究所的研究员和住院医师 John de Csepel 医生(现任美敦力公司的医学部主任)和 Stephen Burpee 医生(当时的住院医师,现任亚利桑那州图森市的减重外科主治医师)的帮助,我

们在 6 头猪身上进行了腹腔镜十二指肠转流术的可行性研究,研究结果最终于 2001 年发表[11]。

这些动物实验的目的是了解在人身上进行这种手术的复杂性和技术难度。1998 年,我在西奈山开始了腹腔镜 Roux-en-Y 胃旁路术,这是我 1995 年在俄亥俄州克利夫兰诊所做同样手术经验的有力证明。1993 年,我的同事 Mario Potvin 医生(现在明尼苏达州罗彻斯特当主治医生)在蒙特利尔医院中心进行腹腔镜 Roux-en-Y 胃旁路术的动物实验[12]。1999 年 7 月 2 日,我开始在纽约西奈山医院做了第一例腹腔镜 DS 手术。在当时纽约大学没有或很少有腹腔镜减重手术的经验,Christine Ren 医生,我们的新同事,来自纽约大学项目的外科整形住院医师,协助了我。

这种手术包括 LSG,然后是十二指肠 - 回肠环形端侧吻合,结肠前,以及使用线性吻合器和手工缝合小肠吻合器进行回肠 - 回肠侧侧吻合。刚开始,未闭合肠系膜缺损,但一年后,发现肠系膜内疝发生率达 2.6%,然后开始常规闭合肠系膜缺损。如今值得注意的,我最初在 BMI>60kg/m² 的患者身上开始这一实验,因为我当时甚至今天都相信,吸收不良手术应该在这类超超级肥胖患者中进行[13]。

到 1999 年 12 月,我们进行了一系列针对这类患者的研究,摘要投到通常在 6 月举行的 2000 年美国减重外科学会(ASBS)年会上,被接收并做了口头报告[14]。1999 年秋季,就在美国外科医生协会年会前夕,Gregg Jossart 医生在 Robert Rabkin 医生 - 当时在旧金山的搭档,他对学习腹腔镜 DS 手术很感兴趣,最开始他们使用手辅助技术,而不是完全的腹腔镜技术。在他的陪同下,回到了纽约西奈山(Mount Sinai)进行访问。Jossart 医生和 Rabkin 医生在 2001 年美国腔镜外科学会(Society of American Gastrointestinal and Endoscopic Surgeons,SAGES)会议上介绍了他们的初步经验,从 1999 年 10 月到 2000 年 7 月,共完成 79 例 DS 手术,27 例采用腹腔镜辅助技术,52 例采用开腹技术[15]。在 2000 年 6 月的 ASBS 年会上,来自 Biloxi 的 Jossart 医生、R. Rabkin 医生和 Booth 医生展示了一段视频,并在摘要中提到他们在同年 1 月开始了完全腹腔镜 DS 手术[16]。

早期由于呼吸机以及腹肌紧(尽管最大限度肌松)的问题,我没有进行完全的腹腔镜下十二指肠转流术,而是决定在完成 SG 后中止手术。直

到今天，SG 都是作为十二指肠转流术的第一步手术。通过对体重减轻情况的观察，我认为对于 BMI>60kg/m² 的高危患者，应分两步进行手术，时间间隔 6 个月。随后，我们对数据进行回顾性分析，证实了 BMI>60kg/m² 的全腹腔镜下十二指肠转流术的死亡率和发病率都比较高。2001 年 2 月 20—25 日，在犹他州雪鸟市，Phillip Schauer 博士组织的会议上，我做了第一次关于"单独"LSG 的演讲。当时的反响并不热烈，因为当时在场的除了一个人外，再没有人真正做腹腔镜十二指肠转流术，没有引起观众的兴趣。而这个人在休息时告诉我，他用开腹 SG 作为抢救技术治疗了少数患者，但他没有报道过。随后他在 2004 年和 2006 年发表了这一经验[17,18]。

Christine Chu 医生与另一位临床研究员（现在就职于 Kaiser Permanente 北加州减重手术中心）一起，在 2002 年春天的 SAGES 年会上作了一次演讲，其摘要发表在 Surgical Endoscopy 杂志上。这是关于该主题的第一篇论文，标题为"两阶段腹腔镜 BPD-DS 术"。作为治疗超级病态肥胖的替代方法，许多合著者都来自 2001—2002 年纽约西奈山医院和医学院工作的伙伴和肥胖研究人员[19]。从 1999 年 7 月至 2001 年 7 月，102 例腹腔镜十二指肠转流术被完成，其中 7 例分两阶段完成，但不包括因多种原因只做 SG 和拒绝第二期手术的患者。2002 年 3 月 15 日在纽约希尔顿酒店举行的官方会议第一次介绍 LSG 的病例系列。

2002 年我参与了世界大会项目的一部分，这个大会组建了国际内镜外科学会联合会。幸运的是，我们在西奈山医学院开设了一门出色的研究生腹腔镜减重课程，并进行了许多手术直播，其中包括腹腔镜十二指肠转流术和 SG，都是作为独立手术直播。Shoji Fukuyama 医生、Christine Chu 医生、Won Woo Kim 医生和我本人在 2002 年 3 月 15 日会议的视频展示环节上展示了一个两阶段分期手术的录像[20]。此外，另一位临床研究员 David Voellinger（现在是北卡罗来纳州夏洛特市的一名减重外科主治医生）展示了题为"LSG 是十二指肠转流术一个安全有效的重要步骤"[21]的壁报，报道了 24 例患者：术前平均体重是 188kg（414 磅），平均 BMI 为 65kg/m²（58~76kg/m²）；平均手术时间为 114min，平均住院时间为 3 天（2~7 天），中位数为 3 天；在 LSG 术后 3 周、3 个月和 6 个月的随访结果是多余体重减除率（excess weight loss，EWL）

分别为 11%±3%、23%±5% 和 32%±5%，平均 BMI 分别为 60kg/m²、56kg/m² 和 49kg/m²。这些病例无重大并发症和死亡病例。结论：LSG 是可行的，并发症发生率低，可作为超级肥胖者 LBPD-DS 的一期手术，它还能在短期内显著减轻体重，并且能让第二阶段手术更安全[21]。

我们这个系列的第二篇报道在 2003 年才由当时的临床研究员 JP Regan 医生在 Obesity Surgery 杂志上发表，标题为"超超级肥胖患者中两阶段分期手术的腹腔镜 Roux-en-Y 胃旁路术作为替代手术的早期经验"，并在减重手术文献中被大量引用[22]。由于许多商业保险公司拒绝接受十二指肠转流术，在获得批准后，患者最终接受了二期 Roux-en-Y 胃旁路术。正如我说的，这不是我的第一批患者，只有 7 例患者最初行了 SG，几个月后（平均 11 个月），接受了胃旁路术，BMI 从 SG 后的 50~63kg/m²，到 2.5 个月后的 44kg/m²。最早的稿件是作为图书的一章发表的，但延迟到了 2005 年才出版，作为 LSG 的第一个系列报道，如今被许多学者引用[23]。

正如我之前说过，Gregg Jossart 医生、Gary Anthone 医生（内布拉斯加州卫理公会医院减重手术项目主任）都曾在 2010 年的 Bariatric Times 上发表过关于 SG 历史的短文[24]。1997 年，Gary Anthone 医生为一名有胆总管结石病史的 13 岁女孩做了开腹 DS[17]。术中因为胆总管结石无法被完全清除，而选择开放的 SG，为术后行内镜逆行胰胆管造影（endoscopic retrograde cholangiopan-creatography，ERCP）留下通路。从 1997 年到 2001 年，他对 21 例超级病态肥胖的高危患者实施了开放 SG[17]。胃囊的容积约为 100ml（目前胃囊的容积约为 60ml 或更少），患者可以达到 40%~50% 的 EWL，到 2005 年 10 月，他报告了 118 例开放 SG，结果相似[18]。

Tretbar 医生，在经历了用或不用网片包裹的开放性胃折叠手术，并造成了灾难性的后果后，他设计了一种使用 TA90 吻合器从 His 角垂直向下切割吻合的开放式垂直胃成形术，1981 年发表了文章，但当时美国还没有应用；大多数人认为带状垂直胃成形术更可取[25]。也许因为吻合是用较大的胃导引管导引下在较短的距离上完成的。

在英国，来自利兹总医院外科和消化疾病中心学术部门的 D. Johnston 教授有一个有趣的经历，将流行的垂直束带胃成形术，也就是所谓

MacLean 手术[26,27]，修改为通过开腹手术进行非束带垂直胃成形术。他们称之为"Magenstrasse 和 Mill 手术"，并在 2001 年发表了一个由 39 例患者组成的 3 年队列研究，评估了体重减轻、血浆瘦素水平和胰岛素抵抗等方面[28]。2003 年，*Obesity Surgery* 杂志发表了一个更广泛的病例系列，目的是设计一种更简单、更符合生理的胃成形术，它将省去植入的异物，如束带[29]。"Magenstrasse"或"胃的通道"，是一条由胃的小弯形成的狭长的管子，它将食物从食管运送到胃窦"研磨"Johnston 认为，正常的胃窦研磨固体食物功能和幽门十二指肠对胃排空和分泌的调节被保留了下来。在 1992 年至 1998 年期间，100 例病态肥胖患者接受了该手术，主要使用 32F 的胃导引管，随访 1~5 年，平均术前 BMI 为 46.3kg/m²，没有死亡病例，而对于开腹手术，有 4% 的患者出现了并发症，在 1/3 的患者，有轻度胃灼热"常见症状"。在手术后 1 年内，体重减轻了 60%，此后的 5 年维持稳定状态。Johnston 教授于 1987 年开始了这一手术，起初使用了 40F 的胃导引管，再逐渐减小到 32F，插至幽门 5~6cm 处，在注射东莨菪碱的情况下，环形吻合器被激发。

利兹总医院的 Michael J. McMahon 教授很可能学习了 Johnston 教授的 M&M 手术经验，在 2000 年 1 月到 2001 年 12 月期间，在 20 例患者中进行了 LSG。值得注意的是，Michael J. McMahon 教授在这段时间内拜访了西奈山医学院的 Michel Gagner 教授，他们医院 7 个月前在十二指肠转流术的患者中进行了 LSG。该技术在他们 8 年随访结果的手稿中有描述，与西奈山医学院使用的技术相同，除了目前仍在利兹总医院使用的一个 32F 的较小的支撑胃导引管。在第 8 年，55% 的患者都有超过 50% 的多余体重减除率[30]。

在旧金山，Greg Jossart 是较早采用 SG 的医生，在 2002 年 11 月，开始为 BMI 相对较低的患者采用 32F 胃导引管（30~60ml）进行该手术[31]。我和他谈了几次，鼓励他们在旧金山开始做腹腔镜十二指肠转流术的两阶段分期手术。在 2 年的随访中，对比其他吻合术和可调节胃束带术，216 例患者的多余体重减除率达到 75%~85%[31]。

来自比利时布鲁塞尔的 Jacques himens 医生也是这项技术的早期使用者，在将手术视频从纽约西奈山传输到布鲁塞尔和欧洲后，他开始实施该手术并在 *Annals of Surgery* 杂志上发表了一些

在 2001 年 11 月至 2002 年 10 月期间做的 SG，长达 6 年的研究成果，这是一篇具有里程碑意义的论文。当时其中的技术还没有被完全理解，特别是胃底和左膈肌角的分离[32]。

2002 年 SAGES 年会的另外两张海报也提到了 SG 早期发展的一些报道。维吉尼亚州的 Hazem Elariny 博士于 2001 年开始对 30 例患者实施腹腔镜无束带垂直胃成形术伴 SG[33]。来自新泽西州的 Val Andrei 医生是我们在纽约西奈山医院的临床研究员，与 Jossart 医生一样，他描述了 3 例腹腔镜十二指肠转流术，其中 1 例腹腔镜，1 例手工辅助，1 例由腹腔镜中换为开腹手术[34]。

但这比 2001 年的 SAGES 年会提前了 1 年，当时我们的临床研究员，威斯康星州的普通外科医生 Theresa Quinn 医生，在会上介绍了我们最新的经验"腹腔镜 BPD 与十二指肠转流：早期经验"[35]。

由于已经有了确切的证据，两阶段的分期手术，首先进行 LSG，极大限度地降低死亡率，使高危患者中并发症发生率低易于接受，我从一开始就完全接受了这一手术[36]。

然后，我开始着手一项巨大的挑战：让全世界的更多胃肠外科医生培训这种新手术。我们从 1999 年开始在西奈山向医生展示和教授这种技术，我们定期举办官方减重培训课程。第一个 LSG 的国际专题培训班是 2005 年在多拉尔高尔夫球场举行的，Jacques himens 医生是一名受邀的外国教授。之后，在我的倡导下召开了六个国际共识会议，第一个会议于 2007 年 10 月 25—27 日在纽约举办，会议记录发表于 2008 年[37]。

成功之后，又在纽约、迈阿密、蒙特利尔和伦敦举行了五次国际共识会议，其中头五次的已经出版。他们每个人都有丰富的手术经验，来自各个大洲的外科医生展示了他们简单和复杂的手术。在一个教学会议上讨论了机制、基本原理和适应证、特定年份的禁忌证，随后是并发症的管理和识别、转化和修正手术[38-41]。值得注意的是，在 Ethicon Endosurgery 赞助下，由佛罗里达州的 Raul Rosenthal 医生组织的专家共识会议上，建立 SG 技术的共识，成为 2012 年高引用论文[42]。

1.2 结论

总之，LSG 是从开放十二指肠转流手术中的垂直胃切除到腹腔镜十二指肠转流手术过程中逐

渐演变而来的。1999 年 7 月 2 日，西奈山医学院首次将 LSG 应用于人，2000 年在西奈山医学院偶然实践中将 LSG 作为一种过渡手术，发展为针对高危患者的两阶段的分期手术。

　　同时，在英国，它也从利兹的 D. Johnston 教授的开放式 margenstrasce-mill 手术发展到同一机构的 Michael J. McMahon 教授 2000 年的 LSG。因此，作为高风险的超级病态肥胖患者的一种更安全的分期手术，北美有最早的经验，但这很快发展为相对低 BMI 患者的一期选择。对于体重指数较高的患者，这种手术更容易、更安全，因为没有肠转流，可以消除吻合口张力和裂开，导致随后出现渗漏、败血症和更高的死亡率。独立的开放 SG 的实施较早，但直到 2004 年才有报道，之前 Gary Anthone 医生没有将其作为肥胖患者治疗的辅助手段进行报道。从 2001 年开始，Marceau 团队在魁北克市就有过开放式"壁细胞胃切除术"的病例，而腹腔镜手术则是在 2006 年，所以这是在腹腔 SG 作为一种独立手术之后很久的事情了。

（董志勇　王存川　译）

参考文献

1. Gagner M. For whom the bell tolls? It is time to retire the classic BPD (Bilio-Pancreatic Diversion) operation. Surg Obes Relat Dis. 2019,. in press;15:1029.
2. Gagner M. Hypoabsorption not malabsorption, hypoabsorptive surgery and not malabsorptive surgery. Obes Surg. 2016;26(11):2783–4.
3. Hess DS, Hess DW. Biliopancreatic diversion with a duodenal switch. Obes Surg. 1998;8:267–82.
4. DeMeester TR, Fuchs KH, Ball CS, et al. Experimental and clinical results with proximal end-to-end duodeno-jejunostomy for pathologic duodenogastric reflux. Ann Surg. 1987;206:414–24.
5. Mann FC, Williamson CS. The experimental production of peptic ulcer. Ann Surg. 1923;77(4):409–22.
6. Lagace M, Marceau P, Marceau S, Hould FS, Potvin M, Bourque RA, Biron S. Biliopancreatic diversion with a new type of gastrectomy: some previous conclusions revisited. Obes Surg. 1995;5:411–8.
7. Marceau P, Biron S, Bourque RA, et al. Biliopancreatic diversion of a new type of gastrectomy. Obes Surg. 1993;3:2–36.
8. Marceau P, Biron S, Marceau S, Hould FS, Lebel S, Lescelleur O, Biertho L, Kral JG. Biliopancreatic diversion-duodenal switch: independent contributions of sleeve resection and duodenal exclusion. Obes Surg. 2014;24(11):1843–9.
9. Biertho L, Lebel S, Marceau S, Hould FS, Lescelleur O, Marceau P, Biron S. Laparoscopic sleeve gastrectomy: with or without duodenal switch? A consecutive series of 800 cases. Dig Surg. 2014;31(1):48–54.
10. Biertho L, Thériault C, Bouvet L, Marceau S, Hould FS, Lebel S, Julien F, Tchernof A. Second-stage duodenal switch for sleeve gastrectomy failure: a matched controlled trial. Surg Obes Relat Dis. 2018;14(10):1570–9.
11. DeCsepel J, Burpee S, Jossart GJ, Gagner M. Laparoscopic biliopancreatic diversion with a duodenal switch for morbid obesity: a feasibility study in pigs. J Laparoendosc Adv Surg Tech A. 2001;11(2):79–83.
12. Potvin M, Gagner M, Pomp A. Laparoscopic Roux-en-Y gastric bypass for morbid obesity: a feasibility study in pigs. Surg Laparosc Endosc. 1997;7(4):294–7.
13. Ren CJ, Gagner M. Early results of laparoscopic biliopancreatic diversion with duodenal switch for morbid obesity: a case series. Obes Surg. 2000;10:131.
14. Ren CJ, Patterson E, Gagner M. Early results of laparoscopic biliopancreatic diversion with

duodenal switch: a case series of 40 consecutive patients. Obes Surg. 2000;10(6):514–23.

15. Jossart GH, Nuglozeh-Buck D, Rabkin RA. A laparoscopic technique for duodenal switch: experience with 79 patients. Surg Endosc. 2001;15:S103.

16. Jossart G, Booth DJ, Rabkin R. A laparoscopic procedure for biliopancreatic BPD with duodenal switch. Obes Surg. 2000;10:133.

17. Almogy G, Crookes PF, Anthone GJ. Longitudinal gastrectomy as a treatment for the high-risk super-obese patient. Obes Surg. 2004;14:492–7.

18. Hamoui H, Anthone GJ, Kaufman HS, Crookes PF. Sleeve gastrectomy in the high-risk patient. Obes Surg. 2006;16:1445–9.

19. Chu C, Gagner M, Quinn T, Voellinger DC, Feng JJ, Inabnet WB, Herron D, Pomp A. Two-stage laparoscopic BPD/DS. An alternative approach to super-super morbid obesity. Surg Endosc. 2002;16:S187.

20. Fukuyama S, Chu C, Kim WW, Gagner M. The second stage of laparoscopic biliopancreatic diversion BPD. In: SAGES 2002 annual meeting, New York, NY, Manual proceedings, New York, Hilton & Towers. V047.

21. Voellinger D, Gagner M, Inabnet W, Chu C, Feng J, Mercado A, Quinn T, Pomp A. Laparoscopic sleeve gastrectomy is a safe and effective primary procedure for biliopancreatic diversion with duodenal switch. Poster abstract, SAGES 2002 manual proceedings, PF020. Surg Endosc. 2002;16:S245.

22. Regan JP, Inabnet WB, Gagner M. Early experience with two-stage laparoscopic roux-en-Y gastric bypass as an alternative in the super-super obese patient. Obes Surg. 2003;13:861–4.

23. Gagner M, Inabnet W, Pomp A. Laparoscopic sleeve gastrectomy with second stage biliopancreatic diversion and duodenal switch in the superobese. In: Inabnet W, DeMaria E, Ikramuddin S, editors. Laparoscopic bariatric surgery. Philadelphia: Lippincott Williams & Wilkins; 2005. p. 143–50.

24. Jossart GH, Anthone G. The history of sleeve gastrectomy. Bariatric Times. 2010;7(2):9–10.

25. Tretbar LL, Sifers EC. Vertical stapling: a new type of gastroplasty. Int J Obes. 1981;5:538.

26. MacLean LD, Rhode BM, Sampalis J, et al. Results of the surgical treatment of obesity. Am J Surg. 1993;165:155–62.

27. MacLean LD, Rhode BM, Forse RA, Nohr R. Surgery for obesity – an update of a randomized trial. Obes Surg. 1995;5(2):145–50.

28. Carmichael AR, Johnston D, King RF, Sue-Ling HM. Effects of the magenstrasse and mill operation for obesity on plasma leptin and insulin resistance. Diabetes Obes Metab. 2001;3(2):99–103.

29. Johnston D, Dachtler J, Sue-Ling HM, King RF, Martin lG. The magenstrasse and mill operation for morbid obesity. Obes Surg. 2003;13(1):10–6.

30. Sarela AI, Dexter SP, O'Kane M, Menon A, McMahon MJ. Long-term follow-up after laparoscopic sleeve gastrectomy: 8–9-year results. Surg Obes Relat Dis. 2012;8(6):679–84.

31. Lee CM, Cirangle PT, Jossart GH. Vertical gastrectomy for morbid obesity in 216 patients: report of two-year results. Surg Endosc. 2007;21(10):1810–6.

32. Himpens J, Dobbeleir J, Peeters G. Long-term results of laparoscopic sleeve gastrectomy for obesity. Ann Surg. 2010;252:31–24.

33. Elariny H. Early results of laparoscopic non-banded vertical gastroplasty with sleeve gastrectomy – without duodenal switch in the treatment of morbid obesity. Surg Endosc. 2002;16:S241.

34. Andrei VE, Kortbawi P, Mehta V, Johnson BA, Villapaz A, Ramos C, Hancox W, Carey JC, Brolin RE. Laparoscopic bariatric surgery for the treatment of super-obesity: biliopancreatic diversion with duodenal switch and Roux-en-Y Gastric bypass with a long limb: 24 month

follow-up. Surg Endosc. 2002;16:S241.

35. Quinn T, Gagner M, Ren C, de Csepel J, Kini S, Gentileschi P, Herron D, Inabnet W, Pomp A. Laparoscopic biliopancreatic diversion with duodenal switch: the early experience. Surg Endosc. 2001;15:S158.

36. Kim WW, Gagner M, Kini S, et al. Laparoscopic vs. open biliopancreatic diversion with a duodenal switch: a comparative study. J Gastrointest Surg. 2003;7(4):552–7.

37. Deitel M, Crosby RD, Gagner M. The first international consensus summit for sleeve gastrectomy (SG), New York City, October 25–27, 2007. Obes Surg. 2008;18(5):487–96.

38. Gagner M, Deitel M, Kalberer TL, Erickson AL, Crosby RD. The second international consensus summit for sleeve gastrectomy, March 19–21, 2009. Surg Obes Relat Dis. 2009;5(4):476–85.

39. Deitel M, Gagner M, Erickson AL, Crosby RD. Third international summit: current status of sleeve gastrectomy. Surg Obes Relat Dis. 2011;7(6):749–59.

40. Gagner M, Deitel M, Erickson AL, Crosby RD. Survey on laparoscopic sleeve gastrectomy (LSG) at the fourth international consensus summit on sleeve gastrectomy. Obes Surg. 2013;23(12):2013–7.

41. Gagner M, Hutchinson C, Rosenthal R. Fifth international consensus conference: current status of sleeve gastrectomy. Surg Obes Relat Dis. 2016;12(4):750–6.

42. Rosenthal RJ, International Sleeve Gastrectomy Expert Panel, Diaz AA, Arvidsson D, Baker RS, Basso N, Bellanger D, Boza C, El Mourad H, France M, Gagner M, Galvao-Neto M, Higa KD, Himpens J, Hutchinson CM, Jacobs M, Jorgensen JO, Jossart G, Lakdawala M, Nguyen NT, Nocca D, Prager G, Pomp A, Ramos AC, Rosenthal RJ, Shah S, Vix M, Wittgrove A, Zundel N. International sleeve gastrectomy expert panel consensus statement: best practice guidelines based on experience of >12,000 cases. Surg Obes Relat Dis. 2012;8(1):8–19.

第 2 章
主要适应证

Rami Lutfi, Carlos Federico Davrieux, and Mariano Palermo

2.1 引言

腹腔镜袖状胃切除术(laparoscopic sleeve gastrectomy,LSG)是目前发展最快的减重代谢手术,在很多国家也是最常用的减重术式。对病态肥胖患者合并的代谢综合征,它可获得与其他任何器械吻合术式相当的益处[1,2]。LSG 在历史上最初是对一些高危患者进行复杂减重代谢手术的第一步[3]。对于超级肥胖或合并严重肥胖相关并发症的患者,Roux-en-Y 胃旁路术(Roux-en-Y gastric bypass,RYGB)或胆胰分流(biliopancreatic diversion,BPD)-十二指肠转位术(duodenal switch,DS)围手术期的并发症发生率和死亡率都很高。为此,减重外科医生考虑进行"分阶段性"手术,以缩短初次手术时间,从而降低围手术期风险。而到计划实施肠转流手术时,患者体重已大幅度减少从而降低了并发症的发生、ASA 分级和 BMI 指数,使得手术更安全、技术操作上更为简单。

因袖状胃切除术(sleeve gastrectomy,SG)后体重减轻非常明显,很多患者对减重结果很满意,因此不愿进行本应计划实施的第二阶段肠转流手术[4,5]。

这使得减重外科医生开始将 SG 作为一个独立的减重术式进行减重。

2.2 适应证

正如肥胖是多因素疾病一样,减重手术的成功也受多方面因素影响。行为改变与特定减重手术术式的选择在决定术后远期成败上同等重要。这使得比较这些手术的结果几乎不可能,并且难以明确具体的适应证和术式偏好。争议更大的是,减重手术后成功的定义仍然是一个有争议的领域。有些医师可能定义 BMI 正常为成功,而另一些医师则认为额外体重减轻 >50% 为成功。减重手术的有趣之处在于患者的目标可能与外科医生不同。他们可能不会根据体重减少达到多少指标范围来判断手术是否成功。许多患者将手术成功基于生活质量的改善(QOL)、并发症的解决或仅仅是幸福感,而这些可能并不需要达到外科医生所希望的减肥效果。在像减重手术这样受到严格审查的领域,许多患者优先考虑手术安全性,并且将其重要程度置于疗效之上。虽然没有证据支持,但他们会倾向于寻找一个易于理解的"简单"概念,从而回避他们认为具有较高风险的复杂手术过程。调查显示,恐惧是患者不寻求减重手术的首要原因[6]。

基于这些原因,SG 迅速获得普及,并已上升为最常用的减重术式。患者倾向于将手术范围限制在胃内,而不引起肠道结构的改变(与胃旁路术相反),简而言之,就是使胃容量变小,同时保持由于去除胃底而引起的代谢调节作用(有别于胃绑带术,一种安全、简单,但不会引起代谢改变的术式)。

SG 除了是一个流行的术式概念外,我们可以看到在以下特殊情况下,相对于其他术式,选择 SG 更好:

● 年轻患者和 60 岁以上的患者:年轻伴有严重并发症和有较长预期寿命的患者。选择 SG 部分原因是与其他术式(RYGB 或 BPD-DS)相比,它很少有远期吸收不良代谢并发症发生[7]。此外,我们认为肥胖是一种慢性进行性疾病,尽管这些年轻患者尽了最大努力来减肥,但随着年龄的增长可能还会复胖,这一点在今后特殊的社会、经济和其他变化中尤其如此,比如怀孕。SG 对于这些将来需再次进行修正手术或第二阶段吸收不良手术的患者来说是一个理想的选择。在通常具有较高并发症发生率和死亡率的老年患者中,LSG 因其手术时间短、恢复快和并发症发生率低脱颖而出。

● 对诸如先前进行了胃绑带之类手术而失败的患者进行修正手术:对于进行其他减重手术导致治疗失败的患者,LSG 已显示出良好的减肥效果,且并发症发生率低[8]。但是,这仍然是一个有争议的话题,修正手术方式的选择必须根据外科医生的技能水平,病史以及当前胃肠道具体的解剖结构而定。

● 术中因发现解剖学改变而导致另一个减重手术无法实施或复杂化的指征:举一个例子,意料之外的内脏转位[9,10]。严重的中心型肥胖腹腔内大量脂肪分布也会使在胃旁路手术中肠管到达胃小囊进行转流或进行远端肠管吻合转流手术中风险很高。这就是为什么在离断肠管并进行吸收不良型手术之前,对这些较复杂患者手术的可行性进行评估是至关重要的。在对这些高危患者(气道峰值压力高,血流动力学问题等)进行麻醉比较棘手时,转换为时间较短和操作较为简单的手术可能更适合。

● 由于之前手术造成的腹腔致密粘连或骨盆结构较深,使得胃旁路手术或十二指肠转流术操作即使在专家的手中也会非常困难,这是一个巨大的挑战,因为除了在进行肠管离断和吻合之前需要将肠管置于正确的方向之外,还需要准确测量肠管的长度。SG 的优点是可将手术范围限制在上腹部,而无须考虑任何其他的大网膜或肠管粘连等问题[11]。

● 因严重并发症(如心力衰竭和呼吸损害)而具有高手术风险的患者肯定会从该手术中受益,因为它更简单并且手术时间更短[7]。

● 育龄女性且处于备孕期:减重手术有利于提高怀孕率[12]。这是因为肥胖与月经失调、流产、无排卵和不孕等有关。此外,肥胖还与很多妊娠期并发症有关,如妊娠高血压、先兆子痫、妊娠糖尿病、血栓形成和血栓栓塞、难产、剖宫产率高和巨大胎儿。一些研究表明,吸收不良型减重手术本身具有很高的营养风险,尤其是 BPD-DS,而 RYGB 尽管风险较小,还是具有一定的风险[13]。由于 LSG 术后出现营养缺乏的很少,因此该手术在自然怀孕方面成功的可能性更大。

● 对于患有胃病需要长期进行胃镜随访的患者:居住胃癌高风险地区(如日本、智利、哥伦比亚或其他地区)的患者中其适应证明确[7]。进行 RYGB 或 BPD-DS 手术会导致因不能进行胃镜检查而无法随访。

● 需要抗凝治疗的患者:此概念是基于与吻合口溃疡相关的 RYGB 或 BPD-DS 等手术而言。行这类手术的患者出血风险更大,因此这类患者采用不需要吻合的手术技术更有优势,例如 LSG[14]。另外它可改善抗凝药物的吸收。

● 吸烟患者:吸烟对于患者而言本身就是一项风险因素。它还与如心血管和呼吸系统疾病等其他并发症有关。此外,吸烟和胃黏膜损伤之间的关系是明确的。这些因素使接受减重手术的患者术后风险加大,并增高了并发症的发生率[15]。为优化和减少术后并发症,建议这两个主要适应证的患者在实施减重手术前戒烟。因为在吸烟者中这是一个很难克服的习惯,选择 LSG 是为了避免与吻合口溃疡相关的并发症,而且患者更容易作好术前准备。建议 RYGB 的戒烟期为 1 年,LSG 的戒烟期为 3 个月[16]。

● 需要进行其他非减重手术的患者:比如切口疝修补术或器官移植。偶尔,肥胖患者在必须进行这些手术之前减重可以使手术获得更好的结果[7]。通过这种方式,腹腔内脂肪或肝脏体积的减少有利于实施其他非减重手术。

2.3　禁忌证和局限性

任何减重手术的一个基本因素是减重效果的长期保持。一些外科医生认为这是 LSG 的一个薄弱点,因为从长远来看,远期袖状胃扩张一直是外科医生和患者的担忧。因为这是一个限制性手术,当胃在手术几年后变大时,它可能会失去效果[17]。尤其是在做的不好仍保留胃底(可能逐渐扩张)的袖状胃中表现尤为明显,这会导致严重的胃食管反流(gastroesophageal reflux disease,GERD)症状,最终导致复胖。

合并严重代谢综合征患者,特别是 2 型糖尿病(T2DM)患者,接受 RYGB 和 BPS-DS 手术显示比 LSG 更能获益[18]。虽然 LSG 在中短期(1~3 年)是有效的,但 RYGB 似乎有更高的风险 - 收益比。

SG 中推荐常规沿左侧膈肌脚探查是否存在食管裂孔疝,如果存在则应予以修补。只要能够识别和修补,食管裂孔疝本身并不是 SG 的禁忌证,但大部分人认为较大的食管裂孔疝是 SG 禁忌证[19]。有严重反流的患者不应考虑进行 LSG[20]。

一些作者认为 GERD 不是 SG 的绝对禁忌证[19,21]，尽管这方面仍存在争议，需要进行长期随访研究。在接受 LSG 治疗的患者中，GERD 被描述为"de novo"[22]。这归因于多方面的因素，如食管高压、HIS 角"扁平"等。Rebecchi 等[23]认为以前没有 GERD 证据的患者中，"新发"反流的并不常见。由于胃灼烧患者的主观症状和客观检查结果之间存在显著差异，一些作者建议采用客观指标来判定远端胃酸程度。我们认为手术技术问题，如食管裂孔疝漏诊、胃底保留、袖状胃狭窄或成角，往往是 SG 后发生 GERD 的原因。一个形态良好的袖状胃，在没有食管裂孔疝的情况下，通常不会引起 GERD，且能达到最佳的减重效果。因此，我们认为 GERD 不是该手术的禁忌证。

虽然 Barrett 食管的发生率较低（1.3%），但仍应予以考虑。尽管袖状胃切除术后患食管癌的风险增加，但总体上食管癌的发生并不常见，在食管切除术后由于袖状胃不能上提，这迫使外科医生需使用结肠代替胃，使这一手术变得复杂和并发症发生率增高[19]；因此，作者和大多数外科医师仍认为 Barrett 食管是 LSG 手术的绝对禁忌证。

2.4　技术方面和优势

在某些方面，这一术式比其他术式更具优势。

SG 的可行性和安全性已被广泛研究[24]。它因为不使用可调节胃绑带等置入物，使其在避免感染和侵蚀方面具有优势。一些作者报告 SG 学习曲线短。我们相信这是真的，但我们也坚信，虽然 LSG 是一种不需要缝合技巧的"容易得多"的手术，但也不应掉以轻心。该手术技术上的缺陷可能导致灾难性的后果，如切缘的慢性漏，或保留的胃底导致的顽固性反流，或扭曲的袖状胃造成的慢性吞咽困难。从经济学角度来看，在一些中心 SG 因比其他术式住院时间短而住院费用更少[25,26]，而且并发症的发生率更低（很多远期并发症并不会发生在袖状胃这一术式上，例如，内疝[14]、吻合口溃疡[7]等）。

2.5　结论

LSG 是一种安全有效的减重代谢手术，在所有可供选择的减重术式中当之无愧地赢得了一席之地。选择正规的专业减重医师以及正确的适应证，SG 应作为首选的术式来治肥胖这种慢性进行性疾病。

（姚立彬　朱孝成　译）

参考文献

1. le Roux CW, Heneghan HM. Bariatric surgery for obesity. Med Clin North Am. 2018;102(1):165–82.
2. Lutfi R, Palermo M, Cadière G-B. Global bariatric surgery. 1st ed. Switzerland: Springer; 2018. https://doi.org/10.1007/978-3-319-93545-4.
3. Mognol P, Marmuse JP. Sleeve gastrectomy: a new approach to bariatric surgery. J Chir (Paris). 2007;144(4):293–6.
4. Diamantis T, Apostolou KG, Alexandrou A, et al. Review of long-term weight loss results after laparoscopic sleeve gastrectomy. Surg Obes Relat Dis. 2014;10(1):177–83.
5. Runkel N, Colombo-Benkmann M, Hüttl TP, et al. Bariatric surgery. Dtsch Arztebl Int. 2011;108(20):341–6.
6. Rosenthal RJ, Morton J, Brethauer S, et al. Obesity in America. Surg Obes Relat Dis. 2017;13(10):1643–50.
7. Tucker ON, Szomstein S, Rosenthal RJ. Indications for sleeve gastrectomy as a primary procedure for weight loss in the morbidly obese. J Gastrointest Surg. 2008;12(4):662–7.
8. Berende CA, de Zoete JP, Smulders JF, et al. Laparoscopic sleeve gastrectomy feasible for bariatric revision surgery. Obes Surg. 2012;22(2):330–4.

9. Aziret M, Karaman K, Ercan M, et al. Laparoscopic sleeve gastrectomy on a morbidly obese patient with situs inversus totalis: a case study and systematic review of the literature. Obes Res Clin Pract. 2017;11(5 Suppl 1):144–51.

10. Catheline JM, Rosales C, Cohen R, et al. Laparoscopic sleeve gastrectomy for a super-super-obese patient with situs inversus totalis. Obes Surg. 2006;16(8):1092–5.

11. Major P, Droś J, Kacprzyk A, et al. Does previous abdominal surgery affect the course and outcomes of laparoscopic bariatric surgery? Surg Obes Relat Dis. 2018;14(7):997–1004.

12. Froylich D, Corcelles R, Daigle CR, et al. The effect of pregnancy before and/or after bariatric surgery on weight loss. Surg Obes Relat Dis. 2016;12(3):596–9.

13. Shekelle PG, Newberry S, Maglione M, et al. Bariatric surgery in women of reproductive age: special concerns for pregnancy. Evid Rep Technol Assess (Full Rep). 2008;169:1–51.

14. Lalor PF, Tucker ON, Szomstein S, et al. Complications after laparoscopic sleeve gastrectomy. Surg Obes Relat Dis. 2008;4(1):33–8.

15. Signorini FJ, Polero V, Viscido G, et al. Long-term relationship between tobacco use and weight loss after sleeve gastrectomy. Obes Surg. 2018;28(9):2644–9.

16. Inadomi M, Iyengar R, Fischer I, et al. Effect of patient-reported smoking status on short-term bariatric surgery outcomes. Surg Endosc. 2018;32(2):720–6.

17. Daskalakis M, Weiner RA. Sleeve gastrectomy as a single-stage bariatric operation: indications and limitations. Obes Facts. 2009;2(Suppl 1):8–10.

18. Koliaki C, Liatis S, le Roux CW, et al. The role of bariatric surgery to treat diabetes: current challenges and perspectives. BMC Endocr Disord. 2017;17(1):50.

19. Gagner M, Hutchinson C, Rosenthal R. Fifth international consensus conference: current status of sleeve gastrectomy. Surg Obes Relat Dis. 2016;12(4):750–6.

20. Crawford C, Gibbens K, Lomelin D, et al. Sleeve gastrectomy and anti-reflux procedures. Surg Endosc. 2017;31(3):1012–21.

21. Felsenreich DM, Kefurt R, Schermann M, et al. Reflux, sleeve dilation, and Barrett's esophagus after laparoscopic sleeve gastrectomy: long-term follow-up. Obes Surg. 2017;27(12):3092–101.

22. Himpens J, Dapri G, Cadière GB. A prospective randomized study between laparoscopic gastric banding and laparoscopic isolated sleeve gastrectomy: results after 1 and 3 years. Obes Surg. 2006;16(11):1450–6.

23. Rebecchi F, Allaix ME, Giaccone C, et al. Gastroesophageal reflux disease and laparoscopic sleeve gastrectomy: a physiopathologic evaluation. Ann Surg. 2014;260(5):909–14; discussion 914-5.

24. Trastulli S, Desiderio J, Guarino S, et al. Laparoscopic sleeve gastrectomy compared with other bariatric surgical procedures: a systematic review of randomized trials. Surg Obes Relat Dis. 2013;9(5):816–29.

25. Picot J, Jones J, Colquitt JL, et al. Weight loss surgery for mild to moderate obesity: a systematic review and economic evaluation. Obes Surg. 2012;22(9):1496–506.

26. Padwal R, Klarenbach S, Wiebe N, et al. Bariatric surgery: a systematic review of the clinical and economic evidence. J Gen Intern Med. 2011;26(10):1183–94.

第3章

特殊适应证:肝硬化,炎症性肠病和器官移植

Eduardo Lemos De Souza Bastos and Almino Ramos Cardoso

3.1　引言

腹腔镜袖状胃切除术(laparoscopic sleeve gastrectomy,LSG)因其只对胃进行手术、不会改变肠道原有解剖结构,所以是一种相对较快、较简单的手术。LSG 没有改变肠道吸收功能可能是影响减重效果和术后复胖的原因之一,但对于一些非肥胖相关疾病患者而言,LSG 手术时间较短以及不影响肠道解剖的特点却是十分有利的。本章节将讨论 LSG 在肝硬化、炎症性肠病和实体器官移植中的相关问题。

3.2　LSG 和肝硬化

80%~90% 的病态肥胖患者在接受减重代谢手术时已出现肥胖相关病理性肝损伤:脂肪变性、炎症和纤维化[1,2]。非酒精性脂肪性肝病(nonalcoholic fatty liver disease,NAFLD)是最常见的慢性无症状性肝病,主要表现为肝脏不同程度脂肪变性[3]。非酒精性脂肪性肝炎(nonalcoholic steatohepatitis,NASH)通常是肝脏脂肪变性的自然进展结果,以更明显的肝组织炎症为特征,可发展为肝纤维化、肝硬化,最终发展为终末期肝病(end-stage liver disease,ESLD)和 / 或肝细胞癌[4-8]。NAFLD/NASH 可使肥胖患者出现胰岛素抵抗,因此被认为是代谢综合征的肝脏表现[2,9]。大约 75% 的肥胖伴 NAFLD 的患者存在 NASH,2%~4% 的患者被诊断为肝硬化[1,2,10]。目前非酒精性肝损伤十分常见,这与近几十年来肥胖患者呈指数增长有关。然而,非酒精性肝损伤和肥胖之间的病理生理机制仍存在争议,认为是多因素综合作用所致[11]。

肝硬化是一种晚期慢性肝病,组织学上表现为慢性肝损伤后假小叶形成,导致肝功能障碍和门静脉高压[12,13]。根据病因,肝硬化通常分为酒精性肝硬化和非酒精性肝硬化,而非酒精性肝硬化最常见病因是病毒性肝炎和 NALFD/NASH。鉴于乙肝疫苗接种的不断推进,NASH 现在已成为非酒精性肝硬化病因中需主要关注的问题,并已成为肝移植(liver transplantation,LT)的相关指标[14,15]。除存在的流行病学相关性外,肥胖似乎是代偿性肝病患者出现肝功能失代偿的独立危险因素,因此减重成为一项重要的治疗措施[16,17]。

在过去数十年里,减重代谢手术已经成为肥胖患者最有效的治疗方法,可持续控制体重和缓解代谢并发症,提高生活质量,降低死亡率,尤其是心血管事件相关死亡率[18]。随着全球减重代谢手术日益增多[19,20],并考虑到肥胖与肝损伤之间的高度相关性,未来肥胖合并不同分期肝硬化患者接受减重手术的数量也将会呈现出增加趋势。

约 90% 以上接受减重手术的肥胖患者术中可疑诊断为肝硬化或代偿性肝硬化[21],由于肝脏大体观和组织病理学之间可能没有直接相关性,因此,肝穿刺活检仍然是诊断肝硬化最准确的方法[22]。一项针对 126 名外科医生和 86 500 例减重手术的调查研究意外发现了 125 例肝硬化,发生率为 0.14%。对这 125 例肝硬化患者而言,很难做出抉择是继续还是放弃减重手术[23]。

减重代谢手术带来的体重减轻似乎对肥胖相关肝损害有改善和保护作用。一项回顾性研究对比了减重手术——主要是 Roux-en-Y 胃旁路术(Roux-en-Y gastric bypass,RYGB)——前后肝组织活检的结果,发现分别有约 90%、80% 和 65% 的肝脂肪变性、炎症和纤维化在减重手术后得到改善或缓解[24]。因此,减重以及随之带来的代谢和炎症改善是目前 NALFD/NASH 最重要的治疗

策略。而且减重手术对肝损伤的预期益处可能超过体重减轻本身所带来的影响,也证实了胰岛素抵抗和一般炎症状态的间接作用[25]。

尽管减重手术可改善或缓解肥胖相关肝损伤,但肥胖和肝硬化都与各种外科大手术后围手术期高死亡率有关[26,27]。肝硬化患者术后早期和晚期总死亡率分别高达 12% 和 30%[28]。此外,一项针对肝硬化患者接受各种非移植手术的死亡率综合评估显示其死亡率为 8%~25%。死亡率与肝脏疾病严重程度、手术类型、患者基线水平、外科手术团队专业知识等有关。然而,该研究作者认为通过改善术前凝血功能障碍、腹水、肾功能不全、低钠血症、肝性脑病、营养不良和心肺疾病,可以降低肝硬化患者围手术期死亡率[29]。否则,对于肝硬化患者,大手术必须暂时或无限期推迟。

在确定手术死亡风险时,必须考虑肝损伤和功能障碍严重程度,当有减重手术指征时需充分权衡利弊。Child-Turcotte-Pugh 评分与术后死亡率密切相关。肝功能 Child A、B、C 级术后死亡率分别约为 10%、30%、80%[30-32]。对于需行肝移植的终末期肝病患者(end-stage liver disease,ESLD),术后死亡率明显上升。Child 评分越高,死亡率越高。Child 大于 8 分是预后不良的临界值[33,34]。

在术前检查中,除评估肝功能外,还应评估是否存在肝硬化和门静脉高压症。肝静脉压梯度大于 10mmHg 是肝硬化不良预后的因素,常伴有胃食管静脉曲张、腹水、脾大、血小板减少[35,36]。对于肝硬化合并门脉高压症患者,术前可行经颈静脉肝内门体分流术(transjugular intrahepatic portosystemic shunt,TIPS)减少围手术期并发症和死亡率,但需权衡手术利弊[37]。最近一项对 13 例肥胖合并肝硬化门脉高压患者行 LSG(n=10)的研究表明 LSG术后减重效果显著,代谢并发症缓解率高,1 年死亡率为零。因此,对于肝硬化门脉高压合并肥胖患者施行减重手术是安全和有效的选择。在 10 例 LSG 患者中,有 3 例在术前行 TIPS 减压,1 例在术后行 TIPS 减压[38]。

通常,由于其手术并发症和死亡率较高,晚期肝病,例如,肝硬化,尤其是门静脉高压,是重大择期手术的相对禁忌证[39,40]。因此,肥胖合并肝硬化患者行减重手术风险更大。大型研究表明,与没有肝硬化的患者相比,合并肝硬化的患者(代偿期和失代偿期)住院时间更长、死亡率更高[27,41]。

考虑到肥胖和肝硬化是外科手术的高危因

素,因此微创腹腔镜手术应作为首选。相比于开放的减重手术,腹腔镜手术更安全且预后更好[42,43]。另外,对于这类患者该如何选择最佳手术方式仍存在争议,特别是对 LSG 和 RYGB 的选择。然而,对于这类患者来说,LSG 似乎是更安全的选择[44]。

具有一定程度小肠功能障碍(旁路)的减重手术可能对肝脏功能有害。空回肠旁路术是 20 世纪临床广泛应用的吸收不良型减重手术,由于存在电解质紊乱、营养不良、代谢并发症,以及某些情况下肝损伤引发肝硬化进而导致很高的死亡率,目前已基本被废弃[45-47]。空回肠旁路手术时代之后,目前存在肠旁路的减重手术,例如,胆胰分流(biliopancreatic diversion,BPD)-十二指肠转位术(duodenal switch,DS)、RYGB 和单吻合口胃旁路术(one anastomosis gastric bypass,OAGB),很少有术后肝脏失代偿情况的相关报道[48-51]。此外,影响营养吸收,特别是影响蛋白质吸收的减重手术可能会对蛋白质需求量较高的肝硬化患者产生不利影响[52-54]。另外,包括 RYGB 在内的一些手术使得术后胆道内镜检查更加困难,也使将来可能的原位肝移植更加困难。

此外,大量肠道旷置的旁路并高水平的吸收不良型减重手术可使患者体重在术后最初的 6 个月快速下降,这可能与脂类大量分解使大量长链脂肪酸从内脏脂肪组织通过门静脉转移到肝脏有关[54]。这样的代谢变化可能是少数暴发性脂肪性肝炎或肝脏组织学进展的原因[55-59]。

尽管 RYGB 可在经充分术前干预、具有良好代偿性的肝损伤患者中施行,但在手术风险较大(如肥胖合并肝硬化)的情况下,选择更快、技术更简单的手术方式可能对患者更有利[60]。与非肝硬化患者相比,代偿性 Child A 级肝硬化患者接受 LSG 后在减重效果和术后并发症方面无明显差异,两组均无死亡病例[61]。同样,一项针对 Child A 级和 B 级肝硬化患者施行减重手术的系统性回顾分析显示,LSG 具有良好的安全性,并发症发生率、肝功能失代偿率较低,与手术相关的死亡率为零,这种情况只出现在仅接受肠道旁路减重手术的患者中[62]。此外,LSG 也能改善肥胖相关肝损伤。肥胖患者行 LSG 后,除相关代谢指标显著改善外,所有患者的肝脏组织学特征也得到了改善[2]。

此外,最近有综述表明,对于肥胖合并肝硬化的患者而言,LSG 因其手术难度较低、手术时间较短的优势,可能是这类患者首选的手术方式。此外,LSG 后更容易进行胆道镜检查,对于后续可能的肝移植也具有更好的耐受性[63]。基于上述理论和优势,LSG 越来越被认为是肝硬化患者首选的减重手术方式。然而,对于门静脉高压所致胃底静脉曲张患者,因其潜在的出血风险,所以选择 LSG 应非常谨慎。

在大中心行减重手术,手术死亡率和总体并发症发生率往往更低。因此,对于这些高风险患者,建议将其推荐给经验更丰富的减重外科医生完成,最好是在 LSG 方面有专长的医生完成。

总而言之,对于肥胖合并肝硬化的高风险患者而言,LSG 因其具有安全、有效、快速、操作简单、并发症和死亡率可接受等优势,已成为最优的选择。

3.3　LSG 和炎症性肠病

与肥胖症流行病学特征类似,炎症性肠病(inflammatory bowel disease,IBD)(包括克罗恩病、溃疡性结肠炎和未分类结肠炎)在全球范围内的发病率和患病率均呈上升趋势[64,65]。然而,尽管近年来 IBD 发病率呈上升趋势,但很少有基于人群的 IBD 患者肥胖率的研究,这可能是因为传统观念上 IBD 与低体重有关。目前 IBD 患者中肥胖的患病率似乎与普通人群相当,约为 30%[66],而病态肥胖患病率高达 5%[67-69]。此外,过去几年中,IBD 人群的平均体重指数从 21kg/m² 增高到了 27kg/m²[70]。

目前有许多关于肥胖和 IBD 发病率增高可能存在相关性的推测,但它们之间真实关系却仍不明确。研究表明,肥胖人群,主要是年轻女性,患克罗恩病的风险更高[71-73]。然而,一项涉及 30 万名欧洲成年人的前瞻性队列研究(EPIC 研究)显示肥胖和 IBD 之间没有相关性[74],也许是因为本研究包括多样化人群(男性和女性、年轻人和老年人)。当考虑性别和年龄因素时,肥胖可能与 IBD 存在相关性。同样,最近大量随机对照试验结果表明 IBD 患者药物治疗的临床缓解期与患者是否合并肥胖无相关性,这表明肥胖本身似乎并不是 IBD 病程中的不利因素[75,76]。

尽管目前肥胖、IBD 的发病率和患病率及减重手术的例数越来越高[19,65,77],但关于 IBD 患者行减重手术的预后报道仍然很少,主要是基于小样本病例和个案病例报道。因此,减重手术与

IBD 之间的关系,无论是减重手术后 IBD 的新发病率和临床症状恶化情况,还是已确诊 IBD 患者接受减重手术后临床转归,至今仍未明确。

关于减重手术是否是新发 IBD 的病因目前也缺乏大量证据,大多是基于一些病例报告。目前已发表的最大规模的研究记录了减重术后 44 例新发 IBD 患者。与普通人群中 IBD 正态百分比分布相比,减重手术患者克罗恩病的发病率更高(70%),表明减重手术(或肥胖本身)在克罗恩病的发生和发展中发挥了作用[78]。同样,一项多中心病例对照研究表明,既往有减重手术史与新发 IBD 风险增加相关,克罗恩病发病率(66%)也高于一般人群[79]。需要指出的是,在上述研究中登记的大多数患者都接受的是 RYGB。

然而,将减重手术后肠道解剖结构变化与 IBD 恶化或新发联系起来的确切机制尚未得到证实。研究表明如 RYGB 类的肠旁路(和功能性肠缩短)可能导致和促进肠道微生物菌群的持续紊乱(慢性失调)[80],它可以引发和促进基因易感患者出现严重肠道炎症反应,进而导致发生明显临床表现的克罗恩病[81]。

最近一篇综述总结了关于接受减重手术的 IBD 患者所有相关信息,包括已确诊 IBD 的病态肥胖患者接受减重手术后再发病例和预后。考虑到 LSG 无肠道解剖改变,以及 IBD 患者 LSG 后未出现病情恶化,因此,对于已确诊克罗恩病合并肥胖的患者建议行 LSG[82]。

对于新发 IBD 的发展,一个有趣但尚未得到证实的解释是,IBD 处于潜在的临床前阶段,当减重手术导致机械和 / 或代谢改变打破肠道平衡后,IBD 的典型临床表现加速出现。一项 5 例行 RYGB 病态肥胖患者的研究表明减重手术后 IBD 的早期发病和晚期发病间存在差异:早期发病可能与胃防御功能丧失有关,晚期发病可能与脂肪代谢和肠道菌群紊乱有关[83]。然而,目前关于 IBD 和减重手术关系的相关报道和病理生理研究较少,将它们联系起来的病理生理学理论可能是一种随机关联。

针对 IBD 确诊患者行减重手术的情况,两项使用全国住院患者样本分析数据库的大型研究表明 IBD 患者行减重手术具有良好的安全性和成本效益,也表明 IBD 不应是减重手术的禁忌证[84,85]。2004—2014 年,与普通肥胖人群一样,合并 IBD 的肥胖患者接受 LSG 的数量显著增加,但是对于

IBD 患者的减重手术方式目前仍无定论。在 IBD 类型方面，克罗恩病最常见，占 63%，溃疡性结肠炎占 37%，两者之比为 1.7：1。

最近关于克罗恩病患者行减重手术的研究表明，LSG 几乎是所有病例的第一选择，结果也令人满意，IBD 病情无加重。反而大多数患者术后 IBD 药物量减少且症状减轻[69,86-88]。对于溃疡性结肠炎患者减重手术方式，文献报道了大部分患者接受旁路手术，如 RYGB。有研究者观察到两例患者行减重手术后病情加重的情况，其中 1 例患者接受 BPD-DS 手术后出现了严重的蛋白质营养不良，但上述情况可能是一种巧合[86-90]。

肥胖、减重手术及炎症性肠病之间的关系可以在以下情况下影响外科医生的决策：首先，患者接受减重手术后可能导致新发 IBD，特别是克罗恩病；其次，无论术后病情是否可临床缓解，对于已确诊 IBD 的病态肥胖患者均可考虑行减重手术。目前尚不清楚减重手术，尤其肠旁路手术是否可通过解剖结构的改变、黏膜屏障功能的紊乱，或由于体重快速下降导致脂肪组织释放促炎细胞因子来诱发 IBD 形成[91]。

综上所述，IBD 与非 IBD 病态肥胖患者减重手术结果相似，说明 IBD 不应该视为减重手术禁忌证。然而，由于肥胖人群中克罗恩病比溃疡性结肠炎更常见，同时克罗恩病可能会出现小肠相关长期并发症，如瘘管形成和狭窄，有时需要切除大量肠道。因此，不涉及肠道的手术，如 LSG，似乎是更合理和更安全的手术。

关于存在小肠疾病行 LSG 的特殊适应证，如术中发现严重粘连，可行胃空肠吻合术以确保术后肠道正常活动。这种情况在克罗恩病中的发生概率不可忽视，在腹部或妇科手术后也会发生，尤其是在开腹手术后。在这种病例中，可能会发现粘连小肠的长度很长，这将导致手术时间延长、手术风险增加、效益风险比下降。为了避免手术风险，外科医生更倾向于选择 LSG。此外，既往存在肠切除术的患者（如因 IBD 并发症或创伤）也应引起减重外科医生的重视。

3.4　LSG 与器官移植

病态肥胖是一种严重的疾病，对终末期器官疾病（end-stage organ disease，ESOD）可能接受移植的患者和已经接收器官移植的患者都十分不利。

对于 ESOD 合并肥胖等待器官移植的患者而言，体重下降可降低移植手术技术难度，减少围手术期手术风险。此外，体重下降可以缓解或改善肥胖并发症，减轻肥胖炎症状态，增强移植物功能和存活率，最终改善移植效果。或许更重要的是，有效和持续的肥胖管理，能将患者快速列入移植候选名单，成倍增加移植可能性。

虽然目前没有明确声明否认不能对肥胖患者行器官移植，但肥胖一直被认为是移植相对禁忌证，许多移植中心都把肥胖列为移植候选的一个限制因素。一些指南强烈建议患者应在器官移植之前减重，理想目标是 BMI<30kg/m²，肥胖被认为是器官移植的真正障碍[92-95]。

ESOD 患者临床状况通常较差。虽然长期疗效是一个关键性的限制因素，但结构化的保守及多学科的减重计划应始终作为首选。如若不成功，尤其是病态肥胖的患者，可以考虑行减重手术。

对于已经接收器官移植的患者，新发肥胖或复胖引起的肥胖相关并发症可能会对移植器官产生不利影响，例如，已接受肝移植的患者 NASH 复发和肾移植后糖尿病肾病复发。与器官移植前 ESOD 患者类似，此类患者首选多学科保守治疗，在保守治疗不成功的情况下可考虑减重手术。

目前讨论焦点主要集中在对 ESOD 患者和/或已行移植的患者来说，减重手术是否也是一种安全有效的肥胖管理策略。此外，迄今为止，减重手术对移植物功能的影响仍未得到证实，以及由减重手术引起的胃肠道解剖结构变化对这些患者的免疫抑制效果是否存在影响也需要关注。最后，无论是在移植前、移植同时还是移植后，进行减重手术的最佳时机也一直存在争议。

在实体器官移植领域，减重手术研究主要与肾脏和肝脏有关，可能是和与肥胖及代谢性疾病有关的心血管疾病以及 NAFLD/NASH 自然演化结果有关。尽管如此，除肝和肾移植外，目前已有其他器官移植术后行 LSG 报道。一项对 10 例器官移植（肝移植 5 例，肾脏移植 4 例，心脏 1 例）后行 LSG 的研究发现，患者术后体重明显下降、肥胖并发症明显缓解，以及移植器官功能维持良好甚至改善[96]。同样，另一项 10 例器官移植（肾脏移植 6 例，肝脏移植 2 例，胰腺移植 2 例）后行 LSG 的研究发现，LSG 后患者体重下降，对移植器官功能无影响，无并发症和死亡病例[97]。此外一项对 34 例器官移植（肾移植 26 例，肝移植 4 例，肝肾移植 1 例,胰肾移植 2 例,心脏移植 1 例)术后接受减重代谢手术(LSG19 例,RYGB15 例)的研究发现,80% 的患者成功减轻体重且肥胖并发症得以缓解,并提示 LSG 和 RYGB 都能确保术后免疫抑制效果维持良好,没有出现移植排斥或功能障碍[98]。上述研究中所有减重手术都是通过腹腔镜或机器人完成的,无中转手术。

对肥胖患者实施肾移植手术一直备受争议。研究表明高 BMI 与移植物功能恢复延迟、移植物衰竭、手术部位感染、更高的费用及死亡率相关[99-105],最近一项长期观察研究表明肥胖患者移植后发生 2 型糖尿病(T2DM)的风险增加,但移植物和受体的生存率没有受到影响[106]。一项荟萃分析表明正常和高 BMI 患者接受肾移植后生存率相似[107]。虽然存在截然不同的报道,但患者必须改善肥胖后才能纳入肾移植候选人名单。

对终末期肾病(end-stage renal disease,ESRD)肥胖患者,减重手术在肥胖治疗中的作用尚未明确。尽管如此,减重手术,尤其是 LSG 似乎为满足肾移植标准提供了安全有效的选择,从而提高肾移植可能性。一项回顾性研究对 16 例因体重原因被排除在肾移植等待名单之外的 ESRD 血液透析患者进行了分析,结论指出减重手术可以为肾移植的实施提供一种有效的途径,减重手术可以安全地为大多数患者带来良好的减重效果和并发症缓解率[108]。一项涉及 26 例等待器官移植患者的病例研究表明,所有患者在 LSG 后 12 个月就达到了移植手术需求的 BMI 临界值,其中 1 例患者因肾功能稳定而退出移植名单[109]。另一项病例研究(n=52)表明,虽然最后只有 6 例患者完成移植,但与非手术方法相比,LSG 是一种能有效地、更快地达到预期体重和控制肥胖相关并发症的方法[110]。小样本病例报告表明 LSG 后患者有效完成肾移植的比例更高,且移植效果均令人满意[111]。

目前对于肾移植术后减重手术的报告主要是基于一些小样本病例研究,RYGB 是最常见的手术方式,其次是 LSG[112]。一项纳入了近 200 例研究对象的队列研究表明,等候移植和已完成移植的患者减重术后体重减轻程度相当,但 30 天死亡率较高。另外,所有手术都是开放手术,术式主要是 RYGB[113]。无论采用何种手术方式,接受减重手术的肾移植患者均表现出体重持续下降、并发症得到控制,甚至移植物功能也得到改善[114-117]。

最近,一个关于肾移植后行 LSG 的小样本(n=10)研究显示,大多数患者体重下降满意,1 例患者因体重下降不满意二期行 BPD-DS。1 例术后发生狭窄,需转行 RYGB。无死亡病例,未观察到对移植肾功能和免疫抑制方案的不利影响[115]。一个小样本(n=5)研究显示,肾移植后接受减重手术(RYGB 和 LSG)未观察到免疫抑制剂效果发生变化[114]。一项关于 6 例肝移植(3 例腹腔镜)术后行袖状胃切除术(sleeve gastrectomy,SG)的 2 年回顾性研究表明,患者体重显著下降且未影响移植物功能和免疫抑制剂效果,但中位住院时间延长,1 例因胃漏导致多器官衰竭死亡[118]。一项关于肾移植后行 LSG 的回顾性研究(n=5)表明,患者体重减轻和并发症控制令人满意。此外,80% 患者术后移植物功能和蛋白尿水平均得到改善[119]。

肥胖与肝移植的关系越来越密切,因为肥胖相关肝病(如 NAFLD/NASH)目前是肝移植最常见的三个适应证之一[120]。虽然一些研究并未将肥胖定为肝移植不良预后的预测因素,即使将 BMI 根据腹水进行了调整[15,121,122],相关研究也提示肥胖与肝移植后存活率较低有关联,表明与较瘦的患者相比,肥胖患者肝移植术后存活率较低[123-125]。此外,肝移植后的远期预后可能受肥胖相关代谢综合征的影响,如 NASH 复发和 T2DM[126]。最后,由于移植物对体重的限制,已移植器官的功能可能受到损害。因此,强烈建议已接受肝移植的患者和希望接受肝移植的 ESLD 患者持续和有效地控制体重。

最近一篇收集了所有与肥胖有关的肝移植相关数据,研究了不同 BMI 对移植物、总存活率等术后结局的影响。纳入研究的内部差异使得很难得到任何可靠结论[127]。基于这些有争议的数据,《国际肝移植共识声明》建议肥胖不应成为肝移植的绝对禁忌证[13]。

对于肝移植减重手术时机,移植前控制好体重可以减少移植手术技术难度,移植前控制好肥胖并发症可以改善移植效果,以及获得更多接受移植和作为活体供体的机会。ESLD 患者临床条件及手术条件较差,增加了减重手术的风险。肝移植后,控制体重可以避免肥胖并发症对移植物功能和存活率的不利影响,尤其是 NASH 的复发。一项招募了 600 多例患者的多中心队列研究分析了肥胖及其并发症对肝移植术后生存期的影响。约 20% 的患者中位随访 6 年后死亡,肥胖以及合并的 T2DM 是肝移植后生存率降低的主要因素[128]。

回顾文献表明,无论是肝移植前、中还是后,LSG 均是最常见的减重手术,其次是 RYGB。尽管死亡率较普通减重手术高,但对于肝移植的患者而言减重手术似乎是可行和安全的选择[129]。同样,一项关于肝移植肥胖管理的回顾研究表明,减重手术最佳时机的选择一定程度上取决于患者临床状况[120]。最近关于减重手术在器官移植中作用的回顾性研究表明应在肝移植后行减重手术,且因为 SG 具有较低死亡率、能改善移植物功能以及术后更容易行胆道镜检查,故强烈推荐行SG 手术[112]。虽然 SG 有更长的住院时间中位数,且存在因胃瘘导致死亡的记录(1/9~11%),但最近有小样本研究表明肾移植术后 SG 在技术上是可行的[130]。

对于 ESLD 患者而言,减重手术似乎是一个高风险手术。移植术后再行减重手术,手术难度和并发症明显增加,因而同时行 SG 联合肝移植的报告很少。与非手术方法治疗肥胖相比,同时行肝移植和 SG 可获得持续且满意的体重控制结果,并能很好地控制并发症,例如,T2DM、高血压、脂肪变性等,并能良好地维持移植物功能。基于一些病例报告或小样本短期随访,尽管并发症增多,但目前已报道的肝移植联合 SG 手术死亡率为零[131-133]。虽然一次手术同时处理移植和肥胖问题能最大限度地减少再手术的难度,但仍需要长期数据来明确同时行肝移植和 SG 是否是最佳策略。

总之,减重手术对于 ESRD 或肾移植患者似乎都是可行的。对于手术方式,LSG 和 RYGB 都是有效的,都能满意地控制体重和并发症。相较于 RYGB,LSG 手术相关死亡率和并发症发生率略低,虽然长期数据尚不清楚,但 LSG 似乎是最合理的选择。肾移植后行减重手术与非移植患者行减重手术相比,减重效果与并发症缓解的效果相当,但手术并发症发生率和死亡率较高,因此,减重手术在移植患者中应非常谨慎地开展。因为手术并发症发生率和死亡率较高,故不建议在 ESLD 到完成肝移植的过程中常规行减重手术以治疗病态肥胖。在肝移植后,尽管并发症发生率似乎比非移植患者高,但行减重手术仍是可行的,并且应该首选 LSG,因为 LSG 后可行胆道镜检查、手术死亡率低,甚至能改善移植物功能。目前尚无肝移植同时行 SG 的相关研究数据,也无除肝、肾以外其他脏器移植后行减重手术的经验,因此对以上情况而言目前暂无任何科学可靠的结论。

3.5　结论

在存在非肥胖相关疾病的特殊情况下,LSG 是安全、有效、可行的手术方式。且因为这些特殊情况要求手术时间短、操作简单,因此,LSG 是最合理的选择。

（俞永涛　朱利勇　译）

参考文献

1. Lima M, Mourao S, Diniz M, et al. Hepatic histopathology of patients with morbid obesity submitted to gastric bypass. Obes Surg. 2005;15(5):661–9.
2. Esquivel CM, Garcia M, Armando L, et al. Laparoscopic sleeve gastrectomy resolves NAFLD: another formal indication for bariatric surgery? Obes Surg. 2018;28(12):4022–33.
3. Younossi ZM, Stepanova M, Afendy M, et al. Changes in the prevalence of the most common causes of chronic liver diseases in the United States from 1988 to 2008. Clin Gastroenterol Hepatol. 2011;9:524–30.
4. Matteoni CA, Younossi ZM, Gramlich T, et al. Non-alcoholic fatty liver disease: a spectrum of clinical and pathological severity. Gastroenterology. 1999;116(6):1413–9.
5. Caldwell SH, Hespenheide EE. Sub-acute liver failure in obese women. Am J Gastroenterol. 2002;97:2058–62.
6. Shimada M, Hashimoto E, Tania M, et al. Hepatocellular carcinoma in patients with non-alcoholic steatohepatitis. J Hepatol. 2002;37:154–60.
7. Hashizume H, Sato K, Takagi H, et al. Primary liver cancers with nonalcoholic steatohepati-

tis. Eur J Gastroenterol Hepatol. 2007;19:827–34.

8. Argo CK, Caldwell SH. Epidemiology and natural history of nonalcoholic steatohepatitis. Clin Liver Dis. 2009;13:511–31.

9. Marchesini G, Bugianesi E, Forlani G, et al. Nonalcoholic fatty liver, steatohepatitis, and the metabolic syndrome. Hepatology. 2003;37(4):917–23.

10. Subichin M, Clanton J, Makuszewski M, et al. Liver disease in the morbidly obese: a review of 1000 consecutive patients undergoing weight loss surgery. Surg Obes Relat Dis. 2015;11(1):137–41.

11. Verna EC, Berk PD. Role of fatty acids in the pathogenesis of obesity and fatty liver: impact of bariatric surgery. Semin Liver Dis. 2008;28(4):407–26.

12. Schuppan Schuppan D, Afdhal NH. Liver cirrhosis. Lancet. 2008;371(9615):838–51.

13. Tsochatzis EA, Bosch J, Burroughs AK. Liver cirrhosis. Lancet. 2014;383:1749–61.

14. Singal AK, Salameh H, Kuo YF, et al. Evolving frequency and outcomes of liver transplantation based on etiology of liver disease. Transplantation. 2013;95:755–60.

15. Wong RJ, Aguilar M, Cheung R, et al. Nonalcoholic steatohepatitis is the second leading etiology of liver disease among adults awaiting liver transplantation in the United States. Gastroenterology. 2015;148:547–55.

16. Berzigotti A, Garcia-Tsao G, Bosch J, et al. Obesity is an independent risk factor for clinical decompensation in patients with cirrhosis. Hepatology. 2011;54(2):555–61.

17. Leoni S, Tovoli F, Napoli L, et al. Current guidelines for the management of non-alcoholic fatty liver disease: a systematic review with comparative analysis. World J Gastroenterol. 2018;24(30):3361–73.

18. Sjostrom L, Peltonen M, Jacobson P, et al. Bariatric surgery and long-term cardiovascular events. JAMA. 2012;307(1):56–65.

19. Angrisani L, Santonicola A, Iovino P, et al. IFSO Worldwide Survey 2016: primary, endoluminal, and revisional procedures. Obes Surg. 2018;28(12):3783–94.

20. English WJ, DeMaria EJ, Brethauer SA, et al. American Society for Metabolic and Bariatric Surgery estimation of metabolic and bariatric procedures performed in the United States in 2016. Surg Obes Relat Dis. 2018;14(3):259–63.

21. Dallal RM, Mattar SG, Lord JL, et al. Results of laparoscopic gastric bypass in patients with cirrhosis. Obes Surg. 2004;14:47–53.

22. Dolce CJ, Russo M, Keller JE, et al. Does liver appearance predict histopathologic findings: prospective analysis of routine liver biopsies during bariatric surgery. Surg Obes Relat Dis. 2009;5:323–8.

23. Brolin RE, Bradley LJ, Taliwal RV. Unsuspected cirrhosis discovered during elective obesity operations. Arch Surg. 1998;133:84–8.

24. Mummadi RR, Kasturi KS, Chennareddygari S, et al. Effect of bariatric surgery on nonalcoholic fatty liver disease: systematic review and meta-analysis. Clin Gastroenterol Hepatol. 2008;6:1396–402.

25. Clanton J, Subichin M. The effects of metabolic surgery on fatty liver disease and nonalcoholic steatohepatitis. Surg Clin North Am. 2016;96:703–15.

26. Rizvon MK, Chou CL. Surgery in the patient with liver disease. Med Clin North Am. 2003;87:211–27.

27. Csikesz NG, Nguyen LN, Tseng JF, et al. Nationwide volume and mortality after elective surgery in cirrhotic patients. J Am Coll Surg. 2009;208:96–103.

28. Ziser A, Plevak DJ, Wiesner RH, et al. Morbidity and mortality in cirrhotic patients undergoing anesthesia and surgery. Anesthesiology. 1999;90(1):42–53.

29. Millwala F, Nguyen GC, Thuluvath PJ. Outcomes of patients with cirrhosis undergo-

ing non-hepatic surgery: risk assessment and management. World J Gastroenterol. 2007;13(30):4056–63.

30. Garrison RN, Cryer HM, Howard DA, et al. Clarification of risk factors for abdominal operations in patients with hepatic cirrhosis. Ann Surg. 1984;199:648–55.

31. Mansour A, Watson W, Shayani V, et al. Abdominal operations in patients with cirrhosis: still a major surgical challenge. Surgery. 1997;122:730–5.

32. Teh SH, Nagorney DM, Stevens SR, et al. Risk factors for mortality after surgery in patients with cirrhosis. Gastroenterology. 2007;132:1261–9.

33. Northup PG, Wanamaker RC, Lee VD, et al. Model for end-stage liver disease (MELD) predicts nontransplant surgical mortality in patients with cirrhosis. Ann Surg. 2005;242:244–51.

34. Nicoll A. Surgical risk in patients with cirrhosis. J Gastroenterol Hepatol. 2012;27:1569–75.

35. Berzigotti A, Seijo S, Reverter E, et al. Assessing portal hypertension in liver diseases. Expert Rev Gastroenterol Hepatol. 2013;7:141–55.

36. Nusrat S, Khan MS, Fazili J, et al. Cirrhosis and its complications: evidence based treatment. World J Gastroenterol. 2014;20:5442–60.

37. Kim JJ, Dasika NL, Yu E, et al. Cirrhotic patients with a transjugular intrahepatic portosystemic shunt undergoing major extrahepatic surgery. J Clin Gastroenterol. 2009;43(6):574–9.

38. Hanipah ZN, Punchai S, McCullough A, et al. Bariatric surgery in patients with cirrhosis and portal hypertension. Obes Surg. 2018;28(11):3431–8.

39. Bruix J, Sherman M. Practice guidelines committee, American Association for the Study of Liver Diseases. Management of hepatocellular carcinoma. Hepatology. 2005;42:1208–36.

40. European Association for the Study of the Liver. European Organization for Research and Treatment of Cancer. EASLEORTC clinical practice guidelines: management of hepatocellular carcinoma. J Hepatol. 2012;56:908–43.

41. Mosko JD, Nguyen GC. Increased perioperative mortality following bariatric surgery among patients with cirrhosis. Clin Gastroenterol Hepatol. 2011;9:897–901.

42. Cobb WS, Heniford BT, Burns JM, et al. Cirrhosis is not a contraindication to laparoscopic surgery. Surg Endosc. 2005;19:418–23.

43. Chmielecki DK, Hagopian EJ, Kuo YH, et al. Laparoscopic cholecystectomy is the preferred approach in cirrhosis: a nationwide, population-based study. HPB (Oxford). 2012;14:848–53.

44. Borbély Y, Juilland O, Altmeier J, et al. Perioperative outcome of laparoscopic sleeve gastrectomy for high-risk patients. Surg Obes Relat Dis. 2017;13:155–60.

45. Buchwald H, Lober PH, Varco RL. Liver biopsy findings in seventy-seven consecutive patients undergoing jejunoileal bypass for morbid obesity. Am J Surg. 1974;127:48–52.

46. Hocking MP, Duerson MC, O'Leary JP, et al. Jejunoileal bypass for morbid obesity. Late follow-up in 100 cases. N Engl J Med. 1983;308:995–9.

47. Hocking MP, Davis GL, Franzini DA, et al. Long-term consequences after jejunoileal bypass for morbid obesity. Dig Dis Sci. 1998;43:2493–9.

48. Antal SC. Prevention and reversal of liver damage following biliopancreatic diversion for obesity. Obes Surg. 1994;4:285–90.

49. Castillo J, Fábrega E, Escalante CF, et al. Liver transplantation in a case of steatohepatitis and subacute hepatic failure after biliopancreatic diversion for morbid obesity. Obes Surg. 2001;11:640–2.

50. Cotler SJ, Vitello JM, Guzman G, et al. Hepatic decompensation after gastric bypass surgery for severe obesity. Dig Dis Sci. 2004;49:1563–8.

51. Eilenberg M, Langer FB, Beer A, et al. Significant liver-related morbidity after bariatric surgery and its reversal—a case series. Obes Surg. 2018;28:812–9.

52. Moize V, Geliebter A, Gluck ME, et al. Obese patients have inadequate protein intake related to protein intolerance up to 1 year following Roux- en-Y gastric bypass. Obes Surg. 2003;13:23–8.
53. Odstrcil EA, Martinez JG, Santa Ana CA, et al. The contribution of malabsorption to the reduction in net energy absorption after long-limb Roux-en-Y gastric bypass. Am J Clin Nutr. 2010;92:704–13.
54. Anand AC. Nutrition and muscle in cirrhosis. J Clin Exp Hepatol. 2017;7:340–57.
55. Barker KB, Palekar NA, Bowers SP, et al. Non-alcoholic steatohepatitis: effect of Roux-en-Y gastric bypass surgery. Am J Gastroenterol. 2006;101(2):368–73.
56. Csendes A, Smok G, Burgos AM. Histological findings in the liver before and after gastric bypass. Obes Surg. 2006;16(5):607–11.
57. Mathurin P, Hollebecque A, Arnalsteen L, et al. Prospective study of the long-term effects of bariatric surgery on liver injury in patients without advanced disease. Gastroenterology. 2009;137(2):532–40.
58. Kral JG, Thung SN, Biron S, et al. Effects of surgical treatment of the metabolic syndrome on liver fibrosis and cirrhosis. Surgery. 2004;135(1):48–58.
59. Stratopoulos C, Papakonstantinou A, Terzis I, et al. Changes in liver histology accompanying massive weight loss after gastroplasty for morbid obesity. Obes Surg. 2005;15(8):1154–60.
60. Singh T, Kochhar GS, Goh GB, et al. Safety and efficacy of bariatric surgery in patients with advanced fibrosis. Int J Obes. 2017;41:443–9.
61. Rebibo L, Gerin O, Verhaeghe P, et al. Laparoscopic sleeve gastrectomy in patients with NASH-related cirrhosis: a case-matched study. Surg Obes Relat Dis. 2014;10:405–10.
62. Jan A, Narwaria M, Mahawar KK. A systematic review of bariatric surgery in patients with liver cirrhosis. Obes Surg. 2015;25(8):1518–26.
63. Goh GB, Schauer PR, McCullough AJ. Considerations for bariatric surgery in patients with cirrhosis. World J Gastroenterol. 2018;24(28):3112–9.
64. Molodecky NA, Soon IS, Rabi DM, et al. Increasing incidence and prevalence of the inflammatory bowel diseases with time, based on systematic review. Gastroenterology. 2012;142:46–54.
65. Singh S, Dulai PS, Zarrinpar A, et al. Obesity in IBD: epidemiology, pathogenesis, disease course and treatment outcomes. Nat Rev Gastroenterol Hepatol. 2017;14:110–21.
66. Harper J, Zisman T. Interaction of obesity and inflammatory bowel disease. World J Gastroenterol. 2016;22:7868–81.
67. Steed H, Walsh S, Reynolds N. A brief report of the epidemiology of obesity in the inflammatory bowel disease population of Tayside, Scotland. Obes Facts. 2009;2:370–2.
68. Causey MW, Johnson EK, Miller S, et al. The impact of obesity on outcomes following major surgery for Crohn's disease: an American College of Surgeons National Surgical Quality Improvement Program assessment. Dis Colon Rectum. 2011;54:1488–95.
69. Ungar B, Kopylov U, Goitein D, et al. Severe and morbid obesity in Crohn's disease patients: prevalence and disease associations. Digestion. 2013;88:26–32.
70. Moran GW, Dubeau MF, Kaplan GG, et al. The increasing weight of Crohn's disease subjects in clinical trials: a hypothesis-generatings time-trend analysis. Inflamm Bowel Dis. 2013;19:2949–56.
71. Hemminki K, Li X, Sundquist J, Sundquist K. Risk of asthma and autoimmune diseases and related conditions in patients hospitalized for obesity. Ann Med. 2012;44:289–95.
72. Harpsøe MC, Basit S, Andersson M, et al. Body mass index and risk of autoimmune diseases: a study within the Danish National Birth Cohort. Int J Epidemiol. 2014;43:843–55.
73. Khalili H, Ananthakrishnan AN, Konijeti GG, et al. Measures of obesity and risk of Crohn's

disease and ulcerative colitis. Inflamm Bowel Dis. 2015;21:361–8.

74. Chan SS, Luben R, Olsen A, et al. Body mass index and the risk for Crohn's disease and ulcerative colitis: data from a European prospective cohort study (the IBD in EPIC study). Am J Gastroenterol. 2013;108:575–82.

75. Bhalme M, Sharma A, Keld R, et al. Does weight-adjusted anti-tumour necrosis factor treatment favour obese patients with Crohn's disease? Eur J Gastroenterol Hepatol. 2013;25:543–9.

76. Singh S, Proudfoot J, Xu R, Sandborn WJ. Obesity and response to infliximab in patients with inflammatory bowel diseases: pooled analysis of individual participant data from clinical trials. Am J Gastroenterol. 2018;113:883–9.

77. The GBD 2015 Obesity Collaborators. Health effects of overweight and obesity in 195 countries over 25 years. N Engl J Med. 2017;377(1):13–27.

78. Braga Neto MB, Gregory M, Piovezani Ramos GP, et al. De-novo inflammatory bowel disease after bariatric surgery: a large case series. J Crohns Colitis. 2017;12:452–7.

79. Ungaro R, Fausel R, Chanq HL, et al. Bariatric surgery is associated with increased risk of new-onset inflammatory bowel disease: case series and national database study. Aliment Pharmacol Ther. 2018;47:1126–34.

80. Bastos ELS, Liberatore AMA, Tedesco RC, Koh IHJ. Gut microbiota imbalance can be associated with non-malabsorptive small bowel shortening regardless of blind loop. Obes Surg. 2018;29:369. https://doi.org/10.1007/s11695-018-3540-1.

81. Ahn LB, Huang CS, Forse RA, et al. Crohn's disease after gastric bypass surgery for morbid obesity: is there an association? Inflamm Bowel Dis. 2005;11:622–4.

82. Cañete F, Mañosa M, Clos A, et al. Review article: the relationship between obesity, bariatric surgery, and inflammatory bowel disease. Aliment Pharmacol Ther. 2018;48(8):807–16.

83. Bl K, Sonpal N, Schneider J, et al. Obesity/bariatric surgery and Crohn's disease. J Clin Gastroenterol. 2018;52:50–4.

84. Sharma P, McCarty TR, Niei B. Impact of bariatric surgery on outcomes of patients with inflammatory bowel disease: a nationwide inpatient sample analysis, 2004–2014. Obes Surg. 2018;28:1015–24.

85. Bazerbachi F, Sawas T, Vargas EJ, et al. Bariatric surgery is acceptably safe in obese inflammatory bowel disease patients: analysis of the Nationwide inpatient sample. Obes Surg. 2018;28:1007–14.

86. Keidar A, Hazan D, Sadot E, et al. The role of bariatric surgery in morbidly obese patients with inflammatory bowel disease. Surg Obes Relat Dis. 2015;11:132–6.

87. Colombo F, Rizzi A, Ferrari C, et al. Bariatric surgery in patients with inflammatory bowel disease: an accessible path? Report of a case series and review of the literature. J Crohns Colitis. 2015;9:185–90.

88. Aminian A, Andalib A, Ver MR, et al. Outcomes of bariatric surgery in patients with inflammatory bowel disease. Obes Surg. 2016;6:1189–90.

89. Lascano CA, Soto F, Carrodeguas L, et al. Management of ulcerative colitis in the morbidly obese patient: is bariatric surgery indicated. Obes Surg. 2006;16:783–6.

90. Tenorio-Jiménez C, Manzano-García G, Prior-Sánchez I, et al. Bariatric surgery in inflammatory bowel disease: case report and review of the literature. Nutr Hosp. 2013;28:958–60.

91. Cottam D, Mattar S, Barinas E. The chronic inflammatory hypothesis for the morbidity associated with morbid obesity: implications and effects of weight loss. Obes Surg. 2004;14:589–600.

92. Knoll G, Cockfield S, Blydt-Hansen T, et al. Canadian Society of Transplantation consensus guidelines on eligibility for kidney transplantation. CMAJ. 2005;173(10):1181–4.

93. Kasiske BL, Cangro CB, Hariharan S, et al. The evaluation of renal transplantation candidates: clinical practice guidelines. Am J Transplant. 2001;1(suppl 2):3–95.

94. Abramowicz D, Cochat P, Claas FH, et al. European renal best practice guideline on kidney donor and recipient evaluation and perioperative care. Nephrol Dial Transplant. 2015;30(11):1790–7.

95. Tsochatzis E, Coilly A, Nadalin S, et al. International liver transplantation consensus statement on end-stage liver disease due to nonalcoholic steatohepatitis and liver transplantation. Transplantation. 2019;103(1):45–56.

96. Khoraki J, Katz MG, Funk LM, et al. Feasibility and outcomes of laparoscopic sleeve gastrectomy after solid organ transplantation. Surg Obes Relat Dis. 2015;12:75–83.

97. Elli EF, Gonzalez-Heredia R, Sanchez-Johnsen L, et al. Sleeve gastrectomy surgery in obese patients post-organ transplantation. Surg Obes Relat Dis. 2016;12:528–34.

98. Yemini R, Nesher E, Winkler J, et al. Bariatric surgery in solid organ transplant patients: long-term follow-up results of outcome, safety, and effect on immunosuppression. Am J Transplant. 2018;18(11):2772–80.

99. Aalten J, Christiaans MH, de Fijter H, et al. The influence of obesity on short- and long-term graft and patient survival after renal transplantation. Transpl Int. 2006;19(11):901–7.

100. Cacciola RA, Pujar K, Ilham MA, et al. Effect of degree of obesity on renal transplant outcome. Transplant Proc. 2008;40(10):3408–12.

101. Lynch RJ, Ranney DN, Shijie C, et al. Obesity, surgical site infection, and outcome following renal transplantation. Ann Surg. 2009;250(6):1014–20.

102. Molnar MZ, Kovesdy CP, Mucsi I, et al. Higher recipient body mass index is associated with post-transplant delayed kidney graft function. Kidney Int. 2011;80(2):218–24.

103. Hoogeveen EK, Aalten J, Rothman KJ, et al. Effect of obesity on the outcome of kidney transplantation: a 20-year follow-up. Transplantation. 2011;91(8):869–74.

104. Cannon RM, Jones CM, Hughes MG, et al. The impact of recipient obesity on outcomes after renal transplantation. Ann Surg. 2013;257(5):978–84.

105. Nicoletto BB, Fonseca NKO, Manfro RC, et al. Effects of obesity on kidney transplantation outcomes: a systematic review and meta-analysis. Transplantation. 2014;98(2):167–76.

106. McCloskey OM, Devine PA, Courtney AE, et al. Is big bad or bearable? Long-term renal transplant outcomes in obese recipients. QJM. 2018;111(6):365–71.

107. Hill CJ, Courtney AE, Cardwell CR, et al. Recipient obesity and outcomes after kidney transplantation: a systematic review and meta-analysis. Nephrol Dial Transplant. 2015;30:1403–11.

108. Al-Bahri S, Fakhry TK, Gonzalvo JP, et al. Bariatric surgery as a bridge to renal transplantation in patients with end-stage renal disease. Obes Surg. 2017;27(11):2951–5.

109. Lin MY, Tavakol MM, Sarin A, et al. Laparoscopic sleeve gastrectomy is safe and efficacious for pretransplant candidates. Surg Obes Relat Dis. 2013;9(5):653–8.

110. Freeman CM, Woodle ES, Shi J, et al. Addressing morbid obesity as a barrier to renal transplantation with laparoscopic sleeve gastrectomy. Am J Transplant. 2015;15(5):1360–8.

111. Kienzl-Wagner K, Weissenbacher A, Gehwolf P, et al. Laparoscopic sleeve gastrectomy: gateway to kidney transplantation. Surg Obes Relat Dis. 2017;13(6):909–15.

112. Dziodzio T, Biebl M, Öllinger R, et al. The role of bariatric surgery in abdominal organ transplantation-the next big challenge? Obes Surg. 2017;27:2696–706.

113. Modanlou KA, Muthyala U, Xiao H, et al. Bariatric surgery among kidney transplant candidates and recipients: analysis of the United States renal data system and literature review. Transplantation. 2009;87(8):1167–73.

114. Szomstein S, Rojas R, Rosenthal RJ. Outcomes of laparoscopic bariatric surgery after renal

transplant. Obes Surg. 2010;20(3):383–5.

115. Golomb I, Winkler J, Ben-Yakov A, et al. Laparoscopic sleeve gastrectomy as a weight reduction strategy in obese patients after kidney transplantation. Am J Transplant. 2014;14(10):2384–90.

116. Chmura A, Ziemiański P, Lisik W, et al. Improvement of graft function following Roux-en-Y gastric bypass surgery in a morbidly obese kidney recipient: a case report and literature review. Ann Transplant. 2014;19:639–42.

117. Khoraki J, Katz MG, Funk LM, et al. Feasibility and outcomes of laparoscopic sleeve gastrectomy after solid organ transplantation. Surg Obes Relat Dis. 2016;12:75–83.

118. Osseis M, Lazzati A, Salloum C, et al. Sleeve gastrectomy after liver transplantation: feasibility and outcomes. Obes Surg. 2018;28(1):242–8.

119. Viscido G, Gorodner V, Signorini FJ, et al. Sleeve gastrectomy after renal transplantation. Obes Surg. 2018;28(6):1587–94.

120. Bonner K, Heimbach JK. Obesity management in the liver transplant recipient: the role of bariatric surgery. Curr Opin Organ Transplant. 2018;23:244–9.

121. Nair S, Verma S, Thuluvath PJ. Obesity and its effect on survival in patients undergoing orthotopic liver transplantation in the United States. Hepatology. 2002;35:105–9.

122. Leonard J, Heimbach JK, Malinchoc M, et al. The impact of obesity on long-term outcomes in liver transplant recipients: results of the NIDDK liver transplant database. Am J Transplant. 2008;8:667–72.

123. Dick AA, Spitzer AL, Seifert CF, et al. Liver transplantation at the extremes of the body mass index. Liver Transpl. 2009;15:968–77.

124. Perez-Protto SE, Quintini C, Reynolds LF, et al. Comparable graft and patient survival in lean and obese liver transplant recipients. Liver Transpl. 2013;19:907–15.

125. Orci LA, Majno PE, Berney T, et al. The impact of wait list body mass index changes on the outcome after liver transplantation. Transpl Int. 2013;26:170–6.

126. Watt KD, Pedersen RA, Kremers WK, et al. Evolution of causes and risk factors for mortality post-liver transplant: results of the NIDDK long-term follow up study. Am J Transplant. 2010;10:1420–7.

127. Barone M, Viggiani MT, Avolio AW, et al. Obesity as predictor of postoperative outcomes in liver transplant candidates: review of the literature and future perspectives. Dig Liver Dis. 2017;49:957–66.

128. Adams LA, Arauz O, Angus PW, et al. Australian New Zealand liver transplant study group. Additive impact of pre-liver transplant metabolic factors on survival post-liver transplant. J Gastroenterol Hepatol. 2016;31(5):1016–24.

129. Lazzati A, Iannelli A, Schneck A-S, et al. Bariatric surgery and liver transplantation: a systematic review a new frontier for bariatric surgery. Obes Surg. 2014;25:134–42.

130. Nassif GB, Salloum C, Paolino L, et al. Laparoscopic sleeve gastrectomy after orthotopic liver transplantation, video reported. Obes Surg. 2019;29(4):1436–8.

131. Nesher E, Mor E, Shlomai A, et al. Simultaneous liver transplantation and sleeve gastrectomy: prohibitive combination or a necessity? Obes Surg. 2017;27:1387–90.

132. Heimbach JK, Watt KD, Poterucha JJ, et al. Combined liver transplantation and gastric sleeve resection for patients with medically complicated obesity and end-stage liver disease. Am J Transplant. 2013;13:363–8.

133. Tariciotti L, D'Ugo S, Manzia TM, et al. Combined liver transplantation and sleeve gastrectomy for end-stage liver disease in a bariatric patient: first European case-report. Int J Surg Case Rep. 2016;28:38–41.

第4章
减重手术患者的术前管理

Marianela Aguirre Ackermann, Edgardo Emilio Serra, and Guillermo Emilio Duza

4.1 术前检查

虽然有很多相关的文献发表,但是在减重手术前,哪一个是最好的术前评估仍然没有唯一的指南。尽管如此,在计划手术时,仍需要考虑术前评估的结果。每个减重手术都必须根据患者的整体健康状况和先前存在的疾病进行个性化调整。完整的医学评估应包括对心血管、呼吸和胃肠系统的研究以及代谢状态评估。

4.2 临床 - 营养

完整系统的临床检查和营养评价是必要的。实现营养记忆提醒的方法可能采用:24h 提醒、7天提醒(金标准)和摄食频率提醒。

每一位即将接受袖状胃切除术(sleeve gastrectomy,SG)手术的患者都需要进行营养状况评估。包括体重、身高的测量和体重指数(BMI)的计算,以及腰围和 / 或腰臀比和颈围。如果条件允许,还可以包括身体成分测定,并以全身的双能 X 线吸收测量法(DEXA)为金标准。

4.3 医学研究

4.3.1 超声检查

尽管一些减重手术指南保留了对有症状的患者和肝酶升高的患者术前进行腹部超声筛查的规定,但并没有达成普遍的共识。尽管如此,一些中心认为有必要对所有接受减重手术的患者进行该项目筛查,以避免可能发生的术后胆道疾病[1]。

美国代谢减重外科学会(American Society for Metabolic and Bariatric Surgery,ASMBS)目前对接受减重手术患者的术前评估指南建议,对有胆道疾病症状和肝功能检测异常的患者进行腹部超声检查[2]。美国胃肠和内镜外科医生协会(The Society of American Gastrointestinal and Endoscopic Surgeons,SAGES)在其 2008 年的腹腔镜减重手术临床应用指南中也提出了术前经腹超声筛查胆结石和肝病可能会带来获益[3]。

尽管在腹腔镜袖状胃切除术(laparoscopic sleeve gastrectomy,LSG)患者的术前超声筛查中有许多阳性发现,但这些发现极少需要进行额外的术前检查。

LSG 同期进行的胆囊切除术与轻微增加不良事件(即出血和肺炎)的风险有关。当考虑到推迟胆囊切除术的潜在风险和费用时,对于已确诊的胆囊疾病患者来说,同期行胆囊切除术可能是更好的选择[4]。

对超声检查在评估接受 LSG 和 LRYGBP 的患者肝脏大小和均质性方面的有效性研究发现,超声检查不可靠且对预后的参考价值非常有限[5]。

这对此类筛查工具的必要性和成本效益提出了质疑,并进一步支持了当前一些减重手术指南中建议专门针对有症状的患者进行腹部超声检查的趋势[6]。

可以肯定地说,我们建议在 LSG 的术前检查中,超声检查仅应适用于有症状的患者,常规使用似乎没有什么优势。

4.3.2 肺功能测试

肥胖症患者的气道管理可能是一个挑战,特别是在患有阻塞性睡眠呼吸暂停(obstructive sleep apnea,OSA)的患者中。预防主要的气道并发症(死亡、脑损伤、需要外科气道、非计划的重症监护病房入院)是该患者群体的关注重心[7]。

胸部 X 线检查是任何术前评估的一部分,必须对所有计划进行减重手术的患者进行检查。

已知的肺部疾病可能会增加肺部并发症的风险。然而,在减重手术前通过肺活量测定对无症状肥胖患者进行筛查并未得到完全支持。根据美国代谢减重外科学会 2013 年的指南,肺活量测定作为一种术前检查,只适用于既往通过其他检查确定存在危险因素的患者[8]。

考虑到与肥胖、OSA 和气道相关的潜在危险和并发症,外科医生和麻醉师应共同努力实施循证方案,在并发症出现时将其危害降至最低并加以处理是很重要的[9]。

一般说来,充分检测和治疗 OSA 非常重要,主要有三个原因:减少嗜睡和认知障碍等临床症状;减少长期的心血管和神经血管风险;减少交通、家庭或工作场所事故的发生。在需要全身麻醉的病态肥胖患者中,第四个重要原因是降低了可预防的围手术期风险,因为临床相关并发症似乎在 OSA 患者中更为常见[10,11]。

诊断 OSA 的金标准是夜间实验室多导睡眠图(PSG)[12]。该检查准确记录了一整晚的睡眠中呼吸暂停和低通气的频率和持续时间,并以此计算出了呼吸暂停低通气指数(AHI)等变量。

与 PSG 相比,一项耗时更少、对患者更友好的睡眠研究是针对有限变量的便携式检查。根据美国睡眠医学会(AASM)的定义,这项研究被称为 3 型便携式睡眠监测[13],这可用于高风险 MBS 人群中的 OSA。当怀疑存在中度到重度 OSA 时,它的使用是最可靠的。

常用和有效的问卷是 Stop-Bang,它的得分可以作为筛查工具,对(病态)肥胖患者的高危 OSA 进行分层[14]。

尽管有这些关于夜间测量以确定围手术期风险的研究结果,但由于睡眠实验室的能力、成本、时间管理以及 OSA 检测的重要性未知,减重代谢手术前的强制性睡眠检查并未被接受为护理标准。

考虑到这些问题,由于在病态肥胖受试者中 OSA 的高流行和围手术期并发症的风险增加,OSA 筛查是必需的。虽然诊断 OSA 的金标准是 PSG,但其他工具(如 STOP-Bang 问卷)也可以用于识别高危患者,而便携式 3 型睡眠检查会提供额外信息。

4.3.3　上消化道造影检查

食管裂孔疝(HH)并不少见,患病率随着年龄和肥胖的增加而增高。HH、胃食管反流(GERD)和病态肥胖症之间的联系已被证实[15]。HH 的诊断是通过上消化道(GI)透视、内镜检查或测压来实现的。作为常规项目,减重手术前的上消化道解剖评估是普遍被采用的,大多数中心常规进行胃食管连接部(GEJ)的透视和 / 或内镜检查[16,17]。一些中心提倡一种更有选择性的方法,只研究有上消化道症状的患者,如吞咽困难、胃灼热等[18,19]。

在接受 LSG 的患者中,常规的术前吞咽检查似乎并不比选择性的术中裂孔探查术在发现和处理 HH 方面更具有优势。相反,当术前检查结果为假阳性时,手术时间会不必要地延长。如果选择性地进行食管裂孔探查,那么吞钡检查可能会在未来的减重术前评估中被淘汰[20]。

4.3.4　内镜检查

在减重手术前是否需要进行内镜检查(esophagoduodenoscopy,EGD)一直存在争论。一些中心在手术前对所有患者常规实施 EGD,而另一些中心选择性地使用 EGD。美国胃肠内镜学会(American Society of Gastrointestinal Endoscopy,ASGE)2008 年的指南建议,所有有上消化道症状的患者术前都应进行 EGD,没有症状的患者也应考虑,以排除可能改变手术入路的大型裂孔疝[21]。最近,ASGE 联合 SAGES 建议,对减重手术患者实施术前 EGD 的决定应该个体化[22]。ASMBS 建议,所有有临床意义的胃肠道症状应在减重手术前通过影像学检查、上消化道系列检查或 EGD 进行评估[23]。

虽然没有明确的标准规定需要术前 EGD 的患者症状,但对于有胃食管反流 / 食管炎症状(包括胃灼热、反流、吞咽困难或任何提示前肠病变的餐后症状)的患者,外科医生可以考虑术前 EGD。

幽门螺杆菌是一种一级致癌物,被认为是影响近 50% 人口的最常见的人类病原体之一[24,25]。诊断通过侵入性和非侵入性方式进行。

侵入性检测是由内镜介导的,包括组织学、快速尿素酶检测和培养。组织学诊断被认为是金标准,具有很高的敏感性(97%~100%)和特异性(97%~100%)[26-28]。因此,如果要做内镜检查,我们强烈建议对幽门螺杆菌进行筛查。

如果外科医生认为没有必要进行术前 EGD 检查,可以选择包括尿素呼气试验、粪便抗原试验和血清学标志物在内的非侵入性检查。

4.4　心脏病调查

病态肥胖患者的发病率和死亡率增高,这与心肺疾病的高患病率有关[29],这些疾病在手术时可能是已知的,也可能是未知的。

计划行袖状胃切除术(sleeve gastrectomy,SG)的每一位患者均应做心电图检查。

对于有心脏病病史或心电图显示异常的患者以及所有 BMI 在 50 或以上的患者,必须进行经胸超声心动图检查[30]。

4.4.1　术前验血

由电解质、肾功能、全血细胞计数和凝血检查组成的常规术前血液检查已被反复证明异常结果的发生率很低(0.3%~6.5%,汇集了各种研究的结果),由这些异常结果致患者管理改变的情况发生率更低(0~2.6%)[31]。尽管继续定期收集电解质

水平、肾功能和完整血细胞计数的信息似乎是合理的,但这些患者中的许多人都在服用利尿剂或其他药物,而且手术过程很少会引起术后大量出血。除非患者有出血倾向的病史,否则凝血检查很可能没有指征。这些是患者做手术必须做的最低限度的血液测试。

与相同性别和年龄的健康体重个体相比,肥胖患者的微量营养素缺乏症患病率较高。据报道,肥胖患者在进行减重手术之前存在与微量元素相关的异常[32-37]。在手术前检测出这些异常非常重要,因为它们会因食物摄入和食物质量下降,消化和/或吸收改变以及不遵守饮食方案和微量元素补充建议而在术后出现恶化。

术前就需要着手改善患者的预后和营养状况。尽管手术会加重先前存在的营养缺乏症,但术前筛查维生素缺乏症并不是大多数减重手术的实践标准。2008 年,ASMBS 营养委员会发布了外科减重患者的联合健康营养指南[38]。2017 年,他们发表了一份关于微量营养素的最新报告[39],报告里的建议是根据评级策略制订的,从最强到最弱的等级依次用 A 到 D 表示(表 4-1)。

表 4-1　减重手术(BS)前的营养筛查建议

营养素	BS 术前营养筛查建议
维生素 B_1	建议对所有患者进行常规的 BS 术前筛查(D 级)
维生素 B_{12}(钴胺)	建议所有患者在维生素 B_{12} 检查前进行常规的维生素 B_{12} 筛查(B 级),对于有症状或无症状的患者以及有维生素 B_{12} 缺乏或既往神经病病史的患者(B 级),血清甲基丙二酸(MMA)是评估维生素 B_{12} 的推荐方法
叶酸	建议对所有患者进行常规的 BS 术前筛查(B 级)
铁	推荐对所有患者进行常规的 BS 术前筛查(B 级)。筛查可能包括铁蛋白水平。建议联合检测(血清铁、血清运铁蛋白饱和度和总铁结合力)来诊断是否缺铁(B 级)
维生素 D 和钙	推荐对所有患者进行常规的 BS 术前筛查(A 级)。对绝经前和绝经后的妇女(D 级)尤其重要
锌	建议仅在 RYGB 或 BPD(D 级)之前进行常规的 BS 前筛查
铜	建议仅在 RYGB 或 BPD(D 级)之前进行常规的 BS 前筛查
可溶性脂肪维生素(A、E、K)	建议对所有患者进行常规的 BS 前筛查(C 级)

4.4.2　其他维生素

根据症状和风险,建议只有存在吸收障碍的患者服用维生素 B_2(核黄素)、B_3(烟酸)、B_5(泛酸)、B_7(生物素)和 C。

微量矿物质和电解质:关于减重人群对硒、

铬、锰、硫、硼、碘和氟化等矿物质需求的调查有限,但患者可能会出现术后相关缺乏症。关于减重手术后电解质缺乏(如钾、镁、钠和氯化物)的文献资料很少。

袖状胃切除术前评估

- 血液检查

- 胸部 X 线片
- 心电图和心血管评估
- 胃十二指肠镜联合胃活检检查幽门螺杆菌
- 腹部超声
- 肺活量测定法
- 麻醉评估

4.4.3　并发症的医学评价

所有接受 SG 治疗的患者都应该针对性地评估肥胖相关疾病。评估包括完整的病史、心理社会史、体检和实验室检查。系统性地详细回顾并识别与肥胖相关的未诊断症状和疾病具有相当价值。

4.5　内分泌评估

高危或疑似原发性甲状腺功能减退的患者应进行促甲状腺素筛查。根据患者的临床病史和体格检查，筛查罕见的肥胖原因。除了美国骨质疏松症基金会（D 级）临床实践指南的正式推荐之外，没有足够的数据要求使用双能 X 线吸收骨密度仪（DEXA1）进行术前骨密度评估。

4.5.1　糖尿病患者的评估与控制

应该进行全面的医学评估，以评估糖尿病的类型、血糖控制、微血管和大血管并发症，以及其他相关的危险因素。

需要考虑的是：
- 首次诊断糖尿病的年龄和特征。
- 回顾该病的病史和以前的治疗方法。
- 回顾与糖尿病相关的急性并发症（酮症酸中毒、高渗性昏迷、低血糖）和慢性并发症。
- 当前治疗：血糖和并发症（高血压、血脂异常等）的药理作用。坚持卫生饮食措施，自我监测结果。
- 全面体检：实验室评估包括血糖、糖化血红蛋白（HbA1c）、C 肽、血脂分析、肝搏动图、尿液分离样本中的白蛋白 / 肌酐、血清肌酐、肾小球滤过率（MDRD 公式）和丢弃成人隐匿性免疫性糖尿病（LADA）的抗体。

4.5.2　妇科评估

育龄妇女需要检测 β 亚基。应当在手术后就避孕的方式选择提供建议，并避免在术前和术后

12~18 个月怀孕[40]。不孕症妇女应被告知受孕情况在术后会有所改善。手术前必须停止雌激素治疗（绝经前妇女口服避孕药 1 个周期，绝经后妇女激素替代 3 周），以减少术后血栓栓塞的风险。

4.5.3　癌症

所有患者必须在手术前根据年龄和风险进行适当的癌症筛查。

4.6　术前医疗准备

为了提高围手术期的护理质量，系统的团队工作方式似乎很重要。临床护理路径（CP）越来越多地被用来面对这一挑战。CP 是将循证医疗整合到临床实践中的工具。

CP 的构成要素有哪些？已经提出了五个标准[41]：
（1）是一个多学科的护理计划
（2）将指南或证据转换为本地结构
（3）使用计划、路径、算法、指南、方案或其他行动清单
（4）有时间框架或基于标准的进展
（5）对特定人群中的特定临床问题或医疗保健程序进行标准化护理

路径旨在改善医疗服务的提供和质量，同时将医疗成本降至最低。临床护理路径的最终目标是为常规患者护理提供循证指南。CP 还为需要不同于常规治疗途径的患者护理提供了一种结构框架[42]。

目前文献认识到临床护理策略在减重手术中的价值，表明在这一领域实施良好的临床实践可以减少住院费用和住院时间以及围手术期并发症[43-46]。

一项研究发现，不同减重外科医生的 CP 有相当大的差异，在所研究的 11 个术前变量（术前液体饮食持续时间、内镜检查、OSA 评估、肠道准备、幽门螺杆菌检测、术前强制减重、心脏评估、胸部 X 线检查、营养评估、心理评估、DVT 筛查）中，只有两个变量与 CP[47]一致：
- 术前营养评估
- 术前心理评估

4.6.1　LSG 的护理路径

ASMBS 为 SG 开发了一种基于循证的本国护

理路径。QIPS（质量改进和患者安全）委员会的一个特别工作组被选中来实施这一项目。随之而来的改变反映了这一努力的成果，代表了150多份手稿和专家共识的总结。在缺乏支持证据的情况下，委员会采用了协商一致的程序。由于证据有限，一些建议是基于共识的。这些建议分为以下几类：

- 常规：表示委员会信任的，有循证文献支持的指定诊断研究、测试和评估的常规安排。

- 选择性：适用于具有指定标准的患者，以支持额外的实践、式式、研究、测试或评估。

- 不推荐：不应定期进行，但可能适合具体情况的实践、式式、研究、测试和 / 或评估。

于是，2017 年，《美国减重与代谢外科学会：LSG 的护理路径》问世。表 4-2 总结了 ASMBS 的 SG 护理路径的术前建议[42]。整个路径，包括推荐的细节和合理性，可以在 www.asmbs.org 的会员专属部分在线获得。

表 4-2　术前护理路径

项目	常规	选择性的	不常规推荐
实验室检查	全血细胞计数、基础代谢指标、肝功能检查、白蛋白、糖化血红蛋白、凝血检查、促甲状腺素、维生素 D、微量营养素、尿液分析、妊娠（女性患者）	维生素 B₁ 维生素 B₁₂ 幽门螺杆菌 尿毒理学筛查 尿尼古丁筛查	
咨询	营养 心理评价	麻醉、心脏病学、内分泌学、胃肠病学、血液学、感染性疾病、肾病、神经内科、骨科、疼痛管理、呼吸系统、药学、风湿病学、睡眠医学、泌尿学	
检查	胸部 X 线 心电图（ECG）	上消化道胃镜、食管测压 /pH 值、地塞米松试验、睡眠试验、结肠镜检查、乳房 X 线摄影、超声、胃排空实验	
筛选	睡眠呼吸暂停功能状态 吸烟 药物滥用	恶性肿瘤	
术前准备	流质饮食（2~4 周）	戒烟 / 持续时间	强制减重 肠道准备 常规静脉输液

4.6.2　SG 前减重

众所周知，ASMBS"不建议"强制性减重。我们面对的是患者，而不是疾病。那么为什么所有肥胖患者都需要进行减重手术呢？许多医疗保险公司要求的为期 6~12 个月的医学监督减重计划的有效性仍存在争议。

在 2014 年至 2015 年对 109 例接受 SG 的患者进行的回顾性研究中，研究者发现在术前，72.2% 的患者实现了净体重下降，但 34.6% 的患者在开始术前"缩肝"饮食之前净体重出现了增长；71.4% 的术前体重下降发生在启动术前饮食之后，约占整个术前时段长度的 15%。这项研究的有趣结论是我们在日常实践中经常能够看到的[48]：

- 术前体重减轻百分比较高的患者术前准备时间较短。

- 大多数手术前的体重减轻发生在要求患者开始术前的减重饮食之后。

- 在开始术前饮食之前，患者先体重减少，随之出现反弹。

较短的术前准备时间和较早开始的减重饮食可能会有助于术后的体重减轻，尽管可能最终患者在坚持严格的生活方式改变的同时所能实现的体重减轻可能会受到限制。

最大的风险不是手术的类型，而是疾病的严重程度及其并发症。肥胖增加了手术期间并发症的可能性，并降低了抵抗全身麻醉和手术压力的生理储备。脂肪性增大的肝脏、增厚的体壁和腹内肥胖症的增加使常规手术也成为一项挑战。过多的体脂经常使手术的操作难度增大，并可能导致手术时间延长,意外事件增多,最终导致不良后果[49-51]。

显然,对于严重肥胖的受试者来说,减重有利于降低手术前的风险。

即使是适度的减重也能带来生理上的改善,这是有据可查的。减少 10% 的多余体重已被证明可以改善 OSA、心血管风险、炎症、血栓栓塞风险和血糖浓度[52-54]。减重手术前的体重减轻与较少的围手术期并发症、较短的手术时间、较少的出血量和较短的住院时间相关[55]。

但不包括术后体重下降,大多数研究发现,术前体重变化对术后体重的影响可以忽略不计[56-60]。

2011 年,ASMBS 科学共识发布了一份声明,即没有医学证据支持目前的术前饮食要求[61]。这份声明的摘要和建议得出的结论是,没有循证报告证明减重手术前 3~18 个月的由保险公司强制实施的术前饮食减重计划有任何好处或必要。

2016 年,ASMBS 发表了一份更新的立场声明,最后提出了以下建议[62]:

(1)没有任何随机对照试验、大型前瞻性研究或荟萃分析的数据支持保险公司强制手术前减重的做法。歧视性的、武断的和没有科学依据的术前减重会导致患者流失,导致挽救生命的治疗的延误,以及并存疾病的进展,应该被放弃。

(2)没有 I 级数据明确指出任何饮食的方案、持续时间或减重计划的类型对临床严重肥胖症患者是最佳的。

(3)对寻求手术治疗的临床重度肥胖症患者,应根据他们最初的体重指数(BMI)和合并情况进行评估。手术者最好能够确定患者减重失败的原因有哪些。

最近发表的一项纵向研究对来自英国临床实践研究数据链(Clinic Practice Research Datalink)的 76 704 例肥胖男性和 99 791 例肥胖女性进行了长达 9 年的跟踪调查(不包括接受过减重手术的患者),发现病态肥胖的男性和女性每年降至正常体重的概率分别为 1/1 290 和 1/677。因此,寻求手术治疗临床严重肥胖症的患者应该根据他们最初的 BMI 来评估其资格,而不应该因为达到保险公司规定的术前减重目标而来苛责或拒绝治疗[63]。

保险公司规定的术前减重要求会导致患者流失、肥胖治疗延迟、肥胖进展和相关的危及生命的并发症,以及增加直接和间接医疗费用[64-67]。

研究表明,适度减重可以提高严重肥胖者的健康和幸福感。长期以来,人们一直认为,随着严重肥胖相关的生理和解剖紊乱,对这一人群进行手术的风险越来越大。

手术前的减重现在已经被证明是可以实现的和有益的,因为手术前减重的患者可能发生较少的并发症,更短的手术时间,更少的失血和更短的住院时间。考虑到所有这些好处,现在是时候建议将术前减重作为术前准备过程的一个组成部分了吗? SG 前减重是重要的,但不是保险公司强制性的减重,也不是长期或者固定时间段的。

术前减重的适应证是推荐的,尽管最合适的饮食和持续时间仍然是一个有争议的问题,所以应该由治疗团队对每个患者单独评估和确定适应证。虽然现有证据还不能定义术前需要减轻的体重值,但建议至少减少 8% 的初始体重[68,69]。在非常严重的中心性肥胖和超重肥胖的情况下,应该在手术前评估是否需要更多的体重减轻。

4.7   结论

减重手术是病态肥胖患者综合管理的既定和不可或缺的一部分。它已被证实是安全的,并且仍然是治疗临床严重肥胖症的最有效和疗效最持久的治疗方法,有文献显示能够降低各种原因的死亡率,对患者长期生存有益。

患者的选择、评估和精心准备是减重外科治疗成功的关键。所有接受 SG 的患者都应该对其肥胖及其相关疾病进行评估。评估将包括完整的病史、心理社会史、体检、实验室检查和补充检查。准备工作应包括改善肥胖及其并发症,并由具有积极纳入和患者参与经验的多学科团队实施。

(夏泽锋   陶凯雄   译)

参考文献

1. Collazo-Clavell M, Clark M, McAlpine D, et al. Assessment and preparation of patients for bariatric surgery. Mayo Clin Proc. 2006;81:S11–7.

2. Mechanick JI, Youdim A, Jones D, et al. Clinical practice guidelines for the perioperative nutritional, metabolic, and nonsurgical support of the bariatric surgery patient—2013 update: cosponsored by American Association of Clinical Endocrinologists, The Obesity Society, and American Society for Metabolic & Bariatric Surgery. Surg Obes Relat Dis. 2013;9:159–91.

3. SAGES Guidelines Committee. Guidelines for clinical application of laparoscopic bariatric surgery. Surg Endosc. 2008;22(10):2281–300.

4. Dakour-Aridi HN, El-Rayess HM, Abou-Abbass H, Abu-Gheida I, Habib RH, Safadi BY. Safety of concomitant cholecystectomy at the time of laparoscopic sleeve gastrectomy: analysis of the American College of Surgeons National Surgical Quality Improvement Program database. Surg Obes Relat Dis. 2017;13(6):934–41.

5. Jaser N, Mustonen H, Pietila J, et al. Preoperative transabdominal ultrasonography (US) prior to laparoscopic Roux-en-Y gastric bypass (LRYGBP) and laparoscopic sleeve gastrectomy (LSG) in the first 100 operations. Was it beneficial and reliable during the learning curve? Obes Surg. 2012;22(3):416–21.

6. Almazeedi S, Al-Sabah S, Alshammari D. Routine trans-abdominal ultrasonography before laparoscopic sleeve gastrectomy: the findings. Obes Surg. 2013;24(3):397–9. https://doi.org/10.1007/s11695-013-1092-y.

7. Peterson G, Domino K, Caplan RA, Posner KL, Lee LA, et al. Management of the difficult airway: a closed claims analysis. Anesthesiology. 2005;103:33–9.

8. Mechanick JI, Youdim A, Jones DB, et al. Bariatric surgery clinical practice guidelines. Endocr Pract. 2013;19:337–72.

9. Telem DA, Jones DB, Schauer PR, Brethauer SA, Rosenthal RJ, Provost D, Jones SB. Updated panel report: best practices for the surgical treatment of obesity. Surg Endosc. 2018;32:4158.

10. Cawley J, Sweeney MJ, Kurian M, Beane S. Predicting complications after bariatric surgery using obesity-related co-morbidities. Obes Surg. 2007;17(11):1451–6.

11. Shearer E, Magee CJ, Lacasia C, Raw D, Kerrigan D. Obstructive sleep apnea can be safely managed in a level 2 critical care setting after laparoscopic bariatric surgery. Surg Obes Relat Dis. 2013;9(6):845–9.

12. El SM, Topfer LA, Stafinski T, Pawluk L, Menon D. Diagnostic accuracy of level 3 portable sleep tests versus level 1 polysomnography for sleep-disordered breathing: a systematic review and meta-analysis. CMAJ. 2014;186(1):E25–51.

13. Chesson AL Jr, Berry RB, Pack A. Practice parameters for the use of portable monitoring devices in the investigation of suspected obstructive sleep apnea in adults. Sleep. 2003;7:907–13.

14. Chung F, Yang Y, Liao P. Predictive performance of the STOP-bang score for identifying obstructive sleep apnea in obese patients. Obes Surg. 2013;23(12):2050–7.

15. Menon S, Trudgill N. Risk factors in the aetiology of hiatus hernia: a meta-analysis. Eur J Gastroenterol Hepatol. 2011;23(2):133–8.

16. Daes J, Jimenez ME, Said N, Daza JC, Dennis R. Laparoscopic sleeve gastrectomy: symptoms of gastroesophageal reflux can be reduced by changes in surgical technique. Obes Surg. 2012;22(12):1874–9.

17. Praveenraj P, Gomes RM, Kumar S, et al. Diagnostic yield and clinical implications of preoperative upper gastrointestinal endoscopy in morbidly obese patients undergoing bariatric surgery. J Laparoendosc Adv Surg Tech A. 2015;25(6):465–9.

18. Korenkov M, Sauerland S, Shah S, Junginger T. Is routine preoperative upper endoscopy in gastric banding patients really necessary? Obes Surg. 2006;16(1):45–7.

19. Sharaf RN, Weinshel EH, Bini EJ, Rosenberg J, Ren CJ. Radiologic assessment of the upper gastrointestinal tract: does it play an important preoperative role in bariatric surgery? Obes

Surg. 2004;14(3):313–7.

20. Goitein D, Sakran N, Rayman S, Szold A, Goitein O, Raziel A. Barium swallow for hiatal hernia detection is unnecessary prior to primary sleeve gastrectomy. Surg Obes Relat Dis. 2017;13(2):138–42.

21. ASGE Standards of Practice Committee, Anderson M, Gan S, et al. Role of endoscopy in the bariatric surgery patient. Gastrointest Endosc. 2008;68:1–10.

22. ASGE Standards of Practice Committee, Evans J, Muthusamy R, et al. The role of endoscopy in the bariatric surgery patient. Gastrointest Endosc. 2015;29:1007–17.

23. Mechanick JI, Youdim A, Jones DB, et al. Clinical practice guidelines for the perioperative nutritional, metabolic, and nonsurgical support of the bariatric surgery patient—2013 update: cosponsored by American Association of Clinical Endocrinologists, The Obesity Society, and American Society for Metabolic & Bariatric Surgery. Obesity (Silver Spring, Md). 2013;21(Suppl 1):S1–27.

24. Shanti H, Almajali N, Al-Shamaileh T, et al. Helicobacter pylori does not affect postoperative outcomes after sleeve gastrectomy. Obes Surg. 2017;27(5):1298–301.

25. Brownlee AR, Bromber E, Roslin MS. Outcomes in patients with helicobacter pylori undergoing laparoscopic sleeve gastrectomy. Obes Surg. 2015;25(12):2276–9.

26. Patel SK, Pratap CB, Jain AK, et al. Diagnosis of helicobacter pylori: what should be the gold standard? World J Gastroenterol. 2014;20(36):12847–59.

27. Wang YK, Kuo FC, Liu CJ, et al. Diagnosis of helicobacter pylori infection: current options and developments. World J Gastroenterol. 2015;21(40):11221–35.

28. Mocanu V, Dang JT, Switzer N, Skubleny D, Shi X, de Gara C, Karmali S. The effect of helicobacter pylori on postoperative outcomes in patients undergoing bariatric surgery: a systematic review and meta-analysis. Obes Surg. 2017;28(2):567–73.

29. Mokdad AH, Marks JS, Stroup DF, et al. Actual causes of death in the United States, 2000. JAMA. 2004;291:1238–45.

30. Catheline J-M, Bihan H, Le Quang T, Sadoun D, Charniot J-C, Onnen I, Cohen R. Preoperative cardiac and pulmonary assessment in bariatric surgery. Obes Surg. 2008;18(3):271–7. https://doi.org/10.1007/s11695-007-9329-2.

31. Smetana GW, Macpherson DS. The case against routine preoperative laboratory testing. Med Clin North Am. 2003;87:7–40.

32. Damms-Machado A, Friedrich A, Kramer KM, et al. Pre- and post- operative nutritional deficiencies in obese patients undergoing laparoscopic sleeve gastrectomy. Obes Surg. 2012;22:881–9.

33. Ernst B, Thumbeer M, Sharma AM, et al. Evidence for the necessity to systematically assess micronutrient status prior to bariatric surgery. Obes Surg. 2009;19:66–73.

34. Kaidar-Person O, Person B, Szomstein S, et al. Nutritional deficiencies in morbidly obese patients: a new form of malnutrition? Part A: vitamins. Obes Surg. 2008;18:870–6.

35. Kaidar-Person O, Person B, Szomstein S, et al. Nutritional deficiencies in morbidly obese patients: a new form of malnutrition? Part B: minerals. Obes Surg. 2008;18:1028–34.

36. Schweiger C, Weiss R, Berry E, et al. Nutritional deficiencies in bariatric surgery candidates. Obes Surg. 2010;20:193–7.

37. Lefebvre P, Letois F, Sultan A, et al. Nutrient deficiencies in patient with obesity considering bariatric surgery: a cross-sectional study. SOARD. 2014;10:540–6.

38. Allied Health Sciences Section Ad Hoc Nutrition Committee, Aills L, Blankenship J, Buffington C, Furtado M, Parrott J. ASMBS allied health nutritional guidelines for the surgical weight loss patient. Surg Obes Relat Dis. 2008;4(5 Suppl):S73–108.

39. Parrott J, Frank L, Rabena R, Craggs-Dino L, Isom KA, Greiman L. American Society for Metabolic and Bariatric Surgery integrated health nutritional guidelines for the surgical weight

loss patient 2016 update: micronutrients. Surg Obes Relat Dis. 2017;13(5):727–41.

40. Fried M, Yumuk V, Oppert J.M, Scopinaro N, Torres A, et al. on behalf of International federation for the Surgery of Obesity and Metabolic Disorders- European Chapter (IFSO-EC) and European Association for the Study of Obesity (EASO) Interdisciplinary European guidelines on metabolic and bariatric surgery. Obes Surg. 2014;24:42–55.

41. Kinsman L, Rotter T, James E, et al. What is a clinical pathway? Development of a definition to inform the debate. BMC Med. 2010;8:31.

42. Telem DA, Gould J, Pesta C, Powers K, Majid S, Greenberg JA, Teixeira A, Brounts L, Lin H, DeMaria E, Rosenthal R. American Society for Metabolic and Bariatric Surgery: care pathway for laparoscopic sleeve gastrectomy. Surg Obes Relat Dis. 2017;13:742–9.

43. Campillo-Soto A, Martín-Lorenzo JG, Lirón-Ruíz R, et al. Evaluation of the clinical pathway for laparoscopic bariatric surgery. Obes Surg. 2008;18(4):395–400.

44. Huerta S, Heber D, Sawicki MP, et al. Reduced length of stay by implementation of a clinical pathway for bariatric surgery in an academic health care center. Am Surg. 2001;67(12):1128–35.

45. Yeats M, Wedergren S, Fox N, Thompson JS. The use and modification of clinical pathways to achieve specific outcomes in bariatric surgery. Am Surg. 2005;71(2):152–4.

46. Ronellenfitsch U, Schwarzbach M, Kring A, Kienle P, Post S, Hasenberg T. The effect of clinical pathways for bariatric surgery on perioperative quality of care. Obes Surg. 2012;22(5):732–9.

47. Telem DA, Majid SF, Powers K, DeMaria E, Morton J, Jones DB. Assessing national provision of care: variability in bariatric clinical care pathways. Surg Obes Relat Dis. 2017;13(2):281–4.

48. Ying LD, et al. Impact of preoperative wait time due to insurance-mandated medically supervised diets on weight loss after sleeve gastrectomy. Are patients losing momentum? Surg Obes Relat Dis. 2017;13(9):1584–9.

49. Namba RS, Paxton L, Fithian DC, Stone ML. Obesity and perioperative morbidity in total hip and total knee arthroplasty patients. J Arthroplast. 2005;20(7 Suppl 3):46–50.

50. Raftopoulos I, Courcoulas AP. Outcome of laparoscopic ventral hernia repair in morbidly obese patients with a body mass index exceeding 35 kg/m2. Surg Endosc. 2007;21:2293–7.

51. Schwartz ML, Drew RL, Chazin-Caldie M. Factors determining conversion from laparoscopic to open Roux-en-Y gastric bypass. Obes Surg. 2004;14:1193–7.

52. Anderson JW, Brinkman-Kaplan VL, Lee H, Wood CL. Relation- ship of weight loss to cardiovascular risk factors in morbidly obese individuals. J Am Coll Nutr. 1994;13:256–61.

53. Festa A, D'Agostino R Jr, Williams K, Karter AJ, Mayer-Davis EJ, Tracy RP, et al. The relation of body fat mass and distribution to markers of chronic inflammation. Int J Obes. 2001;25:1407–15.

54. Batist G, Bothe A Jr, Bern M, Bistrian BR, Blackburn GL. Low antithrombin III in morbid obesity: return to normal with weight reduction. JPEN. 1983;7:447–9.

55. Tarnoff M, Kaplan LM, Shikora S. An evidenced-based assessment of preoperative weight loss in bariatric surgery. Obes Surg. 2008;18(9):1059–61.

56. Alami RS, Morton JM, Schuster R, et al. Is there a benefit to preoperative weight loss in gastric bypass patients? A prospective randomized trial. Surg Obes Relat Dis. 2007;3(2):141–5; discussion5–6

57. Cayci HM, Erdogdu UE, Karaman K, Budak E, Taymur I, Buyukuysal C. Does weight gain during the operation wait time have an impact on weight loss after laparoscopic sleeve gastrectomy? Obes Surg. 2016;27(2):338–42.

58. Eisenberg D, Duffy AJ, Bell RL. Does preoperative weight change predict postoperative weight loss after laparoscopic Roux-en-Y gastric bypass in the short term? J Obes. 2010; https://doi.org/10.1155/2010/907097.

59. Still CD, Benotti P, Wood GC, et al. Outcomes of preoperative weight loss in high-risk patients undergo in gastric by pass surgery. Arch Surg. 2007;142(10):994–8; discussion 9

60. Diamant A, Cleghorn MC, Milner J, et al. Patient and operational factors affecting wait times in a bariatric surgery program in Toronto: a retrospective cohort study. CMAJ Open. 2015;3(3):E331–7.

61. Brethauer S. ASMBS position statement on preoperative supervised weight loss requirements. Surg Obes Relat Dis. 2011;7(3):257–60.

62. Kim JJ, Rogers AM, Ballem N, Schirmer B, on behalf of the American Society for Metabolic and Bariatric Surgery Clinical Issues Committee. ASMBS Guidelines/Statements ASMBS updated position statement on insurance mandated preoperative weight loss requirements. Surg Obes Relat Dis. 2016;12:955–9.

63. Fildes A, Charlton J, Rudisill C, Littlejohns P, Prevost AT, Gulliford MC. Probability of an obese person attaining normal body weight: cohort study using electronic health records. Am J Public Health. 2015;105(9):e54–9.

64. Jamal MK, DeMaria EJ, Johnson JM, et al. Insurance-mandated preoperative dietary counseling does not improve outcome and increases dropout rates in patients considering gastric bypass surgery for morbid obesity. Surg Obes Relat Dis. 2006;2(2):122–7.

65. Kuwada TS, Richardson S, ElChaar M, et al. Insurance-mandated medical programs before bariatric surgery: do good things come to those whowait? Surg Obes Relat Dis. 2011;7(4):526–30.

66. Al Harakeh AB, Burkhamer KJ, Kallies KJ, Mathiason MA, Kothari SN. Natural history and metabolic consequences of morbid obesity for patients denied coverage for bariatric surgery. Surg Obes Relat Dis. 2010;6(6):591–6.

67. Jurowich C, Thalheimer A, Hartmann D, et al. Improvement of type2 diabetes mellitus (T2DM) after bariatric surgery who fails in the early postoperative course? Obes Surg. 2012;22(10):1521–6.

68. Mechanick J, Youdim A, Jones D, Garvey WT, Hurvey D, et al. AACE/TOS/ASMBS guidelines clinical practice guidelines for the perioperative nutritional, metabolic, and nonsurgical support of the bariatric surgery patient 2013 update: cosponsored by American Association of Clinical Endocrinologists, The Obesity Society, and American Society for Metabolic & Bariatric Surgery. Surg Obes Relat Dis. 2013;9:159–91.

69. Huerta S, Dredar S, Hayden E, Siddiqui A, Anthony T, et al. Preoperative weight loss decreases the operative time of gastric bypass at a veterans administration hospital. Obes Surg. 2008;18:508–12.

第5章

血栓的预防和避免门静脉系统血栓形成

Felipe Muñoz and Alex Escalona

5.1 简介

深静脉血栓形成(deep venous thrombosis,DVT)和肺血栓栓塞(pulmonary thromboembolism,PTE)是目前已知的比较严重的术后并发症。DVT及PTE可能在任何外科手术后发生。DVT和PTE在减重手术中需要特别关注,因为肥胖是DVT-PTE发生的危险因素之一,并且DVT及PTE是减重手术1年后病死的重要原因。确实,减重手术后30天内发生肺栓塞是术后1年死亡的危险因素[1]。即使竭尽全力预防这些并发症,减重患者的术后DVT和PTE发生率仍然可能分别高达3%和2%。最近一项对130 007例患者的分析显示,在腹腔镜可调节胃束带术(laparoscopic adjustable gastric banding,LAGB)、腹腔镜袖状胃切除术(laparoscopic sleeve gastrectomy,LSG)和Roux-en-Y胃旁路术(Roux-en-Y gastric bypass,RYGB)术后30天内再入院率为4.4%,其中3.4%是由于静脉血栓形成而需要治疗[2]。

门静脉-肠系膜静脉血栓(portomesenteric venous thrombosis,PVT)形成是一种罕见且可能危及生命的疾病,临床表现无特异性。门静脉血栓的高危因素包括肝硬化、高凝状态、肿瘤、腹腔脓毒症、胰腺炎和术后操作。据报道,肝移植、脾切除术和其他手术方法(包括减重手术)后均可形成肠系膜静脉血栓[3-6]。与DVT和PTE不同,PVT的危险因素、临床表现、治疗和预后仍未能完全了解[7]。

早期诊断和管理对预防急性和慢性并发症(如肠梗死和脓毒症所致的肠系膜缺血,慢性动静脉瘘转化和门脉高压)至关重要。在减重手术后,PVT并不少见,特别是在LSG后,表现出一系列重要的术后并发症[8]。在本章中,我们将根据现有证据回顾这些疾病的发生率、危险因素、临床表现、诊断、治疗和预防策略。

5.2 流行病学及危险因素

根据Virchow的三因素学说,导致血栓形成的因素有三个:循环淤滞、内皮损伤和高凝状态。根据不同的风险评分,肥胖患者至少有中等程度的DVT和PTE风险[9]。这些危险因素与肥胖、外科手术、外伤以及在不同的高凝状态下活动减少有关。减重手术后的PVT患者中,有42%处于高凝状态[10],其中最常见的是凝血酶原20210(杂合子),占10%,C蛋白缺乏症(10%)和S蛋白缺乏症(8.1%)。

与其他手术方法(如RYGB,LAGB或胆胰分流术)相比,LSG后PVT的发生率更高。有两项回顾性研究评估了不同类型的减重手术后PVT的发生率,显示RYGB和胆胰转移术后无PVT发生,LAGB后1例,LSG后的发生率为0.37%和0.55%[11,12]。

减重手术后有多种因素可以解释导致PVT发生的原因。肥胖、气腹、手术创伤、肝脏收缩等。然而,不同的手术类型都存在上述的因素,但是与其他术式相比,LSG术后PVT的发生率更高。这意味着,LSG的技术、解剖变化及术后特有的生理变化等可能导致了LSG术后PVT的高发生率。有一些因素可以解释为什么LSG后PVT发生率较高,这些因素可能与使用靠近脾静脉的能量设备、短血管离断后静脉循环的变化、使用吻合器进行胃切除后胃壁中异物继发的炎症过程有关。

5.3 临床表现

DVT患者可能出现下肢肿痛,局部皮温增高和压痛等症状。呼吸困难是 PTE 的最常见症状，有时伴发胸痛、咳嗽或咯血。大面积 PTE 的患者可能出现晕厥或心肺骤停。

PVT 形成可能是无症状的，或者为偶然发现而诊断，可能表现为原因不明的腹痛甚至危及生命，这取决于血栓形成的程度和受损血管的数量。在袖状胃切除术（sleeve gastrectomy，SG）后的 PVT 患者中，最常见的症状是腹痛，占 83%，恶心和呕吐占 38%，发热占 13%。大多数病例（90%）是在手术后的 30 天内被诊断出来的[10,13]。这提示若减重手术患者在术后 30 天内出现原因未明的腹痛的话，因高度警惕 PVT 的发生。

5.4　诊断

DVT 的诊断通常使用包括 Wells 评分、血浆 D-二聚体测定和彩色多普勒超声的风险分层。症状和体征不是 DVT 的独立预测因素，不足以诊断 DVT。彩色多普勒超声评估近端静脉的特异性为 94%，敏感性为 90%[14]（图 5-1）。静脉造影术的假阳性率较低，但操作难度及术后不适率高，并且术后并发症发生率较高，因此不建议使用。

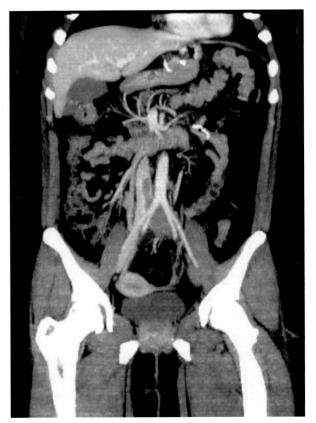

图 5-2　腹部造影剂增强冠状 CT 显示腹腔镜 RYGB 术后下腔静脉和左髂静脉血栓

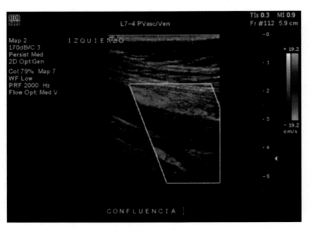

图 5-1　多普勒超声显示腹腔镜 RYGB 术后患者左股静脉血栓

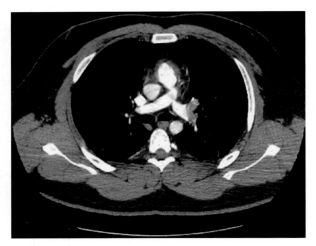

图 5-3　胸部造影剂增强计算机断层扫描显示腹腔镜 RYGB 术后左肺血栓

PTE 的诊断策略包括使用预测概率评估来优化影像学需求。通气灌注扫描和计算机断层扫描血管造影是对中度和高度 PTE 风险患者最有效的影像学检查，推荐使用（图 5-2 和图 5-3）。

如果没有循证医学证据，PVT 的诊断将更具挑战性。腹部彩色多普勒超声可以直接评估门静脉和肠系膜静脉的通畅性，以排除血栓形成；但是，它的效果取决于操作者，并且在术后病态肥胖

的患者中敏感性可能降低。在肥胖患者中，增强 CT 成像和磁共振成像（MRI）可能是最常用、最简便及最受推荐的辅助检查[15]。两种方法都可以诊断并显示血栓形成的位置和范围，其中门静脉血栓最常见（41.5%），其次是肠系膜静脉（35.8%）和脾静脉（20.7%）[10]（图 5-4，图 5-5）。CT 和 MRI 还可用于评估急性或慢性缺血性肠并发症以及鉴

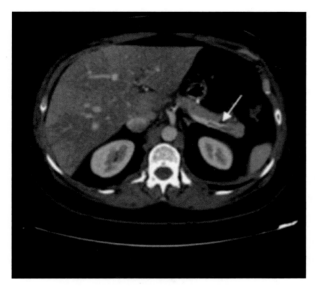

图 5-4　腹部造影剂增强轴向计算机断层扫描显示 LSG 后脾静脉血栓

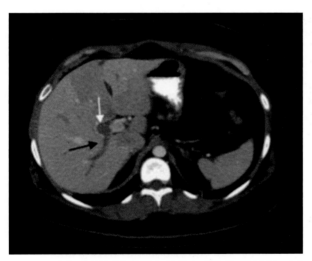

图 5-5　腹部造影剂增强轴向计算机断层扫描显示 LSG 后门静脉血栓

别诊断。

5.5　治疗

　　DVT 和 PTE 的治疗取决于患者的病情、可能的病因、出血的风险和症状的严重程度,通常会在一定时间内进行抗凝治疗,治疗时间具体取决于血栓形成的病因,以及复发的风险[16]。目前抗凝药物包括肝素或低分子量肝素,一般在使用肝素或低分子量肝素、口服阿哌沙班或利伐沙班治疗 5 天后(服用剂量)即可过渡为维生素 K 拮抗剂,口服达比加群或依诺肝素(采用负荷剂量)和低分子量肝素治疗。关于治疗的持续时间,必须在发

病率和死亡率方面权衡治疗效果与出血风险。不同的研究表明,短期疗法(即 6 周至 6 个月)在疗效方面优于更长时间的抗凝治疗[17]。DVT、PTE 或 PVT 后应评估血栓复发的可能性,特别是对于低风险患者,以评估是否需要长期或终身抗凝治疗。下腔静脉滤器(IVC),静脉溶栓和血栓切除术在特定条件下可能发挥有限的作用[18](图 5-6)。

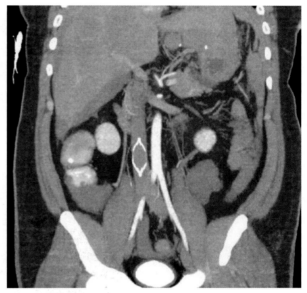

图 5-6　腹部造影剂增强冠状计算机断层扫描显示,一名腹腔镜 RYGB 术后肺栓塞患者的下腔静脉滤器

　　在抗凝治疗方面,PVT 患者的一般管理与 DVT 或 PTE 患者大致相同。Shoar 等[10]发表了一项系统综述,是目前最大型的系统综述之一,文中提到有 20% 的患者需要进行肠切除,而有 2% 的患者需要进行脾切除术。而住院时间为 5~57 天,死亡率为 3.6%。

5.6　预防

　　肥胖和普外科手术是静脉血栓栓塞的危险因素,因此,根据不同的风险评分,所有进行减重手术的患者应被视为至少具有中度 DVT 和 PTE 的风险[9,19]。对于具有 DVT 和 / 或 PTE 中度风险的患者,除持续加压装置外,还建议进行药物预防。在手术前应立即开始使用普通肝素或低分子量肝素,直到患者完全恢复活动能力为止。手术后立即给予肝素可减少出血的风险。对于有 DVT 或 PTE 病史的患者,也可考虑在术前放置 IVC。但是,最近使用回顾性分析的证据表明,高危患者使用

IVC 并不能降低术后 PTE 的发生率,因此,其使用仍存在争议[20]。

对于等待肝移植且 Child-Pugh 评分为 7~10 的晚期肝硬化患者,依诺肝素可能可以预防 PVT。同样,一项包括 17 项研究、1 497 名患者的荟萃分析显示,与不使用抗凝剂相比,因肝硬化进行的脾切除术后预防性抗凝降低了 PVT 的发生率且无严重术后并发症发生[21]。

有趣的是,在大多数 LSG 术后发生 PVT 或 DVT 的病例中,DVT 的药物预防时间不足 10 天[22]。因此,长达 4 周的药物预防措施可降低 PVT 或 DVT 的风险,并且已被不同的作者推荐为专家证据[22]。

减重手术对药物药理学的影响目前尚不明确。减重手术可通过改变胃排空、减少小肠运输时间和减少吸收面积来影响口服药物的药代动力学[23,24]。因此,有些作者建议在有需要时使用普通肝素或 LMWH 作为药物预防措施。一项最新研究分析了利伐沙班 10mg 在 LSG 和 RYGB 之前 1 天和 3 天后的药代动力学[25]。这项研究的结果表明,利伐沙班的药代动力学和药效学作用在 RYGB 或 LSG 后没有显著改变,可以用作 DVT/PTE 的长期药物预防,也可以作为 LSG 后的 PVT 药物预防。但是,目前还需要进一步的研究以证明其功效并评估最佳的药物治疗方法、剂量和使用时间。

5.7　结论

DVT 和 PTE 是减重手术后 1 年内病死的主要原因。在减重手术中,PVT 是罕见的,但可能危及生命的术后并发症,LSG 后 PVT 发生比其他减重手术更为频繁。长期术后药物预防可降低 DVT 和 PTE 的发生率,也可降低 PVT 的发生率,LSG 术后患者应考虑使用。

（花　荣　姚琪远　译）

参考文献

1. Inaba CS, Koh CY, Sujatha-Bhaskar S, et al. One-year mortality after contemporary laparoscopic bariatric surgery: an analysis of the bariatric outcomes longitudinal database. J Am Coll Surg. 2018;226:1166–74.
2. Berger ER, Huffman KM, Fraker T, et al. Prevalence and risk factors for bariatric surgery readmissions: findings from 130,007 admissions in the metabolic and bariatric surgery accreditation and quality improvement program. Ann Surg. 2018;267:122–31.
3. Stieber AC, Zetti G, Todo S, et al. The spectrum of portal vein thrombosis in liver transplantation. Ann Surg. 1991;213:199–206.
4. Swartz DE, Felix EL. Acute mesenteric venous thrombosis following laparoscopic Roux-en-Y gastric bypass. JSLS. 2004;8:165–9.
5. Bellanger DE, Hargroder AG, Greenway FL. Mesenteric venous thrombosis after laparoscopic sleeve gastrectomy. Surg Obes Relat Dis. 2010;6:109–11.
6. Hassn AM, Al-Fallouji MA, Ouf TI, Saad R. Portal vein thrombosis following splenectomy. Br J Surg. 2000;87:362–73.
7. James AW, Rabl C, Westphalen AC, Fogarty PF, Posselt AM, Campos GM. Portomesenteric venous thrombosis after laparoscopic surgery: a systematic literature review. Arch Surg. 2009;144:520–6.
8. Salinas J, Barros D, Salgado N, et al. Portomesenteric vein thrombosis after laparoscopic sleeve gastrectomy. Surg Endosc. 2014;28:1083–9.
9. Caprini JA. Thrombosis risk assessment as a guide to quality patient care. Dis Mon. 2005;51:70–8.
10. Shoar S, Saber AA, Rubenstein R, et al. Portomesentric and splenic vein thrombosis (PMSVT) after bariatric surgery: a systematic review of 110 patients. Surg Obes Relat Dis. 2018;14:47–59.

11. Rottenstreich A, Elazary R, Kalish Y. Abdominal thrombotic complications following bariatric surgery. Surg Obes Relat Dis. 2017;13:78–84.
12. Goitein D, Matter I, Raziel A, et al. Portomesenteric thrombosis following laparoscopic bariatric surgery: incidence, patterns of clinical presentation, and etiology in a bariatric patient population. JAMA Surg. 2013;148:340–6.
13. Moon RC, Ghanem M, Teixeira AF, et al. Assessing risk factors, presentation, and management of portomesenteric vein thrombosis after sleeve gastrectomy: a multicenter case-control study. Surg Obes Relat Dis. 2018;14:478–83.
14. Lim W, Le Gal G, Bates SM, et al. American Society of Hematology 2018 guidelines for management of venous thromboembolism: diagnosis of venous thromboembolism. Blood Adv. 2018;2:3226–56.
15. Bradbury MS, Kavanagh PV, Chen MY, Weber TM, Bechtold RE. Noninvasive assessment of portomesenteric venous thrombosis: current concepts and imaging strategies. J Comput Assist Tomogr. 2002;26:392–404.
16. Barritt DW, Jordan SC. Anticoagulant drugs in the treatment of pulmonary embolism. A controlled trial. Lancet. 1960;1:1309–12.
17. Prins MH, Hutten BA, Koopman MM, Buller HR. Long-term treatment of venous thromboembolic disease. Thromb Haemost. 1999;82:892–8.
18. Olaf M, Cooney R. Deep venous thrombosis. Emerg Med Clin North Am. 2017;35:743–70.
19. Geerts WH, Pineo GF, Heit JA, et al. Prevention of venous thromboembolism: the seventh ACCP conference on antithrombotic and thrombolytic therapy. Chest. 2004;126:338S–400S.
20. Haskins IN, Rivas L, Ju T, et al. The association of IVC filter placement with the incidence of postoperative pulmonary embolism following laparoscopic bariatric surgery: an analysis of the metabolic and bariatric surgery accreditation and quality improvement project. Surg Obes Relat Dis. 2019;15(1):109–15.
21. Zhang JY, Wang YB, Gong JP, Zhang F, Zhao Y. Postoperative anticoagulants in preventing portal vein thrombosis in patients undergoing splenectomy because of liver cirrhosis: a meta-analysis. Am Surg. 2016;82:1169–77.
22. Caruso F, Cesana G, Lomaglio L, et al. Is Portomesenteric vein thrombosis after laparoscopic sleeve gastrectomy related to short-course prophylaxis of thromboembolism? A monocentric retrospective analysis about an infrequent but not rare complication and review of the literature. J Laparoendosc Adv Surg Tech A. 2017;27:987–96.
23. Brocks DR, Ben-Eltriki M, Gabr RQ, Padwal RS. The effects of gastric bypass surgery on drug absorption and pharmacokinetics. Expert Opin Drug Metab Toxicol. 2012;8:1505–19.
24. Martin KA, Lee CR, Farrell TM, Moll S. Oral anticoagulant use after bariatric surgery: a literature review and clinical guidance. Am J Med. 2017;130:517–24.
25. Kubitza D, Becka M, Voith B, Zuehlsdorf M, Wensing G. Safety, pharmacodynamics, and pharmacokinetics of single doses of BAY 59-7939, an oral, direct factor Xa inhibitor. Clin Pharmacol Ther. 2005;78:412–21.

第 6 章

袖状胃切除术的原理:新陈代谢

Vance L. Albaugh, Philip R. Schauer, and Ali Aminian

6.1 简介

从减重代谢外科的发展历史上看,袖状胃切除术(sleeve gastrectomy,SG)曾是胆胰分流(biliopancreatic diversion,BPD)- 十二指肠转位术(duodenal switch,DS)的第一个操作步骤。最初在为高危肥胖患者实施手术时,为了避免手术时间过长风险过高而分两阶段进行手术,许多人在先接受了一期 SG 后收获了意想不到的显著的减重效果,因而未完成二期手术即 BPD 术。因此,SG逐渐成为治疗病态肥胖的主要手术方式,现已成为全世界最受欢迎的减重手术。

与其他减重手术(如 Roux-en-Y 胃旁路术、DS)相似,SG 也具有良好的减重和缓解肥胖相关疾病(如 2 型糖尿病)的效果。虽然 SG 在 21 世纪初已经发展为一个独立的术式,但我们对其作用机制仍在探索中。尽管 SG 是一个相对简单的术式,但其对代谢减重的调节机制并不简单,其复杂性仍需大量研究。本章节我们将探讨减重手术的科学基础,聚焦亚临床和临床研究,探索 SG 代谢减重的机制。

6.2 减重手术是如何运作的?

减重外科可以追溯到 20 世纪中叶[1],当时胃肠生理学和内分泌学领域还处于萌芽阶段。而专门用于减重的外科手术则是从"二战"期间战时经验的研究基础上演变而来,灵感来自"二战"期间由于战伤导致的胃、小肠和结肠的广泛切除的伤员体重明显减轻[2-4]。这些手术包括小肠旁路术和胃肠道切除术,直接导致常量营养素和微量营养素的严重吸收不良,同时引起体重减轻。从现今观点看来,这些患者是患有"短肠综合征"及其

典型的营养缺乏症,我们现在仍然可以在这些患者身上看到这些症状。

尽管 20 世纪中叶肥胖症并不像我们现在这样普遍,但肥胖症及相关疾病(如 2 型糖尿病、高脂血症、高血压)对许多肥胖患者来说是严重的健康问题。对于那些无法通过其他方法实现足够减重目标的患者,实施胃肠道切除术和旁路术是合适的选择。那个时代对减重手术原理的理解是基于肠切除术的研究和对胃肠道消化吸收功能的简单理解,因为不论是胃肠道切除术还是旁路术在本质上是减少了消化道的吸收表面积。直到 20世纪 90 年代末腹腔镜减重手术[6]大量开展[5],过程中逐渐发现,原本认为术后一段时间才能获得的代谢改变(如血糖、血压的改善)在减重手术后几天就出现了,这一发现刷新了学界的观点。

6.2.1 限制和吸收不良的神话

因此,减重手术对代谢的改善源于"胃容量限制"和"吸收不良"观点逐渐被颠覆。事实上,甚至有一些研究人员提出,"胃容量限制"和"吸收不良"很可能与减重手术后的体重减轻没有任何关系。特别是 SG 已经在多个动物研究中被证实"限制摄食"并不能解释其所有的减重机制。在Grayson 等[7]研究中,接受 SG 和假手术的哺乳期雌性大鼠在怀孕和哺乳期都能够增加食物摄入量。在这些动物中,没有证据表明 SG 组大鼠的食物摄入量比它们的同窝对照鼠迟缓[7]。一项研究利用了泌乳这一生理上最耗能的过程之一,来研究 SG 手术与食物摄入量之间的关系[8]。尽管患者表现出增加的饱腹感,甚至无法像术前一样进食,但以上研究表明,减重效果与袖状胃大小无关,而是由神经或激素调节的。

除食物摄入和"胃容量限制"外,有些研究还

聚焦在减重手术后的微量营养素和常量营养素吸收问题。Roux-en-Y 胃旁路术和 BPD-DS 术后微量营养素缺乏的风险很高[9]，而其中大部分患者都需要长期补充维生素和矿物质。然而，有研究发现减重手术后常量营养素吸收不良的程度对减肥并没有很大帮助，也没有发现任何可测的常量营养素吸收不良[10,11]，这表明常量营养素吸收不良对长期减重没有帮助。鉴于上述研究结果，肥胖外科学在减重机制[12]领域的研究逐渐从"胃容量限制"和"吸收不良"脱离出来向新的方向发展。

代谢减重手术是治疗肥胖症最有效的方法，尽管我们对其中的机制仍在探索中。减重过程中蕴藏的生理学和内分泌学[13,14]是非常复杂的，因为体重的变化是受机体高度自我调节的，并存在一个"调定点"。单纯的改变饮食、生活方式、通过药物调节激素或神经通路很难改变"体重调定点"起到理想的减重效果，因此非手术方法减重效果不好。而减重手术则可以同时在解剖、生理等多层面同时发挥作用，包括：增加胃肠道分泌的饱腹感因子[15-17]、改变大脑/肠道内分泌轴[13,18-21]、改变肠道微生物群[22-25]、增加胃排空[11,26]，以及将食物快速输送到肠道[27]。正因为减重手术在以上多个途径发挥作用，决定了其减重效果明显且而持久。

6.2.2　不依赖于体重和依赖于体重的效果

减重手术对代谢的影响分为两大类，即减重前的代谢效应（即非体重依赖性）和减重后的效应（即体重依赖性）。可以说，第一类非体重依赖性的代谢效应是意义重大的，特别是在解决慢性疾病方面。对减重患者术后早期代谢变化的研究将这些变化归因于热量限制[28-32]。然而，有证据表明减重患者的额外代谢变化与热量限制无关[33-35]，驱动这些额外的非体重依赖性的代谢效应的机制，以及这些效应如何影响短期、长期疗效，目前还不清楚，这也将成为未来的研究重点。

减重手术的第二类代谢影响是减重后的效应（即体重依赖性）。因为任何形式的减重（非手术方法），只要体重减轻 5%~10%，肥胖相关疾病如胰岛素抵抗、2 型糖尿病、高血压和高脂血症即会得到缓解[36]。有许多研究表明减重手术后的体重减

轻效果明显优于内科治疗减重和/或生活方式干预减重[37-41]，并且手术对肥胖并发症的治疗效果也是优于后者[42-45]，在评价与术后长期体重/体脂的显著变化息息相关的改变时，要警惕有些改变只是与体重/体脂的变化伴行。常见的错误在于将这些伴行的改变也归于整体治疗效果，然而术后出现这些伴行的改变并不必然会有体重减轻或相关变化。不过，即使在减重效果不佳的情况下，减重手术仍然可以改善肥胖相关疾病[46]。

6.3　垂直袖状胃切除术的机制

SG 看似是一个相对简单的手术，因为它本质上是大部分胃切除，没有额外的肠道操作。与其他减重手术相比，SG 更容易建立亚临床动物模型，这导致许多学者倾向专心研究 SG。目前的文献研究主要是集中于 SG 的机制研究，尽管不同的减重术式机制有所异同。这些文献研究对 SG 的减重机制提出了新的假设，但如何将对 SG 特定的研究结果由此及彼地推论到其他减重术式尚不清楚。SG 潜在的作用机制有很多，尽管这些机制在临床上仍然缺乏确凿的证据。下面我们将列举一些最热门、最有临床前景的研究机制。

6.3.1　胃促生长素

胃促生长素（ghrelin）最初被认为是一种生长激素促分泌剂，但很快就被鉴定为一种由胃释放的促食欲的激素[47]。在人进餐之前，血液中的胃促生长素会出现峰值，可以促使人体进餐。最早的研究发现胃旁路（RYGB）术后患者体内的饥饿素昼夜节律和/或餐前变化似乎完全被阻断了[48]。据一些患者描述胃旁路手术后有"忘记进食"的感觉，且全天的饱腹感明显增加。此外，SG 切除了绝大部分分泌胃促生长素的胃组织[49]，胃促生长素分泌的缺乏可能是 SG 后饱腹感增加和体重减轻的关键。SG 患者术后循环中的胃促生长素浓度降低可维持长达一年[50]之久。然而，在啮齿动物 SG 模型研究中发现饥饿素对于减重效果并不是必需的[51]，一时间，胃促生长素在减重机制中的生理作用和意义受到了质疑。几项基因敲除小鼠的研究发现胃促生长素基因被敲除的小鼠在长期热量限制情况下代谢会发生一些变化，但并未表现出明显的临床改变[52]。从啮齿动物代谢学角度来看，胃促生长素只有在饥饿时才发挥作用，它可

以预防低血糖和保证基本生命[53,54]。

即使亚临床动物模型经常用于机制研究,但这些模型也有其局限性。大鼠和小鼠的胃在解剖学上和组织学上与人的胃大相径庭[49,55];因此,在SG 动物模型中的任何发现都需要在人群中进行进一步的研究。有临床研究已经证明,胃促生长素不论在健康还是肥胖受试者中确实能发挥一定作用(如:维持血压和血糖稳态)[56]。事实上,胃促生长素可能与 GLP-1(以及潜在的其他胃肠激素)协同作用,影响进食后的葡萄糖和其他营养吸收[57]。无论如何,尽管胃促生长素可能在与减重手术相关的代谢变化中起作用,且它的作用是叠加的,但根据我们目前对它的理解,它的作用似乎是一过性的。

6.3.2　营养输送与胃肠激素分泌

减重手术后最早改善的标志之一是糖耐量和胃肠激素的变化。这些激素包括高血糖素样肽 -1(GLP-1)、胰多肽(PP)、YY 肽(PYY)和高血糖素样肽 -2 等。目前的研究表明,这些激素术后升高是由于 SG 和 RYGB 术后食物排空加快所致。即使在没有做肠道转流的情况下,单纯 SG 也可以增加远端小肠分泌 GLP-1 和肽 YY(PYY)[58-60]。因为,在人体中 SG 后胃排空和肠道排空均加快[61]。啮齿动物 SG 模型的研究已经验证了这些激素变化和其他机制对 SG 疗效的作用。Chambers 等[62]已经在大鼠身上证明了 SG 与胃内压增加和肠道排空加快有关。人群的研究表明,SG 和 RYGB 术后胃肠道激素的变化是相似的,与体重稳定的对照组相比,空腹和进食状态下血液中的胃促生长素减少[63]。但这些激素的变化是在体重显著下降之后的改变,还是激素变化直接导致体重下降,仍有待进一步研究。

GLP-1 的生理学,以前被称为肠高血糖素,是胃旁路手术早期研究中非常热门的一个领域[64]。术后糖耐量改善的部分机制认为是 GLP-1 对口服葡萄糖反应升高的原因。Sugarman 等[64]的研究证实 RYGB 后 GLP-1 的显著升高是减重手术疗效的主因。然而,随着对 GLP-1 生理学及其信号通路的认识加深,GLP-1 受体已被证明不是必需的[65],但 GLP-1 仍可在术后发挥一些作用。

最近对 GLP-1/GLP-2 的研究已经开始聚焦到组织特异性表达,以确定其是否可以识别特定的组织,从而对机制进行更有针对性的研究。全基因敲除 GLP-2 小鼠即使在实施 SG[66]之后,体重仍在下降[66],而 β 细胞特异性的 GLP-1 基因敲除小鼠仍然可以保持其对糖耐量效用[67]。一项临床研究检测了 SG 后受试者的葡萄糖耐量和 GLP-1 分泌,并使用 Ex9~39 作为 GLP-1 受体阻滞剂,虽然胰岛素分泌减弱(可能来自 GLP-1),但葡萄糖耐量并没有受到明显影响[68]。总而言之,这些发现与 Wilson-Pérez 等[65]研究结果类似,即 β 细胞特异性的 GLP-1 对于 SG 小鼠的作用机制并不是必需的。然而,Cummings 等[69]的研究结果恰恰相反,在 β 细胞特异性 GLP-1 受体基因敲除的小鼠中 SG 对葡萄糖刺激的胰岛素分泌和葡萄糖耐量改善无果。以上研究差异,可能跟方法学或者物种的差异有关。

6.3.3　胆汁酸代谢

在过去的二十年里,最意想不到的研究进展之一是发现胆汁酸及其受体,如法尼醇 X 受体(FXR)和 G 蛋白偶联胆汁酸受体(TGR5),均是人体中间代谢的主要调节介质。胆汁酸曾经被认为只是脂肪消化所需的乳化剂,但现代研究已确认其为真正的激素类物质[70,71],且具有无数的新陈代谢效应[14,72]。前文已讲述了胃促生长素和 GLP-1 受体基因敲除小鼠在接受 SG 后仍然具有减重作用[51,65],但是胆汁酸受体 FXR 全部敲除的小鼠接受了 SG 则对其体重不产生影响[73]。因此,这些研究结果提出了 FXR 可能是 SG 以及其他减重手术的主要靶点。与胆汁酸受体依赖相一致的是,动物实验和人群研究都表明 SG 术后血浆胆汁酸浓度升高[74],这些研究[75,76]揭示了减重手术后体重减轻的潜在机制 - 胆汁酸代谢机制。

与 FXR 不同的是,另一种被广泛研究的胆汁酸受体 TGR5 此前已被证明在葡萄糖稳态中发挥作用[77],几项研究表明 TGR5 在改善 SG 小鼠模型相关方面发挥了作用[78,79]。Cummings 等[78]发现 G 蛋白偶联胆汁酸受体 TGR5 至少部分是改善小鼠 SG 后的糖调节表型所必需的。*TGR5* 基因敲除小鼠 SG 术后胆酸池成分发生改变,这样的改变可能产生一定的代谢效应。有趣的是,*TGR5* 基因敲除动物 SG 术后在葡萄糖刺激的胰岛素分泌方面的反应与野生型动物相似。因此,这项研究得出结论,SG 术后的一些(不是全部)与葡萄糖稳态有关的代谢获益是通过 TGR5 介导的。Cummings 等[79]研究结果与其他类似的研究结果相反,那些

研究表明 *TGR5* 基因敲除的小鼠 SG 术后不会获得任何代谢获益（如体重 / 体脂率、食物摄入量、葡萄糖耐量）。这两大研究之间的结果差异如此之大也可能与小鼠品系、年龄、饮食或手术时机的不同有关。

除胆汁酸受体外，其他一些胆汁酸介导的过程也可能参与 SG 的作用机制。众所周知，减重手术后胆汁酸的组成会发生变化，据报道，胆汁酸种类的变化可能会对代谢产生不同的影响[80-82]。这些成分变化的机制以及 SG 如何导致这些变化目前尚不清楚。Stefater 等[83] 研究了大鼠的 SG、饮食诱导肥胖、配对喂养或普通食物喂养对照组对胆汁酸的影响，结果表明：SG 或配对喂养增加了总胆汁酸（机制不明），并接近普通食物喂养对照组测量的总胆汁酸浓度。减重手术是如何改变 FXR 信号的，以及 SG 可能会影响哪些其他途径，目前尚不清楚。除此之外，还有许多其他 SG 相关的机制需要进一步研究，例如，口味偏好的变化以及肠道甘油三酯代谢的变化，这些在 RYGB 中有过研究[84-87]。

XR 和 TGR5 的分子和组织特异性效应如何相关并潜在地促进 SG 和 / 或其他减重手术的表型仍有待确定，但胆汁酸受体在临床前模型中对体重减轻和糖耐量的改善至关重要。目前研究对于小鼠体内的 FXR 受体显著的减重效应可能成为我们治疗肥胖的最好的治疗和药理靶点。

6.3.4　揭秘 SG 作用机制

对 SG 潜在机制的讨论将需要从几个经常被研究的代谢获益的指标来展开。第一个是制作的袖状胃的大小。根据外科医生的不同习惯，手术可能会使用胃导引管（bougie）、胃管或内镜来"调整"袖状胃的大小，以便标准化。在前瞻性和回顾性研究中，袖状胃的大小已被证明对长期体重减轻没有影响[88-91]，尽管袖状胃容量较小确实会导致术后明显的胃食管反流[92,93]。也有一些研究试图探索切除胃的体积是否与体重减轻或其他代谢获益有关。小样本、非随机的研究表明，随着切除胃体积的增加，体重下降的变化不大[94,95]。但切除更多的胃可以更显著地降低胃促生长素的血液浓度，而葡萄糖耐量随着 GLP-1 的轻度升高而得到轻微改善[61,95]。然而，所有这些研究结果的临床意义都是存疑的，因为研究结果的重复性很差[96,97]。

减重手术机制的另一个经常被提到但没有确凿依据的观点是：手术后能量消耗增加。事实却相反，不仅很少有数据支撑这一点，实际上有很多数据证明了实际情况恰恰相反。研究减重术后患者的能量消耗的一个重要问题是"基线"值随着时间的推移发生了巨大的变化。此外，身体成分、饮食和活动的改变，都会改变静息和总能量消耗。所有这些都与身体成分或体重没有线性关系，尽管大多数研究人员使用的模型强制线性关系。Tam 等[98] 对 SG、RYGB 和胃束带进行了相关研究，结果表明 SG 和 RYGB 组术后 2 年身体的能量消耗会降低。众所周知，减重过程中除了脂肪以外，还会减掉很多的"非脂肪的体重"，其中包括肌肉 - 而肌肉是支撑机体总能量消耗的一个重要因素[99]。"代谢适应"在非手术减重和手术减重后很常见。在非手术减重后，身体更容易"代谢适应"恢复到减重前的状态，而减重手术后的"代谢适应"要弱得多。换句话说，减重手术后的身体代谢状态不容易回复到减重前[100]。这一观点在一项关于手术减重与内科减重对比研究中得到证实。

6.4　结论

减重外科领域正处于飞速发展时期，因为科学研究正在逐步对手术机制进行深入的挖掘。需要进一步的研究来揭示这些来自肠道的神经激素因子以及来自肝脏的胆汁酸如何促成这些手术的"体重非依赖性"和"体重依赖性"效应的（图 6-1）。更好地了解这些机制将可用于辅助治疗肥胖，找到术后复胖的原因，并有可能帮助识别不适合手术的肥胖症患者。

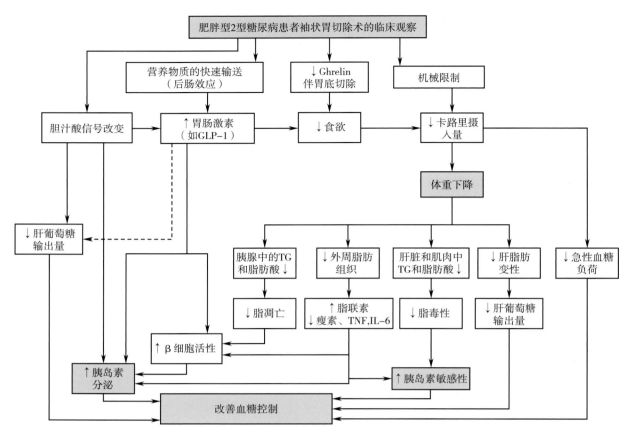

图 6-1　肥胖和 2 型糖尿病患者的 SG 作用机制。SG 确切的抗 2 型糖尿病机制尚未完全了解。体重减轻和热量限制可改善血糖控制。此外，涉及肠道激素和胆汁酸变化的"体重非依赖性"的神经激素途径也参与了代谢变化[101]。GI，胃肠道；TG，甘油三酸酯；GLP-1，高血糖素样肽 -1；TNF，肿瘤坏死因子；IL-6，白介素 -6

（李　震　胡扬喜　译）

参考文献

1. Mason EE, ITO C. Gastric bypass. Ann Surg. 1969;170:329–39.

2. Weckesser EC, Chinn AB, Scott MW Jr, Price JW. Extensive resection of the small intestine. Am J Surg. 1949;78:706–14.

3. Kremen AJ, Linner JH, Nelson CH. An experimental evaluation of the nutritional importance of proximal and distal small intestine. Ann Surg. 1954;140:439–48.

4. Payne JH, DeWind LT, Commons RR. Metabolic observations in patients with jejunocolic shunts. Am J Surg. 1963;106:273–89.

5. Pories WJ, Swanson MS, MacDonald KG, Long SB, Morris PG, Brown BM, et al. Who would have thought it? An operation proves to be the most effective therapy for adult-onset diabetes mellitus. Ann Surg. 1995;222:339–50.

6. Schauer PR, Ikramuddin S, Gourash W, Ramanathan R, Luketich J. Outcomes after laparoscopic Roux-en-Y gastric bypass for morbid obesity. Ann Surg. 2000;232:515–26.

7. Grayson BE, Schneider KM, Woods SC, Seeley RJ. Improved rodent maternal metabolism but reduced intrauterine growth after vertical sleeve gastrectomy. Sci Trans Med. 2013;5:199ra112–2.

8. National Research Council (US) Subcommittee on Laboratory Animal Nutrition. Nutrient

Requirements of Laboratory Animals: Fourth Revised Edition, 1995. Washington (DC): National Academies Press (US); 1995. Available from: https://www.ncbi.nlm.nih.gov/books/NBK231927/doi:10.17226/4758.

9. Risstad H, Søvik TT, Engström M, Aasheim ET, Fagerland MW, Olsén MF, et al. Five-year outcomes after laparoscopic gastric bypass and laparoscopic duodenal switch in patients with body mass index of 50 to 60: a randomized clinical trial. JAMA Surg. 2015;150:352–61.

10. Wang G, Agenor K, Pizot J, Kotler DP, Harel Y, Van Der Schueren BJ, et al. Accelerated gastric emptying but no carbohydrate malabsorption 1 year after gastric bypass surgery (GBP). Obes Surg. 2012;22:1263–7.

11. Carswell KA, Vincent RP, Belgaumkar AP, Sherwood RA, Amiel SA, Patel AG, et al. The effect of bariatric surgery on intestinal absorption and transit time. Obes Surg. 2014;24:796–805.

12. Frikke-Schmidt H, Seeley RJ. Defending a new hypothesis of how bariatric surgery works. Obesity (Silver Spring). 2016;24:555.

13. Seeley RJ, Chambers AP, Sandoval DA. The role of gut adaptation in the potent effects of multiple bariatric surgeries on obesity and diabetes. Cell Metab. 2015;21:369–78.

14. Albaugh VL, Banan B, Ajouz H, Abumrad NN, Flynn CR. Bile acids and bariatric surgery. Mol Asp Med. 2017;56:75–89.

15. Jørgensen NB, Dirksen C, Bojsen-Møller KN, Jacobsen SH, Worm D, Hansen DL, et al. Exaggerated glucagon-like peptide 1 response is important for improved beta-cell function and glucose tolerance after Roux-en-Y gastric bypass in patients with type 2 diabetes. Diabetes. 2013;62:3044–52.

16. Salehi M, Prigeon RL, D'Alessio DA. Gastric bypass surgery enhances glucagon-like peptide 1-stimulated postprandial insulin secretion in humans. Diabetes. 2011;60:2308–14.

17. Jørgensen NB, Jacobsen SH, Dirksen C, Bojsen-Møller KN, Naver L, Hvolris L, et al. Acute and long-term effects of Roux-en-Y gastric bypass on glucose metabolism in subjects with Type 2 diabetes and normal glucose tolerance. Am J Physiol Endocrinol Metab. 2012;303:E122–31.

18. Hajnal A, Kovacs P, Ahmed T, Meirelles K, Lynch CJ, Cooney RN. Gastric bypass surgery alters behavioral and neural taste functions for sweet taste in obese rats. Am J Physiol Gastrointest Liver Physiol. 2010;299:G967–79.

19. Hajnal A, Zharikov A, Polston JE, et al. Alcohol reward is increased after Roux-en-Y gastric bypass in dietary obese rats with differential effects following ghrelin antagonism. PLoS One. 2012;7(11):e49121. https://doi.org/10.1371/journal.pone.0049121.

20. Thanos PK, Michaelides M, Subrize M, Miller ML, Bellezza R, Cooney RN, et al. Roux-en-Y gastric bypass alters brain activity in regions that underlie reward and taste perception. PLoS One. 2015;10:e0125570.

21. Browning KN, Fortna SR, Hajnal A. Roux-en-Y gastric bypass reverses the effects of diet-induced obesity to inhibit the responsiveness of central vagal motoneurones. J Physiol. 2013;591:2357–72.

22. Kong L-C, Tap J, Aron-Wisnewsky J, Pelloux V, Basdevant A, Bouillot J-L, et al. Gut microbiota after gastric bypass in human obesity: increased richness and associations of bacterial genera with adipose tissue genes. Am J Clin Nutr. 2013;98:16–24.

23. Tremaroli V, Bäckhed F. Functional interactions between the gut microbiota and host metabolism. Nature. 2012;489:242–9.

24. Flynn CR, Albaugh VL, Cai S, Cheung-Flynn J, Williams PE, Brucker RM, et al. Bile diversion to the distal small intestine has comparable metabolic benefits to bariatric surgery. Nat Commun. 2015;6:7715.

25. Palleja A, Kashani A, Allin KH, Nielsen T, Zhang C, Li Y, et al. Roux-en-Y gastric bypass surgery of morbidly obese patients induces swift and persistent changes of the individual gut

microbiota. Genome Med. 2016;8:67.

26. Dirksen C, Damgaard M, Bojsen-Møller KN, Jørgensen NB, Kielgast U, Jacobsen SH, et al. Fast pouch emptying, delayed small intestinal transit, and exaggerated gut hormone responses after Roux-en-Y gastric bypass. Neurogastroenterol Motil. 2013;25:346–e255.

27. Holst JJ, Gribble F, Horowitz M, Rayner CK. Roles of the Gut in Glucose Homeostasis. Diabetes Care. 2016;39:884–92.

28. Lips MA, de Groot GH, van Klinken JB, Aarts E, Berends FJ, Janssen IM, et al. Calorie restriction is a major determinant of the short-term metabolic effects of gastric bypass surgery in obese type 2 diabetic patients. Clin Endocrinol. 2014;80:834–42.

29. Jackness C, Karmally W, Febres G, Conwell IM, Ahmed L, Bessler M, et al. Very low-calorie diet mimics the early beneficial effect of Roux-en-Y gastric bypass on insulin sensitivity and β-cell Function in type 2 diabetic patients. Diabetes. 2013;62:3027–32.

30. Isbell JM, Tamboli RA, Hansen EN, Saliba J, Dunn JP, Phillips SE, et al. The importance of caloric restriction in the early improvements in insulin sensitivity after Roux-en-Y gastric bypass surgery. Diabetes Care. 2010;33:1438–42.

31. Nuttall FQ, Almokayyad RM, Gannon MC. Comparison of a carbohydrate-free diet vs. fasting on plasma glucose, insulin and glucagon in type 2 diabetes. Metabolism. 2015;64:253–62.

32. Henry RR, Wiest-Kent TA, Schaeffer L, Kolterman OG, Olefsky JM. Metabolic consequences of very-low-calorie diet therapy in obese non-insulin-dependent diabetic and non-diabetic subjects. Diabetes. 1986;35:155–64.

33. Schmidt JB, Pedersen SD, Gregersen NT, Vestergaard L, Nielsen MS, Ritz C, et al. Effects of RYGB on energy expenditure, appetite and glycaemic control: a randomized controlled clinical trial. Int J Obes (Lond). 2016;40:281–90.

34. Lips MA, de Groot GH, Berends FJ, Wiezer R, van Wagensveld BA, Swank DJ, et al. Calorie restriction and Roux-en-Y gastric bypass have opposing effects on circulating FGF21 in morbidly obese subjects. Clin Endocrinol. 2014;81:862–70.

35. Lips MA, Van Klinken JB, van Harmelen V, Dharuri HK, PAC 't H, JFJ L, et al. Roux-en-Y gastric bypass surgery, but not calorie restriction, reduces plasma branched-chain amino acids in obese women independent of weight loss or the presence of type 2 diabetes. Diabetes Care. 2014;37:3150–6.

36. Wing RR, Lang W, Wadden TA, Safford M, Knowler WC, Bertoni AG, et al. Benefits of modest weight loss in improving cardiovascular risk factors in overweight and obese individuals with type 2 diabetes. Diabetes Care. 2011;34:1481–6.

37. Sjöström CD, Lissner L, Wedel H, Sjöström L. Reduction in incidence of diabetes, hypertension and lipid disturbances after intentional weight loss induced by bariatric surgery: the SOS Intervention Study. Obes Res. 1999;7:477–84.

38. Karlsson J, Taft C, Rydén A, Sjöström L, Sullivan M. Ten-year trends in health-related quality of life after surgical and conventional treatment for severe obesity: the SOS intervention study. Int J Obes Relat Metab Disord. 2007;31:1248–61.

39. Sjöström L. Review of the key results from the Swedish Obese Subjects (SOS) trial – a prospective controlled intervention study of bariatric surgery. J Intern Med. 2013;273:219–34.

40. Adams TD, Davidson LE, Litwin SE, Kolotkin RL, LaMonte MJ, Pendleton RC, et al. Health benefits of gastric bypass surgery after 6 years. JAMA. 2012;308:1122–31.

41. Adams TD, Gress RE, Smith SC, Halverson RC, Simper SC, Rosamond WD, et al. Long-term mortality after gastric bypass surgery. N Engl J Med. 2007;357:753–61.

42. Adams TD, Davidson LE, Litwin SE, Kim J, Kolotkin RL, Nanjee MN, et al. Weight and metabolic outcomes 12 years after gastric bypass. N Engl J Med. 2017;377:1143–55.

43. Ikramuddin S, Korner J, Lee W-J, Thomas AJ, Connett JE, Bantle JP, et al. Lifestyle intervention and medical management with vs without Roux-en-Y gastric bypass and control

of hemoglobin A1c, LDL cholesterol, and systolic blood pressure at 5 years in the diabetes surgery study. JAMA. 2018;319:266–78.

44. Schauer PR, Bhatt DL, Kirwan JP, Wolski K, Brethauer SA, Navaneethan SD, et al. Bariatric surgery versus intensive medical therapy for diabetes–3-year outcomes. N Engl J Med. 2014;370:2002–13.

45. Mingrone G, Panunzi S, De Gaetano A, Guidone C, Iaconelli A, Nanni G, et al. Bariatric-metabolic surgery versus conventional medical treatment in obese patients with type 2 diabetes: 5 year follow-up of an open-label, single-centre, randomised controlled trial. Lancet. 2015;386:964–73.

46. Aminian A, Jamal M, Augustin T, Corcelles R, Kirwan JP, Schauer PR, et al. Failed surgical weight loss does not necessarily mean failed metabolic effects. Diabetes Technol Ther. 2015;17:682–4.

47. Kojima M, Hosoda H, Date Y, Nakazato M, Matsuo H, Kangawa K. Ghrelin is a growth-hormone-releasing acylated peptide from stomach. Nature. 1999;402:656–60.

48. Cummings DE, Weigle DS, Frayo RS, Breen PA, Ma MK, Dellinger EP, et al. Plasma ghrelin levels after diet-induced weight loss or gastric bypass surgery. N Engl J Med. 2002;346:1623–30.

49. Choi E, Roland JT, Barlow BJ, O'Neal R, Rich AE, Nam KT, et al. Cell lineage distribution atlas of the human stomach reveals heterogeneous gland populations in the gastric antrum. Gut. 2014;63:1711–20.

50. Karamanakos SN, Vagenas K, Kalfarentzos F, Alexandrides TK. Weight loss, appetite suppression, and changes in fasting and postprandial ghrelin and peptide-YY levels after Roux-en-Y gastric bypass and sleeve gastrectomy. Ann Surg. 2008;247:401–7.

51. Chambers AP, Kirchner H, Wilson-Pérez HE, Willency JA, Hale JE, Gaylinn BD, et al. The effects of vertical sleeve gastrectomy in rodents are ghrelin independent. Gastroenterology. 2013;144:50–5.

52. Albarran-Zeckler RG, Sun Y, Smith RG. Physiological roles revealed by ghrelin and ghrelin receptor deficient mice. Peptides. 2011;32:2229–35.

53. McFarlane MR, Brown MS, Goldstein JL, Zhao T-J. Induced ablation of ghrelin cells in adult mice does not decrease food intake, body weight, or response to high-fat diet. Cell Metab. 2014;20:54–60.

54. Mani BK, Zigman JM. Ghrelin as a survival hormone. Trends Endocrinol Metab. 2017;28:843–54.

55. Kulkarni BV, LaSance K, Sorrell JE, Lemen L, Woods SC, Seeley RJ, et al. The role of proximal versus distal stomach resection in the weight loss seen after vertical sleeve gastrectomy. Am J Physiol Regul Integr Comp Physiol. 2016;311:R979–87.

56. Tong J, Prigeon RL, Davis HW, Bidlingmaier M, Kahn SE, Cummings DE, et al. Ghrelin suppresses glucose-stimulated insulin secretion and deteriorates glucose tolerance in healthy humans. Diabetes. 2010;59:2145–51.

57. Page LC, Gastaldelli A, Gray SM, D'Alessio DA, Tong J. Interaction of GLP-1 and ghrelin on glucose tolerance in healthy humans. Diabetes. 2018;67:1976–85.

58. Peterli R, Steinert RE, Woelnerhanssen B, Peters T, Christoffel-Courtin C, Gass M, et al. Metabolic and hormonal changes after laparoscopic Roux-en-Y gastric bypass and sleeve gastrectomy: a randomized, prospective trial. Obes Surg. 2012;22:740–8.

59. Papamargaritis D, le Roux CW, Sioka E, Koukoulis G, Tzovaras G, Zacharoulis D. Changes in gut hormone profile and glucose homeostasis after laparoscopic sleeve gastrectomy. Surg Obes Relat Dis. 2013;9:192–201.

60. Mallipedhi A, Prior SL, Barry JD, Caplin S, Baxter JN, Stephens JW. Temporal changes in glucose homeostasis and incretin hormone response at 1 and 6 months after laparoscopic

sleeve gastrectomy. Surg Obes Relat Dis. 2014;10:860–9.

61. Sista F, Abruzzese V, Clementi M, Carandina S, Cecilia M, Amicucci G. The effect of sleeve gastrectomy on GLP-1 secretion and gastric emptying: a prospective study. Surg Obes Relat Dis. 2017;13:7–14.

62. Chambers AP, Smith EP, Begg DP, Grayson BE, Sisley S, Greer T, et al. Regulation of gastric emptying rate and its role in nutrient-induced GLP-1 secretion in rats after vertical sleeve gastrectomy. Am J Physiol Endocrinol Metab. 2014;306:E424–32.

63. Alamuddin N, Vetter ML, Ahima RS, Hesson L, Ritter S, Minnick A, et al. Changes in fasting and prandial gut and adiposity hormones following vertical sleeve gastrectomy or Roux-en-Y-gastric bypass: an 18-month prospective study. Obes Surg. 2016;27:1563–72.

64. Kellum JM, Kuemmerle JF, O'Dorisio TM, Rayford P, Martin D, Engle K, et al. Gastrointestinal hormone responses to meals before and after gastric bypass and vertical banded gastroplasty. Ann Surg. 1990;211:763–70; discussion770–1

65. Wilson-Pérez HE, Chambers AP, Ryan KK, Li B, Sandoval DA, Stoffers D, et al. Vertical sleeve gastrectomy is effective in two genetic mouse models of glucagon-like Peptide 1 receptor deficiency. Diabetes. 2013;62:2380–5.

66. Patel A, Yusta B, Matthews D, Charron MJ, Seeley RJ, Drucker DJ. GLP-2 receptor signaling controls circulating bile acid levels but not glucose homeostasis in Gcgr mice and is dispensable for the metabolic benefits ensuing after vertical sleeve gastrectomy. Mol Metab. 2018;16:45–54.

67. Douros JD, Lewis AG, Smith EP, Niu J, Capozzi M, Wittmann A, et al. Enhanced glucose control following vertical sleeve gastrectomy does not require a β-cell glucagon-like peptide 1 receptor. Diabetes. 2018;67:1504–11.

68. Jiménez A, Mari A, Casamitjana R, Lacy A, Ferrannini E, Vidal J. GLP-1 and glucose tolerance after sleeve gastrectomy in morbidly obese subjects with type 2 diabetes. Diabetes. 2014;63:3372–7.

69. Garibay D, McGavigan AK, Lee SA, Ficorilli JV, Cox AL, Michael MD, et al. β-cell glucagon-like peptide-1 receptor contributes to improved glucose tolerance after vertical sleeve gastrectomy. Endocrinology. 2016;157:3405–9.

70. Makishima M, Okamoto AY, Repa JJ, Tu H, Learned RM, Luk A, et al. Identification of a nuclear receptor for bile acids. Science. 1999;284:1362–5.

71. Parks DJ, Blanchard SG, Bledsoe RK, Chandra G, Consler TG, Kliewer SA, et al. Bile acids: natural ligands for an orphan nuclear receptor. Science. 1999;284:1365–8.

72. Chiang JYL. Bile acid metabolism and signaling. Compr Physiol. 2013;3:1191–212.

73. Ryan KK, Tremaroli V, Clemmensen C, Kovatcheva-Datchary P, Myronovych A, Karns R, et al. FXR is a molecular target for the effects of vertical sleeve gastrectomy. Nature. 2014;509:183–8.

74. Myronovych A, Kirby M, Ryan KK, Zhang W, Jha P, Setchell KD, et al. Vertical sleeve gastrectomy reduces hepatic steatosis while increasing serum bile acids in a weight-loss-independent manner. Obesity (Silver Spring). 2014;22:390–400.

75. Jahansouz C, Xu H, Hertzel AV, Serrot FJ, Kvalheim N, Cole A, et al. Bile acids increase independently from hypocaloric restriction after bariatric surgery. Ann Surg. 2016;264:1022–8.

76. Steinert RE, Peterli R, Keller S, Meyer-Gerspach AC, Drewe J, Peters T, et al. Bile acids and gut peptide secretion after bariatric surgery: a 1-year prospective randomized pilot trial. Obesity (Silver Spring). 2013;21:E660–8.

77. Thomas C, Gioiello A, Noriega L, Strehle A, Oury J, Rizzo G, et al. TGR5-mediated bile acid sensing controls glucose homeostasis. Cell Metab. 2009;10:167–77.

78. McGavigan AK, Garibay D, Henseler ZM, Chen J, Bettaieb A, Haj FG, et al. TGR5 con-

tributes to glucoregulatory improvements after vertical sleeve gastrectomy in mice. Gut. 2017;66:226–34.

79. Ding L, Sousa KM, Jin L, Dong B, Kim BW, Ramirez R, et al. Vertical sleeve gastrectomy activates GPBAR-1/TGR5 to sustain weight loss, improve fatty liver, and remit insulin resistance in mice. Hepatology. 2016;64:760–73.

80. Albaugh VL, Flynn CR, Cai S, Xiao Y, Tamboli RA, Abumrad NN. Early increases in bile acids post Roux-en-Y gastric bypass are driven by insulin-sensitizing, secondary bile acids. J Clin Endocrinol Metab. 2015;100:E1225–33.

81. Tsuchida T, Shiraishi M, Ohta T, Sakai K, Ishii S. Ursodeoxycholic acid improves insulin sensitivity and hepatic steatosis by inducing the excretion of hepatic lipids in high-fat diet–fed KK-Ay mice. Metab Clin Exp Elsevier. 2012;61:944–53.

82. Kars M, Yang L, Gregor MF, Mohammed BS, Pietka TA, Finck BN, et al. Tauroursodeoxycholic Acid may improve liver and muscle but not adipose tissue insulin sensitivity in obese men and women. Diabetes. 2010;59:1899–905.

83. Stefater MA, Wilson-Pérez HE, Chambers AP. All bariatric surgeries are not created equal: insights from mechanistic comparisons. Endocrine. 2012;33:595–622.

84. Wilson-Pérez HE, Chambers AP, Sandoval DA, Stefater MA, Woods SC, Benoit SC, et al. The effect of vertical sleeve gastrectomy on food choice in rats. Int J Obes. 2013;37:288–95.

85. le Roux CW, Bueter M, Theis N, Werling M, Ashrafian H, Löwenstein C, et al. Gastric bypass reduces fat intake and preference. Am J Physiol Regul Integr Comp Physiol. 2011;301:R1057–66.

86. Chambers AP, Wilson-Perez HE, McGrath S, Grayson BE, Ryan KK, D'Alessio DA, et al. Effect of vertical sleeve gastrectomy on food selection and satiation in rats. Am J Physiol Endocrinol Metab. 2012;303:E1076–84.

87. Stefater MA, Sandoval DA, Chambers AP, Wilson-Pérez HE, Hofmann SM, Jandacek R, et al. Sleeve gastrectomy in rats improves postprandial lipid clearance by reducing intestinal triglyceride secretion. Gastroenterology. 2011;141:939–49.e1–4.

88. Cal P, Deluca L, Jakob T, Fernández E. Laparoscopic sleeve gastrectomy with 27 versus 39 Fr bougie calibration: a randomized controlled trial. Surg Endosc. 2015;30:1812–5.

89. Parikh M, Gagner M, Heacock L, Strain G, Dakin G, Pomp A. Laparoscopic sleeve gastrectomy: does bougie size affect mean %EWL? Short-term outcomes. Surg Obes Relat Dis. 2008;4:528–33.

90. Atkins ER, Preen DB, Jarman C, Cohen LD. Improved obesity reduction and co-morbidity resolution in patients treated with 40-French bougie versus 50-French bougie four years after laparoscopic sleeve gastrectomy. Analysis of 294 patients. Obes Surg. 2011;22:97–104.

91. Spivak H, Rubin M, Sadot E, Pollak E, Feygin A, Goitein D. Laparoscopic sleeve gastrectomy using 42-French versus 32-French bougie: the first-year outcome. Obes Surg. 2014;24:1090–3.

92. Patti MG, Schlottmann F. Gastroesophageal reflux after sleeve gastrectomy. JAMA Surg. 2018;153:1147–2.

93. Mandeville Y, Van Looveren R, Vancoillie P-J, Verbeke X, Vandendriessche K, Vuylsteke P, et al. Moderating the enthusiasm of sleeve gastrectomy: up to fifty percent of reflux symptoms after ten years in a consecutive series of one hundred laparoscopic sleeve gastrectomies. Obes Surg. 2017;27:1797–803.

94. Robert M, Pasquer A, Pelascini E, Valette P-J, Gouillat C, Disse E. Impact of sleeve gastrectomy volumes on weight loss results: a prospective study. Surg Obes Relat Dis. 2016;12:1286–91.

95. Sista F, Abruzzese V, Clementi M, Carandina S, Amicucci G. Effect of resected gas-

tric volume on ghrelin and GLP-1 plasma levels: a prospective study. J Gastrointest Surg. 2016;20:1931–41.

96. Obeidat FW, Shanti HA, Mismar AA, Elmuhtaseb MS, Al-Qudah MS. Volume of resected stomach as a predictor of excess weight loss after sleeve gastrectomy. Obes Surg. 2014;24:1904–8.

97. Pawanindra L, Vindal A, Midha M, Nagpal P, Manchanda A, Chander J. Early post-operative weight loss after laparoscopic sleeve gastrectomy correlates with the volume of the excised stomach and not with that of the sleeve! Preliminary data from a multi-detector computed tomography-based study. Surg Endosc. 2015;29:2921–7.

98. Tam CS, Rigas G, Heilbronn LK, Matisan T, Probst Y, Talbot M. Energy adaptations persist 2 years after sleeve gastrectomy and gastric bypass. Obes Surg. 2016;26(2):459–63.

99. Tamboli RA, Hossain HA, Marks PA, Eckhauser AW, Rathmacher JA, Phillips SE, et al. Body composition and energy metabolism following Roux-en-Y gastric bypass surgery. Obesity (Silver Spring). 2010;18:1718–24.

100. Knuth ND, Johannsen DL, Tamboli RA, Marks-Shulman PA, Huizenga R, Chen KY, et al. Metabolic adaptation following massive weight loss is related to the degree of energy imbalance and changes in circulating leptin. Obesity (Silver Spring). 2014;22:2563–9.

101. Andalib A, Aminian A. Sleeve gastrectomy and diabetes: is cure possible? Adv Surg. 2017;51:29–40.

第二篇
技术

第 7 章

腹腔镜袖状胃切除术：安全术式的系统化技术

Mariano Palermo, Almino Ramos Cardoso, and Michel Gagner

7.1 简介

腹腔镜袖状胃切除术（laparoscopic sleeve gastrectomy，LSG）是世界上最常见的减重手术，占所有减重手术的 50% 以上[1]。自 LSG 出现以来几个因素促进其快速发展。首先，与当时流行的以限制胃部为基础的腹腔镜可调节胃束带术相比，袖状胃切除术（sleeve gastrectomy，SG）是一种简单但作用强大的代谢手术，显著激活激素途径，从而改变饮食行为、血糖控制情况和肠道功能；且该术式无须植入或调整。其次，不同于 RYGB，LSG 技术上不复杂，也不需要吻合。因为仅在胃部进行手术，技术更简单，还避免了腹内疝和其他并发症（如严重的微量元素和蛋白质缺乏）的风险[2-4]。

7.2 手术技能

患者呈大字形体位，外科医生站立于患者双腿间，第一助手立于患者右侧，第二助手立于患者左侧（图 7-1）。特别注意保证踝关节稳定，防止其内旋。其他外科医生习惯将患者置于仰卧位并放置脚板，以防止患者在反式特伦德伦伯格卧位（Reverse-Trendelenburg）时滑脱；还有部分外科医生站在患者右边，少数会在左边[4,5]。

如何最佳地建立气腹和进入腹膜腔是一个有争议的话题。有不同的入路进腹，Veress 针技术、开放式技术或在 0° 腹腔镜直视下将钝性 trocar 置于左锁骨中线肋缘下方[6-9]。二氧化碳气压调整为 15mmHg[2,10]。

大多数情况下，LSG 可用 5 个套管进行（图7-2）。还有其他试验性技术减少套管数量，如使用 5 个甚至 3 个套管，但可能会影响术野暴露。最

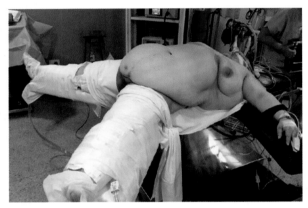

图 7-1　患者大字体位

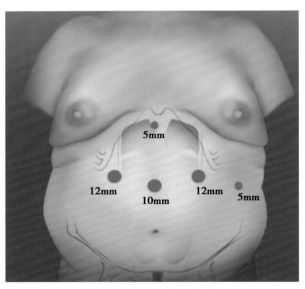

图 7-2　5 个套管的位置

常使用的技术是主刀双手使用 2 个套管，助手使用 1 个套管。

一个 12mm 套管（用于吻合器）置于右侧肝圆韧带下外侧[2,11-14]。在主刀左手的右上象限额外放置一个 5mm 套管，通过剑突下放置的 5mm 套管牵引肝脏。对于严重内脏肥胖的患者，可以在

助手的左侧放置另外一个套管来牵引大网膜,以在分离左膈肌脚时能最佳地暴露术野[4,15-17]。

为了充分检查食管裂孔疝,并完整分离左膈肌脚以防止胃底残留于疝孔,必须对食管裂孔进行最佳的暴露,以构建最好的袖状胃[18-21](图7-3a、b)。由于 SG 的"反流性",在此手术中清楚地显示食管裂孔并解剖左膈肌脚比其他手术都更重要[2,22-25]。

为了有大的曲线并完全与胃分离,并保留胃肠道血管,胃底和胃窦之间的大网膜应距幽门近端 3~4cm 开始紧贴胃壁切开,然后继续沿曲线分离至大网膜左膈肌脚[3,26-30](图 7-4a-c 白色箭头指幽门)。

胃后方粘连要仔细分开,这一步要小心胃左动脉、脾血管、脾脏和胰腺,避免意外损伤[31-33]。因此,该手术步骤必须避免暴露不佳或过度牵引,以防止血管损伤和大出血[34-36]。重要的是不要完全分离整个胃后壁的附着物或粘连,因为这里的一些附着物有助于防止袖状胃扭转(图 7-5)。

部分患者的胃后动脉靠近胃底,应在没有任何胃缺血的风险情况下进行胃后动脉结扎,以便完全切除胃底,避免因不完全切除胃底导致体重

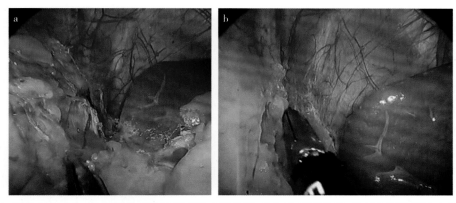

图 7-3　(a、b)暴露食管裂孔,是构建最好的袖状胃的必需步骤:检查食管裂孔疝,解剖左膈肌脚防止胃底残留于疝孔

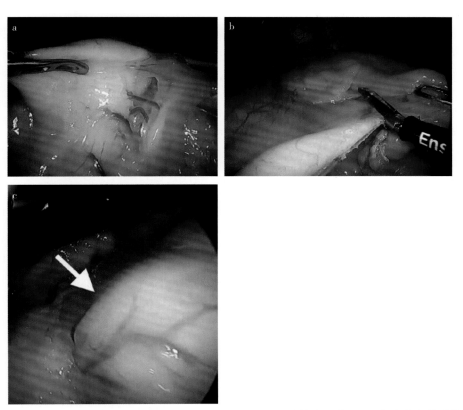

图 7-4　(a、b)距幽门近端 3~4cm 处开始分离附着于更大弧度的大网膜组织。(c)白色箭头指幽门

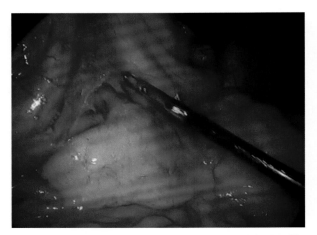

图 7-5　分离胃后方附着和粘连有助于防止袖状胃扭转

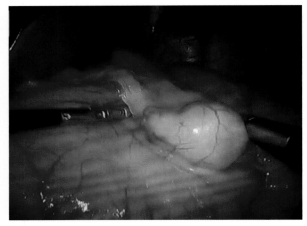

图 7-6　胃导引管置入状态。图为 36F 直径的胃导引管

减轻不足或体重反弹。

　　游离胃底顶部和 His 角时必须小心,因为该处可能有胃短血管,且可能被大量脂肪覆盖,因此,有时难以识别[2,23,37-39]。因为残端经常在靠近脾脏主血管的脂肪内收缩,盲目使用能量装置可能损伤这些结构,导致非常严重、极具挑战性的出血而带来灾难性的损伤[40-42]。

　　此外,盲目使用能量超声刀可造成食管后壁或胃后壁的直接损伤或热损伤,导致术后漏的发生。如果有必要,外科医生可以在切割前使用钛夹,以避免任何出血的机会,这是手术中最具挑战性的步骤之一。

　　左侧胃 - 膈韧带应分离以暴露 His 角,因为漏诊的食管裂孔疝或未切除的胃底可在短期内导致术后严重的反酸或反流[16,17,43]。长期来看,胃底切除不恰当或产生新胃底会使减重效果不佳[18-19,44]。

　　完成该关键步骤后,注意力就要转移到胃切除了。必须使用胃导引管(bougie)。激发吻合器之前必须有胃导引管在胃中,并且一定要让麻醉医生移动胃导引管,以确保胃导引管是可自由移动的,确保袖状胃有一个良好的通道,特别是在胃角切迹处。尽管对于钝性、非锥形胃导引管大小仍有争议,但有证据支持制作非常紧的袖状胃只能在短期内带来减重优势,但是同时伴有显著的术后并发症风险[20]。

　　一般来说,建议不要选择比 36F 更紧的胃导引管[4,45,46](图 7-6)。无论支架大小,都不能将吻合器紧靠于胃导引管;相反,胃导引管应只用于引导。另外,有些外科医生选择将内镜作为胃导引管,注意在激发吻合器前要排出胃内气体,并谨记内镜的直径更小。

　　至于吻合器,从幽门开始切割胃的实际起始点仍有争议。大多数外科医生从幽门 2~5cm 的胃窦处开始切除,以避免术后胃窦扩张[2,47](图 7-7)。必须注意接近胃角切迹时,要避免任何水平的袖状扭转或狭窄,这点尤为重要。

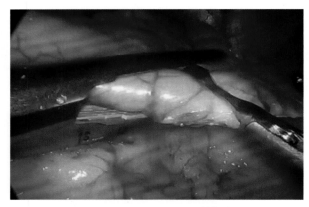

图 7-7　距幽门 2~5cm 开始切割胃

　　在胃窦水平我们用最大的成形高度,越往近端切割时,选择使用的成形高度逐渐降低[3,4]。胃的厚度和弧度由胃窦至胃底递减。使用 Ethicon Echelon 吻合器时,我们应该从黑钉或绿钉开始,继续用金色,最后用蓝色钉仓收尾。但使用 Medtronic 时,我们应该从一或两个黑钉钉仓开始,以紫色钉仓结束。下图中,我们一步一步演示胃切除。我们通常在激发吻合器前检查胃后壁(图 7-8)。

　　胃的内侧受到固定,但外侧游离,所以为了避免吻合过程中发生扭曲,为了对胃前、后壁有同等牵引力,轻柔抓握即可往外侧牵拉。在进行任何吻合之前,将周边组织抬高并检查胃后壁是至关重要的,以确保足够的胃组织切除[2,4]。这一步在

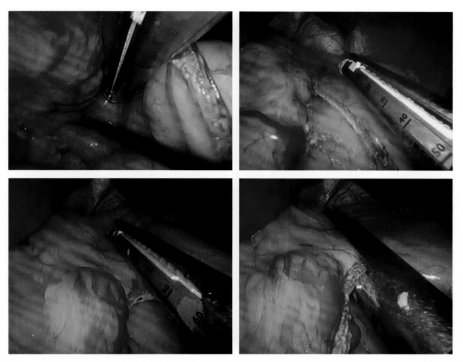

图 7-8　用 60mm 钉仓逐步切除胃。在胃窦水平用最高的成形高度的钉,往近端切割时使用的钉高度逐渐降低

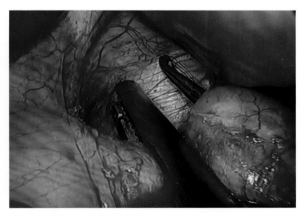

图 7-9　最后一个吻合器:该步骤在胃底至关重要,因为大量胃组织可滞留在胃底后方

处理胃底时是最关键的,尽管前面已完成足够的袖状切除,但大量胃组织仍可被保留在后壁(图7-9)。由助手进行侧向牵引而非过度牵拉以正确显露术野在这段手术时间内,可能是至关重要的。

当使用支撑材料进行加固时,我们对所有吻合线使用最大成形高度的吻合器夹膜(图7-10)。

接近近端胃时,吻合器应置于 His 角外侧约1cm 处,以避免夹入食管组织[2,4]。尽管有些外科医生喜欢保留脂肪垫作为胃切除外侧的界限,但是在大体重男性患者中经常需要剥离脂肪垫。

完成切割后检查切缘线。我们总是要加固缝合切缘。对于没有切缘加固膜的袖状胃,用可吸收缝线加固可能是更好的选择(图7-11)。

倒刺线是目前这种加固缝合的一个很好的选择。当使用支撑材料时,我们用 8 字缝合两钉交接处(图7-12)。尽管很少外科医生报告亚甲蓝检测结果阳性,但需常规进行检测[2-4](图7-13)。

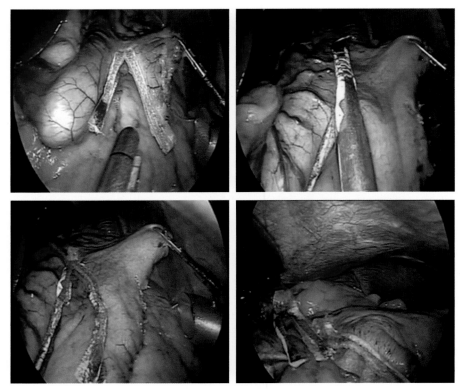

图 7-10　当使用支撑材料加固时,切缘用最大的成形高度的夹膜

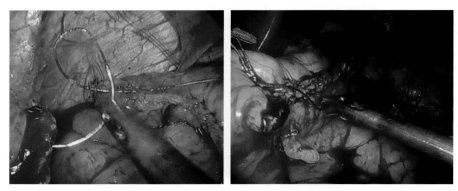

图 7-11　加固缝合切缘

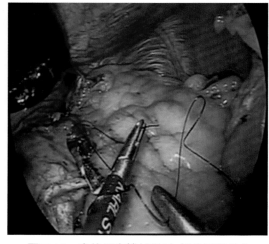

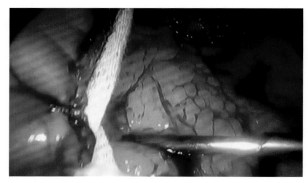

图 7-12　当使用支撑材料时,操作同图 7-8　　　　　　　　图 7-13　亚甲蓝试验

7.3　结论

LSG 作为减重手术的基础术式,安全有效,具有持久的减重效果。该手术简单,且不需要对肠道进行操作,是它如此受欢迎并成为世界上最常见的减重手术的原因。然而,好的手术细节对减少并发症至关重要。所以我们认为,LSG 不应被称作"简单",应由受过减重手术训练的外科医生进行。更安全的 LSG 系统化的重点在于基于直径最小的 36F 胃导引管校准,距幽门 2~5cm 开始,与食管保持约 1cm 的距离,并加固缝合切缘。

（刘少壮　胡三元　译）

参考文献

1. Ponce J, DeMaria EJ, Nguyen NT, et al. American Society for Metabolic and Bariatric Surgery estimation of bariatric surgery procedures in 2015 and surgeon workforce in the United States. Surg Obes Relat Dis. 2016;12(9):1637–9.
2. Lutfi R, Palermo M, Cadiere GB. Global bariatric surgery. USA: Springer; 2019.
3. Franco JV, Ruiz PA, Palermo M, Gagner M. A review of studies comparing three laparoscopic procedures in bariatric surgery: sleeve gastrectomy, Roux-en-Y gastric bypass and adjustable gastric banding. Obes Surg. 2011;21(9):1458–68.
4. Mariano P, Mariano G, Michel G. Laparoscopic gastrointestinal surgery. Novel techniques, extending the limits. Berlin, Germany: AMOLCA; 2015.
5. Tretbar LL, Taylor TL, Sifer EC. Weight reduction. Gastric plication for morbid obesity. J Kans Med Soc. 1976;77(11):488–90.
6. Johnston D, Dachtler J, Sue-Ling HM, et al. The magenstrasse and mill operation for morbid obesity. Obes Surg. 2003;13(1):10–6.
7. Marceau P, Biron S, St Georges R, et al. Biliopancreatic diversion with gastrectomy as surgical treatment of morbid obesity. Obes Surg. 1991;1:381–7.
8. Hess DS, Hess DW. Biliopancreatic Diversion with a duodenal switch. Obes Surg. 1998;8:267–82.
9. Ren CJ, Patterson E, Gagner M. Early results of laparoscopic bilio-pancreatic diversion with duodenal switch: a case series of 40 consecutive patients. Obes Surg. 2000;10:514–23.
10. Kim WW, Gagner M, Kini S, et al. Laparoscopic vs. open biliopancreatic diversion with duodenal switch: a comparative study. J Gastrointest Surg. 2003;7:552–7.
11. Chu CA, Gagner M, Quinn T, et al. Two-stage laparoscopic bilio-pancreatic diversion with duodenal switch: an alternative approach to super-super morbid obesity. Surg Endosc. 2002;16:S069.
12. Regan JP, Inabnet WB, Gagner M, et al. Early experience with two stage laparoscopic Roux-en-Y gastric bypass as an alternative in the super-super obese patient. Obes Surg. 2003;13:861–4.
13. Alexandrou A, Felekouras E, Giannopoulos A, et al. What is the actual fate of super-morbid-obese patients who undergo laparoscopic sleeve gastrectomy as the first step of a two-stage weight-reduction operative strategy? Obes Surg. 2012;22(10):1623–8.
14. Gomberwalla A, Lutfi R. Early outcomes of helicobacter pylori and its treatment after laparoscopic sleeve gastrectomy. Bariatr Surg Pract Patient Care. 2015;10(1):12–4.
15. Berch BR, Torquati A, Lutfi RE, et al. Experience with the optical access trocar for safe and rapid entry in the performance of laparoscopic gastric bypass. Surg Endosc. 2006;20(8):1238–41.
16. Himpens J, Dobbeleir J, Peeters J. Long-term results of laparoscopic sleeve gastrectomy for obesity. Ann Surg. 2010;252(2):319–24.
17. Laffin M, Chau J, Gill RS, et al. Sleeve gastrectomy and gastroesophageal reflux disease. J

Obes. 2013;7:741097.

18. Silecchia G, De Angelis F, Rizzello M, et al. Residual fundus or neofundus after laparoscopic sleeve gastrectomy: is fundectomy safe and effective as revision surgery? Surg Endosc. 2015;29(19):2899–903.

19. Noel P, Nedelcu M, Nocca D, et al. Revised sleeve gastrectomy: another option for weight loss failure after sleeve gastrectomy. Surg Endosc. 2013;28(4):1096–102.

20. Parikh M, Gagner M, Heacock L, et al. Laparoscopic sleeve gastrectomy: does bougie size affect mean %EWL? Short-term outcomes. Surg Obes Relat Dis. 2008;4(4):528–33.

21. Afaneh C, Costa R, Pomp A, et al. A prospective randomized controlled trial assessing the efficacy of omentopexy during laparoscopic sleeve gastrectomy in reducing postoperative gastrointestinal symptoms. Surg Endosc. 2015;29(1):41–7.

22. Rosenthal R. International sleeve gastrectomy expert panel consensus statement: best practice guidelines based on experience of >12,000 cases. Surg Obes Relat Dis. 2012;8(1):8–19.

23. Parikh M, Issa R, McCrillis A, et al. Surgical strategies that may decrease leak after laparoscopic sleeve gastrectomy: a systematic review and meta-analysis of 9991 cases. Ann Surg. 2013;257(2):231–7.

24. Berger E, Clements R, Morton J, et al. The impact of different surgical techniques on outcomes in laparoscopic sleeve gastrectomies: the first report from the metabolic and bariatric surgery accreditation and quality improvement program (MBSAQIP). Ann Surg. 2016;264(3):464–73.

25. Sethi M, Zagzag J, Patel K, et al. Intraoperative leak testing has no correlation with leak after laparoscopic sleeve gastrectomy. Surg Endosc. 2016;30:883–91.

26. Bingham J, Kaufman J, Hata K, et al. A multicenter study of routine versus selective intraoperative leak testing for sleeve gastrectomy. Surg Obes Relat Dis. 2017;13(9):1469–75.

27. Alaedeen D, Madan A, Ro C, et al. Intraoperative endoscopy and leaks after laparoscopic Roux-en-Y gastric bypass. Am Surg. 2009;75(6):485–8.

28. Terterov D, Leung P, Twells L, et al. The usefulness and costs of routine contrast studies after laparoscopic sleeve gastrectomy for detecting staple line leaks. Can J Surg. 2017;60(5):335–41.

29. Caron M, Hould FS, Lescelleru O, et al. Long-term nutritional impact of sleeve gastrectomy. Surg Obes Relat Dis. 2017;13(10):1664–73.

30. Bohdjalian A, Langer FB, Shakeri-Leidenmuhler S, et al. Sleeve gastrectomy as sole and definitive bariatric procedure: 5-year results for weight loss and ghrelin. Obes Surg. 2010;20:535–40.

31. Saif T, Strain GW, Dakin G, Gagner M, Costa R, Pomp A. Evaluation of nutrient status after laparoscopic sleeve gastrectomy 1, 3 and 5 years after surgery. Surg Obes Relat Dis. 2012;8:542–7.

32. Benaiges D, Goday A, Ramon JM, et al. Laparoscopic sleeve gastrectomy and laparoscopic gastric bypass are equally effective for reduction of cardiovascular risk in severely obese patients at one year of follow-up. Surg Obes Relat Dis. 2011;7:575–80.

33. Leyba J, Aulestia S, Llopis S. Laparoscopic Roux-en-Y gastric bypass versus laparoscopic sleeve gastrectomy for the treatment of morbid obesity: a prospective study of 117 patients. Obes Surg. 2011;21:212–6.

34. Nocca D, Guillaume F, Noel P, et al. Impact of laparoscopic sleeve gastrectomy and laparoscopic gastric bypass on HbA1c blood level and pharmacological treatment of type 2 diabetes mellitus in severe or morbidly obese patients: results of a multicenter prospective study at 1 year. Updated Position Statement on Sleeve Gastrectomy. Surg Obes Relat Dis. 2012;2:21026.

35. O'Keefe K, Kemmeter P, Kemmeter K. Bariatric surgery outcomes in patients aged 65 years and older at an American Society for Metabolic and Bariatric Surgery center of excellence.

Obes Surg. 2010;20:1199–205.

36. Kafri N, Valfer R, Nativ O, et al. Health behavior, food tolerance, and satisfaction after laparoscopic sleeve gastrectomy. Surg Obes Relat Dis. 2011;7:82–8.

37. Alley J, Fenton S, Harnisch M, et al. Quality of life after sleeve gastrectomy and adjustable gastric banding. Surg Obes Relat Dis. 2012;8:31–40.

38. Brunault P, Jacobi D, Leger J, et al. Observations regarding "quality of life" and "comfort with food" after bariatric surgery: comparison between laparoscopic adjustable gastric banding and sleeve gastrectomy. Obes Surg. 2011;21:1225–31.

39. D'Hondt M, Vanneste S, Pottel H, et al. Laparoscopic sleeve gastrectomy as a single-stage procedure for the treatment of morbid obesity and the resulting quality of life, resolution of comorbidities, food tolerance, and 6-year weight loss. Surg Endosc. 2011;25:2498–504.

40. Nedelcu M, Manos T, Cotirlet A, et al. Outcome of leaks after sleeve gastrectomy based on a new algorithm addressing leak size and gastric stenosis. Obes Surg. 2015;25(3):559–63.

41. Perez M, Brunaud L, Kedaifa S, et al. Does anatomy explain the origin of a leak after sleeve gastrectomy. Obes Surg. 2014;24(10):1717–23.

42. Warner D, Sasse K. Technical details of laparoscopic sleeve gastrectomy leading to lowered leak rate: discussion of 1070 consecutive cases. Minim Invasive Surg. 2017:4367059.

43. Aurora A, Khaitan L, Saber A. Sleeve gastrectomy and the risk of leak: a systematic analysis of 4,888 patients. Surg Endosc. 2012;26(6):1509–15.

44. Dakwar A, Assalia A, Khamaysi I, et al. Late complication of laparoscopic sleeve gastrectomy. Case Rep Gastrointest Med. 2013:13153.

45. Zundel N, Hernandez J, Galvao Neto MG, et al. Strictures after laparoscopic sleeve gastrectomy. Surg Laparosc Endosc Percut Tech. 2010;20:154–8.

46. Carter P, LeBlanc K, Hausmann M, et al. Association between gastroesophageal reflux disease and laparoscopic sleeve gastrectomy. Surg Obes Relat Dis. 2011;7(5):569–72.

47. DuPree C, Blair K, Steele S, et al. Laparoscopic sleeve gastrectomy in patients with preexisting gastroesophageal reflux disease: a national analysis. JAMA Surg. 2014;149(4):328–34.

第 8 章
胃切缘加固和大网膜固定术

Carlos Federico Davrieux, Mariano Palermo, Muhammad Shahbaz, and Michel Gagner

8.1 引言

减重手术是世界范围内最常实施的手术之一,其经典术式包括腹腔镜胃旁路术(laparoscopic Roux-en-Y gastric bypass,RYGB)和腹腔镜袖状胃切除术(laparoscopic sleeve gastrectomy,LSG)。与RYGB相比,LSG在技术上更简单,学习曲线更短[1,2]。LSG为患者提供了可接受的获益-风险比,而且在必要的时候可以通过再次手术修正为RYGB。基于以上原因,LSG成为各医疗机构开展减重手术的主要术式之一。

尽管LSG手术操作较RYGB更为简单,并发症更少,但依然不可忽视其出血、胃漏、胃食管反流、胃狭窄等常见并发症的发生[3]。

出血和漏是LSG手术最严重且棘手的并发症。LSG术后漏常来源于残胃切缘,可伴或不伴出血[4]。LSG手术出血与吻合器使用期间组织压榨或组织对合不当及手术团队经验不足有关。胃漏的主要发生部位为胃食管结合部,受管状胃内胆汁和胃内容物的作用及胃腔内高压的影响,该

部位胃漏的处理极其困难。有研究者根据胃漏的病因将其分为两类:机械或组织相互作用损伤引起和血运障碍引发[5]。出血和漏的诊断和早期治疗对于确保患者安全至关重要。为了提高LSG手术的安全性,一些预防出血和漏等并发症的技术取得了一定的进展[4]。

8.2 减少术后并发症的技术

残胃切缘是LSG严重并发症的好发部位。据报道,胃切缘出血发生率为1.1%~8.7%[6],胃漏的发生率约2.7%[7]。近年来为了减少LSG术后并发症的发生,多种技术方法受到广泛应用和发展,其中包括胃切缘加固(staple-line reinforcement,SLR)和大网膜固定(图8-1)。

8.2.1 胃切缘加固

这一技术理念涵盖了以加强胃切缘为目的的不同方法。包括缝合等各种外科技术,用特殊支撑材料加固切缘,如牛心包膜(bovine pericardium

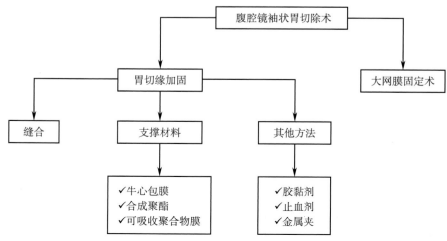

图 8-1 减少 LSG 术后残胃切缘并发症的技术

strips，BPS）、可吸收聚合物膜（absorbable polymer membrane，APM）、合成聚酯等，以及胶黏型止血剂（凝血酶基质）加固。有研究者认为，SLR 相对于"不加固"并未显示出统计学上的显著优势[8]，然而，另有几项荟萃分析表明，几种加固技术确实能够减少切缘出血和总体并发症的发生[9,10]，尚待纳入更多的加固技术进行总结探索。切缘加固可减少术后出血[11]。支撑和缝合是最常用的切缘加固技术，两者呈现的结局相似。加固技术的选择取决于手术团队的经验和习惯[12]。几项多中心研究、荟萃分析和系统评价对不同切缘加固技术进行了探索，其总体结果列于表 8-1[4,13,14]。

表 8-1　胃切缘加固（SLR）的应用结果

技术	漏发生率 /%[a-c]	出血率 /%[b,c]	整体并发症发生率 /%[a]
不加固	2.60~4.8	13.7~4.94	8.9
缝合	2.04~3.0	1.4~2.41	8.9
支撑材料			
牛心包膜	0.3~3.3	0~1.16	7.8
APM	1.09~3.25	1.6~2.09	5.5
合成聚酯	7.8	1.3	ND
胶黏剂 / 止血剂	2.2	0	ND

SLR，切缘加固；APM，可吸收聚合物膜。
[a] Gagner and Buchwald[13]。
[b] D'Ugo et al[4]。
[c] Shikora and Mahoney[14]。

8.2.1.1　缝合

缝合是最常用的加固方式之一。沿着整条钉线或选取部分区域，使用可吸收或不可吸收材料对其进行浆膜 - 浆膜缝合加固，可供选择的缝合技术有单纯缝合法、叠瓦式缝合法、棒球缝合法等。虽然这一技术性价比高，但仍然要求术者具备丰富的腹腔镜下缝合经验，以免手术时间过长[4,13,15,16]。一些术者认为应该检查整条切缘线，而也有术者认为仅关注切缘线的几个重要区域即可。一项研究显示，缝合与支撑材料的联合应用能够降低 LSG 的整体并发症发生率[17]。

8.2.1.2　支撑材料

在这一分类中，有多种支撑材料和技术可供外科医生选择。

（1）BPS。这是一种部分可吸收材料，由牛心包形成的胶原蛋白生物基质制成，并用氢氧化钠处理以减少或灭活可传播性牛海绵状脑病致病因子[18]。它是一种可以增加胃切缘厚度（约 1mm）和钉线强度的支撑加固材料，可适用于吻合器。配置的塑料组件可确保 BPS 的干燥状态。BPS 支撑物可通过凝胶与吻合器建立临时的贴合，直至吻合器被激发，完成 BPS 的再水合过程。装置被激活后，BPS 会被"装订"在组织里。这一过程看似操作简单，但仍需要外科医生接受专门的培训。另外，有必要根据组织的厚度选择正确的钉仓尺寸，以免吻合钉高度不够或 BPS 安装不当导致吻合失败。BPS 一旦沾有血液或其他液体，可能会浮出吻合器钉仓。完成这一过程所需的时间不长，其成本 - 效益比处于可接受范围内[4,13-15]。有时，为了降低成本，有些团队仅在 His 角高压区域的最后两个钉仓使用 BPS 进行加固。

（2）不可吸收合成聚酯。这是由预装在吻合器中的一种合成聚合物制成的一次性组织增强材料。该产品由膨体聚四氟乙烯（expanded polytetrafluoroethylene，ePTFE）制成。激发吻合器后，该材料则通过一定的器械强度固定在切缘内进行加固[16]。通过拉动提取线可将材料从吻合器手柄里释放[19]。该技术已被证实能够带来明显获益，但与其他技术相比，其胃漏发生率反而更高[4]。

（3）可吸收聚合物膜（APM）。这种可吸收聚合物膜是基于生物相容性共聚物开发而来，能够有效加固切缘钉线。目前主要有聚酒精酸 - 碳酸三甲基酯（polyglycolic acid：trimethylene carbonate，PGA-TMC）以及聚酒精酸（polyglycolic acid，PGA）两种类型，其中以 PGA-TMC 应用最广泛。PGA-TMC 由 67% 的合成材料和 33% 的碳酸三亚甲基构成，在 6 个月内可通过水解和酶解的联合作用进行降解。该装置属于一次性耗材，待胃切除术前准备就绪后，可配合直线切割闭合器完成吻合。它主要由预制多孔生物可吸收片组成，以不可吸收聚酯缝线维持其结构。配套的插入装置可辅助其安装，吻合器激发完成后，不可吸收缝合组件需加以去除。必须注意的是，这种加固材料能够使吻合区域的厚度增加 0.5mm,且外科医生需要进行相应的培训才能正确使用[20]。目前,该装置被认为是一种高效的支撑物。Gagner 等[13]在一篇系统综述中报道,该方法比其他增强钉线的方式效果更好。

8.2.1.3　其他方法

（1）胶黏剂或止血剂凝血酶基质。包括牛源性明胶基质和人源性凝血酶成分。其中,明胶基质由交联明胶颗粒组成,凝血酶是一种非致热性无菌材料。这些成分的组合形成一种具有止血作用的生物相容性材料,并可在 6~8 周被吸收。凝血酶基质可应用于整条钉线,具有操作简单、并发症发生率低[21]的优点,相应的衍生产品也已有所研发,如氨甲环酸(tranexamic acid,TXA)。它是赖氨酸的合成类似物,作为一种抗纤维蛋白溶解剂,它能够阻断赖氨酸与纤溶酶原分子的结合,进而抑制纤溶酶的形成和纤维蛋白的溶解[22],推荐在诱导期间给予 1g 静脉注射。这类材料已经应用于心脏和骨科手术中,并取得了令人满意的结果。

（2）金属夹。许多医疗机构会使用金属夹这一比较经济的方法来减少出血并发症。金属夹可以被选择性地应用于切缘上的特定出血部位。目前推荐的做法是在吻合阶段将收缩压维持在 120mmHg 以下[23],从而降低出血风险、减少对止血夹的需求。

8.2.2　大网膜固定术

部分外科医生会实施大网膜固定术,但该术式尚存在争议。它主要是将大网膜固定在切缘线上。具体来说,首先完成标准的袖状胃切除,再用不可吸收材料将大网膜与胃切缘线缝合对拢。一些研究认为该术式能够减少残胃的扭转和狭窄风险[24]。同时,它还可以改善患者术后恶心和呕吐的程度,但也有一些研究者质疑这种观点,认为该技术并没有显著降低胃漏和出血的发生率[25]。

8.3　切缘不加固

部分术者认为不应该使用任何加固技术,因为这种操作浪费时间,价格昂贵,学习曲线更长。而支持加固技术的术者认为,一旦发生重要血管的出血或渗漏等严重并发症,将需要花费更多的时间、费用甚至需要联合其他医疗团队共同诊治。

虽然目前广泛推荐对胃切缘进行加固,但这类技术的具体应用仍取决于外科手术团队的临床需求。此外,吻合技术非常重要。值得注意的是,使用不同高度的吻合钉可以减少出血,但会增加胃漏的发生风险。

8.4　结论

目前已有多种技术可以减少 LSG 残胃出血和漏等并发症的发生。多项研究表明,SLR 的应用降低了术后并发症的发生率,但各技术之间的应用效果却并没有表现出明显的差异。

接下来仍需更多的前瞻性随机临床试验来确定最佳的技术方法。考虑到手术期间术者经验和可应用的技术手段的差异,建议外科手术团队合理选择最有效的治疗方式。

（董光龙　译）

参考文献

1. Carandina S, Montana L, Danan M, et al. Laparoscopic sleeve gastrectomy learning curve: clinical and economical impact. Obes Surg. 2018; https://doi.org/10.1007/s11695-018-3486-3. [Epub ahead of print]
2. Doumouras AG, Saleh F, Gmora S, et al. The value of surgical experience: excess costs associated with the Roux-en-Y gastric bypass learning curve. Surg Endosc. 2018; https://doi.org/10.1007/s00464-018-6472-x. [Epub ahead of print].
3. Trastulli S, Desiderio J, Guarino S, et al. Laparoscopic sleeve gastrectomy compared with other bariatric surgical procedures: a systematic review of randomized trials. Surg Obes Relat Dis. 2013;9(5):816–29.
4. D'Ugo S, Gentileschi P, Benavoli D, et al. Comparative use of different techniques for leak and

bleeding prevention during laparoscopic sleeve gastrectomy: a multicenter study. Surg Obes Relat Dis. 2014;10(3):450–4.

5. Baker RS, Foote J, Kemmeter P, et al. The science of stapling and leaks. Obes Surg. 2004;14(10):1290–8.

6. Gagner M, Deitel M, Kalberer TL, et al. The second international consensus summit for sleeve gastrectomy, March 19 – 21, 2009. Surg Obes Relat Dis. 2009;5:476–85.

7. Clinical Issues Committee of American Society for Metabolic and Bariatric Surgery. Updated position statement on sleeve gastrectomy as a bariatric procedure. Surg Obes Relat Dis. 2010;6:1–5.

8. Glaysher M, Khan OA, Mabvuure NT, et al. Staple line reinforcement during laparoscopic sleeve gastrectomy: does it affect clinical outcomes? Int J Surg. 2013;11(4):286–9.

9. Choi YY, Bae J, Hur KY, et al. Reinforcing the staple line during laparoscopic sleeve gastrectomy: does it have advantages? A meta-analysis. Obes Surg. 2012;22(8):1206–13.

10. Wang Z, Dai X, Xie H, et al. The efficacy of staple line reinforcement during laparoscopic sleeve gastrectomy: a meta-analysis of randomized controlled trials. Int J Surg. 2016;25:145–52.

11. Zafar SN, Felton J, Miller K, et al. Staple line treatment and bleeding after laparoscopic sleeve gastrectomy. JSLS. 2018;22(4)

12. Demeusy A, Sill A, Averbach A. Current role of staple line reinforcement in 30-day outcomes of primary laparoscopic sleeve gastrectomy: an analysis of MBSAQIP data, 2015-2016 PUF. Surg Obes Relat Dis. 2018;14(10):1454–61.

13. Gagner M, Buchwald JN. Comparison of laparoscopic sleeve gastrectomy leak rates in four staple-line reinforcement options: a systematic review. Surg Obes Relat Dis. 2014;10(4):713–23.

14. Shikora SA, Mahoney CB. Clinical benefit of gastric staple line reinforcement (SLR) in gastrointestinal surgery: a meta-analysis. Obes Surg. 2015;25(7):1133–41.

15. Al Hajj GN, Haddad J. Preventing staple-line leak in sleeve gastrectomy: reinforcement with bovine pericardium vs. oversewing. Obes Surg. 2013;23(11):1915–21.

16. Serra E, Jacob CE. Optimizing the staple line. In: Lutfi R, Palermo M, Cadière G-B, editors. Global bariatric surgery. 1st ed. Switzerland: Springer; 2018. p. 341–8.

17. El Chaar M, Stoltzfus J. Assessment of sleeve gastrectomy surgical technique: first look at 30-day outcomes based on the MBSAQIP database. J Am Coll Surg. 2018;227(6):564–72.

18. Shah SS, Todkar JS, Shah PS. Buttressing the staple line: a randomized comparison between staple-line reinforcement versus no reinforcement during sleeve gastrectomy. Obes Surg. 2014;24(12):2014–20.

19. Yo LS, Consten EC, Quarles van Ufford HM, et al. Buttressing of the staple line in gastrointestinal anastomoses: overview of new technology designed to reduce perioperative complications. Dig Surg. 2006;23(5–6):283–91.

20. Consten EC, Gagner M, Pomp A, et al. Decreased bleeding after laparoscopic sleeve gastrectomy with or without duodenal switch for morbid obesity using a stapled buttressed absorbable polymer membrane. Obes Surg. 2004;14(10):1360–6.

21. Gentileschi P, D'Ugo S, Benavoli D, et al. Staple-line reinforcement with a thrombin matrix during laparoscopic sleeve gastrectomy for morbid obesity: a case series. J Laparoendosc Adv Surg Tech A. 2012;22(3):249–53.

22. Chakravartty S, Sarma DR, Chang A, et al. Staple line bleeding in sleeve gastrectomy-a simple and cost-effective solution. Obes Surg. 2016;26(7):1422–8.

23. Karaman K, Aziret M, Ercan M, et al. A preventive strategy for staple line bleeding in morbidly obese patients undergoing sleeve gastrectomy. J Laparoendosc Adv Surg Tech A. 2017;27(10):1015–21.

24. Afaneh C, Costa R, Pomp A, et al. A prospective randomized controlled trial assessing the efficacy of omentopexy during laparoscopic sleeve gastrectomy in reducing postoperative gastrointestinal symptoms. Surg Endosc. 2015;29(1):41–7.
25. Arslan E, Banli O, Sipahi M, et al. Effects and results of omentopexy during laparoscopic sleeve gastrectomy. Surg Laparosc Endosc Percutan Tech. 2018;28(3):174–7.

第9章

上消化道内镜在袖状胃切除术中的作用

Joshua P. Landreneau and Matthew D. Kroh

9.1 介绍

袖状胃切除术（sleeve gastrectomy, SG）因为可以有效地减轻体重、缓解肥胖相关并发症，以及其相对较低的并发症风险，使得它成为一种对患者和外科医生都有吸引力的减重手术。因此，近年来 SG 已成为美国最受欢迎的减重手术[1]。除了技术相对简单，SG 还避免了其他减重代谢手术一些固有风险，如吻合口并发症、内疝和异物植入等相关风险。

然而，SG 与其他减重手术一样也会给患者带来一定风险。SG 术后严重并发症的潜在因素包括：切缘线漏、术后出血以及导致梗阻症状的狭窄[2]。虽然这些不良事件相对罕见，但通过适当的手术方式、遵循本文提出的原则，这些风险可进一步降低。此外，合理地使用内镜对于获得 SG 术后良好效果起着重要作用。

在此，我们就内镜在 SG 患者中的各种作用进行讨论，包括术前内镜评估、术中袖管评估以及内镜在术后并发症处理中的作用。

9.2 术前内镜检查

尽管内镜检查对于所有拟行 SG 患者的必要性还未达成共识，但上消化道内镜检查可以在 SG 患者术前检查中发挥重要作用。肥胖是胃食管反流（GERD）独立危险因素，也是糜烂性食管炎、食管腺癌等疾病的潜在危险因素[3]。术前内镜检查除了可以辨别 GERD 相关病理变化，也可以识别重要的解剖学改变，如食管裂孔疝的存在，而这可能导致手术计划的改变或选择其他减重术式（如 Roux-en-Y 胃旁路术）。因此，美国胃肠内镜学会（ASGE）建议：所有术前出现 GERD 症状（如吞咽困难、胃灼热或反流）患者在接受减重手术前常规行上消化道内镜检查[4]。尽管减重术前内镜检查可能被上消化道造影检查所取代，但欧洲内镜手术协会（EAES）仍采取更全面的方法，不管患者是否出现症状，建议对所有肥胖患者术前进行内镜检查[5]。

大量有力的证据表明，有 GERD 症状的患者应在术前行内镜评估。然而，许多 GERD 患者可能症状不典型或完全没有症状[6]。此外也有研究指出，即使在没有出现 GERD 症状患者中，有临床意义的病理变化发生率也相对较高，包括食管炎和 Barrett 食管伴肠上皮化生[7-9]。然而应该注意的是，尽管有这样的发现，但少有改变手术方式或推迟手术；同时也有人指出，为了确定影响临床治疗的病理变化而需要进行筛查的数量高得令人望而却步，因此不在 SG 术前常规行内镜检查[10]。

鉴于该话题的争议性和不确定的数据，很难强制要求所有 SG 患者术前行内镜评估。事实上根据现有证据，主要的减重外科学会也没有在这个问题上达成一致。然而我们有理由建议，所有术前有上消化道症状的患者至少应在术前行食管胃镜检查（EGD），即使是在没有症状患者中，也应该有较低的标准来进行这一术前评估，而最终应是由外科医生和减重治疗小组决定术前是否行内镜评估。

9.3 术中内镜

虽然术中内镜对 SG 手术的安全性和有效性可能不是必不可少的，但其能最大限度提高手术成功率。术中通常应用标准正视内镜，使用二氧化碳（CO_2）进行注气，因为与空气相比 CO_2 的快速吸收可以最大限度减少因注气导致的长时间胃肠胀气。术中使用内镜实时评估袖状胃的解剖几乎不增加成本或手术时间[11,12]，同时有助于避免与该手术相关的几个严重并发症。

9.3.1　预防袖状胃狭窄

SG 术后袖状胃狭窄可导致严重术后并发症，可能需要重复干预或修正手术。据估计这种并发症发生率为 0.7%~4.0%，最常发生在切口处，可能是由胃的意外缩窄所致[13,14]。

袖状胃的意外缩窄导致管径减小是 SG 术后狭窄的常见原因（图9-1）。有多种方法可预防该并发症，如使用引导胃管使袖状胃达到预定大小（特别是在切胃时），以防止袖状胃不经意地变窄，通常使用 Maloney 胃导引管或类似物达到该目的，而内镜就相当于 Maloney 胃导引管的功能。标准胃镜直径相当于 28~30F，结肠镜直径相当于 38F。虽然这两种方法都可获得理想的胃囊管径，但也有建议说使用内镜可以降低并发症发生率，并实现更好的长期减重效果[15,16]。袖状胃狭窄最可能发生在胃的切缘处，腹腔镜检查时可能不会轻易发现，但内镜检查可直接明确狭窄部位。此外在对切缘进行加强缝合时，使用内镜而不是胃导引管可有特定的好处，即缝合后对加强缝合线进行内镜检查时可以识别意外狭窄节段，并可选择性拆除凹陷的缝合线，从而降低术后狭窄风险[12]。

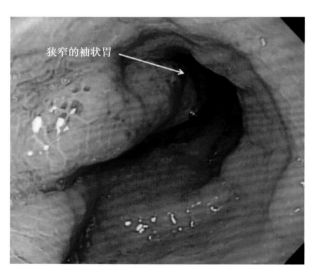

狭窄的袖状胃

图 9-1　狭窄的袖状胃

术后袖状胃狭窄的其他原因包括管状胃螺旋形扭曲（图9-2）。袖状胃扭曲是由于吻合时前后平面上不当旋转所致，即使管状胃直径足够大也可出现功能性狭窄。术中内镜在评估管腔内轮廓

时有特定价值，在显示如扭曲或螺旋变形等微妙变化方面其效果优于腹腔镜。由于进镜时沿着螺旋形扭曲袖状胃相同方向调整内镜，袖状胃的扭转往往较易进行调整，退出内镜后，又可出现功能性梗阻。术中或术后即刻认识到这一点，有时可使用内镜放置临时支架的方法纠正梗阻[17]。但严重的扭转可能需要胃固定术或改为 Roux-en-Y 胃旁路术[18,19]。

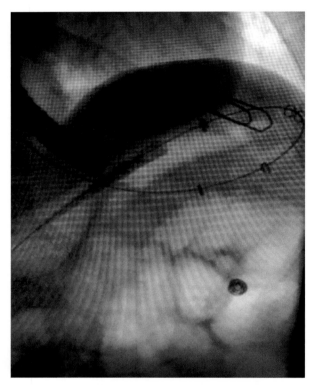

图 9-2　气体扩张前袖状胃的螺旋形扭转

9.3.2　诊断管腔内出血

SG 术后急性消化道出血是一种罕见但严重的并发症，发生率约为 2%[20]。SG 术后出血最常发生在切缘、胃短血管或胃网膜血管处。虽然腹腔镜可识别外部出血，但内镜可诊断袖状胃腔内出血。尽管对理想的加强缝合技术没有相关共识，但证据表明某些切缘加强技术可降低切缘出血发生率，但是没有哪一种加强缝合技术一定可消除该并发症的风险[21]。

虽然 SG 术后腔内出血大多为自限性，非手术治疗可获得理想的效果，但严重腔内出血可能需要紧急返回手术室进行内镜或手术止血。术中使用内镜评估切缘可避免这种情况，并可采取相应措施止血，包括使用内镜夹子，同时注射（或不注

射）去甲肾上腺素。虽然在某些情况下热凝固技术可能有用，但通常建议避免在新的吻合线上使用该方法[22]。其他止血方法包括在内镜引导下，对已确定的腔内出血部位进行腹腔镜缝合。

SG 术中出血率的报道并不多见，因此术中出血率并不确定。在一项近 1 400 例行 SG 患者的大型回顾性研究中，Abd Ellatif 等[23]发现需要缝合或内镜放置夹子的术中出血发生率为 2.5%，这表明该并发症的发生率是不可忽视的。内镜可同时诊断和治疗袖状胃腔内出血，这进一步增加 SG 术中常规内镜检查的价值。

9.3.3　胃漏的评估

SG 术后切缘漏可能是最严重的并发症。虽然大多数漏在术后几天才发生，但吻合器设备故障或胃切割过程中技术欠佳可能会危及切缘导致漏的发生。有几种方法可检查切缘完整性，包括经口胃管（OG）或术中内镜注射空气或染色剂。

胃漏行内镜检查时，常向腹内注入生理盐水浸没管状胃，然后在远端胃幽门水平用腹腔镜器械进行阻断，内镜下向胃内注入二氧化碳，腹腔镜下可观察到从胃内冒出气泡，这可能是切缘漏的征兆。

目前缺乏高质量的研究探讨 SG 术中内镜检测胃漏与其他胃漏检测方法相比的有效性。然而 RYGB 中内镜使用的经验表明，内镜比传统的胃漏检测方法更具优势，从中可以找到相应的证据支持。Alaedeen 等[24]在比较 RYGB 术中内镜检查胃漏和口胃管注入空气检查胃漏的研究中发现，使用内镜可降低术后胃漏发生率，这表明内镜检查有更好的效果。

术中是否常规使用胃漏检测方法仍然存在争议。Sethi 等对 1 550 例 SG 患者的回顾性研究中发现，术中胃漏检测和术后胃漏之间没有相关性。在他们的病例中，超过 1 300 例患者通过内镜或口胃管进行术中测试，没有出现"阳性"渗漏测试。美国代谢减重外科学会（American Society for Metabolic and Bariatric Surgery，ASMBS）在 2015 年的立场声明中尽管未明确支持或反对术中渗漏测试，但也得出一定结论，即术中测试并不能降低 SG 术后胃漏发生率[25]。相比之下，Wahby 等[26]对 712 例患者进行研究，SG 术中行亚甲蓝测试，发现 28 例出现阳性渗漏均可通过缝合来修复。

术中内镜检查对识别或预防术后胃漏的有效性研究数据不一致，其可能与 SG 术后胃漏的多种病因有关，这些因素包括吻合器故障、血肿、组织缺血、远端梗阻，以及与胃袖解剖有关的相对较高的腔内压力，然而并非所有的这些情况都可通过术中胃漏测试来判断[27,28]。然而在某些情况下，切缘漏很明显，并可通过术中胃漏测试进行识别，以便早期诊断和修复[26]。出于这种原因，可鼓励术中内镜对切缘进行评估，当计划行术中内镜检查时，应常规行内镜胃漏测试。

9.4　围手术期／术后内镜检查

内镜除了在术前和术中应用外，其在 SG 术后也有着至关重要的作用。虽然对于患者 SG 术后行内镜检查的详细讨论超出了本章的范围，但对内镜检查在围手术期的简要讨论也是有必要的。

SG 术后早期并发症包括出血、胃漏和继发扭转或狭窄的功能性梗阻。这些潜在并发症可通过计算机断层扫描（CT）、上消化道造影和内镜确诊，这些检查具有不同程度的敏感性和特异性[29]。与影像学检查相比，上消化道内镜检查具有特定的价值，因为它既能起到诊断作用又能发挥治疗作用。

术后早期消化道出血表现为呕血，可为鲜红色血液或"咖啡色样"呕吐物，黑便，血红蛋白/血细胞比容下降以及患者生命体征的迅速变化。该并发症通常出现较早，发生在术后最初几天内。紧急处理的基本原则与其他病因导致的急性消化道出血相似，包括容量复苏和可能需要的血液制品复苏，处理的紧迫性取决于出血量和持续时间以及患者的临床状态[30]。对于有严重或持续出血的患者，应降低行上消化道内镜检查的门槛。理想情况是在手术室经口气管插管全麻下行内镜检查，这样可在必要时配合腹腔镜探查以确定其他出血原因。如果确定了管腔内出血部位，对于切缘出血的内镜下治疗主要是内镜下放置夹子和注射疗法，同时也可考虑其他方法：如热疗，可用于与切缘无关的出血病灶[22]。

切缘漏是 SG 术后罕见但非常严重的并发症，其发生率约为 1%[31]。术后出现心动过速、腹痛或胸痛加重、恶心呕吐或发热时应怀疑出现切缘漏。如不进行早期干预，这些漏可形成瘘管、脓肿、脓毒血症甚至死亡，因此该并发症的早期诊断和早期处理是至关重要的。除了手术和经皮穿刺治疗外，内镜检查在治疗这一并发症中也有着重要作用。在确定最适合治疗方法时,患者的临床状态是最重要的,当患者生命体征不稳定时通常需要更积极的手术干预。然而,在有丰富资源的医疗机构,临床状态稳定的患者可采用内镜处理切缘漏,其并发症比开腹或腹腔镜手术低。一种逐渐兴起的方法是使用自主膨胀性金属支架(SEMS)来封闭引起漏的缺损。据报道,SEMS 置入后完全闭合率为 65%~95%,其中位治疗时间为 3~10 周[32]。作为支架置入替代方法,尽管关于这些技术有效性的证据有限,但较小的胃漏可通过其他方法进行闭合,如使用钛夹、腹腔内脓肿引流或使用内镜缝合平台[33]。

SG 术后梗阻最常见原因是管状胃腔狭窄,并不是在术后立即出现。然而正如前面所讨论的技术相关并发症,如螺旋形扭转,可能会导致管状胃功能性梗阻。症状包括持续性恶心、呕吐和不能经口进食。几位作者报道了通过在管状胃扭曲部分放置内镜支架来解决梗阻[17,34]。在这几个报道的因螺旋扭曲导致术后早期梗阻的治疗案例中,报道显示这些患者即使在取出支架后也没有症状。关于支架治疗的证据有限,还需要进一步研究,但这种内镜技术可避免有这种并发症的患者再次手术治疗。此外,通过气囊扩张狭窄在直径为 30mm 和 35mm 时是有效的,尽管伴随螺旋扭曲可能会降低疗效[35,36]。

9.5　总结

上消化道内镜在 SG 患者中的应用具有诊断和治疗两方面的应用价值。对于这些适应证,作者建议在术前和术中常规使用内镜。此外,多种早期并发症可通过内镜技术有效处理,同时可避免手术干预。缺乏内镜设备或行内镜检查的合格人员并不一定会阻止减重外科医生提供这一重要的减重方法;但已证实使用内镜治疗和预防早期和晚期并发症的益处使内镜检查成为有效实施 SG 的重要辅助手段。

（姜　涛　译）

参考文献

1. Sullivan S, Kumar N, Edmundowicz SA, Abu Dayyeh BK, Jonnalagadda SS, Larsen M, et al. ASGE position statement on endoscopic bariatric therapies in clinical practice. Gastrointest Endosc. 2015;82(5):767–72.
2. Cai JX, Schweitzer MA, Kumbhari V. Endoscopic Management of Bariatric Surgery Complications. Surg Laparosc Endosc Percutan Tech. 2016;26(2):93–101.
3. Campos JM, Mello FS, Ferraz AA, Brito JN, Nassif PA, Galvao-Neto Mdos P. Endoscopic dilation of gastrojejunal anastomosis after gastric bypass. Arq Bras Cir Dig. 2012;25(4):283–9.
4. de Moura EG, Orso IR, Aurelio EF, de Moura ET, de Moura DT, Santo MA. Factors associated with complications or failure of endoscopic balloon dilation of anastomotic stricture secondary to Roux-en-Y gastric bypass surgery. Surg Obes Relat Dis. 2016;12(3):582–6.
5. Escalona A, Devaud N, Boza C, Perez G, Fernandez J, Ibanez L, et al. Gastrojejunal anastomotic stricture after Roux-en-Y gastric bypass: ambulatory management with the Savary-Gilliard dilator. Surg Endosc. 2007;21(5):765–8.
6. Sapala JA, Wood MH, Sapala MA, Flake TM, Jr. Marginal ulcer after gastric bypass: a prospective 3-year study of 173 patients. Obes Surg. 1998;8(5):505–16.
7. Huang CS, Forse RA, Jacobson BC, Farraye FA. Endoscopic findings and their clinical correlations in patients with symptoms after gastric bypass surgery. Gastrointest Endosc. 2003;58(6):859–66.
8. Garrido Jr. AB, Rossi M, Lima Jr. SE, Brenner AS, Gomes Jr CAR. Early marginal ulcer following Roux-en-Y gastric bypass under proton pump inhibitor treatment: prospective multi-centric study. Arquivos de Gastroenterologia. 2010;47:130–4.
9. Huang CS, Farraye FA. Endoscopy in the bariatric surgical patient. Gastroenterol Clin North Am. 2005;34(1):151–66.

10. Fobi M, Lee H, Igwe D, Felahy B, James E, Stanczyk M, et al. Band erosion: incidence, etiology, management and outcome after banded vertical gastric bypass. Obes Surg. 2001;11(6):699–707.

11. Campos JM, Evangelista LF, Ferraz AA, Galvao Neto MP, De Moura EG, Sakai P, et al. Treatment of ring slippage after gastric bypass: long-term results after endoscopic dilation with an achalasia balloon (with videos). Gastrointest Endosc. 2010;72(1):44–9.

12. Espinel J, Pinedo E. Stenosis in gastric bypass: Endoscopic management. World J Gastrointest Endosc. 2012;4(7):290–5.

13. Marins Campos J, Moon RC, Magalhaes Neto GE, Teixeira AF, Jawad MA, Bezerra Silva L, et al. Endoscopic treatment of food intolerance after a banded gastric bypass: inducing band erosion for removal using a plastic stent. Endoscopy. 2016;48(6):516–20.

14. Blero D, Eisendrath P, Vandermeeren A, Closset J, Mehdi A, Le Moine O, et al. Endoscopic removal of dysfunctioning bands or rings after restrictive bariatric procedures. Gastrointest Endosc. 2010;71(3):468–74.

15. Wilson TD, Miller N, Brown N, Snyder BE, Wilson EB. Stent induced gastric wall erosion and endoscopic retrieval of nonadjustable gastric band: a new technique. Surg Endosc. 2013;27(5):1617–21.

16. Ferraz A, Campos J, Dib V, Silva LB, de Paula PS, Gordejuela A, et al. Food intolerance after banded gastric bypass without stenosis: aggressive endoscopic dilation avoids reoperation. Obes Surg. 2013;23(7):959–64.

17. Shnell M, Fishman S, Eldar S, Goitein D, Santo E. Balloon dilatation for symptomatic gastric sleeve stricture. Gastrointest Endosc. 2014;79(3):521–4.

18. Zundel N, Hernandez JD, Galvao Neto M, Campos J. Strictures after laparoscopic sleeve gastrectomy. Surg Laparosc Endosc Percutan Tech. 2010;20(3):154–8.

19. Rosenthal RJ, Diaz AA, Arvidsson D, Baker RS, Basso N, Bellanger D, et al. International Sleeve Gastrectomy Expert Panel Consensus Statement: best practice guidelines based on experience of >12,000 cases. Surg Obes Relat Dis. 2012;8(1):8–19.

20. Vix M, Diana M, Marx L, Callari C, Wu HS, Perretta S, et al. Management of staple line leaks after sleeve gastrectomy in a consecutive series of 378 patients. Surg Laparosc Endosc Percutan Tech. 2015;25(1):89–93.

21. Bhayani NH, Swanstrom LL. Endoscopic therapies for leaks and fistulas after bariatric surgery. Surg Innov. 2014;21(1):90–7.

22. Baretta G, Campos J, Correia S, Alhinho H, Marchesini JB, Lima JH, et al. Bariatric postoperative fistula: a life-saving endoscopic procedure. Surg Endosc. 2015;29(7):1714–20.

23. Abd Ellatif ME, Abdallah E, Askar W, et al. Long term predictors of success after laparoscopic sleeve gastrectomy. Int J Surg, 2014;12(5):504-508.

24. Alaedeen D, Madan AK, Ro CY, et al. Introperative endoscopy and leaks after laparoscopic Roux-en-Ygastric bypass. Am Surg, 2009 June; 75(6):485-488, discussion 488.

25. Puli SR, Spofford IS, Thompson CC. Use of self-expandable stents in the treatment of bariatric surgery leaks: a systematic review and meta-analysis. Gastrointest Endosc. 2012;75(2):287–93.

26. Wahby M, Salama AF, Elezaby AE, et al. Is routine postoperative gastrografin study needed after laparoscopic steeve gastrectomy? Experience of 712 cases. Obes Surg, 2013 Nov; 23(11):1711-1717.

27. Shehab HM, Hakky SM, Gawdat KA. An Endoscopic Strategy Combining Mega Stents and Over-The-Scope Clips for the Management of Post-Bariatric Surgery Leaks and Fistulas (with video). Obes Surg. 2015.

28. Fischer A, Bausch D, Richter-Schrag HJ. Use of a specially designed partially covered self-expandable metal stent (PSEMS) with a 40-mm diameter for the treatment of upper gastroin-

testinal suture or staple line leaks in 11 cases. Surg Endosc. 2013;27(2):642–7.

29. Nedelcu M, Manos T, Cotirlet A, Noel P, Gagner M. Outcome of leaks after sleeve gastrectomy based on a new algorithm adressing leak size and gastric stenosis. Obes Surg. 2015;25(3):559–63.

30. van Wezenbeek MR, de Milliano MM, Nienhuijs SW, Friederich P, Gilissen LP. A Specifically Designed Stent for Anastomotic Leaks after Bariatric Surgery: Experiences in a Tertiary Referral Hospital. Obes Surg. 2015.

31. Fishman MB, Sedov VM, Lantsberg L. [Laparoscopic adjustable gastric banding in treatment of patients with obesity]. Vestn Khir Im I I Grek. 2008;167(1):29–32.

32. Galloro G, Magno L, Musella M, Manta R, Zullo A, Forestieri P. A novel dedicated endoscopic stent for staple-line leaks after laparoscopic sleeve gastrectomy: a case series. Surg Obes Relat Dis. 2014;10(4):607–11.

33. Bezerra Silva L, Galvao Neto M, Marchesini JC, E SNG, Campos J. Sleeve gastrectomy leak: endoscopic management through a customized long bariatric stent. Gastrointest Endosc. 2017;85(4):865–6.

34. Pequignot A, Fuks D, Verhaeghe P, Dhahri A, Brehant O, Bartoli E, et al. Is there a place for pigtail drains in the management of gastric leaks after laparoscopic sleeve gastrectomy? Obesity surgery. 2012;22(5):712–20.

35. Lutfi, R., Palermo, M., Cadière, G.B. (Eds.) Global Bariatric Surgery. The Art of Weight Loss Across the Borders. Springer. 2018.

36. Palermo M., Gimenez M., Gagner M. Laparoscopic Gastrointestinal Surgery. AMOLCA Barranquilla, Colombia. 2015.

第 10 章
缝钉, 钉仓和能量平台

Mojdeh S. Kappus and Daniel B. Jones

10.1 能量平台

用于机器人和腹腔镜手术的电外科设备的适应性已经突破了外科医生使用微创技术的界限和复杂性[1]。能量装置可以用来结扎血管,电灼出血表面,分离和解剖组织。在进行完美的袖状胃切除术(sleeve gastrectomy, SG)时,电外科设备对于分离胃网膜和胃短血管、解剖膈肌裂孔以及确保整个手术过程中的止血至关重要。腹腔镜袖状胃切除术(laparoscopic sleeve gastrectomy, LSG)最常用的电外科设备是双极设备和超声刀;然而,在某些情况下,也可以使用包括氩束在内的单极设备。

10.1.1 双极设备

基本的电外科电路由一个电外科单元、连接线、两个电极和患者组成。当使用单极装置时,一个被称为无效电极的电极被放置在患者身上。这种电极通常也被错误地称为"接地垫"。另一个电极被称为有效电极,它本身就是单极设备。该电极可以采取钩、刮刀或"Bovie"笔(高频电刀)的形式。每个电极通过单独的导线连接到电外科单元。

当单极仪器被激活时,电流从电外科单元传递到单极仪器,通过患者,到达无效电极,然后返回到电外科单元,从而形成一个完整的电路(图10-1)。相反,双极装置在器械内部包含两个有效电极,通常位于双极钳的任何一个钳口。仅有一根导线将双极装置连接到电外科单元。电流只通过双极钳子夹持住的组织,从而形成一个完整的电路[2]。这就为能量输送提供了更有针对性的方法,利用较低的电压,减少无意伤害或电流扩散到邻近组织。

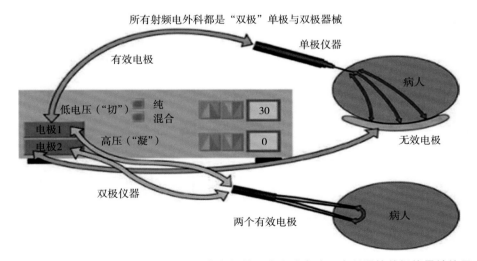

图 10-1　所有的射频电手术本质上是双极的,因为两个电极被用来完成电路。当所谓的单极能量被使用时,手持式电手术装置被认为是有效电极,而经常被错误地称为"接地垫"的东西被认为是无效电极。当使用双极能量时,手持式电手术装置包含两个电流流过的有效电极(改编自 Munro[2]的图)

双极装置主要用于组织和血管的接合。目标组织或血管首先被双极钳的钳口压迫，从而阻碍血液流动。然后激活双极器件，允许射频电流通过电极和组织，并将其转换为细胞内热（大约60℃），并允许根据组织温度凝血、焦化或汽化[3]。双极装置可用于封闭直径达 7mm 的血管。大多数商用双极器件都包含反馈机制，可以监测组织阻抗和温度，自动调整射频能量的输送。此外，许多双极设备还包含一个滑动刀片，可以在组织焦化后被激活来切割组织。

有多种商业两极装置可供选择，它们的钳口大小各不相同。当使用双极装置进行 SG 时，如果过多的组织被带入装置的颌部，将阻碍正常的密封形成，导致随后的出血。同样重要的是要注意，可能会有高达 7mm 的横向热扩散，这可能会对邻近结构造成无意中的伤害。这在沿着胃的边缘分割胃网膜和胃短血管以及解剖食管裂孔时尤为重要。虽然缝合后大部分胃底将被移除，从而移除任何无意中损坏的胃组织，但重要的是要保持与远端胃和横膈裂孔至少 7mm 的距离，因为侧向热扩散造成的损伤可能会导致胃漏。

除了在离重要结构适当的距离处将适量的组织夹入双极装置的钳口外，避免夹入其他材料（如金属夹子或订书钉）也很重要，因为这些材料可能

会导致不可预测的电流转移，从而可能导致伤害。患有可能会改变血管大小和一致性并发症的患者可能会改变双极装置的疗效。此外，必须清理器械钳口中的积炭，以免增加阻抗，这可能会干扰适当的组织或血管密封。如果在使用双极装置的过程中，组织黏附在钳口上，则不应使用机械力将其分离，因为这可能会导致组织破坏或出血。取而代之的是，可以通过冲洗重新启动该装置来实现组织移位。

10.1.2　超声波能量设备

超声波能量设备通过激发包含在超声波装置手柄内的金属圆柱体之间的压电电极，将电流转换成机械能（图 10-2）。这些压电电极的振动产生超高频（23~55kHz）振荡，通过超声波能量装置的固定涂层刀头传输。当组织被夹在超声能量装置的固定涂层刀头和组织垫片之间时，超高频振荡产生的机械摩擦会导致蛋白质键断裂。此外，摩擦力会导致细胞内温度升高。在 60℃下，蛋白质变性和键重组，允许血管黏合或凝固，类似于双极装置（图 10-3）。当温度达到 100℃时，细胞内的水发生蒸发，导致细胞破裂，如图所示的超声波能量装置的"切割"效应[4]。外科医生还可以通过调整刀片偏移来控制每单位时间传输的机械能量。

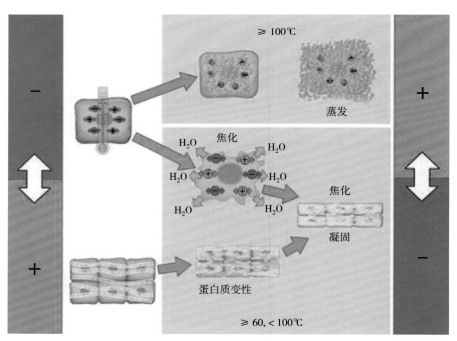

图 10-2　超声剪刀包含压电陶瓷片，它将电能转换为机械运动。当组织被压在超声能量装置固定的主动叶片与铰接的被动叶片之间时，超高超声频率振荡产生的机械摩擦导致蛋白质键断裂。此外，摩擦力导致细胞内温度升高（改编自 Bittner et al.[4] 的图，使用经 Springer Nature 授权）

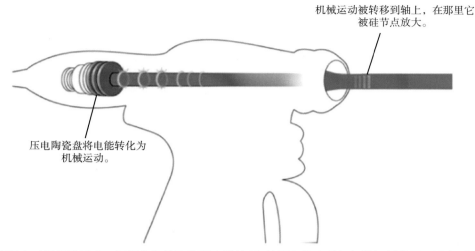

机械运动被转移到轴上，在那里它被硅节点放大。

压电陶瓷盘将电能转化为机械运动。

图 10-3　升高温度对组织的影响。组织焦化是细胞脱水的结果，从而允许实现组织的切割效果。蛋白质变性是通过水热交联键的断裂发生的，并以一种随机的方式重组这些交联键，包括连接两个对立组织表面之间的间隙。如果这些组织在蛋白质含量上有些相似，结果就会形成牢固的密封，也就是所谓的血管接合（改编自 Munro[2] 的图）

一般来说，商业上使用最小和最大的叶片偏移。最小设置允许在较长时间内输送较少的能量，从而允许对直径为 5mm 的血管进行凝固。最大的设置可以在更短的时间内输送更大的能量，从而实现切割。除了调整刀片的偏移，外科医生还可能通过调整组织张力来影响组织的切割和凝固。增加对涂层刀头的张力可以更快地切割，但会减少血管凝固，从而导致出血。

与双极设备相比，超声波切割机的涂层刀头温度最高可达 105℃，热扩散为 3mm。根据目标组织的不同，活动刀片可以将这些高温保持 20~45s；因此，必须非常小心，在活动刀片完全冷却之前，不要无意中允许活动刀片与相邻组织接触。活动刀片应始终保持在视野范围内，以防止意外伤害[5]。

10.1.3　双极与超声

已经进行了多项研究，比较了各种商业上可用的双极和超声设备。对血管密封和切割时间、破裂压力、侧向热扩散、颗粒 / 烟雾产生和密封组织学等因素进行了比较，但对于哪一种设备在安全性和有效性方面更优越并没有明确的共识[3,6]。

在某些情况下，为了避免电磁干扰，超声波设备可能比双极 / 单极设备更可取，因为超声波设备利用机械能量而不是电能（表 10-1）。电磁能可能造成损害或不适当地触发 / 抑制可植入设备，如心脏起搏器、植入式除颤器、神经刺激器和耳蜗植入器。双极能量通常被认为比单极能量更安全，因为当正确使用时，电流只能通过仪器钳口内的少量组织。

表 10-1　电刀与超声刀的区别

分类	电刀	超声刀
接地极	是	否
产生烟雾	是	否
心电图、起搏器的干扰	是	否
电流通过患者	是	否
产热	恒定	根据时间
热扩散	中等	最小
花费	低 / 中等	中等 / 高
并发症	电流强度 直接耦合 电容耦合 组织粘连	热损伤

根据 Bittner 等[4] 修改，拥有来自 Springer Nature 的许可。

然而，如果在靠近可植入设备的地方使用双极仪器，仍然可能造成损害或伤害。如果必须使用单极能，应在低压设置（"切割"模式）下尽可能远离可植入设备，以避免伤害。在与组织直接接触之前，不能激活正在使用的电手术装置。

当植入心脏除颤器（ICD）或起搏器到位时，咨询心脏病专家或心脏电生理学家，以确定适当的使用术中处理设备可能是明智的。心脏起搏器通常会转换为非同步模式,ICD 的抗快速心律失常功能可能会被暂停,通常是通过在设备上放置磁铁。在有室性心动过速倾向的患者应避免转换为非同步模式。在这种情况下,应随时准备外部除颤器和起搏设备。电磁能量也可能干扰心电图监测;因此,必须考虑使用其他方法来监测血流灌注情况[7]。

10.1.4　单极能量

单极能量装置可用于 SG,用于食管裂孔疝的裂孔剥离,或在改用袖状胃切除术之前切除胃束带。单极能量也可用于创口止血。手术室中使用的单极能量装置包括创建一个电路系统,电流可以通过该电路系统来产生所需的效果。通常,交流电从墙上的插座(60Hz)进入电外科设备,在那里转换为射频输出(300~500kHz)。然后,外科医生可以通过改变电外科单元上的设置来创建不同的波形。通常,外科医生可以在连续的低压波形(通常称为"切")和间歇性的、衰减的高压波形(通常称为"凝")之间进行选择。也可以使用被称为"混合"的选项,该选项通常提供间歇版本的"切割"波形;然而,这可能因设备和制造商而异。

通过电手术装置后,电流通过连接的电线传到被称为有效电极的手持设备上。手持设备可能包括"Bovie"笔,腹腔镜钩,或电凝铲。手持设备可以包含用按钮来控制所发射的波形,或者可以用脚踏板来控制。然后电流通过与设备接触的组织,通过患者的身体,然后到达通常被错误地称为"接地垫"的无效电极。接下来,电流从无效电极通过连接线进入电手术单元以完成电路(图 10-1)。虽然相同的电流通过整个电路,但有效电极处的电流强度要比无效电极处的电流强度大得多。这是由于每个电极的表面积不同。因此,在有效电极上,电流对组织产生了预期的效果,但在分散电极上,电流通过更大的表面积耗散,却看不到同样的效果[8]。

电外科能量可能引起各种组织效应,这些效应取决于多种因素,包括电压、波形、组织阻抗、电流强度、与目标组织的距离和时间。根据这些因素,细胞或组织可能被汽化、焦化、凝固或电灼。气化在 100℃的温度下发生。当低电压连续能量被快速使用,以最小的组织接触,在高电流强度下,这汽化的结果似乎是一个"切割"的组织。

由于蛋白质变性和细胞脱水,在 60~90℃温度下发生焦化和凝固。最好的凝血方法是压迫或贴靠血管壁,并使用低压连续波形来完成。在超过 100℃的温度下发生电灼,这导致有机分子分解为碳(图 10-3)。这最好通过使用电极不直接接触组织的电弧技术的高压调制波形来实现。

10.1.5　氩气

虽然很少用于 SG,但氩束电灼术是处理肝脏或脾脏潜在损伤的重要工具。稳定的氩气颗粒导电性非常好,可以快速、均匀地将电流施加到不超过 2~5mm 深的底层组织区域,这比其他单极仪器更浅[9]。喷出的气流还会将血液推离目标,使其非常适合于当遇到大面积不规则组织时迅速阻止毛细血管渗出。必须注意,密切监测腹内压,因为伴随使用而涌入的气体可能会增加栓塞和腹腔间隔室综合征的风险。在使用过程中保持腹腔镜端口开放是一项公认的预防措施[10]。电极到组织的距离也必须仔细校准,以提供有效的电灼烧,而不会无意中将气体推入开放的血管,引发栓塞。几个案例研究指出,在患者因气体栓塞呼吸困难之前,电极与出血组织直接接触[11]。这些报告还指出,伴随出血性低血容量的低血压可能掩盖了气体栓子的早期迹象。

10.1.6　电外科的安全性

电外科手术设备使外科手术的广度有了很大的进步,现在可以使用微创技术进行手术;然而,如果使用不当,这些设备也会对患者、外科医生和手术室工作人员造成灾难性的伤害[12]。例如,必须注意确保电手术设备,特别是单极仪器,不会在无意中被激活,或在与目标组织以外的其他传导材料或组织接触时被激活,因为这可能导致直接或电容耦合。因此,进行单孔腹腔镜手术的外科医生必须特别小心,注意避免激活的电手术设备与其他设备的近距离接触。此外,在手术室火灾和爆炸中,电手术设备可能作为点火源。因此,对所有手术室人员进行适当的电子外科设备的使用和原理培训是至关重要的[13]。为此,美国胃肠和内镜外科医师协会提供了一个基于网络的教学课程,名为"外科能量的基本使用(FUSE)",本章的大部分信息都来源于此。在使用电外科能量设备之前,应该对(FUSE)的说教材料进行全面的回顾[14,15]。

10.2　缝钉和钉仓

也许 SG 最可怕的并发症是胃漏。有多种因素可能导致切缘，包括胃导引管、钉高度、合适的吻合器使用、使用支撑或纤维蛋白胶的使用、体质量指数（BMI）以及患者的并发症等[16]。切缘漏可能主要继发于组织缺血和吻合不良，因此，教育正确地使用吻合器在实施完美的 SG 中至关重要。市面上有各种各样的吻合器和钉仓，因此，复习每种产品的使用说明很重要。然而，一般基本原则适用于正确使用外科吻合器。

10.2.1　钉高

缝钉钉仓有不同的缝钉高度，专为不同的组织厚度而设计。为了便于进一步讨论 SG 中合适的吻合器使用，常用的颜色示意图和成形高度如下：灰色（0.75mm）、白色（1.0mm）、蓝色（1.5mm）、金色（1.8mm）、绿色（2.0mm）、黑色（2.3mm）、灰色不等高钉（0.75mm、0.75mm、0.75mm）、棕褐色不等高钉（0.75mm、1.0mm、1.25mm）、紫色不等高钉（1.25mm、1.5mm、1.75mm）和黑色不等高钉（1.75mm、2.0mm、2.25mm）[17]。钉仓颜色和钉高度参考 Covidien（Norwalk，CT）和 ethicon EndoSurery（Blueash，CN）产品（表 10-2 和表 10-3）。

表 10-2　公布了封闭式缝钉的高度，并假定了适当的范围。钉仓颜色和缝钉高度参考 ethicon EndoSurery（Blueash，CN）产品

颜色	最小闭合高度范围 /mm	公布的成形高度 /mm	最大闭合高度范围 /mm
灰	0.5	0.75	0.875
白	0.875	1.0	1.25
蓝	1.25	1.5	1.65
金	1.65	1.8	1.9
绿	1.9	2.0	2.15
黑	2.15	2.3	2.5

改编自 Huang and Gagner[17]。https://doi.org/10.1007/s11695-015-1705-8。经 Springer Nature 的许可。

在选择合适的订书钉高度时，必须仔细考虑组织的厚度。如果组织太薄，缝钉就会松动，可能导致胃漏或出血。如果组织太厚，吻合器的过度压榨可能导致组织缺血，也可能导致渗漏或出血。

表 10-3　公布了封闭式缝钉的高度，并假定了适当的范围。钉仓颜色和缝钉高度参考的是 Covidien（Norwalk，CT）产品

颜色	最小闭合高度范围 /mm	公布的成形高度 /mm	最大闭合高度范围 /mm
灰	0.5	0.75，0.75，0.75	1.0
棕褐色	0.5	0.75，1.0，1.25	1.5
紫	1.0	1.25，1.5，1.75	2.0
黑	1.5	1.75，2.0，2.25	2.5

改编自 Huang and Gagner[17]。https://doi.org/10.1007/s11695-015-1705-8。经 Springer Nature 的许可。

Baker 等[18]认为，当腔内压力大于组织和缝钉的强度时，就会发生胃漏。因此，同样重要的是要避免狭窄的区域，如 His 和胃食管交界处，在那里腔内压力增加可能会增加胃漏形成的风险。

2011 年 3 月，一个国际专家小组召开了一次会议，就 SG 的最佳实践指南达成共识。聚集了代表 11 个国家的 24 个中心，他们共同经历了超过 12 000 例 SG。关于缝钉，81% 的人同意在 SG 的任何部位使用闭合高度小于蓝色钉仓（1.5mm）的吻合器是不合适的，79% 的人同意在使用支撑材料时，外科医生永远不应该使用闭合高度低于绿色钉仓的吻合器（2.0mm），87% 的人同意在切除胃窦时，外科医生永远不应该使用闭合高度低于绿色钉仓的吻合器（2.0mm），并且 100% 同意缝合线加固可以减少缝合线切缘的出血[19]。

已经进行了多项研究，以确定 SG 中吻合胃窦、胃体和胃底的合适缝钉高度。2015 年 Huang 等[17]发现，胃的不同区域和不同患者之间的胃厚度变化范围很大，需要使用"厚度校准装置"来正确选择缝钉高度。在一项由 Boeker 等人进行的研究中，141 例患者在幽门近端 4~6cm 处使用 Ethicon 钉仓进行 LSG。首先，根据外科医生的判断，使用两组绿色 4.1mm 的钉仓，然后分别使用金色 3.8mm 和蓝色 3.5mm 的填装。取下的胃底用甲醛固定，送病理检查胃厚度。他们发现近端套筒的壁厚为 1 439~6 345μm，中位数为 3 242μm。男性胃厚度中位数为 3 590μm，女性胃厚度中位数为 3 198μm。3 例术后发生胃漏的患者均为女性，与中位数 3 198μm 相比中位数壁厚为 2 810μm。在接受金色和蓝色钉仓的患者中，漏的发生率没有区别[20]。因此，在这种情况下，不是胃太厚导致切缘漏，而是胃对于所使用的钉来说太薄导致

切缘漏。

10.2.2   支撑

除了选择合适的钉线高度外,还必须决定是否对切缘加固[21]。一些研究显示了用支撑材料加固缝合线的好处,包括减少出血和减少术中时间[22]。其他研究发现,在 SG 患者中,使用或不使用支撑材料漏的概率没有区别。

通过对离体猪和尸体的胃袋进行漏的测试,Baker 等[18]研究发现,用聚四氟乙烯增强的缝钉线能够显著承受更大的腔内压力而不会渗漏,全层缝合切缘削弱了吻合线,三排和两排缝钉的渗漏阈值没有差别。Shah 等[23]对 100 例接受 SG 的患者进行了随机研究,其中包括使用 Peri-strips Dry® 和 Veritas® 加强切缘或不加强切缘的患者。对于 BMI>32.5kg/m² 有一种并发症或 BMI>37.5kg/m² 的患者使用 34 或 36 号胃导引管。两组均未发现切缘漏;然而,缝钉线加固组的出血较少,手术时间明显缩短。Debs 等[24]研究发现,在连续的 434 例接受 LSG 的患者中,全部使用带有 Gore®Seamgaurd® 强化的黑色钉仓,缝钉漏率为 0。

在对 204 例采用 Gore®seamgaard®LSG 患者的回顾性分析中,有 2 例(0.9%)发生了大出血需要返回手术室,0 例出现漏[25]。2014 年,Gagner 和 Buchwald 进行了系统的回顾,比较了各种缝钉线加固方法,包括锁边缝合、不可吸收 bovie 包缝合、可吸收聚合物膜。他们分析了 88 篇论文,在 8 920 例患者中发现了 191 个漏病例,总的漏发生率为 2.1%。其中,他们发现牛心包膜支撑的患者发生率最高(3.3%),其次是没有加固(2.6%),然后是锁边缝合(2.04%)。使用可吸收膜支撑的患者泄漏率最低(1.09%)[26]。

在使用支撑材料时,也许最重要的一点是,在选择钉子高度时必须考虑所用材料的厚度,以避免形成不完整的钉子。例如,牛心包膜(Peri-Strates Dry®)增加 0.8mm 的厚度(当用于两个吻合器尖头时),可吸收合成聚乙交酯(Gore®Seamguard®)增加 0.5mm 的厚度(当用于两个缝合器尖头时)[27]。如果支撑加强缝钉线重叠,那么考虑额外厚度就变得更加复杂。正如 Peri-strips Dry®with Veritas®(Baxter)所述:"最终的组织压缩,包括 PSDV 加固,必须满足吻合器制造商指定的范围;如果缝钉重叠,这一点尤为重要。PSDV 加固使钉合区域的总厚度增加 0.4~12mm"[28]。

10.2.3   电动和手动吻合器

虽然电动与手动吻合器的使用在很大程度上受到成本和外科医生偏好的影响,但一些人认为电动吻合器提供了一种创伤更小、更一致的胃吻合器;然而,这对患者预后的影响尚未得到很好的研究。目前,还没有明确的证据表明电动吻合器能够取得更好的效果。Kimura 等[29]研究发现,与手动吻合器相比,电动吻合器在猪小肠上激发时,钉子畸形较少,或未能作出正确激发的完整的"B"形缝钉。然而,这一发现对出血或瘘发生率的影响尚不清楚。

10.3   结论

如果没有腹腔镜电外科和吻合器的出现,就不可能完成诸如 SG 等复杂手术。正确了解这些设备的安全使用,对于为患者提供最好的治疗效果至关重要。随着医疗器械行业不断改变和完善这些腹腔镜手术常用工具,外科医生必须不断评估这些工具的安全性和有效性[30]。即使外科科学家们密切研究这些工具,并将其与我们当前的标准进行比较,也很难跟上外科创新的快速步伐[31]。因此,外科医生必须牢记实施完美的 SG 的基本指导原则。最终,缝钉必须成形良好,适配良好,同时要注意被缝钉的组织质量。必须仔细了解电外科器械所产生的强大的力量、电流的流动和高度的热量,决不能低估。

（贾犇犂   汪   泳   译）

参考文献

1. Madani A, Jones DB, Fuchshuber P, Robinson TN, Feldman LS. Fundamental use of surgical energy™ (FUSE): a curriculum on surgical energy-based devices. Surg Endosc. 2014;28:2509–12. https://doi.org/10.1007/s00464-014-3623-6.
2. Munro MG. Fundamentals of Electrosurgery part I: principles of radiofrequency energy for

surgery. In: The SAGES manual on the fundamental use of surgical energy (FUSE). New York: Springer; 2012. p. 15–59.

3. Park CW, Portenier DD. Bipolar electrosurgical devices. In: The SAGES manual on the fundamental use of surgical energy (FUSE). New York: Springer; 2012. p. 93–106.

4. Bittner JG, Varela JE, Herron D. Ultrasonic energy systems. In: The SAGES manual on the fundamental use of surgical energy (FUSE). New York: Springer; 2012. p. 123–32.

5. Sankaranarayanan G, Resapu RR, Jones DB, Schwaitzberg S, De S. Common uses and cited complications of energy in surgery. Surg Endosc. 2013;27:3056–72. https://doi.org/10.1007/s00464-013-2823-9.

6. Tsamis D, Natoudi M, Aggeliki A, Flessas I, Papailiou I, Bramis K, et al. Using Ligasure™ or harmonic ace® in laparoscopic sleeve Gastrectomies? A prospective randomized study. Obes Surg. 2015;25:1454–7. https://doi.org/10.1007/s11695-014-1551-0.

7. Jones SB, Rozner MA. Integration of energy systems with other medical devices. In: The SAGES manual on the fundamental use of surgical energy (FUSE). New York: Springer; 2012. p. 181–94.

8. Jones DB, Mikami DJ, Brunt ML, Robinson TN, Feldman LS, Jones SB. Safe energy use in the operating room. Curr Probl Surg. 2015;52:443–68. https://doi.org/10.1067/j.cpsurg.2015.09.001.

9. Gale P, Adeyimi B, Ferrer K, Al B, Scoccia B. Histologic characteristics of laparoscopic argon beam coagulation. J Am Assoc Gynecol Laparosc. 1998;5(1):19–22.

10. Voyles CR. The art and science of monopolar electrosurgery. In: The SAGES manual on the fundamental use of surgical energy (FUSE). New York: Springer; 2012. p. 81–91.

11. Cornejo A, Liao L, Kenneth W. Argon gas embolism with the use of argon beam coagulation during open hepatic resection. Inter J Surg. 2009;22(2):1–4.

12. Schwaitzberg SD, Jones DB. Don't get burned from lack of knowledge. Ann Surg. 2012;256:219–2. https://doi.org/10.1097/SLA.0b013e318260260c.

13. Jones SB, Munro MG, Feldman LS, Robinson TN, Brunt LM, Schwaitzberg SD, et al. Fundamental use of surgical energy (FUSE): an essential educational program for operating room safety. Perm J. 2017;21:34–45. https://doi.org/10.7812/TPP/16-050.

14. Fuchshuber PR, Robinson TN, Feldman LS, Brunt LM, Madani A, Jones SB, et al. Fundamental use of surgical energy (FUSE): closing a gap in medical education. Ann Surg. 2015;262:20–2. https://doi.org/10.1097/SLA.0000000000001256.

15. Feldman LS, Fuchshuber P, Jones DB, Mischna J, Schwaitzberg SD. FUSE (fundamental use of surgical energy™) task force. Surgeons don't know what they don't know about the safe use of energy in surgery. Surg Endosc. 2012;26:2735–9. https://doi.org/10.1007/s00464-012-2263-y.

16. Aurora AR, Khaitan L, Saber AA. Sleeve gastrectomy and the risk of leak: a systematic analysis of 4,888 patients. Surg Endosc. 2012;26:1509–15. https://doi.org/10.1007/s00464-011-2085-3.

17. Huang R, Gagner M. A thickness calibration device is needed to determine staple height and avoid leaks in laparoscopic sleeve gastrectomy. Obes Surg. 2015;25:2360–7. https://doi.org/10.1007/s11695-015-1705-8.

18. Baker RS, Foote J, Kemmeter P, Brady R, Vroegop T, Serveld M. The science of stapling and leaks. Obes Surg. 2004;14:1290–8. https://doi.org/10.1381/0960892042583888.

19. Rosenthal RJ. International sleeve gastrectomy expert panel, Diaz AA, Arvidsson D, Baker RS, basso N, et al. International sleeve gastrectomy expert panel consensus statement: best practice guidelines based on experience of >12,000 cases. Surg Obes Relat Dis. 2012;8:8–19. https://doi.org/10.1016/j.soard.2011.10.019.

20. Boeker C, Mall J, Reetz C, Yamac K, Wilkens L, Stroh C, et al. Laparoscopic sleeve gastrectomy: investigation of Fundus Wall thickness and staple height—an observational cohort

study. Obes Surg. 2017;27:3209–14. https://doi.org/10.1007/s11695-017-2755-x.

21. Lee MGM, Jones DB. Staple-line buttressing material in gastric bypass surgery. Expert Rev Med Devices. 2005;2:599–603. https://doi.org/10.1586/17434440.2.5.599.

22. Schneider BE, Jones DB. Editorial comment. Surg Obes Relat Dis. 2007;3:422. https://doi.org/10.1016/j.soard.2007.03.242.

23. Shah SS, Todkar JS, Shah PS. Buttressing the staple line: a randomized comparison between staple-line reinforcement versus no reinforcement during sleeve gastrectomy. Obes Surg. 2014;24:2014–20. https://doi.org/10.1007/s11695-014-1374-z.

24. Debs T, Petrucciani N, Kassir R, Sejor E, Karam S, Amor IB, et al. Complications after laparoscopic sleeve gastrectomy: can we approach a 0% rate using the largest staple height with reinforcement all along the staple line? Short-term results and technical considerations. Surg Obes Relat Dis. 2018;14:1804–10. https://doi.org/10.1016/j.soard.2018.08.028.

25. Saleh M, Cheruvu MS, Moorthy K, Ahmed AR. Laparoscopic sleeve gastrectomy using a synthetic bioabsorbable staple line reinforcement material: post-operative complications and 6 year outcomes. Ann Med Surg (Lond). 2016;10:83–7. https://doi.org/10.1016/j.amsu.2016.08.005.

26. Gagner M, Buchwald JN. Comparison of laparoscopic sleeve gastrectomy leak rates in four staple-line reinforcement options: a systemic review. Surg Obes Relat Dis. 2014;10:713–23. https://doi.org/10.1016/j.soard.2014.01.016.

27. Important Risk Information – Peri-Strips Dry. 2015. http://www.peristripsdry.com/us/important-risk-information.html. Accessed 7 Feb 2019.

28. Spencer AU, Manguson TH, Nguyen H, Steele KE, Lidor AO, Schweitzer MA. The evidence for staple line buttress material. In: Bariatric Times. 2009. http://bariatrictimes.com/the-evidence-for-staple-line-buttress-material/. Accessed 7 Feb 2019.

29. Kimura M, Terashita Y. Superior staple formation with powered stapling devices. Surg Obes Relat Dis. 2016;12:668–72. https://doi.org/10.1016/j.soard.2015.11.023.

30. Madani A, Watanabe Y, Townsend N, Pucher PH, Robinson TN, Egerszegi PE, et al. Structured simulation improves learning of the fundamental use of surgical energy™ curriculum: a multicenter randomized controlled trial. Surg Endosc. 2016;30:684–91. https://doi.org/10.1007/s00464-015-4260-4.

31. Madani A, Watanabe Y, Vassiliou MC, Fuchshuber P, Jones DB, Schwaitzberg SD, et al. Long-term knowledge retention following simulation-based training for electrosurgical safety: 1-year follow-up of a randomized controlled trial. Surg Endosc. 2016;30:1156–63. https://doi.org/10.1007/s00464-015-4320-9.

第 11 章
外科手术和医学随访

Luciana J. El-Kadre, Silvia Leite Faria, and Almino Ramos Cardoso

在所有类型的减重手术前后都可能发生营养不良。另一方面,理想的减重手术应在减轻体重和控制并发症方面是安全有效的,并应将不良事件(包括营养问题)发生率降到最低或没有。

袖状胃切除术(sleeve gastrectomy,SG)已成为全球最受欢迎的减重手术,即使在那些几十年来一直偏好 RYGB 的国家也是如此[1],SG 被视为是一种操作不那么复杂的术式,因为不需要进行小肠的改道。

保留幽门,胃仍能正常研磨食物并形成食物糜团进入十二指肠[2]。外科医生和患者一致认为,相较于 RYGB 和胆胰分流(biliopancreatic diversion,BPD)-十二指肠转位术(duodenal switch,DS)术后需终身补充维生素、矿物质复合制剂,SG 后因其生理性消化吸收路径并无改变,所以不是必须补充维生素、矿物质复合制剂。

作为 BPD-DS 的一部分手术操作,SG 首次报道于 1993 年。当时,它被称为胃壁切除术,并进行了 60% 的胃壁切除[3]。第一例腹腔镜袖状胃切除术(laparoscopic sleeve gastrectomy,LSG)是 2000 年报道的,依然是作为 BPD-DS 的一部分手术操作[4]。

LSG 这个现用名字是 2003 年提出的,是作为高风险的超级肥胖患者分期手术的第一步[5]。这之后,SG 逐渐开始被推荐作为一种独立的减重术式[6,7],其适应证非常严格,比如:分期减重手术、移植手术前后、小肠多发性粘连、炎症性肠病等。

由于上消化道的解剖结构改变,SG 大体上被认为是一种限制性手术。另一方面,肠道激素的变化和肠道微生物群的改变,使 SG 不仅限于纯粹的限制性分类[8]。体重减轻可能与胃排空的改变、酰基化饥饿激素的降低、高血糖素样肽 -1 水平的升高、胆囊收缩素和 YY 肽的升高有关,这些都有助于减少饥饿感和增加饱腹感[9]。

胃切除术后,体重快速丢失,足以说明接受 SG 手术后存在长期营养不足的风险。原因包括食物摄入减少、胃酸分泌减少、内因子分泌减少、可能发生的呕吐、不良饮食习惯[10],术后食物耐受不良,以及对营养制剂补充的医嘱依从性差,同时还包括了术前就可能存在营养缺乏的问题[11]。表 11-1 是 SG 后营养素缺乏的发生率。

表 11-1　SG 后营养素缺乏的发生率

营养素	缺乏发生率 /%
维生素 D	30~70
维生素 B_{12}	10~20
硫铵素	5~25
铁	15~45
锌	7~15
叶酸	10~20
钙	0~12
铜	10

同样的,胃内环境变化进而会影响到胃微生态的多样性[12],并且切除了正常的胃调节器,可能会导致胃慢性动力障碍[13]。

营养素缺乏会带来健康风险,如导致神经病变、贫血、骨质疏松症和认知功能障碍等[14]。

术后随访的重点应该是预防由于蛋白质和热量摄入减少而导致的微量元素缺乏和去脂身体质量(FFM)的丢失。

另一方面,胃促生长素分泌减少可能会影响其限制肌肉分解代谢的功能[15]。因此随访的目的是帮助患者最大限度上减去脂肪而不影响去脂体重[16]。然而,SG 术后普遍观察到了去脂体重的丢失,由此导致的静息能量消耗减少,食物热效应降低,甚至少肌症,肌肉功能降低[17]。SG 术后少肌症的发生率高达 32%,这与术前骨骼肌含量低、术后体重丢失量密切相关[18]。

　　减重手术旨在保证安全和稳定的体重下降,维持机体内环境稳态并保护肌肉含量。本章将以患者生活质量为重点,着重介绍 SG 术后可能出现的营养素缺乏的主要原因及预防和治疗方法。

11.1　维生素 B_1 或硫胺素

　　维生素 B_1 又称硫胺素,是一种人体不能产生的必需水溶性维生素,在细胞从摄入营养物质产生能量的过程中起着重要作用,同时,维生素 B_1 在增强正常的神经元活动和减少细胞氧化应激中也发挥着重要作用[19]。

　　所有减重术后患者都可能发生维生素 B_1 缺乏或脚气病。干性脚气病是最常见的类型,主要表现为神经受累。减重手术后尚未报道以心脏症状为特征的湿性脚气病。湿性脚气病主要以心脏症状为重要特征,目前还没有被报道过。维生素 B_1 缺乏症在肥胖患者中也很普遍,患病率高达 29%[20,21]。

　　维生素 B_1 主要在十二指肠吸收,其吸收率沿小肠尾部逐渐降低。主要存在两种机制:在低浓度时表现为饱和动力学;在较高浓度下,会发生被动运输。

　　维生素 B_1 在体内的储备量仅为 30mg,并在 18~20 天内耗尽。它的缺乏会导致各种异常临床表现,例如心血管和神经系统疾病,包括导致严重的线粒体功能障碍,表现为 Wernicke 脑病(WE)和 Korsakoff 精神病[22,23]。

　　SG 术后胃容量减少以及呕吐的发生[24],进而导致食物耐受差,动物蛋白摄入减少,热量摄入不足,引起维生素 B_1 缺乏。

　　服用处方维生素是否会导致维生素 B_1 缺乏症尚无共识。文献显示术后维生素 B_1 缺乏发生率为 5%~26%。非裔美国人,术前 BMI 较大,以及术后有恶心和呕吐的患者更容易发生维生素 B_1 缺乏症[25]。

　　美国代谢减重外科学会(American Society for Metabolic and Bariatric Surgery,ASMBS)指南推荐,SG 术后患者每天至少服用 12mg 维生素 B_1 以预防维生素 B_1 缺乏症。每日最大预防剂量为 50mg[11]。

　　维生素 B_1 缺乏症的诊断依赖于临床症状和体征。可以通过评估维生素 B_1 依赖酶——维生素 B_1 二磷酸饱和度(红细胞转酮酶测定)或检测组织中的维生素 B_1 代谢物来评价维生素 B_1 缺乏情况[23]。

　　一旦怀疑维生素 B_1 缺乏,应及时治疗,因为缺乏导致的后果是不可逆的。过量用药好过任由机体缺乏导致疾病。任何发生呕吐的肥胖患者都应在静脉注射葡萄糖前或同时给予维生素 B_1,以避免突发 Wernicke 脑病。葡萄糖负荷促使脑组织乳酸生成,导致脑组织暴露在酸性环境中,出现丘脑神经元损伤和脑功能障碍[26]。

　　早期症状表现为神经炎、神经病变(尤其是下肢)和肌肉疼痛并伴有萎缩和截瘫。如果没有迅速识别,将进一步累及中枢神经系统和脊髓。进而出现共济失调和动眼神经症状。如果早期给予治疗,脚气病的预后良好,但死亡率仍在 10%~20%。但是常常会留下神经症状,如步态异常等[27]。

　　对于具有早期神经症状的维生素 B_1 缺乏患者,口服维生素 B_1 100mg,分 2~3 次服用,直至症状消失。对于有严重症状和剧烈呕吐的患者,建议持续静脉补充维生素 B_1 5~7 天,然后每天口服 100mg,直至完全恢复。在补充维生素 B_1 治疗期间,需要专门补充 B 组族维生素或其他维生素是非常重要的[28]。

11.2　维生素 B_{12}

　　维生素 B_{12} 的吸收位点位于末端回肠。其吸收几乎完全依赖于胃黏膜壁细胞分泌的内因子(IF)。大剂量口服维生素 B_{12}(每日 >1 000μm)无须 IF 即可吸收[29]。在寻求减重手术治疗的患者中,维生素 B_{12} 缺乏症的发生率可能在 4%~30%。目前用于诊断临床维生素缺乏的维生素 B_{12} 检测方法大概有 22% 到 35% 的失败率,以至于临床医生会忽略维生素 B_{12} 缺乏症。血清中总维生素 B_{12} 的浓度不是维生素 B_{12} 缺乏的可靠诊断指标,而全反维生素 B_{12}(holoTC),活性维生素 B_{12},可以更准确地反映细胞内 B_{12} 的水平。实验室 B_{12} 筛查也可能包括血清甲基丙二酸(MMA)和高半胱氨酸[30]。

　　因胃底切除,胃酸和胃蛋白酶分泌减少,食物中 B_{12} 的释放不良以及内因子分泌细胞与食物接触不充分,从而导致 B_{12} 吸收不良。术后维生素 B_{12} 缺乏会诱导干细胞向壁细胞分化,这是胃容量减少后的一种代偿机制[31]。

文献建议每日口服或舌下含化 350~500μg 以预防维生素 B_{12} 缺乏。每月肌内注射 1 000μg 也可预防维生素 B_{12} 缺乏。如果发生缺乏，应予以 1 000μg/d 治疗。血清维生素 B_{12} 水平低于 400pg/dl 提示可能存在缺乏。低于 100pg/dl 提示严重缺乏，应通过肌内注射或静脉注射进行治疗。

严重和持续性维生素 B_{12} 缺乏的临床表现可能包括可逆的血液学改变和不可逆的神经功能丧失。巨幼细胞性贫血是最常见的慢性 B_{12} 缺乏并发症。在出现血液学疾病之前，患者可能会出现神经系统疾病，如共济失调、视神经萎缩、记忆丧失、精神状态改变、髓神经病变、巨幼细胞贫血、血小板减少和失明。感觉异常呈进行性发展，最终可能累及躯干。未经治疗的患者可能会出现肢体无力和共济失调[32]。

大多数病例没有症状，血液和神经系统的表现偶尔会分离。更严重的神经后遗症可能表现为脊髓变性，会导致永久性神经功能缺损。口服大剂量的 B_{12}（1 000μg）可以和肌内注射一样有效，不需要补充内因子。

11.3　贫血

贫血，即低血红蛋白血症，是严重的全球性公共卫生问题，也是减重手术后最常见的营养缺乏症。筛查贫血指标应该是术前和术后护理的重点之一。世界卫生组织（WHO）定义，女性血红蛋白（Hb）水平 <12g/dl（孕妇 <11g/dl）和男性 <13g/dl 是诊断贫血的临界值[33]。

11.4　铁

虽然铁缺乏是肥胖患者贫血最常见的原因，但相关的营养因素还包括叶酸和 B_{12} 缺乏[34]。

铁调素是主要的铁调节蛋白，其产生受肝脏调节，肝脏是铁沉积的主要部位。铁调素是铁储存铁释放和肠道铁吸收的负调节剂因子。肥胖时铁调素含量升高，加剧铁消耗，阻止膳食铁的摄入，并限制铁消耗的补充[35]。考虑到 BMI 升高可导致高铁蛋白血症，而储存铁量无相关性，所以应将运铁蛋白饱和度和血清铁蛋白一起作为判断体内铁状态的指标[36]。

肥胖患者在没有炎症的情况下，血清铁蛋白水平低于 20μg/L 提示铁储备耗竭。此外，运铁蛋白饱和度降低是铁缺乏的征兆。出现这些情况就需要充分治疗，以最大限度地降低患者的发病率和提高术后生活质量。铁缺乏似乎是 SG 术后最常见的营养缺乏症之一。术后 1 年，4.5%~43% 的患者血清铁水平降低。术后 5 年，患病率升高到 40%~56%[37]。

铁缺乏可能是由于食物与胃酸接触不充分和肉类摄入量减少，同时血红素铁（主要来自肉类）和非血红素铁的吸收显著减少。SG 手术减少胃的大小和胃液量，这是从饮食中的血红蛋白和肌红蛋白中释放血红素所必需的。另一方面，腔内抑制和增强因子与非血红素铁的吸收更相关。SG 手术胃酸生成减少会干扰摄入铁的氧化。铁需要在酸性环境才能将其转化为三价铁（3+）状态[38]。

延长定期年度检查时间是必要的，因为即使在手术后 5 年的患者中仍存在铁缺乏的报道。

尽管不足以预防经期妇女、青少年和孕妇的铁缺乏症，肥胖术后患者仍需常规口服多种维生素 / 矿物质补充剂。

SG 术后患者可从复合维生素补充剂中至少摄取 18mg 铁。对于大多数经期女性来说，为防止发生铁缺乏，必须长期每日口服铁剂。可通过每日口服硫酸亚铁、富马酸亚铁或葡萄糖酸亚铁补充 45~60mg 铁治疗铁缺乏症，同时补充维生素 C 可改善铁的吸收[39]。

每日补充 150~300mg 铁可治疗铁缺乏症。硫酸亚铁易导致胃肠道反应（便秘），其他剂型铁剂耐受性优于硫酸亚铁。如果贫血的患者口服铁不耐受，依从性差或严重缺乏，则需要静脉滴注葡萄糖酸铁或蔗糖铁。

11.5　骨

减重手术会对骨矿物质代谢产生不利影响，主要原因包括生理和激素变化、胃酸生成减少、富含钙的食物摄入量少、维生素 D 摄入量和吸收量低，以及体重丢失等。这些因素可能导致患者继发甲状旁腺功能亢进并伴有骨量减少和骨质疏松[40]。

钙在十二指肠、空肠和回肠内吸收，其吸收取决于长度。钙在十二指肠、空肠和回肠内以长度依赖的方式被吸收。钙的肠屏障转移通过饱和（十二指肠和空肠）和非饱和途径进行。即使没有十二指肠旁路手术，SG 仍可能导致骨质流失，考虑到体重波动在骨骼健康中起着重要作用,而热量限制引起的体重减轻可能导致骨质流失[41]。

维生素 D 缺乏症是严重肥胖患者中最常见的营养缺乏症之一。在最近的一项系统评价中显示术前血清 25- 羟基维生素 D_3 的平均浓度 <20ng/ml,其中 33%~42% 的患者波动于 20~30ng/ml[42]。由于脂肪存储库中脂溶性维生素的固存或体积稀释,以及阳光照射不足,肥胖人群更易患维生素 D 缺乏症[43]。

有研究表明在 SG 术后 5 年维生素 D 缺乏率下降到 38% 左右。维生素 D 状态的改善可归因于密切监测和足量补充。尽管 SG 术后维生素 D 水平显著增高,但其平均值仍未达到正常的水平[44]。

20.8% 的 SG 患者术后 5 年可能出现继发性甲状旁腺功能亢进。低钙血症在文献中很少见。即使是甲状旁腺功能亢进,血清钙也可通过骨吸收维持在正常范围内[45]。

总体而言,目前用于评估 SG 术后患者骨密度营养状况指标为 25- 羟基维生素 D 和甲状旁腺激素(PTH),PTH 也是代谢综合征的标志物,术前可升高,与 BMI、骨重吸收指标、骨密度(DXA)呈正相关[40]。

目前,所有 SG 术后患者都推荐补充钙和维生素 D,每日摄入 1 200~1 500mg 枸橼酸钙和 3 000 国际单位(IU)维生素 D[11]。

虽然维生素 K 对骨更新有合成代谢作用,促进成骨细胞分化,但没有足够的证据建议联合补充维生素 D 和 K。

11.6　去脂体重 - 蛋白质

术后快速减重过程中人体肌肉组织质量(LTM)的丢失及其对患者健康造成的风险已被认为是肥胖患者严重的营养问题[46]。

虽然减重手术后体重丢失的焦点是多余脂肪,但在这个过程中去脂体重(FFM)也不可避免会丢失。手术后体重的减轻不仅是由于脂肪量的减少,也包括骨和人体肌肉组织质量,后两者组成了 FFM。FFM 对维持体温、骨骼和身体功能都很重要。

导致减重术后 FFM 减少的原因包括手术类型、热量限制、低蛋白质摄入、运动缺乏和体重丢失量。LTM 的过度丢失是体重减轻的不利影响,

因为它与减重手术后死亡率和发病率的高风险相关[47]。

此外,静息能量消耗和食物热效应与 LTM 的量直接相关,因此 LTM 的过度丢失可能是 BS 术后患者后期体重反弹的因素之一。而在 SG 术后,由于膳食摄入量减少,可能会出现蛋白质缺乏。事实上,由于对富含蛋白质的食物(如肉类)普遍不耐受,因此很难摄入足够的蛋白质,这可能会导致蛋白质净损失[48]。

一项前瞻性研究评估了接受不同减重手术的患者[49]。研究发现,SG 患者在 5 年内平均丢失 17% 的 FFM。FFM 丢失主要发生在术后第 1 年。

一般认为,减重手术术后丢失体重的 25% 是 FFM。但是由于缺乏证据,这一观点仍有争议。一项前瞻性研究比较了 RYGB 和 SG 患者,发现 LTM 丢失无差异[50]。

2013 年减重手术患者围手术期营养支持指南指出,应根据患者的性别,年龄和体重对蛋白质摄入量进行个性化评估和定义。该指南还建议每日至少摄入蛋白质 60g,也可提高至 1.5g/kg 理想体重(D 级证据)[51]。

摄入足够的蛋白质的主要目的是避免 LTM 过度丢失。尽管有这些建议,但手术后患者由于胃容量减少和肠道激素变化容易导致早饱,摄入量往往比较少,尤其是蛋白质食物。

值得注意的是对某些食物的不耐受,特别是红肉和其他纤维蛋白来源,这导致了蛋白质摄入量低。白蛋白和前白蛋白已被用于监测蛋白质缺乏,但作为阴性的急性期反应物,它们可能不是反映这些患者长期蛋白质状况的可靠指标。据报道,手术后不久出现血清前白蛋白水平低仅能反映近期能量和蛋白摄入状况[52]。

准确评估身体成分和每日蛋白质摄取量对于监测蛋白质状态十分必要。那些摄入量低的人,需要额外补充蛋白质以补充人体蛋白质消耗。诸如乳清蛋白、大豆分离蛋白和必需氨基酸补充剂已开始使用。

少肌症被定义为同时存在低肌肉质量和低肌肉力量或临床表现,已被应用于老年人衰弱研究。有证据表明,避免减重手术后丢失 LTM 对于维持长期减重效果很重要。为了保持足够的 LTM 和肌肉力量,建议摄入足够的蛋白质,无论是否服用补充剂。

11.7　锌

锌是人体必需的微量金属元素,在 DNA 合成、伤口愈合和蛋白质合成中起重要作用。30% 的肥胖患者可能存在缺锌。锌在小肠中通过载体介导的机制被吸收,高摄入量的锌可以通过被动运输的细胞旁途径吸收。约 70% 的锌与白蛋白结合,血清白蛋白变化会影响血锌水平[53]。

11.8　叶酸

叶酸缺乏可能是由于补充多种维生素的依从性差和饮食摄入不足所致。在叶酸缺乏的患者中,平均红细胞体积往往在血红蛋白水平下降之前增加。红细胞(RBC)叶酸比血清叶酸更好地反映身体叶酸储存量,血清叶酸受近期叶酸摄入量的影响。血清叶酸测定是非特异性的,因为红细胞内的叶酸浓度高于血清[54]。

11.9　维生素 A、E、K

脂肪的消化始于口腔,胃内依然存在脂肪消化。在成年人中,大部分脂肪完整地到达十二指肠。另一方面,部分胃切除后可能会出现脂肪吸收不良[55]。胃排空加速会阻碍食物与消化酶的充分混合,而失去胃窦可能会让较大的食物残渣进入空肠。没有明确的证据表明胃切除术后血清脂溶性维生素水平会降低,甚至胃部分切除后发现的低水平也不会引起临床症状[56]。

因此,脂溶性维生素应根据体重减轻程度、实验室分析和临床症状表现进行监测和补充。但维生素 D 除外,因为它在肥胖患者中有自己的代谢机制(表 11-2)。

表 11-2　术前、术后的营养评估推荐

项目	术前	1个月	3个月	6个月	9个月	1年	1.5年	2年	2.5年	3年	4年	5年
双能 X 线吸收测定法	×					×		×		×		×
血常规	×	×	×	×	×	×	×	×	×	×	×	×
INR	×	×		×		×	×	×	×	×	×	×
钙	×					×		×		×		×
铁	×					×		×		×		×
运铁蛋白	×	×	×	×	×	×	×	×	×	×	×	×
铁蛋白 + 运铁蛋白饱和度	×		×	×	×	×	×	×	×	×	×	×
锌 / 铜	×					×		×		×	×	×
葡萄糖	×		×	×		×		×		×		×
肌酐	×	×	×	×	×	×		×		×		×
运铁蛋白	×			×		×		×		×		×
维生素 A/E	×			×		×		×		×		×
25-OH-D₃	×		×	×		×		×		×		×
I 型胶原 c 端肽	×	×		×		×		×		×		×
维生素 B₁₂	×			×		×		×		×		×
叶酸(?)	×			×		×		×		×		×
甲状旁腺激素	×			×		×		×		×		×
甲基丙二酸	×			×		×		×		×		×
人体成分	×		×	×		×		×		×		×

11.10 铜

铜是一种膳食微量金属,是锌的竞争者和拮抗剂。缺乏铜的患者可能会经历痛苦的神经病变、贫血、中性粒细胞减少症、视神经病变和共济失调,类似于维生素 B_{12} 缺乏。尽管 SG 术后铜缺乏发生率较低,但胃部分切除术后低铜血症也有报道[57]。测定血清铜和铜蓝蛋白水平可以确定个体是否缺铜。

SG 术后患者应每日补充多种维生素和多种矿物质,其含量应该在每日推荐摄入量的 100%~200%(表 11-3)。

表 11-3 SG 术后患者营养建议

维生素和矿物质	日常补充预防	缺乏时治疗
维生素 B_1	每日 12mg	每天 100mg 静脉注射或肌注至少 3 天,然后每天 100mg 口服,直到症状消失
维生素 B_{12}	350~500μg/d 或每月 1 000μg 肌注	1 000μg/d 肌注直到症状消失
叶酸	400~800μg/d(女性)400μg/d(男性)	1 000μg/d
铁	18mg/d 育龄妇女:45~60mg/d	150~300mg(分 2~3 次)/d 应采用静脉注射补充
维生素 D	3 000IU/d 维持 25-OH-D>30ng/ml	6 000IU/d 或 50 000IU(1~3 次)/ 周
钙(枸橼酸,苹果酸)	500~1 000mg/d	1 500mg/d
维生素 A(如有必要)	5 000~10 000IU/d	10 000~25 000IU/d
维生素 E(如有必要)	15IU/d	100~400IU/d
维生素 K(如有必要)	90~120μg/d	10mg/d,非肠道途径
锌	8~11mg/d	上限:40mg/d
铜	1mg/d	3~8mg/d
蛋白质	饮食 + 补充剂 =80g	饮食 + 补充剂 =120g

除了成人多种维生素 - 多种矿物质外,患者还可以单独服用钙、B_{12} 和蛋白质。钙补充应分次服用,每次最多 500mg,以提高吸收率。碳酸盐钙剂的吸收需要酸性物质,是生物利用度最低的一种形式。枸橼酸钙 - 苹果酸钙比枸橼酸钙更容易在胃中溶解,无论是否与食物同时服用都能被很好地吸收。

SG 术后所有患者都需要补充制剂。但是没有普适性的补充制剂,每一例都应该个体化制订补充方案。方案重点是预防和治疗贫血、维生素 B_1 缺乏症和补充蛋白质。患者必须对使用补充剂的代价和长期费用有一定认识(表 11-4)。

表 11-4 营养补充剂(每日剂量)

补充剂	SG
复合维生素 - 复合矿物质	200%DRI/d
额外的维生素 B_{12}	350~500μg/d
钙 + 维生素 D	1 500mg(+800IU)/d
铁(元素)	>18mg/d
蛋白质	饮食 + 补充剂 =80~120g/d

(刘雁军 译)

参考文献

1. Welbourn R, Hollyman M, Kinsman R, et al. Bariatric surgery worldwide: baseline demographic description and one-year outcomes from the fourth IFSO global registry report. Obes

Surg. 2018;28:313.

2. Lim R, Blackburn G, Jones D. Benchmarking best practices in weight loss surgery. Curr Probl Surg. 2010;47:79–174.

3. Marceau P, Biron S, Bourque RA, et al. Biliopancreatic diversion with a new type of gastrectomy. Obes Surg. 1993;3:29–35.

4. Ren CJ, Patterson E, Gagner M. Early results of laparoscopic biliopancreatic diversion with duodenal switch: a case series of 40 consecutive patients. Obes Surg. 2000;10:514–23.

5. Regan JP, Inabnet WB, Gagner M, et al. Early experience with two-staged laparoscopic Roux-en-y gastric bypass as an alternative in the super-super obese patient. Obes Surg. 2003;13:861–4.

6. Moon Han SM, Kim WW, Oh JH. Results of laparoscopic sleeve gastrectomy at 1 year in morbidly obese Korean patients. Obes Surg. 2015;15:1469–75.

7. Silecchia G, Boru C, Pecchia A, et al. Effectiveness of laparoscopic sleeve gastrectomy (first stage of biliopancreatic diversion with duodenal switch) on co-morbidities in super-obese high-risk patients. Obes Surg. 2006;16(9):1138–44.

8. Jahansouz C, Staley C, Bernlohr DA, et al. Sleeve gastrectomy drives persistent shifts in the gut microbiome. Surg Obes Relat Dis. 2017;13(6):916–24.

9. Dimitriadis GK, Randeva MS, Miras AD. Potential hormone mechanisms of bariatric surgery. Curr Obes Rep. 2017;6(3):253–65.

10. Rogers C. Postgastrectomy nutrition. Nutr Clin Pract. 2011;26(2):126–36.

11. Parrott J, Frank L, Rabena R, et al. American Society for Metabolic and Bariatric Surgery Integrated Health Nutritional Guidelines for the surgical weight loss patient 2016 update: micronutrients. Surg Obes Relat Dis. 2017;13(5):727–41.

12. Lin XH, Huang KH, Chuang WH, et al. The long term effect of metabolic profile and microbiota status in early gastric cancer patients after subtotal gastrectomy. PLoS One. 2018;13(11):e0206930.

13. Sioka E, Tzovaras G, Perivoliotis K, et al. Impact of laparoscopic sleeve gastrectomy on gastrointestinal motility. Gastroenterol Res Pract. 2018:4135813.

14. Stein J, Stier C, Raab H, Weiner R. The nutritional and pharmacological consequences of obesity surgery. Aliment Pharmacol Ther. 2014;40(6):582–609.

15. Hill NE, Murphy KG, Saeed S, et al. Impact of ghrelin on body composition and muscle function in a long-term rodent model of critical illness. PLoS One. 2017;12(8):e0182659.

16. Thibault R, Makhlouf AM, Mulliez A, et al. Fat-free mass at admission predicts 28-day mortality in intensive care unit patients: the international prospective observational study phase angle project. Intensive Care Med. 2016;42(9):1445–53.

17. Guida B, Cataldi M, Busetto L, et al. Predictors of fat-free mass loss 1 year after laparoscopic sleeve gastrectomy. J Endocrinol Investig. 2018;41(11):1307–15.

18. Voican CS, Lebrun A, Maitre S, et al. Predictive score of sarcopenia occurrence one year after bariatric surgery in severely obese patients. PLoS One. 2018;13(5):e0197248.

19. Abdou E, Hazell AS. Thiamine deficiency: an update of pathophysiologic mechanisms and future therapeutic considerations. Neurochem Res. 2015;40(2):353–61.

20. Matrana MR, Vasireddy S, Davis WE. The skinny on a growing problem: dry beriberi after bariatric surgery. Ann Intern Med. 2008;149(11):842–4.

21. Kerns JC, Arundel C, Chawla LS. Thiamin deficiency in people with obesity. Adv Nutr. 2015;6(2):147–53.

22. Hoyumpa AM Jr, Strickland R, Sheehan JJ, et al. Dual system of intestinal thiamine transport in humans. J Lab Clin Med. 1982;99(5):701–8.

23. Warnock LG, Prudhomme CR, Wagner C. The determination of thiamin pyrophosphate in blood and other tissues, and its correlation with erythrocyte transketolase activity. J Nutr.

1978;108(3):421–7.

24. Pardo-Aranda F, Perez-Romero N, Osorio J, et al. Wernicke's encephalopathy after sleeve gastrectomy: literature review. Int J Surg Case Rep. 2016;20:92–5.

25. Tang L, Alsulaim HA, Canner JK, et al. Prevalence and predictors of postoperative thiamine deficiency after vertical sleeve gastrectomy. Surg Obes Relat Dis. 2018;14(7):943–50.

26. Navarro D, Zwingmann C, Chatauret N, Butterworth RF. Glucose loading precipitates focal lactic acidosis in the vulnerable medial thalamus of thiamine-deficient rats. Metab Brain Dis. 2008;23(1):115–22.

27. Wijnia JW, Oudman E, Bresser EL, et al. Need for early diagnosis of mental and mobility changes in Wernicke encephalopathy. Cogn Behav Neurol. 2014;27(4):215–21.

28. Nishimoto A, Usery J, Winton JC, Twilla J. High-dose parenteral thiamine in treatment of Wernicke's encephalopathy: case series and review of the literature. In Vivo. 2017;31(1):121–4.

29. Chan CQ, Low LL, Lee KH. Oral vitamin B12 replacement for the treatment of pernicious anemia. Front Med (Lausanne). 2016;3:38.

30. Nexo E, Hoffmann-Lücke E. Holotranscobalamin, a marker of vitamin B-12 status: analytical aspects and clinical utility. Am J Clin Nutr. 2011;94(1):359S–65S.

31. Muhuri D, Nagy G, Rawlins V, et al. Exploring vitamin B12 deficiency in sleeve gastrectomy from a histological study of a cadaveric stomach and ileum. J Nutr Disorders Ther. 2016;6:193.

32. Punchai S, Hanipah ZN, Meister KM, et al. Neurologic manifestations of vitamin B deficiency after bariatric surgery. Obes Surg. 2017;27(8):2079–82.

33. Cappellini MD, Motta I. Anemia in clinical practice-definition and classification: does hemoglobin change with aging? Semin Hematol. 2015;52(4):261–9.

34. Jáuregui-Lobera I. Iron deficiency and bariatric surgery. Nutrients. 2013;5(5):1595–608.

35. Cepeda-Lopez AC, Allende-Labastida J, Melse-Boonstra A, et al. The effects of fat loss after bariatric surgery on inflammation, serum hepcidin, and iron absorption: a prospective 6-mo iron stable isotope study. Am J Clin Nutr. 2016;104(4):1030–8.

36. Alam F, Memon AS, Fatima SS. Increased body mass index may lead to Hyperferritinemia irrespective of body Iron stores. Pak J Med Sci. 2015;31(6):1521–6.

37. Kwon Y, Kim HJ, Lo Menzo E, et al. Anemia, iron and vitamin B12 deficiencies after sleeve gastrectomy compared to Roux-en-Y gastric bypass: a meta-analysis. Surg Obes Relat Dis. 2014;10(4):589–97.

38. Ruz M, Carrasco F, Rojas P, et al. Heme- and nonheme-iron absorption and iron status 12 mo after sleeve gastrectomy and Roux-en-Y gastric bypass in morbidly obese women. Am J Clin Nutr. 2012;96(4):810–7.

39. Steenackers N, Van der Schueren B, Mertens A, et al. Iron deficiency after bariatric surgery: what is the real problem? Proc Nutr Soc. 2018;77(4):445–55.

40. El-Kadre LJ, Rocha PR, de Almeida Tinoco AC, Tinoco RC. Calcium metabolism in pre- and postmenopausal morbidly obese women at baseline and after laparoscopic Roux-en-Y gastric bypass. Obes Surg. 2004;14(8):1062–6.

41. Shapses SA, Sukumar D. Bone metabolism in obesity and weight loss. Annu Rev Nutr. 2012;32:287–309.

42. Gagnon C, Schafer AL. Bone health after bariatric surgery. JBMR Plus. 2018;2:121–33.

43. Walsh JS, Bowles S, Evans AL. Vitamin D in obesity. Curr Opin Endocrinol Diabetes Obes. 2017;24(6):389–94.

44. Moore CE, Sherman V. Vitamin D supplementation efficacy: sleeve gastrectomy versus gastric bypass surgery. Obes Surg. 2014;24(12):2055–60.

45. Alexandrou A, Tsoka E, Armeni E, et al. Determinants of secondary hyperparathyroidism in bariatric patients after Roux-en-Y gastric bypass or sleeve gastrectomy: a pilot study. Int J Endocrinol. 2015:984935.

46. Faria SL, Faria OP, Buffington C, et al. Dietary protein intake and bariatric surgery patients: a review. Obes Surg. 2011;21(11):1798–805.
47. Dulloo AG, Jacquet J, Miles-Chan JL, Schutz Y. Passive and active roles of fat-free mass in the control of energy intake and body composition regulation. Eur J Clin Nutr. 2017;71(3):353–7.
48. Friedrich AE, Damms-Machado A, Meile T, et al. Laparoscopic sleeve gastrectomy compared to a multidisciplinary weight loss program for obesity--effects on body composition and protein status. Obes Surg. 2013;23(12):1957–65.
49. Davidson LE, Yu W, Goodpaster BH, et al. Fat-free mass and skeletal muscle mass five years after bariatric surgery. Obesity (Silver Spring). 2018;26(7):1130–6.
50. Moizé V, Andreu A, Flores L, et al. Long-term dietary intake and nutritional deficiencies following sleeve gastrectomy or Roux-En-Y gastric bypass in a mediterranean population. J Acad Nutr Diet. 2013;113(3):400–10.
51. Mechanick JI, Youdim A, Jones DB, et al. Clinical practice guidelines for the perioperative nutritional, metabolic, and nonsurgical support of the bariatric surgery patient–2013 update: cosponsored by American Association of Clinical Endocrinologists, the Obesity Society, and American Society for Metabolic & Bariatric Surgery. Endocr Pract. 2013;19(2):337–72.
52. Lee JL, Oh ES, Lee RW, Finucane TE. Serum albumin and Prealbumin in calorically restricted, nondiseased individuals: a systematic review. Am J Med. 2015;128(9):1023.e1–1023.e22.
53. Sallé A, Demarsy D, Poirier AL, et al. Zinc deficiency: a frequent and underestimated complication after bariatric surgery. Obes Surg. 2010;20(12):1660–70.
54. Snow CF. Laboratory diagnosis of vitamin B12 and folate deficiency: a guide for the primary care physician. Arch Intern Med. 1999;159(12):1289–98.
55. Borgstrom B, Dahlovist A, Lundh G, Sjovall J. Studies of intestinal digestion and absorption in the human. J Clin Invest. 1957;36:1521.
56. Rino Y, Oshima T, Yoshikawa T. Changes in fat-soluble vitamin levels after gastrectomy for gastric cancer. Surg Today. 2017;47(2):145–50.
57. Prodan CI, Bottomley SS, Vincent AS, et al. Copper deficiency after gastric surgery: a reason for caution. Am J Med Sci. 2009;337(4):256–8.

第12章
体重减轻结果和并发症改善

Eduardo Lemos De Souza Bastos and Almino Ramos Cardoso

12.1 介绍

袖状胃切除术（sleeve gastrectomy，SG）最初被设计为经典的胆胰分流（biliopancreatic diversion，BPD）术的一部分，目的是改善 BPD 的结果[1]，几年后腹腔镜下手术被报道[2]。腹腔镜袖状胃切除术（laparoscopic sleeve gastrectomy，LSG）最初作为高危病态肥胖患者的第一期减重治疗[3]，随后开始作为一种独立的减重手术被研究[4,5]。目前，LSG 被认为是一种主要的独立减重术式，也是高风险患者计划阶段性手术策略的第一步治疗[6]。

在过去的几年中，一些关于 LSG 的研究结果显示，SG 后的体重减轻、肥胖并发症控制、生活质量改善等都是令人满意的，即使术后的长期结果也是如此。在外科医生看来，LSG 是一种手术时间短、技术要求较低的术式，通常不需要很高的缝合技巧。因此，最近的数据显示，LSG 在全球范围内已经是开展最多的减重代谢术式，占 50%~60%[7,8]。

毕竟 LSG 是一个相对年轻的减重手术，短时间内，不少人对其长期结果依然存在一些担忧。同时，LSG 仍然被认为是一种对代谢改善，肥胖并发症治疗效果相对较弱的术式。因此，本章的目的是讨论 LSG 对持续减重和控制肥胖相关疾病的影响。

12.2 袖状胃和体重减轻

基于外科医生和患者的认可，LSG 已经成为最常见的减重手术，在全世界进行的减重手术中，LSG 的数量接近 60%[8]。然而，关于长期减重效果的研究结果不多，一般不会超过 5 年的随访，绝大多数研究结果随访时间都不到 2 年。最近通过

荟萃分析对减重手术后的体重减轻数据进行了系统评价，并进行了 10 年以上的随访，确定了 57 项符合纳入标准的研究，但其中只有 2 项提及袖状胃[9]。这可能与官方仅在最近几年才承认其为主要的减重手术的术式有关[10]。然而，现有的数据已经表明，LSG 在中长期随访中显示出了持续的体重减轻和并发症改善效果。

在 LSG 后的 1~2 年，体重下降达到最佳效果，此后体重会暂时稳定下来，维持一段平台期后体重会稍有反弹，术后长期平均多余体重减除率（excess weight loss，EWL）为 50%~60%，平均体重指数（BMI）为 30~35kg/m^2[11-14]。相当一部分患者的最终 BMI 为 20~25kg/m^2。长期减重效果与某些因素有关，主要是术前 BMI。事实上，LSG 术后体重和 BMI 的下降往往会根据基线时的体重和 BMI 发生显著变化。与超级肥胖患者相比，具有"低 BMI"（最高 50kg/m^2）的病态肥胖患者的 EWL 通常更高[15,16]。在这组患者中，分两阶段手术似乎是最有效的选择。LSG 后 EWL 的长期报告似乎在 50% 到 60% 之间。

一项基于 16 项研究和 492 例患者的系统评价（至少随访 5 年）报告，5、6、7、8 年的 EWL 分别为 62.3%、53.8%、43% 和 54.8%[17]。最近的一项包括 20 项研究和 1 626 例患者的类似研究也取得了满意疗效，5、6、7、8、11 年的 EWL 分别为 58.4%、59.5%、56.6%、56.4% 和 62.5%[18]，表明 LSG 可以达到实质性和持久的减重效果。最近一项接受 LSG 手术患者至少 10 年随访结果的单中心队列研究表明，术后患者获得持久的 EWL，总体平均 EWL 为 52.5%，这是一个非常令人满意的结果[19]。值得注意的是，这些研究中所有体重减轻结果都伴随着不错的肥胖并发症的改善率，这意味着这些 EWL 似乎足以改变患者的预期寿命

以及改善总体生活质量。

一些影响减重结果的相关因素表明应该实现手术的流程化,如袖状胃大小的校准。用于此目的的胃导引管直径大小似乎是决定减重结果的相关预测因子。最小的胃导引管尺寸通常意味着最大的体重减轻,尤其是 36F 以下的尺寸[20]。然而,值得注意的是,切缘胃漏和狭窄的风险也与较小的胃导引管尺寸直接相关。一项电子文献检索分析了 29 篇文章,涉及 4 888 例接受 LSG 治疗的患者,发现当使用直径为 40F 或更大的胃导引管时,渗漏率为 0.6%。在使用直径小于 40F 的胃导引管组[21]中,渗漏率增高到 2.8%。类似地,一项招募了近 10 000 例患者有关于减少术后胃漏的系统性评价和荟萃分析显示,使用大于 40F 的胃导引管,LSG 术后发生渗漏的风险较低[22]。

虽然胃导引管的大小与术后减重效果相关,但并不是术后减重结果的唯一因素,因为即使是相对较大的尺寸(48F)也能提供令人满意的结果。在用 48F 胃导引管校准 LSG 后至少随访 10 年的 114 例病态肥胖患者,平均 EWL 为 52.5%。EWL>50% 患者占比为 50.9%。148 例使用 48F 校正胃管的 LSG 6 年随访的回顾性分析的数据,48F 显示有非常好的效果。其中 123 例患者(83.1%)的 EWL>50%,平均 BMI 为 30.2kg/m²,平均 EWL 为 67.3%。有趣的是,该病例系列显示术前 BMI(> 或 <50kg/m²)对术后 EWL 无显著影响(分别为 67.4% 和 67.3%)[13]。最后,一项 1 年对照随访研究,包括接受 LSG(n=120)和两种校准尺寸(32F vs 42F)的患者,结果显示,两组患者的 EWL 和 BMI 均显著降低,且并发症的缓解率相似[23],在短期随访中也观察到类似的结果。

除了胃导引管校准外,手术的其他一些技术细节也有助于取得类似的减重效果。第一种方法是充分显露胃底,包括完全解剖左膈脚,使胃底完全切除,达到最佳管状化的残胃,这可以降低 LSG 术后的胃底扩张发生率,而胃底的扩张与体重的反弹密切相关[24]。除了胃底切除不完全以外,胃窦切除不足也被认为是导致体重下降不足或复胖的一个因素。一项纳入了 1 395 例患者(307 例随访 8 年)的回顾性多中心研究,发现从长期来看,距离幽门更短的切割可以更好地维持体重减轻[20]。

尽管更小的袖状胃(胃导引管尺寸为 32~36Fr)和距离幽门 2~6cm 的切割在专家小组的声明中获得了很高比例的共识[25],但最佳尺寸的胃导引管和理想的胃窦切除量仍然是技术方面的未知数,应与并发症发生率、进食的耐受性以及术后的生活质量的风险进行权衡。除了手术技术之外,选择和管理标准的其他因素也会对减重效果产生影响,尽管这些因素更难量化。例如,理论上,食量大的患者通过限制性手术(如 LSG)减重的可能性更大。另一方面,喜食甜食的人在 LSG 后可能更难减重。

LSG 后减重效果不佳或复胖而进行的修正手术也是一个热点,一些研究正在解决这个问题。在随访 3 年的回顾性研究观察到,在初次 LSG 后有 26 例修正手术(改为胃旁路和再次袖状胃),总的修正率为 5.2%[26]。另一项包括接受 LSG(n=101)随访 2 年的病态肥胖患者,前瞻性研究报告复胖率为 10.1%,与术前体重和 BMI 直接相关[27]。一份 MBSAQIP 数据报告了 98 292 例接受 SG 的患者(占整个队列的 69%)。其中,92 666 例(94%)为初次手术,其余 5 626 例(6%)为修正手术,主要是为了解决体重下降不足和复胖的问题[28]。结果,1 300 例接受 LSG 治疗的病例中,36 例因体重下降不足和复胖而接受了修正手术(腹腔镜 RYGB=12;re-sleeve=24),比例为 2.8%。术后平均 EWL 百分比为 40.5%[29]。然而,实际可能更高。一项 LSG(n=53)后长达 10 年随访的多中心研究,结果显示,由于复胖后的修正率为 20.7%(11/53),大多数改行 RYGB。在这项研究中,手术中使用 42~48F 的胃导引管进行校准,其中 36% 为超级肥胖患者(BMI>50kg/m²)[30]。

值得注意的是,LSG 后体重控制的失败率,以及修正手术百分比,文献报道有很大差异,这种大的差异与各种研究采用的体重减轻不足和体重复胖的定义不同密切相关。LSG 后的修正手术术式多样,包括再次袖状胃、RYGB、单吻合口胃旁路术、十二指肠转位,甚至包括食管裂孔疝修补术[31,32]。像 MBSAQIP 这样的数据库可以帮助更好地记录这些数据,允许对患者个体进行随访,明确实际的失败率以及整个过程中真实修正手术百分比[33]。

总而言之,LSG 是一种有效的减重方法,在病态肥胖患者的体重减轻方面效果显著,但是存在长期结果的报道较少,体重复胖的问题,可能会在不久的将来引起人们的关注。

12.3　袖状胃和糖尿病

2 型糖尿病（T2DM）是一种常见的肥胖并发症，可能会恶化病态肥胖者的生活质量和预期寿命。减重手术是目前治疗严重肥胖症及其伴发病最有效、最持久的方法，其疗效优于单纯的药物治疗[34]。LSG 作为一种独立的治疗方法，以控制体重和解决伴发病为目标，已被越来越多的人所接受，是目前世界上应用最广泛的减重治疗方法[8]。

对于 T2DM 的控制，持续满意的减重似乎是达到预期效果的最佳策略。然而，近几十年来，有关胃肠激素对 T2DM 有益作用的理论开创了代谢手术的概念，有时被误认为是糖尿病手术。尽管最近关于胃肠激素信号改变的研究取得了令人鼓舞的进展，特别是高血糖素样肽 1（GLP-1）等肠促胰岛素的变化，但减重手术后 T2DM 缓解的完整机制仍然是空白。

除了手术引起的体重减轻，十二指肠空肠在食物通道之外和食物早期刺激回肠支持目前代谢手术在血糖控制中的作用。这两种治疗机制主要是由减重手术所致的，如 RYGB。LSG 是作为一种特殊的"胃手术"，能保持小肠的完整性，因此在 T2DM 改善或缓解中的作用引起了一些关注。这使许多外科医生将 LSG 归类为代谢治疗较弱的手术，其对 T2DM 的影响完全依赖于体重减轻。

然而，大型试验表明，LSG 和 RYGB 在长期糖尿病控制方面的结果相似。STAMPEDE 是一项为期 5 年的随机试验，主要目的是比较强化药物治疗与强化药物治疗加减重手术（RYGB 或 LSG）对 T2DM 的疗效，结果显示平均糖化血红蛋白水平较基线水平持续下降（-2.1%），空腹血糖中位数（RYGB：-72mg/dl；LSG：-49mg/dl）；胰岛素治疗的平均需要量（-35%）两个手术组相似[34]。SLEEVEPASS 随机临床试验是一项多中心、随机临床等效性试验，显示接受 LSG 和 RYGB 治疗的病态肥胖患者 5 年后 T2DM 完全或部分缓解无显著性差异（37%；15/41）（45%；18/40）。有趣的是，在 5 年时，RYGB 导致的体重减轻在统计学上比 LSG 更多（分别为 57% 和 49%），尽管这种差异是临界的，被认为没有临床意义[35]。SMBOSS 随机临床试验是一项两组（LSG 与 RYGB）随机试验，发现在基线检查时，LSG 组和 RYGB 组分别有 25.7%（26/101）和 26.9%（28/104）的患者患有糖

尿病。其中 23.1%（LSG；6/26）和 21.4%（RYGB；6/24）接受胰岛素治疗。经过 5 年的减重治疗，两组的 T2DM 完全缓解率相似（LSG=61.5%；RYGB=67.9%），平均空腹血糖（LSG=114.1mg/dl）对血糖控制的改善无显著性差异；平均糖化血红蛋白水平改善情况（LSG=6.2%；RYGB=5.9%）也有类似报道[36]。LABS-2 是一项长期比较研究，包括接受 LSG（n=57）或匹配 RYGB 的病态肥胖者。然而，在招募期间，仅对高危或超肥胖患者推荐 LSG，这些患者将显著受益于两阶段手术方案，10 例患者因减重失败再次手术（BPD-DS）。在基线检查时，67.9%（36/53）的 LSG 患者出现糖尿病。两个手术组的糖尿病患病率在 5 年内相似且显著降低[37]。

最后，LSG 和 RYGB 的效果比较也可以通过系统评价方法进行检验。在 29 项纳入荟萃分析的系统性评价研究中，发现在糖尿病控制方面 RYGB 有轻微但不显著的差异[38]。考虑到在接受 RYGB 治疗的患者中观察到更大的平均体重减轻百分比，可以推断，RYGB 通过减轻体重达到糖尿病控制的因素可能逊于 LSG。

除了对照研究外，大样本的研究也显示出令人鼓舞的结果。来自德国减重手术登记处的前瞻性数据收集中，观察到 T2DM 的缓解率为 64%，该登记处将 2005—2011 年接受 LSG 作为主要手术的肥胖患者（n=435）纳入其中，并进行了至少 5 年的随访。术后接受胰岛素治疗的 T2DM 总患病率从 10.8%（47/435）降至 5.8%（25/435），未接受胰岛素治疗的 T2DM 总患病率从 23.6%（102/435）降至 6.4%（28/435）。整个研究（n=21 525）的死亡率为 0.11%[39]。一个单中心的临床研究中，分析接受 LSG 治疗的患者（n=116），观察到基线时 T2DM 患病率为 19.8%（23/116）。经长期随访（8 年），43.4%（10/23）的患者 T2DM 完全缓解[40]。

虽然已经研究了 LSG 的一些直接代谢效应，但是一项队列研究通过对前瞻性收集的数据进行回顾性分析来调查 LSG（n=39）的长期（5 年）效应，显示 T2DM 的完全缓解率为 20%。这一百分比低于随访 1 年时观察到的百分比（50.7%），出现这种结果可能与体重明显回升有关，表明糖尿病的控制可能依赖于持续的体重减轻[41]。

关于 LSG 对 T2DM 影响的病例报道可以支持这方面的系统评价。一项旨在研究 LSG 对 T2DM 的影响的系统评价包括总共 27 项研究和 673

例接受 LSG 治疗的患者,并指出糖尿病状态在 66.2% 的患者中得到缓解,在 26.9% 中得到改善,在 13.1% 中保持稳定,糖化血红蛋白(HbA1c)水平平均下降 1.7%。然而,最大随访期为 36 个月,大多数研究报告的随访期仅为 1 年[42]。同样,对前瞻性维护的数据库进行回顾性分析,分析 30 例接受 LSG 治疗的 T2DM 患者的短期血糖控制,观察到疾病的缓解,在 6 个月的随访中,63%(19/30)的患者空腹血糖水平低于 126mg/dl,HbA1c 水平在正常范围内,无任何降糖药物。此外,还注意到 T2DM 病程较短(少于 5 年)且术后体重减轻较好的患者获得了更高的缓解率[43]。

最近,一项仅包括随机对照试验的系统评价被用于研究腹腔镜垂直 SG(laparoscopic vertical sleeve gastrectomy,LVSG)与腹腔镜 Roux-en-Y 胃旁路术(laparoscopic Roux-en-Y gastric bypass,LRYGB)术后对糖尿病缓解的影响,7 项研究共涉及 732 例患者(LSG;n=365)。结合糖尿病控制的几个参数(糖化血红蛋白水平、空腹血糖、糖耐量、胰岛素分泌和抵抗指标,以及降糖药物的减少),该综述发现两种术式从术后 12 个月开始效果相似[44]。

在术后随访中发现,除了有效控制肥胖糖尿病患者的血糖外,LSG 还可以显著降低术后糖尿病患病风险。对前瞻性收集的数据库进行回顾性分析,发现接受 LSG 治疗的严重肥胖非糖尿病患者(n=86)发生 T2DM 的风险降低。1 年后,观察到患糖尿病的风险显著降低,平均相对风险降低 74.2%(男性和女性),接近在非肥胖人群中观察到的理想风险值[45]。

总之,LSG 似乎是一种令人满意的 T2DM 控制方法,显示出与 RYGB 相似的长期结果。然而,与 RYGB 不同,LSG 对糖尿病的缓解或改善的有效性似乎更依赖于持续的体重减轻。

12.4　袖状胃和睡眠呼吸暂停

根据美国睡眠医学学会(American Academy of Sleep Medicine)的定义,阻塞性睡眠呼吸暂停(OSA)是指呼吸暂停低通气指数(AHI)大于 5 次/h,并伴有典型症状(白天嗜睡、打鼾、呼吸中断或因喘气或窒息而醒来)[46]。OSA 是最常见的睡眠呼吸紊乱类型,影响多达 10% 的成年人[47-49],严重时需要夜间持续使用气道正压通气(CPAP)。

目前,肥胖似乎是 OSA 的最大危险因素[50]。

因此,强烈建议所有接受减重手术的病态肥胖患者进行 OSA 筛查,主要是通过夜间多导睡眠图,因为病态肥胖患者中发现的 OSA 百分比通常远高于一般人群。大约 60% 的减重手术患者被诊断出患有某种程度的 OSA,近 90% 的患者在测试前并不知道[51,52]。事实上,肥胖和 OSA 可能是一个恶性循环,在这个恶性循环中 OSA 会导致体重增加,而肥胖会加重 OSA,尽管这种相互关系的机制尚未完全阐明[53]。

肥胖管理被认为是 OSA 的主要治疗策略,10% 的总体重的下降就足以引起 OSA 的显著缓解[54]。如今,减重手术是持续减肥和控制病态肥胖患者共病的最有效选择,LSG 数量在过去几年中呈指数增长,是世界上最成功的减重术式[8]。

关于 LSG 在改善或治疗 OSA 中作用的结果似乎有点不一致。一项涉及 476 例接受 LSG 患者的对比研究观察到,所有(100%)患者术后均停止 CPAP 治疗,并在随访 2 年后显示 OSA 症状有所缓解[55]。同样地,收集的 156 例接受 LSG 患者的平均随访 32 个月的数据发现,所有 OSA 患者术后都可以停用 CPAP(13%,21/156)[56]。此外,一项对 36 例 OSA 患者进行的纵向研究在 LSG 治疗后 5 年内观察到 AHI 有显著改善(80.6%,29/36),改良的 Epworth 嗜睡量表(91.6%)有更明显的改善,该量表评估了患者白天的习惯性嗜睡水平[57]。其他的研究发现仍然有令人鼓舞的结果,但没有前面提到的那么疗效显著。168 例接受 LSG 治疗的患者在术后 8 年观察到了 73% 的缓解率[40],并且前瞻性地收集了 456 例接受 LSG 治疗的患者至少 5 年随访的数据,观察到总缓解率为 50%;尽管体重持续减轻,但仍有约 11% 的患者(基线检查时为 22%)仍有一定程度的 OSA[39]。

OSA 的改善依赖于持续的体重减轻而不是手术技术本身,这个结果已经得到认可,但是一项综合性的数据库分析显示 86% 接受 LSG 治疗的患者(n=543)获得了缓解或改善,比 RYGB 的比例高[58]。同样,一项为期 6 年的随访对比研究纳入了 221 例超级肥胖患者(BMI>60kg/m^2),结果显示,LSG 在体重减轻和所有合并症缓解方面均低于 RYGB,OSA 除外[59]。然而,LSG 相对于 RYGB 的这种优势在不同的研究中结果并不一致。SMBOSS 随机临床试验是一项两组随机多中心研究,跟踪接受 LSG 或 RYGB 治疗的患者,无论采用何种手术方式 5 年后 OSA 的改善或缓解率均超过 90%[36]。

尽管如此,LSG 术后的有效减重似乎对 OSA 的效果比其他相关并发症更好。这是一个重要的临床结果,因为 OSA 不仅是一种睡眠障碍,更是代谢综合征的独立危险因素。一项包含 1 040 例病态肥胖的队列研究发现,几乎一半的患者(47.1%)患有 OSA。在平均 38 个月的随访中,98% 和 85% 的患者在 LSG 后 OSA 得到改善或解决,并且这些百分比比其他并发症的结果要好得多,如 T2DM 和高血压[60]。同样,对接受 LSG 治疗并随访至少 5 年的文献评估发现,OSA 的治愈率很高(87%)。同样,这一比例高于其他肥胖并发症,如 2 型糖尿病和血脂异常[17]。这些数据表明 OSA 与肥胖的关系比其他肥胖伴发病更为密切。

尽管结果令人满意,但部分患者仍有一定程度的 OSA,甚至术后出现"新发"OSA。虽然有效地降低了 BMI,但仍有大约 20% 的患者患有某种程度的 OSA,可能是由于持续性鼻腔阻塞[57]。因此,肥胖在 OSA 的治疗中起着重要作用,但可能不是唯一的原因。此外,一篇已发表的综述指出,减重手术不一定能够完全解决 OSA,年龄、性别和 OSA 的严重程度也是成功减重后 OSA 缓解的预测因素[50]。如果在术后短期内进行检测,改善或解决的百分比似乎并不具有说服力,尤其是在应用更准确的诊断方法时。一项前瞻性多中心研究发现,肥胖治疗后 12 个月,OSA 的患病率从基线检查时的 71% 下降到夜间多导图检查时的 44%,约 20% 的患者仍然患有中度或重度 OSA。有趣的是,这项研究还报道了大约 6% 的患者出现了"新发性"OSA[61]。

总之,OSA 目前看来似乎是 LSG 治疗效果最佳的肥胖并发症之一,长期结果也是如此。但是确切机制尚未完全阐明,似乎与体重控制有关,而不是手术方式。

12.5　袖状胃和高血压

高血压是一种慢性病,近年来发病率不断上升。目前,它是威胁健康的主要因素之一,尤其是心血管事件,如缺血性心脏病。据预测,目前全世界约有 9 亿成年人患有高血压[62]。肥胖已被公认为高血压的首要危险因素,过度肥胖可诱发高血压或加重原发性高血压。

肥胖相关的高血压与在非肥胖人群中观察到的原发性高血压可能有一些特殊或不同的发病机制。尽管病理生理学仍有待进一步阐明,交感神经系统激活、原发性钠潴留、高瘦素血症、高胰岛素血症、脂肪内糖皮质激素作用增强和内皮功能障碍是发病机制中的相关因素[63,64],很可能是它们的共同结果。肥胖相关高血压的关键触发因素(或来源)似乎是肥胖脂肪因子的释放,因为体重减轻后通常会有效改善血压。

在病态肥胖患者中,减重手术的体重持续控制通常也反映在术后血压的控制率较高。然而,与 2 型糖尿病和血脂异常不同,高血压通常是减重手术后代谢结果的次要研究终点。因此,关于减重手术后高血压控制的直接数据(主要终点)很少。

将高血压作为主要终点的最重要研究之一是 GATEWAY 随机试验,这是一项随机、单中心、非盲试验,包括接受减重手术(RYGB)加药物治疗或单独药物治疗的肥胖个体。在这项试验中,83.7% 的外科患者血压水平得到改善,而接受药物治疗的患者只有 12.8%。此外,接受减重手术的患者中约有 50% 的人高血压缓解。考虑到 SPRINT(收缩压干预试验)水平[65],减重手术组有 22.4% 的患者达到目标(收缩压 <120mmHg),无须降压,而内科治疗组在随访 1 年时无一例达到目标[66]。值得一提的是,在减重手术组中观察到的这种高缓解 / 改善率伴随着显著的体重减轻。到目前为止,大多数发表的研究中都有类似的报道。

减重手术后的血压控制似乎依赖于体重减轻而不是手术方式。一项 LSG 和 RYGB 治疗肥胖患者的对比研究发现,两组患者的高血压都有显著改善(分别为 95.6% 和 92%),尽管 RYGB 患者 2 年后的体重减轻程度略高[55]。这一发现并不意味着高血压的控制与增强肠道激素的刺激有关(通常见于 RYGB),而是因为一个体重下降百分比的临界点较低实现了血压控制。同样,SM-BOSS 随机临床试验,两组随机(LSG × RYGB)的多中心研究,也观察到高血压的改善或缓解率很高,与所进行的手术无关。在 LSG 组中,本研究还显示 LSG 组的高血压患病率在基线时为 63%(64/101),5 年后有显著改善,缓解率为 63%,改善率为 25%,获得了 88% 的满意结果。有趣的是,还发现了两例"新发"高血压[36]。

关于 LSG 控制高血压的有效性,最近一项专门评估 LSG 对高血压疗效的系统综述包括 14 项研究,发现在病态肥胖患者中,平均 37% 术前诊断为高血压。术后 5 年,高血压平均发生率降至 15% 左右,缓解率为 62%,好转率为 35%,支持 LSG 作为肥胖合并高血压患者有效干预措施的结论[67]。

正如几项已发表的研究结果,减重手术后高血压的改善或缓解率一直很高,但不管手术方式如何,10%~20% 的患者仍然患病,原因不明。但是,肥胖后发生高血压(肥胖相关高血压)的个体,相对比肥胖前已经是原发性高血压的轻体重者,减重手术后可能更容易从减肥中获益,不过不太可能进入完全缓解状态。

尽管高血压改善或缓解的长期结果似乎取决于减重手术后的有效的体重减轻,一项为期 12 个月的前瞻性研究包括 60 例接受 LSG 治疗的病态肥胖患者,有趣的是,23 例患者(74%,23/31)的平均血压在 10 天内显著降低,表明减重手术后可能对高血压有短期影响,因为血压下降发生在体重显著下降之前。虽然目前还不能提供一个明确的解释,但一些机制可以解释 LSG 对血压的早期影响,食物和盐摄入量的减少以及胃肠激素和脂肪因子信号表达的变化可能与此有关。此外,这组患者病程相对较短,只有 12 例患者使用抗高血压药物,19 例患者在手术前不知道自己的高血压[68]。

总而言之,LSG 在肥胖相关高血压的治疗方面已被证明是一种高效的减重手术。在有效减重后,高血压的缓解率和治愈率令人满意。

12.6　袖状胃和血脂异常

肥胖是一种以脂肪组织过度积累为特征的流行病。除了增加脂肪细胞的数量外,肥胖诱导的代谢应激引起的脂肪组织功能障碍("脂肪病")可能参与了血脂异常的发病机制。血脂异常,如低密度脂蛋白胆固醇(LDL-C)和甘油三酯水平升高和 / 或高密度脂蛋白胆固醇(HDL-C)水平降低,通常与超重和肥胖有关[69-70]。肥胖和血脂异常之间的关联对健康非常有害,并且成倍增加心血管疾病的风险[69-72]。与心血管风险增加相关的单一血脂异常是 LDL-C 水平升高[73]。

减重手术最显著的效果之一是治疗血脂异常,血液中的血脂水平有望正常化,显著降低心血管事件的风险,并最终影响死亡率。然而,血脂改善和体重减轻的详细机制仍在研究中。

减重手术与脂质代谢紊乱之间关系的研究表明,减重手术对脂肪组织功能障碍有良好的作用,可能通过内分泌和炎症状态的改变,以及对胆汁酸代谢和肠道微生物群的有益影响,有力地促进了血脂异常的改善[74]。此外,总脂肪质量的减少量与血脂异常的解决 / 改善之间似乎有密切关系,从而使药物治疗显著停止 / 减少。在减肥治疗中,LSG 似乎和其他方法一样有效,表现为血脂参数的改善,如血甘油三酯、总胆固醇、LDL-C 和 HDL-C 的水平[75]。

尽管如此,LSG 对血脂异常影响的专项研究并不多见。一项回顾性描述性研究纳入了 107 例接受 LSG 治疗的病态肥胖患者,结果显示,经过 1 年的减重手术治疗后,他们在血脂异常的整体控制方面取得了令人鼓舞的结果。高胆固醇血症的缓解率和改善率分别为 45% 和 19%。此外,在高甘油三酯血症方面观察到更好的结果,86% 的患者病情缓解,另有 4% 的患者病情好转。约 44% 的患者停药,总体结果与体重减轻密切相关[76]。同样,对接受 LSG(n=443)的肥胖受试者前瞻性队列的回顾性分析显示,在 5 年的随访中,血脂水平发生了非常有利的变化。同样,高甘油三酯血症的部分或完全缓解率(约 80%)远高于高胆固醇血症(约 50%),尽管高密度脂蛋白胆固醇水平升高和低密度脂蛋白胆固醇水平降低一直被观察到。基于这一结果,高甘油三酯血症是唯一的血脂异常,其缓解率与过度减肥的百分比相关[41]。另一方面,一项纳入接受 LSG 治疗的患者的观察性研究(n=86)报告,5 年后的缓解率非常低(27.4%,17/86),术后随访中有 3 例"新发"病例。尽管高密度脂蛋白胆固醇、低密度脂蛋白胆固醇和甘油三酯水平在统计学上有显著改善,但平均总胆固醇水平并未显示出显著改善,这可能解释了所报道的低缓解率,是因为采用了血脂异常的定义[77]。

考虑到很少有研究将血脂异常作为 LSG 后的主要终点,LSG 对血脂异常的影响也可以通过比较 LSG 和 RYGB 的代谢结果中得出,不过通常是作为次要终点。尽管肥胖与血脂异常之间存在着密切而危险的关系,但这种相关的代谢结果报道不多。最近一项旨在比较腹腔镜 RYGB 和 LSG 结果的荟萃分析的系统综述检索了 62 项研究,共 18 449 例患者(LSG 组;n=7 951),但只有 14 项研究有研究价值(LSG 组;n=580)[38]。先前一项旨在解决 LSG 长期结果的综述检索到 16 项符合纳入标准的研究。其中,只有 4 项研究包含了 LSG 对血脂异常的长期影响的数据,这些论文中报道的完全或接近完全的血脂异常缓解率为 61.5%[17]。最后,对一个前瞻性、非随机队列进行回顾性分析,比较腹腔镜 RYGB 与 LSG(n=48)在血脂紊乱方面的结果,观察到 5 年后接受 LSG 治疗的患者缓解率较低,高甘油三酯血症(66.7%,10/15)和总高胆固醇血症(23.1%,6/26)。另外,26.1%(6/23)的患者 LDL-C 正常,也低于 RYGB。然而,LSG 后 5 年达到正常 HDL-C 的患者比例与 RYGB 相似[78.3%(18/23)和 83%(39/47)],这可以被认为是一个重要的代谢结果。此外,结果的差异可能受到 5 年时总体重下降百分比的影响,RYGB 组略高[78]。

在与 RYGB 的一些比较研究中,LSG 观察组的患者,尽管脂质亚组分的结果有所不同,但血脂异常已经显示出显著的整体改善,即使在长期随访中也是如此。STAMPEDE 研究是一项随机试验,主要设计用于比较强化药物治疗与强化药物治疗加减重手术(RYGB 或 LSG)对 T2DM 的疗效,结果显示,与基线水平相比,HDL-C 水平升高,而 LSG 后 5 年甘油三酯水平下降,两者均显著降低。尽管与药物组相比,低密度脂蛋白胆固醇水平没有显著差异,但 LSG 组治疗高脂血症所需的药物数量显著减少(n=47)[34]。SLEEVEPASS 随机临床试验是一项多中心、多外科、开放标签、随机临床等效性试验,LSG 术后 5 年结果显示 47%

(14/30)的患者停药,20%(6/30)的患者减少药物使用,33%(10/30)的患者无明显变化(n=98)。除 LDL-C 水平外,总的血脂异常缓解率与 RYGB 组相似[35]。SM-BOSS 随机临床试验是一项 LSG 与 RYGB 组的随机试验,发现随机接受 LSG 治疗的患者中 67.3% 在基线时出现血脂异常(n=101)。5 年后,42.6%(29/68)的患者病情完全缓解,41.2%(28/68)的患者病情好转,而其余患者病情没有变化(16.2%,11/68),也没有恶化。关于脂质亚组分,甘油三酯、总胆固醇、低密度脂蛋白胆固醇和高密度脂蛋白胆固醇水平显著改善,结果与 RYGB 组非常相似[36]。

总而言之,血脂异常是一种高风险和高患病率的肥胖并发症,LSG 术后的体重减轻可以有效改善该疾病,长期结果也是令人满意的。

12.7　结论

LSG 是一种新型的减重术式,在减重和改善/解决肥胖伴发病方面显示出良好的效果。遗憾的是,关于体重反弹和并发症复发的长期数据仍不完整。

（戴晓江　吴良平　译）

参考文献

1. Marceau P, Biron S, Bourque RA, et al. Biliopancreatic diversion with a new type of gastrectomy. Obes Surg. 1993;3:29–35.
2. Ren CJ, Patterson E, Gagner M. Early results of laparoscopic biliopancreatic diversion with duodenal switch: a case series of 40 consecutive patients. Obes Surg. 2000;10:514–23.
3. Regan JP, Inabnet WB, Gagner M, et al. Early experience with two-stage laparoscopic Roux-en-Y gastric bypass as an alternative in the super-superobese patient. Obes Surg. 2003;13:861–4.
4. Han S, Kim W, Oh J. Results of laparoscopic sleeve gastrectomy (LSG) at 1 year in morbidly obese Korean patients. Obes Surg. 2005;15(10):1469–75.
5. Silecchia G, Boru C, Pecchia A, et al. Effectiveness of laparoscopic sleeve gastrectomy (first stage of biliopancreatic diversion with duodenal switch) on co-morbidities in super-obese high-risk patients. Obes Surg. 2006;16(9):1138–44.
6. ASMBS Clinical Issues Committee. Updated position statement on sleeve gastrectomy as a bariatric procedure. Surg Obes Relat Dis. 2012;8:e21–6.
7. English WJ, DeMaria EJ, Brethauer SA, et al. American Society for Metabolic and Bariatric Surgery estimation of metabolic and bariatric procedures performed in the United States in 2016. Surg Obes Relat Dis. 2018;14(3):259–63.

8. Angrisani L, Santonicola A, Iovino P, et al. IFSO worldwide survey 2016: primary, endolumi-nal, and revisional procedures. Obes Surg. 2018;28(12):3783–94.

9. O'Brien PE, Hindle A, Brennan L, et al. Long-term outcomes after bariatric surgery: a system-atic review and meta-analysis of weight loss at 10 or more years for all bariatric procedures and a single-centre review of 20-year outcomes after adjustable gastric banding. Obes Surg. 2019;29(1):3–14.

10. ASMBS Clinical Issues Committee of the American Society for Metabolic and Bariatric Surgery. Updated position statement on sleeve gastrectomy as a bariatric procedure. Surg Obes Relat Dis. 2010;6(1):1–5.

11. D'Hondt M, Vanneste S, Pottel H, et al. Laparoscopic sleeve gastrectomy as a single-stage procedure for the treatment of morbid obesity and the resulting quality of life, resolution of comorbidities, food tolerance, and 6-year weight loss. Surg Endosc. 2011;25:2498–504.

12. Sarela AI, Dexter SP, O'Kane M, et al. Long term follow-up after laparoscopic sleeve gastrec-tomy: 8–9 -year results. Surg Obes Relat Dis. 2012;8:679–84.

13. Casella G, Soricelli E, Giannotti D, et al. Long-term results after laparoscopic sleeve gastrec-tomy in a large monocentric series. Surg Obes Relat Dis. 2016;12:757–62.

14. Gagner M, Hutchinson C, Rosenthal R. Fifth international consensus conference: current sta-tus of sleeve gastrectomy. Surg Obes Relat Dis. 2016;12(4):750–6.

15. Lemanu DP, Srinivasa S, Singh PP, et al. Single-stage laparoscopic sleeve gastrectomy: safety and efficacy in the super-obese. J Surg Res. 2012;177:49–54.

16. Lemanu DP, Singh PP, Rahman H, et al. Five-year results after laparoscopic sleeve gastrec-tomy: a prospective study. Surg Obes Relat Dis. 2015;11:518–2.

17. Diamantis T, Apostolou KG, Alexandrou A, et al. Review of long-term weight loss results after laparoscopic sleeve gastrectomy. Surg Obes Relat Dis. 2014;10:177–83.

18. Juodeikis Ž, Brimas G. Long-term results after sleeve gastrectomy: a systematic review. Surg Obes Relat Dis. 2017;13(4):693–9.

19. Castagneto-Gissey L, Casella Mariolo JR, et al. 10-year follow-up after laparoscopic sleeve gastrectomy: outcomes in a monocentric series. Surg Obes Relat Dis. 2018;14(10):1480–7.

20. Abd-Ellatif ME, Abdallah E, Askar W, et al. Long term predictors of success after laparoscopic sleeve gastrectomy. Int J Surg. 2014;12:504–8.

21. Aurora AR, Khaitan L, Saber AA. Sleeve gastrectomy and the risk of leak: a systematic analy-sis of 4,888 patients. Surg Endosc. 2012;26:1509–15.

22. Parikh M, Isa R, McCrillis A, et al. Surgical strategies that may decrease leak after laparo-scopic sleeve gastrectomy. Ann Surg. 2013;257(2):231–7.

23. Spivak H, Rubin M, Sadot E, et al. Laparoscopic sleeve gastrectomy using 42-French versus 32-French bougie: the first-year outcome. Obes Surg. 2014;24(7):1090–3.

24. Himpens J, Dobbeleir J, Peeters G. Long term results of laparoscopic sleeve gastrectomy for obesity. Ann Surg. 2010;252:319–234.

25. Rosenthal RJ. International Sleeve Gastrectomy Expert Panel. International Sleeve Gastrectomy Expert Panel Consensus Statement: best practice guidelines based on experience of 412,000 cases. Surg Obes Relat Dis. 2012;8:8–19.

26. Yilmaz H, Ece I, Sahin M. Revisional surgery after failed laparoscopic sleeve gastrec-tomy: retrospective analysis of causes, results, and technical considerations. Obes Surg. 2017;27(11):2855–60.

27. Fahmy MH, Sarhan MD, Osman AM, et al. Early weight recidivism following laparoscopic sleeve gastrectomy: a prospective observational study. Obes Surg. 2016;26(11):2654–60.

28. El-Chaar M, Stoltzfus J, Melitics M, et al. 30-day outcomes of revisional bariatric stapling procedures: first report based on MBSAQIP data registry. Obes Surg. 2018;28(8):2233–40.

29. Al-Sabah S, Alsharqawi N, Almulla A, et al. Approach to poor weight loss after laparoscopic

sleeve gastrectomy: re-sleeve vs. gastric bypass. Obes Surg. 2016;26:2302–7.

30. Felsenreich DM, Langer FB, Kefurt R, et al. Weight loss, weight regain, and conversions to Roux-en-Y gastric bypass: 10-year results of laparoscopic sleeve gastrectomy. Surg Obes Relat Dis. 2016;12(9):1655–62.

31. Silecchia G, De Angelis F, Rizzello M, et al. Residual fundus or neofundus after laparoscopic sleeve gastrectomy: is fundectomy safe and effective as revision surgery? Surg Endosc. 2015;29:2899–903.

32. Casillas RA, Um SS, Zelada-Getty JL, et al. Revision of primary sleeve gastrectomy to Roux-en-Y gastric bypass: indications and outcomes from a high-volume center. Surg Obes Relat Dis. 2016;12(10):1817–25.

33. Clapp B, Wynn M, Martyn C, et al. Long term (7 or more years) outcomes of the sleeve gastrectomy: a meta-analysis. Surg Obes Relat Dis. 2018;14(6):741–7.

34. Schauer PR, Bhatt DL, Kirwan JP, et al. STAMPEDE Investigators. Bariatric surgery versus intensive medical therapy for diabetes – 5-year outcomes. N Engl J Med. 2017;376(7):641–51.

35. Salminen P, Helmiö M, Ovaska J, et al. Effect of laparoscopic sleeve gastrectomy vs laparoscopic Roux-en-Y gastric bypass on weight loss at 5 years among patients with morbid obesity: the SLEEVEPASS randomized clinical trial. JAMA. 2018;319(3):241–54.

36. Peterli R, Wölnerhanssen BK, Peters T, et al. Effect of laparoscopic sleeve gastrectomy vs laparoscopic Roux-en-Y gastric bypass on weight loss in patients with morbid obesity: the SM-BOSS randomized clinical trial. JAMA. 2018;319(3):255–65.

37. Ahmed B, King WC, Gourash W, et al. Long-term weight change and health outcomes for sleeve gastrectomy (SG) and matched Roux-en-Y gastric bypass (RYGB) participants in the Longitudinal Assessment of Bariatric Surgery (LABS) study. Surgery. 2018;164(4):774–83.

38. Li J, Lai D, Wu D. Laparoscopic Roux-en-Y gastric bypass versus laparoscopic sleeve gastrectomy to treat morbid obesity-related comorbidities: a systematic review and meta-analysis. Obes Surg. 2016;26(2):429–42.

39. Gärtner D, Stroh C, Hukauf M, et al. Obesity Surgery Working Group. Sleeve gastrectomy in the German Bariatric Surgery Registry from 2005 to 2016: perioperative and 5-year results. Surg Obes Relat Dis. 2019;15(2):187–93.

40. Noel P, Nedelcu M, Eddbali I, et al. What are the long-term results 8 years after sleeve gastrectomy? Surg Obes Relat Dis. 2017;13(7):1110–5.

41. Golomb I, Ben David M, Glass A, et al. Long-term metabolic effects of laparoscopic sleeve gastrectomy. JAMA Surg. 2015;150(11):1051–7.

42. Gill RS, Birch DW, Shi X, et al. Sleeve gastrectomy and type 2 diabetes mellitus: a systematic review. Surg Obes Relat Dis. 2010;6(6):707–13.

43. Rosenthal R, Li X, Samuel S, et al. Effect of sleeve gastrectomy on patients with diabetes mellitus. Surg Obes Relat Dis. 2009;5(4):429–34.

44. Osland E, Yunus RM, Khan S, et al. Diabetes improvement and resolution following laparoscopic vertical sleeve gastrectomy (LVSG) versus laparoscopic Roux-en-Y gastric bypass (LRYGB) procedures: a systematic review of randomized controlled trials. Surg Endosc. 2017;31(4):1952–63.

45. Gutierrez-Blanco D, Romero Funes D, Castillo M, et al. Bariatric surgery reduces the risk of developing type 2 diabetes in severe obese subjects undergoing sleeve gastrectomy. Surg Obes Relat Dis. 2019;15(2):168–72.

46. Epstein LJ, Kristo D, Strollo PJ, et al. Clinical guideline for the evaluation, management and long-term care of obstructive sleep apnea in adults. J Clin Sleep Med. 2009;5:263–76.

47. Young T, Palta M, Dempsey J, et al. The occurrence of sleep-disordered breathing among middle-aged adults. N Engl J Med. 1993;328(17):1230–5.

48. Ashrafian H, le Roux CW, Rowland SP, et al. Metabolic surgery and obstructive sleep apnoea: the protective effects of bariatric procedures. Thorax. 2012;67:442–9.

49. Maspero C, Giannini L, Galbiati G, et al. Obstructive sleep apnea syndrome: a literature review. Minerva Stomatol. 2015;64:97–109.

50. Pannain S, Mokhlesi B. Bariatric surgery and its impact on sleep architecture, sleep-disordered breathing, and metabolism. Best Pract Res Clin Endocrinol Metab. 2010;24(5):745–61.

51. Ravesloot MJ, van Maanen JP, Hilgevoord AA, et al. Obstructive sleep apnea is underrecognized and underdiagnosed in patients undergoing bariatric surgery. Eur Arch Otorhinolaryngol. 2012;269:1865–71.

52. de Raaff CA, Gorter-Stam MA, de Vries N, et al. Perioperative management of obstructive sleep apnea in bariatric surgery: a consensus guideline. Surg Obes Relat Dis. 2017;13:1095–109.

53. Hamilton GS, Joosten SA. Obstructive sleep apnoea and obesity. Aust Fam Physician. 2017;46(7):460–3.

54. Tham KW, Lee PC, Lim CH. Weight management in obstructive sleep apnea: medical and surgical options. Sleep Med Clin. 2019;14(1):143–53.

55. Garg H, Priyadarshini P, Aggarwal S, et al. Comparative study of outcomes following laparoscopic Roux-en-Y gastric bypass and sleeve gastrectomy in morbidly obese patients: a case control study. World J Gastrointest Endosc. 2017;9:162–70.

56. Hoyuela C. Five-year outcomes of laparoscopic sleeve gastrectomy as a primary procedure for morbid obesity: a prospective study. World J Gastrointest Surg. 2017;9(4):109–17.

57. Del Genio G, Limongelli P, Del Genio F, et al. Sleeve gastrectomy improves obstructive sleep apnea syndrome (OSAS): 5 year longitudinal study. Surg Obes Relat Dis. 2015;12:70–4.

58. Sarkhosh K, Switzer NJ, El-Hadi M, et al. The impact of bariatric surgery on obstructive sleep apnea: a systematic review. Obes Surg. 2013;23(3):414–23.

59. Arapis K, Macrina N, Kadouch D, et al. Outcomes of Roux-en-Y gastric bypass versus sleeve gastrectomy in super-super-obese patients (BMI ≥60 kg/m2): 6-year follow-up at a single university. Surg Obes Relat Dis. 2019;15(1):23–33.

60. Nocca D, Loureiro M, Skalli EM, et al. Five-year results of laparoscopic sleeve gastrectomy for the treatment of severe obesity. Surg Endosc. 2017;31(8):3251–7.

61. Peromaa-Haavisto P, Tuomilehto H, Kössi J, et al. Obstructive sleep apnea: the effect of bariatric surgery after 12 months – a prospective multicenter trial. Sleep Med. 2017;35:85–90.

62. Forouzanfar MH, Liu P, Roth GA, et al. Global burden of hypertension and systolic blood pressure of at least 110 to 115 mm Hg, 1990–2015. JAMA. 2017;317:165–82.

63. Kotsis V, Stabouli S, Papakatsika S, et al. Mechanisms of obesity-induced hypertension. Hypertens Res. 2010;33:386–93.

64. do Carmo JM, da Silva AA, Wang Z, et al. Obesity-induced hypertension: brain signaling pathways. Curr Hypertens Rep. 2016;18(7):58.

65. The SPRINT Research Group. A randomized trial of intensive versus standard blood-pressure control. N Engl J Med. 2015;373(22):2103–16.

66. Schiavon CA, Bersch-Ferreira AC, Santucci EV, et al. Effects of bariatric surgery in obese patients with hypertension: the GATEWAY randomized trial (gastric bypass to treat obese patients with steady hypertension). Circulation. 2018;137(11):1132–42.

67. Graham C, Switzer N, Reso A, et al. Sleeve gastrectomy and hypertension: a systematic review of long-term outcomes. Surg Endosc. 2019;33(9):3001–7.

68. Yin X, Qian J, Wang Y, et al. Short-term outcome and early effect on blood pressure of laparoscopic sleeve gastrectomy in morbidly obese patients. Clin Exp Hypertens. 2018;29:1–5.

69. Bays HE. "Sick fat," metabolic disease, and atherosclerosis. Am J Med. 2009;122(1 Suppl):S26–37.

70. Catapano AL, Graham I, De Backer G, et al. ESC scientific document group. 2016 ESC/EAS

guidelines for the management of dyslipidaemias. Eur Heart J. 2016 Oct 14;37(39):2999–3058.

71. Bays HE. Adiposopathy is "sick fat" a cardiovascular disease? J Am Coll Cardiol. 2011;57(25):2461–73.
72. Bays HE, Toth PP, Kris-Etherton PM, et al. Obesity, adiposity, and dyslipidemia: a consensus statement from the National Lipid Association. J Clin Lipidol. 2013;7(4):304–83.
73. Third report of the National Cholesterol Education Program (NCEP). Expert panel on detection, evaluation, and treatment of high blood cholesterol in adults (adult treatment panel III): final report. Circulation. 2002;106:3143–421.
74. Bays HE, Jones PH, Jacobson TA, et al. Lipids and bariatric procedures part 1 of 2: scientific statement from the National Lipid Association, American Society for Metabolic and Bariatric Surgery, and Obesity Medicine. Association J Clin Lipidol. 2016;10(1):33–57.
75. Bays H, Kothari SN, Azagury DE, et al. Lipids and bariatric procedures part 2 of 2: scientific statement from the American Society for Metabolic and Bariatric Surgery (ASMBS), the National Lipid Association (NLA), and Obesity Medicine Association (OMA). Surg Obes Relat Dis. 2016;12(3):468–95.
76. Vigilante A, Signorini F, Marani M, et al. Impact on dyslipidemia after laparoscopic sleeve gastrectomy. Obes Surg. 2018;28(10):3111–5.
77. Kikkas EM, Sillakivi T, Suumann J, et al. Five-year outcome of laparoscopic sleeve gastrectomy, resolution of comorbidities, and risk for cumulative nutritional deficiencies. Scand J Surg. 2019;108(1):10–6.
78. Climent E, Benaiges D, Flores-Le Roux JA, et al. Changes in the lipid profile 5 years after bariatric surgery: laparoscopic Roux-en-Y gastric bypass versus laparoscopic sleeve gastrectomy. Surg Obes Rel Dis. 2018;14(8):1099–105.

第 13 章
术中麻醉管理

Jan Paul Mulier and Luiz Fernando dos Reis Falcαo

13.1 介绍

在过去的几十年中,肥胖症的患病率在全球范围内呈上升趋势[1],影响到超过 7 亿人。自 1980 年以来,肥胖症的患病率在 70 多个国家增加了一倍,并在世界上大多数地区持续上升[2]。如果按照目前的趋势继续下去,到 2025 年,全球大约会有 27 亿成年人超重(BMI 范围为 25~29.9kg/m²),其中将有 10 亿成年人受到肥胖症的影响(BMI≥30kg/m²),而 1.77 亿成年人将罹患重度肥胖症[3](BMI≥40kg/m²)。2014 年肥胖造成的经济损失达 2 万亿美元,占当年全球国内生产总值(GDP)的 2.8%[4]。肥胖症的暴发和腹腔镜手术的发展造成了在过去十年中减重手术呈指数级增长,使其成为一种日益常见的胃肠道手术[5]。减重手术是病态肥胖症最有效的治疗方法,不仅可减轻体重,同时还能改善肥胖相关的代谢综合征。

袖状胃切除术(sleeve gastrectomy,SG)是全世界最常见的减重手术。尽管最近已经开发出内镜检查方法,SG 通常还是通过腹腔镜进行的。微创腹腔镜采用 3mm 大小的套管(而不是 5mm 套管)和微型仪器(包括 3mm 摄像头)进行,以最大限度地减少手术创伤。需要一或两个 12mm 套管作为切割吻合器的辅助穿刺孔,以从腹部取出切除的胃标本。

通过测量达到 3L 手术空间所需的气腹压力,以尽可能在最低腹腔内压力下进行手术。低气腹压可以最大限度地减少腹膜炎以及随后的肩部疼痛和粘连的发生。使用小号套管和低气腹压可最终减少手术损伤和炎症。

麻醉科医生在这类手术的成功中起着重要作用,尤其是在加速康复以改善预后方面。加速康复减重外科(ERABS)的目标是维持生理功能,增强运动能力,通过多模式镇痛方法减轻术后疼痛以减轻围手术期的手术压力[6]。ERABS 方式可改善预后,包括减少术后并发症,加速患者康复并减少住院时间[7]。Malczak 等[8]证明 ERABS 减少了患者住院时间且不增高发病率。ERABS 方式是安全可行的[9]。最近的一项针对代谢和减重手术资质认证和质量改善计划数据库中 85 321 例 SG 病例的回顾性分析表明,与术后一天出院相比,日间 SG 的术后并发症、再入院和再次手术的发生率增高[10]。然而,采用专门的麻醉方法和专业的手术医疗团队,在门诊进行腹腔镜袖状胃日间手术是可行的[11-13]。因此,麻醉科医生必须对特殊的麻醉措施和 SG 术后常见的急、慢性并发症有深入的了解,以改善预后。

在本章中,我们总结了所有麻醉医师应该掌握的不同麻醉管理方法,以改善 SG 后的手术效果,减少急、慢性并发症。

13.2 常见的麻醉相关并发症

SG 术后最常见的麻醉相关并发症包括术后恶心呕吐[14](PONV),院外恶心呕吐(PDNV),腹痛[15],腹腔镜术后的肩部疼痛和食管痉挛性疼痛。

13.2.1 PONV 和 PDNV

PONV 是减重手术术后患者出院延迟或返诊的最常见原因[15-17]。呕吐期间腹腔内压和胃内压可高达(290 ± 123)mmHg[18],但跨壁压仍然很低。因此,可以通过减少胃底食管附近最后一枪的胃漏来预防术后呕吐。在腹腔高压下,食管上括约肌疝穿隔膜来阻挡胃内容物。这是通过隔膜向下移动,然后吸气和腹部肌肉收缩来实现的。胃底也可能会突出,并承受更高的跨壁压力[18]。

Aydin 等[19]报告说,SG 后能使残胃爆裂的平均压力是 32mmHg,缝线加固后爆裂压是 35mmHg,全层缝合后需要 75mmHg(30~170mmHg)。如果切缘太靠近隔膜,这将不足以应付呕吐过程中达到的压力。Rogula 等[20]指出切除后的袖状胃在(329 ± 123)mmHg 的高压下破裂,这与呕吐过程中达到的压力接近。

SG 术后 PONV 发生率很高,高达 77.8%,而接受胃旁路手术患者的发生率为 63.1%[14]。迷走神经兴奋是触发术后恶心呕吐的重要原因[21]。腹腔镜胃旁路术和 SG 切口穿过迷走神经的分支。由于 PONV 的高发及其后果,对高危患者进行分层很重要。主要危险因素包括女性、非吸烟患者、有晕动病病史或者 PONV 病史以及术后使用阿片类药物[22]。Roberts 等[23]发现 PONV 与阿片类药物剂量呈对数增长关系;将阿片类药物剂量减半后,恶心的发生率降低 20%,呕吐的发生率降低 10%。

减少 PONV 的方法主要有两种:①减少导致 PONV 的危险因素;②预防 PONV[24];然而后者很难实现。降低危险因素的方案包括:①避免全身麻醉尽可能实施局部麻醉,但这对于腹腔镜袖状胃切除术(laparoscopic sleeve gastrectomy,LSG)来说是不可能的;②优先使用丙泊酚输注;③避免使用氧化亚氮和其他挥发性麻醉药;④围手术期尽量避免使用阿片类药物;⑤充分地静脉补液。关于预防,推荐的止吐药包括 5-HT3 受体拮抗剂(昂丹司琼、多拉司琼、格拉司琼、托烷司琼、雷莫司琼和帕洛诺司琼)、神经激肽 1(NK-1)受体拮抗剂(阿瑞匹坦、卡索皮坦和罗拉皮坦)、皮质激素类(地塞米松和甲泼尼龙)、丁酰苯类(氟哌利多和氟哌啶醇)、抗组胺药(苯海拉明和美克洛嗪)和抗胆碱药(东莨菪碱)。预防性地使用止吐药是无效的[25],即使与救援药物联合使用[26]。由于丙泊酚是一种强止吐药,因此全凭静脉麻醉是预防 PONV 的一种有效方法,但这种方法不能在手术后使用。因此,尽管大多数采用全凭静脉麻醉的患者麻醉苏醒时没有恶心,但送回病房或家中迟发性恶心呕吐的频率并未得到有效降低。阿片类药物的影响超过其他所有因素。无阿片类药物麻醉(OFA)是缓解恶心呕吐的最有效方法,尽管并不能完全根除[27]。OFA 需要多模式镇痛以避免术后疼痛[28]。

13.2.2　术后疼痛

术后疼痛是减重手术后患者需要急诊处理的第二常见原因[15]。疼痛与手术损伤有关,患者之间的个体差异很大,取决于个体疼痛阈值。最大疼痛发生在腹腔镜手术后的前 24h 内,并在术后第 2 天或第 3 天逐渐减轻[29]。腹腔镜袖状胃切除术后疼痛可出现在胸部、肩部或腹部,且常为痉挛性疼痛。不明原因的肩痛在腹腔镜手术后很常见,但有效的预防和治疗方法尚不成熟。肩痛很可能是腹膜缺血的表征,膈神经密集的患者更为疼痛。手术中减少气腹压力可以减轻肩痛。因此,麻醉科医生应保持术中肌松充分完全。此外,术后进行肺复张操作和腹腔内输注生理盐水可有效减轻术后疼痛[30]。腹腔镜手术后体表疼痛占总疼痛的 50%~70%。内脏疼痛占 10%~20%,气腹疼痛占 20%~30%[31,32]。

术后镇痛对于病态肥胖患者尤为重要,因为这类患者的术后肺不张和其他肺部并发症更为常见,并很可能导致睡眠呼吸暂停和通气不足[33]。不同个体术后对阿片类药物的需求不同,范围从 80mg 吗啡到几乎为零如 OFA。多模式镇痛,也就是使用各种具有不同镇痛作用机制的药物,被很多作者认为是降低术后疼痛发生率和严重程度的一种镇痛方法[28,34,35]。使用不同作用机制的镇痛药物可以减少每种镇痛药物的剂量,从而产生最佳的治疗效果和较少的不良反应[36,37]。多模式镇痛方式特别适用于需要最小化使用阿片类药物的情形。以下这些药物最常用于减重手术后的多模式镇痛。

非甾体抗炎药(NSAID)是经典的抗炎镇痛药,可在手术操作开始前使用。随着 COX-2 特异性抑制剂的引入,这些药物的安全性得到了改善。接受减重手术的患者在适当使用非甾体抗炎药的情况下显示出明显的阿片类药物集约效应。大多数非甾体抗炎药的局限性在于其天花板效应,剂量 - 反应曲线在特定剂量增量后变平。当需要避免使用阿片类药物时,非甾体抗炎药的药理学特性使其成为围手术期首选的镇痛药。与非甾体抗炎药不同的是,手术损伤一开始就应给予皮质激素类药物。例如,在腹腔镜手术充气前静脉注射 10mg 地塞米松可以减少手术的炎症反应。

当其他非阿片类药物引起自主神经功能障碍时,对乙酰氨基酚由于其抗炎作用较小,可能是这类患者手术中唯一可以保留使用的非甾体类药物,对乙酰氨基酚不会引起出血、胃或肾脏的不良反应。传统方法显示,在肥胖患者中应按照理想体重计算对乙酰氨基酚的剂量。对乙酰氨基酚通常在术后的头几天与其他镇痛药联合使用,以达到最佳的镇痛效果。

氯胺酮是一种 N- 甲基 -D- 天冬氨酸(NMDA)受体拮抗剂,在慢性疼痛的治疗中有着公认的作用[38,39]。小剂量氯胺酮能减轻疼痛,且无明显的镇静作用或呼吸道相关并发症,这种特性特别适用于肥胖患者。氯胺酮用法是在手术切皮前给予 50mg 的负荷剂量,然后以 0.05mg/kg LBW/h 的低速率维持给药。

利多卡因在血清浓度为 1.5~5μg/ml 时是安全的,可减少腹腔镜腹部手术期间阿片类药物和镇静药物的用量以及术后肠梗阻的持续时间[40,41]。在减重手术中,基于校正体重的利多卡因用量可改善术后恢复,且无不良反应[40]。Carabalona 等[42]证明,患者在麻醉诱导 10min 后静脉注射 1.5mg/kg 利多卡因(最大剂量为 100mg),然后以 2mg/(kg•h)的速度维持用药,结果显示利多卡因血清浓度并未超出安全范围(1.5~5μg/ml)。与传统的阿片类镇痛药相比,利多卡因、右美托咪定、氯胺酮和镁剂具有更好的抗炎作用,是无阿片类药物麻醉的首选药物[43]。利多卡因用法是静脉注射 1mg/kg 的负荷剂量,以 1mg/kg LBW/h 泵注维持,而右美托咪定初始剂量是 0.25μg/kg LBW/h 然后以 0.1μg/kg LBW/h 泵注维持。

加巴喷丁类药物(加巴喷丁和普瑞巴林)最初作为抗癫痫药使用,但除此之外它还具有镇痛、抗惊厥和抗焦虑作用。在过去的十年中,加巴喷丁类药物越来越多地作为一种术后急性疼痛的替代药物使用,尽管这一适应证还未取得卫生部门的批准。美国疼痛学会支持使用加巴喷丁类药物作为多模式镇痛的一个组成部分[44]。术前单次口服 150mg 普瑞巴林可达到有效和安全的镇痛,镇静或呼吸道相关不良反应的发生率较低,这有助于减少 SG 术后吗啡的用量。然而,Martins 等[45]的研究表明术前单次口服 75mg 普瑞巴林并不能起到缓解疼痛、改善术后恢复质量或减少减重手术后阿片类药物消耗的作用。最近没有评价加巴喷丁类药物在不同手术环境下的疗效和安全性的系统回顾或荟萃分析[46]。

一项回顾性分析研究表明病态肥胖者对区域麻醉镇痛的满意度较高[47]。区域麻醉技术在减少阿片类药物需求和呼吸道或阻塞性睡眠呼吸暂停(OSA)相关并发症方面非常有效。术后硬膜外镇痛是有效的,但如果已采用其他方法来减少阿片类药物的用量,则不需要进行硬膜外镇痛。用长效局麻药局部浸润伤口简单而有效。按照理想的做法,术前在不需要镇痛的情况下,应对切口进行局麻药浸润以减少局部炎症。如果是较长的手术,如二次手术,在手术切皮前对切口局部浸润 20ml 1% 利多卡因然后再局部浸润 20ml 1% 罗哌卡因(最大 3mg/kg),以延长术后镇痛的时间。第二次浸润应在腹腔镜下进行,以便在不损伤腹腔内脏器的情况下注入腹肌。Boerboom 等[48]发现,切皮前切口局部浸润 0.5% 丁哌卡因可减少阿片类药物用量、术后疼痛,并可能降低腹腔镜减重术慢性术后疼痛的发生率。另一个有效镇痛的方式是竖脊肌平面阻滞,它对减重手术的内脏牵拉痛非常有效[49]。

SG 后,一些患者抱怨由于食管弥漫性痉挛导致胸痛。这需要与心脏缺血性疼痛进行鉴别区分。在 SG 后使用茶碱类并不实用,但硝酸甘油贴片(硝酸甘油 10mg)似乎是有效的[50],可以预防性地使用在所有的 SG。

13.3　SG 术后较不常见的急性并发症

术后出血和胃漏是较少见的急性并发症,具有潜在的危险后果。这些虽然都是手术并发症,但如果麻醉科医生和外科医生通力合作,发病率可以降低。

13.3.1　术后出血

术后出血可发生在任何手术切口,包括器械穿刺孔位置。吻合口位置是最常见的出血源,发生率为 0~20%[51]。其他可能的出血部位包括大网膜、器械穿刺孔位置和医源性肝或脾损伤。一旦管腔外部的所有缝合线闭合,管腔内出血就不常见了。如果确实发生腔内出血,则不太可能与吻合器有关,而是与内部黏膜损伤有关。管腔外缝合线出血问题更大,因为与手工缝合线相比,这些出血不会自动停止。如果不被阻塞,固定在两个缝合器之间的动脉就不能收缩。每根缝合线之间应该留有空间,以便灌注到边缘,否则缺血和晚期渗漏是危险的。

许多外科研究描述了钉仓加固、过度缝合和其他减少术后出血的技术方法的价值。但应特别注意2型糖尿病患者,因为这些措施增加了这类患者术后出血的风险[52]。

基于2009年的Mulier & Dillemans设计方案[53]和最近的临床试验文献[54,55]中的观察结果表明,标准的手术操作流程应在手术结束时将患者收缩压(SAP)常规升高至140mmHg,以及时发现和切除出血点。也有一些人认为应常规缝合线加固和过度缝合[54,55]。根据心率的不同,静脉注射2.5~10mg麻黄碱或0.1~0.4mg肾上腺素可使血压升高。此外,建议将气腹压力降至10mmHg,以发现术中可能的静止性出血。出血可能由术中低血压(SAP低于100mmHg)和高气腹压力造成的。这个过程大约需要5min,这不会显著增加手术时间[54]。

13.3.2 术后胃漏

胃漏目前被认为是SG术后最危险的并发症,报告的发生率在0~8%[51,56,57]。胃漏是减重手术后的第二大死亡原因,其死亡率为0~1.4%[58]。89.9%的患者胃漏发生于切缘近端的1/3处[56]。BMI>50kg/m²的患者和胃导引管直径<40F的患者术后胃漏的风险很高[59]。器械和血运因素是胃漏发生的重要原因[60,61]。

机械因素与切割线的固有特性和胃壁厚度有关。正确选择吻合器很重要,因为胃的厚度因位置而异,胃窦最厚(2.70mm),胃底平均厚度为1.97mm。超重和男性患者的胃窦部的组织厚度增加[62]。

此外,如前所述,胃漏还可能在呕吐期间诱发。Rached等[63]发现,SG术后最常见的胃漏部位是靠近食管的最后一钉。这是由于血运障碍导致胃食管结合部成为最常见的胃漏部位。与其他胃区相比,His角处的胃壁血流灌注明显减少,这在肥胖患者中尤为明显。Yehoshua等[64]表明,在使用50F胃导引管进行的SG中,注满生理盐水后的袖状胃平均压力为43mmHg(范围:32~58mmHg),使用可吸收线连续缝合加固。额外的少量液体(150cm³)即可显著升高腔内压力(使液体回流到食管的腔内压为58mmHg)。当患者吞咽唾液时,胃黏膜分泌黏液增加,袖状胃切割线的容积/破裂/胃漏压力比可能具有临床意义,因此术后头2周内进流质饮食是必要的。

为了检测和纠正任何切割线漏,许多外科医生选择在术中进行胃漏测试,这通常是由麻醉科医生注射空气或亚甲蓝来完成的。这种测试并非没有风险。从理论上讲,新形成的吻合口上的胃漏测试所产生的应力可能会冲击围手术期切割线,导致术后切缘胃漏[65]。国际SG专家小组未能就是否应在术中常规进行胃漏试验达成共识(48%的达成一致意见)[66],与胃旁路手术相比,快速注射大容量(150ml)的术中胃漏试验可能有用[53]。不同的作者报道术中胃漏测试对胃漏发生并无作用,不能预测切缘胃漏的后期转归[67,68]。

13.4 SG术后最常见的慢性并发症

SG术后最常见的慢性并发症有术后感染、吻合口狭窄和术后慢性疼痛综合征。与胃旁路术相比,SG术后营养不良的发生率较低,而胃食管反流的预后更严重,需要长期的系统治疗。营养不良与麻醉相关性不大,本文不作讨论。

13.4.1 手术部位感染和脓肿

众所周知,肥胖本身就会增高感染的发病率和死亡率,是手术部位感染(SSIs)的独立危险因素[69]。SSIs和脓肿可以通过坚持无菌基本原则和预防性使用抗生素来预防。完全的无菌操作使用胃探条是不可能的,因为胃内容物不是无菌的。手术前禁食对于排空胃中所有残留的食物很重要。在有些临床案例中,吻合口有残留食物增加了随后的胃漏风险或者导致感染发生。

头孢唑林属于第一代头孢菌素,是减重手术中最早预防性使用的抗生素之一[70]。由于头孢唑林具有广谱性、安全性和使用经验丰富的优点,它也是减重手术最常用的抗生素[71,72]。一般在手术切皮前由麻醉科医生给予头孢唑林。但在不同的减重手术中,通常的给药策略(术前给药2 000mg)可能无法提供足够的围手术期抗菌预防。美国卫生系统药师学会、美国传染病学会、美国外科感染学会和美国卫生保健流行病学会目前建议体重超过80kg的患者术前给予2 000mg头孢唑林,4h后再给予第二剂;对于体重超过120kg的患者术前给予3 000mg头孢唑林,在第一次给药4小时后再给药。法国麻醉与复苏学会(SFAR)建议术前给予4 000mg头孢唑林,术后4h再给予2 000mg。Gregoire等[73]表明,术前给予4 000mg头孢唑林可维持头孢唑林在最低有效浓度以上；然而，对于超过 4h 的手术，应该考虑以 1 000mg/h 连续输注头孢唑林。

虽然建议使用头孢唑林，其他药物和方案也被采用。一项大型观察性研究中发现 37 种不同的抗生素方案可预防减重手术的手术部位感染[74]，这表明尽管头孢唑林是最推荐的药物，其他抗生素也被广泛使用。

13.4.2　狭窄

急性术后狭窄是由于组织水肿和吻合器过于靠近校正管造成的。延迟性狭窄可能是由于前壁和后壁凹凸不平的部分被切除，或吻合口不整齐。最常见的狭窄部位是胃角切迹[75]，即使使用的是超过 40F 的胃导引管，吻合器也应远离胃导引管。术后狭窄的表现为食物不耐受、吞咽困难或呕吐。麻醉科医生的作用是正确放置胃导引管，帮助外科医生进行准确地切割吻合。根据减重的需要，一些减重外科医生会大胆地在尽可能靠近胃导引管的位置进行吻合以制作最小的袖状胃。当遵循 Dilleman 的方法在切割时适当远离胃角切迹并且保持校正管在位，不会出现梗阻或胃漏。在第一次缝合时，校正管穿过幽门，重新拉长以减少角度，在第二次缝合时，校正管直接放置在第一次吻合处。每次钉合前将校正管稍微上下移动，以确保袖子不会太紧，操作中钉仓激发前保持组织压榨 15s。过于靠近校正管的吻合可能会压迫组织，造成撕裂和胃漏。

13.4.3　慢性疼痛综合征

慢性手术后疼痛综合征，也称为术后持续性疼痛，是影响术后疗效、康复和生活质量的重要健康问题，具有法律和医疗经济上的严重后果。慢性腹痛和不适尚未得到充分的研究。国际疼痛研究协会将术后持续性疼痛定义为术后持续 2 个月以上的临床不适，排除其他原因引起的疼痛，如慢性感染或术前已诊断的其他慢性疾病。由于不同手术的康复时间不同，国际疾病分类将术后持续疼痛的持续时间定义为术后 3 个月以上。Hogestol 等[76]报道了病态肥胖患者胃旁路术后慢性腹痛的发生率为 33.8%。导致减重手术后不明原因腹痛的病理原因可分为手术因素、非手术因素、社会心理因素。慢性疼痛综合征在开腹手术比腹腔镜手术更常见，这往往与痛觉过敏有关，痛觉过敏是指在伤害性刺激下受损区域外疼痛敏感性增加。

尽管存在争议，但多项临床试验表明阿片类药物诱导术后痛觉过敏很常见[77,78]。术中给予阿片类药物可激活 NMDA 受体和 / 或神经胶质细胞，导致术后急性痛觉过敏。增加对阿片类药物引起的痛觉过敏的了解将改善术后处理，降低术后慢性疼痛的风险。因此，麻醉科医生在全麻期间避免或减少阿片类药物的使用在术后疼痛的处理中起着重要的作用。防治术后持续性疼痛的药物包括抗炎药如环氧化酶抑制剂[79]和糖皮质激素[80,81]；区域麻醉[82,83]；持续伤口浸润[83]；静脉注射利多卡因[84]；NMDA 受体拮抗剂[85]（氯胺酮）；抗惊厥药如普瑞巴林[86]；α2 受体激动剂如可乐定[87]、右美托咪定[88]。

13.5　结论

麻醉科医生可以通过作好围手术期麻醉管理来改善腹腔镜袖状胃切除术的预后。

（李雅兰　译）

参考文献

1. Piche ME, et al. Overview of epidemiology and contribution of obesity and body fat distribution to cardiovascular disease: an update. Prog Cardiovasc Dis. 2018;61(2):103–13.
2. Ng M, et al. Global, regional, and national prevalence of overweight and obesity in children and adults during 1980–2013: a systematic analysis for the Global Burden of Disease Study 2013. Lancet. 2014;384(9945):766–81.
3. About obesity. World Obesity Federation, 2017. 2017 [cited 2018 Sep 23th, 2018]; Available from: http://www.worldobesity.org/what-we-do/aboutobesity/.
4. Tremmel M, et al. Economic burden of obesity: a systematic literature review. Int J Environ

Res Public Health. 2017;14(4):435–453.

5. Smith BR, Schauer P, Nguyen NT. Surgical approaches to the treatment of obesity: bariatric surgery. Endocrinol Metab Clin North Am. 2008;37(4):943–64.

6. Thorell A, et al. Guidelines for perioperative care in bariatric surgery: Enhanced Recovery After Surgery (ERAS) Society recommendations. World J Surg. 2016;40(9):2065–83.

7. Ahmed OS, et al. Meta-analysis of enhanced recovery protocols in bariatric surgery. J Gastrointest Surg. 2018;22(6):964–72.

8. Malczak P, et al. Enhanced recovery after bariatric surgery: systematic review and meta-analysis. Obes Surg. 2017;27(1):226–35.

9. Wang W, Yang C, Wang B. Meta-analysis on safety of application of enhanced recovery after surgery to laparoscopic bariatric surgery. Zhonghua Wei Chang Wai Ke Za Zhi. 2018;21(10):1167–74.

10. Inaba CS, et al. How safe is same-day discharge after laparoscopic sleeve gastrectomy? Surg Obes Relat Dis. 2018;14(10):1448–53.

11. Badaoui R, et al. Outpatient laparoscopic sleeve gastrectomy: first 100 cases. J Clin Anesth. 2016;34:85–90.

12. Lalezari S, et al. Laparoscopic sleeve gastrectomy as a viable option for an ambulatory surgical procedure: our 52-month experience. Surg Obes Relat Dis. 2018;14(6):748–50.

13. Surve A, et al. Does the future of laparoscopic sleeve gastrectomy lie in the outpatient surgery center? A retrospective study of the safety of 3162 outpatient sleeve gastrectomies. Surg Obes Relat Dis. 2018;14(10):1442–7.

14. Halliday TA, et al. Post-operative nausea and vomiting in bariatric surgery patients: an observational study. Acta Anaesthesiol Scand. 2017;61(5):471–9.

15. Chen J, et al. Preventing returns to the emergency department followingbariatric surgery. Obes Surg. 2017;27(8):1986–92.

16. Decker GA, et al. Gastrointestinal and nutritional complications after bariatric surgery. Am J Gastroenterol. 2007;102(11):2571–80; quiz 2581.

17. Macht R, et al. Factors associated with bariatric postoperative emergency department visits. Surg Obes Relat Dis. 2016;12(10):1826–31.

18. Iqbal A, et al. A study of intragastric and intravesicular pressure changes during rest, coughing, weight lifting, retching, and vomiting. Surg Endosc. 2008;22(12):2571–5.

19. Aydin MT, Aras O, Karip B, Memisoglu K. Staple line reinforcement methods in laparoscopic sleeve gastrectomy: comparison of burst pressures and leaks. JSLS. 2015;19(3).

20. Rogula T, et al. Comparison of reinforcement techniques using suture on staple-line in sleeve gastrectomy. Obes Surg. 2015;25(11):2219–24.

21. Horn CC, et al. Pathophysiological and neurochemical mechanisms of postoperative nausea and vomiting. Eur J Pharmacol. 2014;722:55–66.

22. Sherif L, Hegde R, Mariswami M, Ollapally A. Validation of the Apfel scoring system for identification of High-risk patients for PONV. Karnataka Anaesth J. 2015;1:3.

23. Roberts GW, et al. Postoperative nausea and vomiting are strongly influenced by postoperative opioid use in a dose-related manner. Anesth Analg. 2005;101(5):1343–8.

24. Gan TJ, et al. Consensus guidelines for the management of postoperative nausea and vomiting. Anesth Analg. 2014;118(1):85–113.

25. Bataille A, et al. Impact of a prophylactic combination of dexamethasone-ondansetron on postoperative nausea and vomiting in obese adult patients undergoing laparoscopic sleeve gastrectomy during closed-loop propofol-remifentanil anaesthesia: a randomised double-blind placebo-controlled study. Eur J Anaesthesiol. 2016;33(12):898–905.

26. Kovac AL, et al. Efficacy of repeat intravenous dosing of ondansetron in controlling postopera-

tive nausea and vomiting: a randomized, double-blind, placebo-controlled multicenter trial. J Clin Anesth. 1999;11(6):453–9.

27. Ziemann-Gimmel P, et al. Opioid-free total intravenous anaesthesia reduces postoperative nausea and vomiting in bariatric surgery beyond triple prophylaxis. Br J Anaesth. 2014;112(5):906–11.

28. Brown EN, Pavone KJ, Naranjo M. Multimodal general anesthesia: theory and practice. Anesth Analg. 2018;127(5):1246–58.

29. Inan A, Sen M, Dener C. Local anesthesia use for laparoscopic cholecystectomy. World J Surg. 2004;28(8):741–4.

30. Tsai HW, et al. Maneuvers to decrease laparoscopy-induced shoulder and upper abdominal pain: a randomized controlled study. Arch Surg. 2011;146(12):1360–6.

31. Joris J, et al. Pain after laparoscopic cholecystectomy: characteristics and effect of intraperitoneal bupivacaine. Anesth Analg. 1995;81(2):379–84.

32. Mouton WG, et al. Pain after laparoscopy. Surg Endosc. 1999;13(5):445–8.

33. Ahmad S, et al. Postoperative hypoxemia in morbidly obese patients with and without obstructive sleep apnea undergoing laparoscopic bariatric surgery. Anesth Analg. 2008; 107(1):138–43.

34. Falcão LFR, Cardoso Filho FA, Silva BD. Anestesia livre de opioides. In: Bagatini A, Nunes RR, LTD D, editors. PROANESTESIA Programa de Atualização em Anestesiologia. Porto Alegre: Artmed Panamericana; 2018. p. 141–72.

35. Mulier J. Opioid free general anesthesia: a paradigm shift? Rev Esp Anestesiol Reanim. 2017;64(8):427–30.

36. Alvarez A, Goudra BG, Singh PM. Enhanced recovery after bariatric surgery. Curr Opin Anaesthesiol. 2017;30(1):133–9.

37. Alvarez A, Singh PM, Sinha AC. Postoperative analgesia in morbid obesity. Obes Surg. 2014;24(4):652–9.

38. Kurdi MS, Theerth KA, Deva RS. Ketamine: current applications in anesthesia, pain, and critical care. Anesth Essays Res. 2014;8(3):283–90.

39. Niesters M, Martini C, Dahan A. Ketamine for chronic pain: risks and benefits. Br J Clin Pharmacol. 2014;77(2):357–67.

40. De Oliveira GS Jr, et al. Systemic lidocaine to improve quality of recovery after laparoscopic bariatric surgery: a randomized double-blinded placebo-controlled trial. Obes Surg. 2014;24(2):212–8.

41. Vigneault L, et al. Perioperative intravenous lidocaine infusion for postoperative pain control: a meta-analysis of randomized controlled trials. Can J Anaesth. 2011;58(1):22–37.

42. Carabalona JF, et al. Serum concentrations of lidocaine during bariatric surgery. Anesth Analg. 2020;130(1):e5–e8. https://doi.org/10.1213/ANE.0000000000003905. [Epub ahead of print].

43. Mulier JP, Dillemans B. A prospective randomized controlled trial comparing a multitarget opioid free anaesthesia (OFA) and a 3-liter volume calculated airseal carbon dioxide insufflator with a balanced anaesthesia using sufentanil-sevoflurane and a standard 15 mmhg carbon dioxide pressure pneumoperitoneum insufflator in a 2x2 factorial design. J Clin Anesth Pain Med. 2018;2(2):6.

44. Chou R, et al. Management of Postoperative Pain: A Clinical Practice Guideline From the American Pain Society, the American Society of Regional Anesthesia and Pain Medicine, and the American Society of Anesthesiologists' Committee on Regional Anesthesia, Executive Committee, and Administrative Council. J Pain. 2016;17(2):131–57.

45. Martins MJ, et al. Pregabalin to improve postoperative recovery in bariatric surgery: a parallel, randomized, double-blinded, placebo-controlled study. J Pain Res. 2018;11:2407–15.

46. Verret M, et al. Perioperative use of gabapentinoids for the management of postoperative acute

pain: protocol of a systematic review and meta-analysis. Syst Rev. 2019;8(1):24.

47. Davies KE, Houghton K, Montgomery JE. Obesity and day-case surgery. Anaesthesia. 2001;56(11):1112–5.

48. Boerboom SL, et al. Preperitoneal bupivacaine infiltration reduces postoperative opioid consumption, acute pain, and chronic postsurgical pain after bariatric surgery: a randomized controlled trial. Obes Surg. 2018;28(10):3102–10. https://doi.org/10.1007/s11695-018-3341-6.

49. Chin KJ, Malhas L, Perlas A. The erector spinae plane block provides visceral abdominal analgesia in bariatric surgery: a report of 3 cases. Reg Anesth Pain Med. 2017;42(3):372–6.

50. Konturek JW, Gillessen A, Domschke W. Diffuse esophageal spasm: a malfunction that involves nitric oxide? Scan J Gastroenterol. 1995;30:1041–5.

51. Gagner M, et al. Survey on laparoscopic sleeve gastrectomy (LSG) at the Fourth International Consensus Summit on Sleeve Gastrectomy. Obes Surg. 2013;23(12):2013–7.

52. Spivak H, et al. Sleeve gastrectomy postoperative hemorrhage is linked to type-2 diabetes and not to surgical technique. Obes Surg. 2017;27(11):2927–32.

53. Mulier JP, Dillemans B. Anesthetic factors affecting outcome after bariatric surgery, a retrospective leveled regression analysis. Obes Surg. 2019;29(6):1841.

54. De Angelis F, et al. Perioperative hemorrhagic complications after laparoscopic sleeve gastrectomy: four-year experience of a bariatric center of excellence. Surg Endosc. 2017;31(9):3547–51.

55. Sroka G, et al. Minimizing hemorrhagic complications in laparoscopic sleeve gastrectomy – a randomized controlled trial. Obes Surg. 2015;25(9):1577–83.

56. Berger ER, et al. The impact of different surgical techniques on outcomes in laparoscopic sleeve gastrectomies: the first report from the Metabolic and Bariatric Surgery Accreditation and Quality Improvement Program (MBSAQIP). Ann Surg. 2016;264(3):464–73.

57. Gagner M, Buchwald JN. Comparison of laparoscopic sleeve gastrectomy leak rates in four staple-line reinforcement options: a systematic review. Surg Obes Relat Dis. 2014;10(4):713–23.

58. Jurowich C, et al. Gastric leakage after sleeve gastrectomy-clinical presentation and therapeutic options. Langenbecks Arch Surg. 2011;396(7):981–7.

59. Aurora AR, Khaitan L, Saber AA. Sleeve gastrectomy and the risk of leak: a systematic analysis of 4,888 patients. Surg Endosc. 2012;26(6):1509–15.

60. Baker RS, et al. The science of stapling and leaks. Obes Surg. 2004;14(10):1290–8.

61. Iossa A, et al. Leaks after laparoscopic sleeve gastrectomy: overview of pathogenesis and risk factors. Langenbecks Arch Surg. 2016;401(6):757–66.

62. Rawlins L, Rawlins MP, Teel D 2nd. Human tissue thickness measurements from excised sleeve gastrectomy specimens. Surg Endosc. 2014;28(3):811–4.

63. Abou Rached A, Basile M, El Masri H. Gastric leaks post sleeve gastrectomy: review of its prevention and management. World J Gastroenterol. 2014;20(38):13904–10.

64. Yehoshua RT, et al. Laparoscopic sleeve gastrectomy--volume and pressure assessment. Obes Surg. 2008;18(9):1083–8.

65. Causey MW, Fitzpatrick E, Carter P. Pressure tolerance of newly constructed staple lines in sleeve gastrectomy and duodenal switch. Am J Surg. 2013;205(5):571–4; discussion 574–5.

66. Rosenthal RJ, et al. International Sleeve Gastrectomy Expert Panel Consensus Statement: best practice guidelines based on experience of >12,000 cases. Surg Obes Relat Dis. 2012;8(1):8–19.

67. Bingham J, et al. Routine intraoperative leak testing for sleeve gastrectomy: is the leak test full of hot air? Am J Surg. 2016;211(5):943–7.

68. Sethi M, et al. Intraoperative leak testing has no correlation with leak after laparoscopic sleeve gastrectomy. Surg Endosc. 2016;30(3):883–91.

69. Falagas ME, Kompoti M. Obesity and infection. Lancet Infect Dis. 2006;6(7):438–46.

70. Pories WJ, et al. Prophylactic cefazolin in gastric bypass surgery. Surgery. 1981;90(2):426–32.

71. Bratzler DW, et al. Clinical practice guidelines for antimicrobial prophylaxis in surgery. Am J Health Syst Pharm. 2013;70(3):195–283.

72. Mangram AJ, et al. Guideline for Prevention of Surgical Site Infection, 1999. Centers for Disease Control and Prevention (CDC) Hospital Infection Control Practices Advisory Committee. Am J Infect Control. 1999;27(2):97–132; quiz 133–4; discussion 96.

73. Gregoire M, et al. Prophylactic cefazolin concentrations in morbidly obese patients undergoing sleeve gastrectomy: do we achieve targets? Int J Antimicrob Agents. 2018;52(1):28–34.

74. Freeman JT, et al. Surgical site infections following bariatric surgery in community hospitals: a weighty concern? Obes Surg. 2011;21(7):836–40.

75. Parikh A, et al. Management options for symptomatic stenosis after laparoscopic vertical sleeve gastrectomy in the morbidly obese. Surg Endosc. 2012;26(3):738–46.

76. Hogestol IK, et al. Chronic abdominal pain and symptoms 5 years after gastric bypass for morbid obesity. Obes Surg. 2017;27(6):1438–45.

77. Angst MS, Clark JD. Opioid-induced hyperalgesia: a qualitative systematic review. Anesthesiology. 2006;104(3):570–87.

78. Fletcher D, Martinez V. Opioid-induced hyperalgesia in patients after surgery: a systematic review and a meta-analysis. Br J Anaesth. 2014;112(6):991–1004.

79. Botting RM. Inhibitors of cyclooxygenases: mechanisms, selectivity and uses. J Physiol Pharmacol. 2006;57(Suppl 5):113–24.

80. De Oliveira GS Jr, et al. Perioperative single dose systemic dexamethasone for postoperative pain: a meta-analysis of randomized controlled trials. Anesthesiology. 2011;115(3):575–88.

81. Waldron NH, et al. Impact of perioperative dexamethasone on postoperative analgesia and side-effects: systematic review and meta-analysis. Br J Anaesth. 2013;110(2):191–200.

82. Andreae MH, Andreae DA. Regional anaesthesia to prevent chronic pain after surgery: a Cochrane systematic review and meta-analysis. Br J Anaesth. 2013;111(5):711–20.

83. Capdevila X, et al. Effectiveness of epidural analgesia, continuous surgical site analgesia, and patient-controlled analgesic morphine for postoperative pain management and hyperalgesia, rehabilitation, and health-related quality of life after open nephrectomy: a prospective, randomized. Controlled Study. Anesth Analg. 2017;124(1):336–45.

84. Tabone LE. Comment on perioperative analgesic profile of dexmedetomidine infusions in morbidly obese undergoing bariatric surgery: a meta-analysis and trial sequential analysis. Surg Obes Relat Dis. 2017;13(8):1447–8.

85. Laskowski K, et al. A systematic review of intravenous ketamine for postoperative analgesia. Can J Anaesth. 2011;58(10):911–23.

86. Clarke H, et al. The prevention of chronic postsurgical pain using gabapentin and pregabalin: a combined systematic review and meta-analysis. Anesth Analg. 2012;115(2):428–42.

87. Blaudszun G, et al. Effect of perioperative systemic alpha2 agonists on postoperative morphine consumption and pain intensity: systematic review and meta-analysis of randomized controlled trials. Anesthesiology. 2012;116(6):1312–22.

88. Singh PM, et al. Perioperative analgesic profile of dexmedetomidine infusions in morbidly obese undergoing bariatric surgery: a meta-analysis and trial sequential analysis. Surg Obes Relat Dis. 2017;13(8):1434–46.

第三篇
袖状胃切除术的胃食管反流和食管裂孔疝

第 14 章
肥胖患者胃食管反流的病理生理

Marco G. Patti, Francisco Schlottmann, and Timothy M. Farrell

14.1 介绍

胃食管反流(gastroesophageal reflux disease, GERD)是一种多因素疾病,在西方成年人中的患病率为 15%~20%[1]。肥胖症在 21 世纪也成为一种流行病,影响着世界 1/3 的人口[2]。

GERD 无疑是一种与肥胖直接相关的疾病。超重会使 GERD 的患病概率增加一倍,病态肥胖患者中 GERD 的患病率达到了 50%[3]。除此之外,GERD 的患病率与肥胖的严重程度成正比:在体重指数(BMI)低于 25kg/m² 的个体中,GERD 的患病率为 23%;当 BMI 在 25~30kg/m² 时,GERD 的患病率为 27%;BMI>30kg/m² 的个体中,GERD 的患病率为 50%[4]。

值得关注的不仅是肥胖人群中 GERD 的发生频率,还有疾病的严重性,其中糜烂性食管炎和巴雷特食管(Barrett esophagus, BE)的发病率更高。最近的一项荟萃分析总结显示,不同的研究已经报道了糜烂性食管炎程度和 BMI 之间的直接相关性[5]。Stein 等[6]已经证明了 BE 和肥胖之间的联系,他们发现 BMI 每增加 5 个单位,BE 的发病率就会增高 35%。与周围性肥胖相比,当存在内脏肥胖时,发生 BE 的风险更高[7]。肥胖还会增加患食管癌和贲门癌的风险[8]。事实上,与体重指数正常的人相比,超重患者患食管癌的概率要高出 4 倍[9]。

因此,这有必要了解肥胖人群中 GERD 的病理生理,以便充分同时治疗 GERD 和肥胖症。

14.2 病理生理学

14.2.1 胃食管屏障缺陷

虽然下食管括约肌(LES)缺陷是 GERD 在普通人群中最常见的原因,但在肥胖者中并不总是观察到这点。一些研究发现,当比较瘦和肥胖的 GERD 患者时,其两者 LES 基础压力相似[10]。此外,其他研究表明,肥胖者的基础压力升高,可能与腹内压升高的代偿机制有关[11,12]。然而,短暂性 LES 松弛(TLESR)似乎在肥胖者中更为常见,这可能就解释了在正常 LES 基础压的情况下发生 GERD 的原因。肥胖者发生 TLESR 的次数较多[13,14],且 TLESR 的发生次数与 BMI 和腹围存在相关性[15,16]。

His 角是一种重要的抗反流机制。这个角度越尖锐,在用餐期间胃膨胀时,胃底就越向食管方向压迫。胃食管交界处的脂肪沉积在肥胖者中常见且过多,这会使 His 角变钝[17]。

食管裂孔疝(HH)在肥胖者中更为常见[18]。肥胖女性患 HH 的可能性是非肥胖女性的 2.5 倍[19]。Pandolfino 等[20]使用高分辨率测压显示肥胖者食管胃连接部解剖存在进行性的破坏。

14.2.2 食管廓清的缺陷

食管廓清受唾液、重力和食管蠕动的影响。肥胖患者唾液减少[21],多达 1/4 的肥胖者可能有食管蠕动受损[18,22]。关于肥胖者胃排空时间的数据是相互矛盾的,因为它被发现同时有正常和延迟的[23-25]。

14.2.3 跨膈压差

由于腹部脂肪的沉积及其对胃内压的影响,肥胖者的腹部压力会增加。BMI 每增加一个点,胃内压就增加 10%[26]。

肥胖患者也可能有更高的胸腔内负压,这是由于腹部脂肪继发的膈肌抬高,以及随之而来的肺扩张的减少。阻塞性呼吸暂停的频繁发生也可能增加胸腔内负压。由于 TLESR 增加,呼吸暂停本身可能是 GERD 的一个原因[27]。

14.2.4　激素水平改变

腹部脂肪堆积会降低脂联素(抗炎细胞因子),并导致瘦素等炎症因子增加。这些细胞因子的改变可能导致肥胖人群中糜烂性食管炎和 BE 的发病率高于非肥胖者[28]。脂肪组织雌激素分泌增加是肥胖女性反流症状增加的原因之一。育龄妇女和绝经但接受雌激素治疗的妇女比未接受激素替代治疗的绝经妇女 GERD 的发病率更高[3]。

14.2.5　饮食

与高纤维饮食相比,食用高脂肪饮食(在肥胖者中更为常见),无论卡路里摄入量如何,由于胃排空减少,导致 LES 压力降低,TLESR 发生次数增加,都会增加 GERD 症状的发生。

有些食物,如鸡蛋、巧克力、软饮料和脂肪,肥胖者更经常食用,会诱发反流[29]。

14.2.6　内脏敏感度

肥胖者的内脏敏感度增加有几个假定因素。首先,超重会导致永久的炎症状态,释放炎症分子,从而降低对反流刺激的感知阈值[30]。肥胖者由于身体限制或心理障碍的暴露而产生的慢性压力通过增加内脏敏感度而使 GERD 易于发生[31]。因睡眠呼吸暂停导致的睡眠不足在肥胖人群中更为常见,也可能导致慢性应激状态[32,33]。

14.3　肥胖患者胃食管反流的治疗

14.3.1　临床治疗

对患有 GERD 的肥胖患者的治疗可能针对 GERD、肥胖或两者兼而有之。

减轻体重可能会减轻症状,这可能是由于腹内压降低,也可能是激素状态的改变。研究表明,BMI 降低 3.5kg/m² 可将胃食管反流症状的风险降低 40%[8]。许多使用 pH 值监测的研究表明,减肥后食管的酸暴露会减少[34,35]。减肥通过降低腹内压对 GERD 症状有着积极影响[36-38]。减掉 14kg 可使胃食管反流的发病率从 37% 降至 15%,75% 的受试者在 DeMeester 评分方面有所改善[39]。

目前尚不清楚肥胖患者在使用质子泵抑制剂

(PPI)方面的反应是否与瘦者不同[40]。没有证据表明肥胖受试者应该得到不同的治疗,比如与患有 GERD 瘦者相比增加药物剂量[41]。

14.3.2　外科治疗

肥胖者的抗反流手术极具争议[26]。事实上,肥胖者和瘦者的 GERD 病理生理学是不同的。胃底折叠术仅作用于胃食管屏障水平,而胃食管屏障并不是导致肥胖者 GERD 的唯一因素。此外,在超重的情况下,胃底折叠术的技术要求可能更高,腹内压力的升高对胃底折叠术和食管裂孔成形术效果的长期保持完整是一个挑战。然而,这一过程在肥胖者身上还是可行的。一项荟萃分析对 3 772 例接受胃底折叠术的肥胖患者进行了分析,发现肥胖组与瘦患者相比,肥胖组的中转率、因复发或胃底移位而再次手术没有任何显著差异[42]。然而,在手术时间和住院时间上有显著差异,肥胖组的手术时间和住院时间较高。作者得出结论,肥胖患者的抗反流手术是安全的,其结果与 BMI 正常的患者类似。

14.3.3　GERD 与减重手术

Roux-en-Y 胃分流术(RYGB)因其具有的抗反流作用,是治疗 GERD 病态肥胖患者的理想手术方式。由于近端胃小囊的壁细胞很少,产酸量大大减少,而较长的 Roux 袢则可防止胆汁回流。另一方面,现在越来越多的人担心袖状胃切除术(sleeve gastrectomy,SG)可能会加重术前 GERD,或者可能导致新的 GERD 的发生[43]。

在意大利进行的一项 5 年随访的大型研究中,平均 BMI 从 46kg/m² 降至 29kg/m²,但术后 21% 的患者发生糜烂性食管炎[洛杉矶(LA)C 级和 D 级],17% 的患者发生巴雷特化生。有趣的是,只有 33% 的 LA C 级食管炎患者和 57% 的 LA D 级食管炎患者有 GERD 症状[44]。其他研究则表现出不同的结果。例如,在一项前瞻性研究中,Rebecchi 等[45]发现 SG 缓解了大多数患有 GERD 的病态肥胖患者的反流症状,而新发生的反流并不常见。但是,他们结论的有效性受到了约 40% 的患者失访和仅两年短暂随访的影响。此外,作者主观排除了一些 pH 值监测异常的患者,因为他们说这是由于食物滞留在袖状胃的近端造成的。这些患者均未被认为存在病理性反流。

大多数专家认为,SG 术后病理性反流和食管炎的高发生率可能是由于 LES 低压的形成,这个低压继发于如下因素:① His 角改变和悬吊纤维束受损;②胃顺应性降低;③胃管狭窄导致胃内压升高;④部分袖状胃向后纵隔内疝入。

基于上述考虑,我们认为减重手术的选择不应由外科医生自行决定,而应基于彻底的术前检查。由于许多研究表明,症状评估对 GERD 的诊断价值有限,而胃灼热等症状的敏感性和特异性较低[43],因此应始终进行内镜检查,如果存在糜烂性食管炎,则应选择 RYGB。在内镜检查无食管炎的情况下,应进行食管测压和 pH 值监测。如果存在病理性反流,应选择 RYGB。

最后,外科医生必须知道,SG 术后会有大量患者发展为病理性 GERD。如果患者的症状是由反流引起的(经内镜检查或 pH 值监测确认),则应开始药物治疗。如果症状没有缓解,或者食管炎没有愈合,无论体重下降与否,都应该考虑行 RYGB 手术。

14.4 结论

瘦型和肥胖型 GERD 的病理生理学不同。内脏脂肪组织会分泌激素,这会增加 GERD 的风险。肥胖会增加食管运动障碍和一过性食管下段括约肌松弛(TLESR)的发生次数。向心性肥胖增加了跨膈压差,破坏了胃食管连接处的完整性,并诱导了食管裂孔疝的形成。治疗必须根据患者个体的术前检查情况量身订制。

利益冲突作者之间没有利益冲突

(王知非 毛金磊 译)

参考文献

1. El-Serag HB, Sweet S, Winchester CC, et al. Update on the epidemiology of gastro-oesophageal reflux disease: a systematic review. Gut. 2014;63:871–80.
2. Zvenyach T, Pickering MK. Health care quality: measuring obesity in performance frameworks. Obesity. 2017;25:1305–12.
3. Chang P, Friedenberg F. Obesity and GERD. Gastroenterol Clin N Am. 2014;43:161–73.
4. Jacobson BC, Somers SC, Fuchs CS, Kelly CP, Camargo CA Jr. Body-mass index and symptoms of gastroesophageal reflux in women. N Engl J Med. 2006;354:2340–8.
5. Hampel H, Abraham NS, El-Serag HB. Meta-analysis: obesity and the risk for gastroesophageal reflux disease and its complications. Ann Intern Med. 2005;143:199–211.
6. Stein DJ, El-Serag HB, Kuczynski J, et al. The association of body mass index with Barrett's oesophagus. Aliment Pharmacol Ther. 2005;22:1005–10.
7. Corley DA, Kubo A, Levin TR. Abdominal obesity and body mass index as risk factors for Barrett's esophagus. Gastroenterology. 2007;133:34–41.
8. Pohl H, Wrobel K, Bojarski C, et al. Risk factors in the development of esophageal adenocarcinoma. Am J Gastroenterol. 2013;108:200–7.
9. Hoyo C, Cook MB, Kamangar F, et al. Body mass index in relation to oesophageal and oesophagogastric junction adenocarcinomas: a pooled analysis from the International BEACON Consortium. Int J Epidemiol. 2012;41:1706–18.
10. Quiroga E, Cuenca-Abente F, Flum D. Impaired esophageal function in morbidly obese patients with gastroesophageal reflux disease: evaluation with multichannel intraluminal impedance. Surg Endosc. 2006;20:739–43.
11. Herbella FA, Sweet MP, Tedesco P, Nipomnick I, Patti MG. Gastroesophageal reflux disease and obesity. Pathophysiology and implications for treatment. J Gastrointest Surg. 2007;11:286–90.
12. Valezi AC, Herbella FA, Junior JM, de Almeida Menezes M. Esophageal motility after laparoscopic Roux-en-Y gastric bypass: the manometry should be preoperative examination routine? Obes Surg. 2012;22:1050–4.

13. Wu JC, Mui LM, Cheung CM, Chan Y, Sung JJ. Obesity is associated with increased transient lower esophageal sphincter relaxation. Gastroenterology. 2007;132:883–9.
14. Schneider JH, Keuper M, Keonigsrainer A, Breucher B. Transient lower esophageal sphincter relaxation in morbid obesity. Obes Surg. 2009;19:595–600.
15. Lee YY, McColl KEL. Pathophysiology of gastroesophageal reflux disease. Best Pract Res Clin Gastroenterol. 2013;27:339–51.
16. Richter JE, Rubenstein JH. Gstroesophageal reflux disease – presentation and epidemiology of gastroesophageal reflux disease. Gastroenterology. 2018;154:267–76.
17. Valezi AC, Herbella FA, Mali J Jr. Gastroesophageal reflux disease: pathophysiology. In: Fisichella PM, Allaix ME, Morino M, Patti MG, editors. Esophageal diseases. Evaluation and treatment. New York: Springer; 2014. p. 41–51.
18. Suter M, Dorta G, Giusti V, et al. Gastro-esophageal reflux and esophageal motility disorders in morbidly obese patients. Obes Surg. 2004;14:959–66.
19. Herbella FA, Patti MG. Gastroesophageal reflux disease: from pathophysiology to treatment. World J Gastroenterol. 2010;16:3745–9.
20. Pandolfino JE, El-Serag HB, Zhang Q, Shah N, Ghosh SK, Kahrilas PJ. Obesity: a challenge to esophagogastric junction integrity. Gastroenterology. 2006;130:639–49.
21. Cote-Daigneault J, Leclerc P, Joubert J, Bouin M. High prevalence of esophageal dysmotility in asymptomatic obese patients. Can J Gastroenterol Hepatol. 2014;28:311–4.
22. Koppman JS, Poggi L, Szomstein S, et al. Esophageal motility disorders in the morbidly obese population. Surg Endosc. 2007;21:761–4.
23. Gourcerol G, Benanni Y, Boueyre E, Leroi AM, Ducrotte P. Influence of gastric emptying on gastroesophageal reflux: a combined pH-impedance study. Neurogastroenterol Motil. 2013;25:800–4.
24. Buchholz V, Berkenstadt H, Goitein D, Dickman R, Bernstine H, Rubin M. Gastric emptying is not prolonged in obese patients. Surg Obes Relat Dis. 2013;9:714–7.
25. Mushref MA, Srinivasan S. Effect of high fat-diet and obesity on gastrointestinal motility. Ann Transl Med. 2013;1:14–7.
26. Nadaleto BF, Herbella FAM, Patti MG. Gastroesophageal reflux disease in the obese: pathophysiology and treatment. Surgery. 2016;159:475–86.
27. Shepherd K, Hillman D, Holloway R, Eastwood P. Mechanisms of nocturnal gastroesophageal reflux events in obstructive sleep apnea. Sleep Breath. 2011;15:561–70.
28. Tilg H, Moschen AR. Adipocytokines: mediators linking adipose tissue, inflammation and immunity. Nat Rev Immunol. 2006;6:772–83.
29. Mion F, Dargent J. Gastro-oesophageal reflux disease and obesity: pathogenesis and response to treatment. Best Pract Res Clin Gastroenterol. 2014;28:611–22.
30. Knowles CH, Aziz Q. Visceral hypersensitivity in non-erosive reflux disease. Gut. 2008;57:674–83.
31. Velden vd A, de Wit NJ, Quartero AO. Maintenance treatment for GERD: residual symptoms are associated with psychological distress. Digestion. 2008;77:207–13.
32. Schey R, Dickman R, Parthasarathy S. Sleep deprivation is hyperalgesic in patients with gastroesophageal reflux disease. Gastroenterology. 2007;133:1787–95.
33. Fass R, Naliboff BD, Fass SS. The effect of auditory stress on perception of intraesophageal acid in patients with gastroesophageal reflux disease. Gastroenterology. 2008;134:696–705.
34. De Groot NL, Burgerhart JS, Van De Meeberg PC, de Vries DR, Smout AJ, Siersema PD. Systematic review: the effects of conservative and surgical treatment for obesity on gastro-oesophageal reflux disease. Aliment Pharmacol Ther. 2009;30:1091–102.
35. Kaltenbach T, Crockett S, Gerson LB. Are lifestyle measures effective in patients

with gastroesophageal reflux disease? An evidence-based approach. Arch Intern Med. 2006;166:965–71.

36. Rosenthal RJ, International Sleeve Gastrectomy Expert Panel, Diaz AA, Arvidsson D, Baker RS, Basso N. International sleeve gastrectomy expert panel consensus statement: best practice guidelines based on experience of >12,000 cases. Surg Obes Relat Dis 2012;8:8–19.

37. Soricelli E, Iossa A, Casella G, Abbatini F, Cali B, Basso N. Sleeve gastrectomy and crural repair in obese patients with gastroesophageal reflux disease and/or hiatal hernia. Surg Obes Relat Dis. 2013;9:356–61.

38. Braghetto I, Csendes A, Korn O, Valladares H, Gonzalez P, Henriquez A. Gastroesophageal reflux disease after sleevebgastrectomy. Surg Laparosc Endosc Percutan Tech. 2010;20:148–53.

39. Fraser-Moodie CA, Norton B, Gornall C. Weight loss has an independent beneficial effect on symptoms of gastro-oesophageal reflux in patients who are overweight. Scand J Gastroenterol. 1999;34:337–40.

40. Burton PR, Brown WA, Laurie C, Korin A, Yap K, Richards M. Pathophysiology of laparoscopic adjustable gastric bands: analysis and classification using high-resolution video manometry and a stress barium protocol. Obes Surg. 2010;20:19–29.

41. Cruiziat C, Roman S, Robert M, Espalieu P, Laville M, Poncet G. High resolution esophageal manometry evaluation in symptomatic patients after gastric banding for morbid obesity. Dig Liver Dis. 2011;43:116–20.

42. Tandon A, Rao R, Hotouras A, Nunes QM, Hartley M, Gunasekera R, Howes N. Safety and effectiveness of antireflux surgery in obese patients. Ann R Coll Surg Engl. 2017;99:515–23.

43. Mandeville Y, Looveren R, Vancoillie PJ, et al. Moderating the enthusiasm of sleeve gastrectomy: up to fifty percent of reflux symptoms after ten years in a consecutive series of one hundred laparoscopic sleeve gastrectomy. Obes Surg. 2017;27:1797–803.

44. Genco A, Soricelli E, Casella G, et al. Gastroesophageal reflux disease and Barrett's esophagus after laparoscopic sleeve gastrectomy: a possible, underestimated long-term complication. Surg Obes Relat Dis. 2017;13:568–74.

45. Rebecchi F, Allaix ME, Giaccone C, Ugliono E, Scozzari G, Morino M. Gastroesophageal reflux disease and laparoscopic sleeve gastrectomy. A physiopathologic evaluation. Ann Surg. 2014;260:909–15.

第 15 章

袖状胃切除术在合并胃食管反流患者中的应用

David Nocca and Marius Nedelcu

15.1 肥胖症和胃食管反流

在越来越多的国家,超重和肥胖症对人们的健康构成越来越大的威胁。2016 年全球有 19 亿的成年人超重,其中超过 6.5 亿人达到肥胖症标准,肥胖症患病率是 1975 年的 3 倍。在 2016 年,超过 3.4 亿年龄在 5~19 岁的儿童和青少年超重或肥胖,将近 4 100 万的 5 岁以下儿童超重[1]。根据美国国家健康与营养调查的数据,在 2015—2016 年,美国成人的肥胖症患病率为 39.8%,青年肥胖症患病率为 18.5%[2]。自 2007—2016 年的最近十年间,成年人肥胖症和严重肥胖症的患病率持续增高,但是这个趋势在青年中并不明显[3]。

15.1.1 胃食管反流

蒙特利尔会议将胃食管反流(gastroesophageal reflux disease,GERD)定义为由于胃内容物反流引起的影响个人生活质量的不适症状或并发症。这种症状主要包括:

(1)典型症状:胃灼热(反流灼烧食管)和反流。

(2)非典型症状:上腹部灼烧、胸痛、呼吸系统症状(慢性咳嗽和哮喘)和牙齿腐蚀[4]。

GERD 在欧洲是一种常见的疾病,其患病率为 9%~25%[5],并且稳定地持续增长(图 15-1)。GERD 的诊断复杂,对需要进行减重手术的患者尤其需要术前明确诊断。很多团队认为 GERD 的诊断只能通过临床症状发现,但这样会遗漏许多无症状的 GERD 患者。对于这些无症状患者可以通过 24h 食管 pH 值(24hpH)监测进行诊断,该项检测使测量 24h 反酸的量成为可能,为有 GRED 的临床症状但不愿进行上消化道内镜检查(内镜检查结果和 GRED 的临床症状不完全相关)的病

态肥胖症患者提供了一个有效的诊断方法。

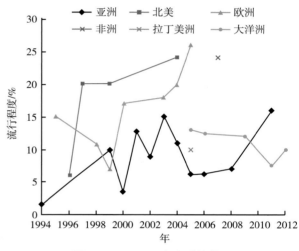

图 15-1 GERD 在全球的状况

GERD 会引起急性或慢性食管损伤,导致严重的食管炎。食管损伤可以根据"洛杉矶分级"分为 A-D 四个等级(表 15-1)[6]。慢性食管炎症可以导致更严重的损伤,10%~15% 的患者可出现食管异型增生(Barrett 食管或内短型食管),这种病变最终可能导致食管癌的发生(1/170 患者年)[7,8]。

表 15-1 GERD 洛杉矶分级

A 级	一个或一个以上黏膜破损,长径 ≤5mm
B 级	一个或一个以上黏膜破损,长径 >5mm,但无融合性病变
C 级	黏膜破损有融合,但 <75% 的食管周径
D 级	黏膜破损有融合,且 ≥75% 的食管周径

在 Barrett 食管中,下列 5 种情况可能增加异型增生或食管癌的风险[9]:

(1)年龄 >70 岁;

（2）男性；

（3）未进行质子泵抑制剂（proton pump inhibitor，PPI）治疗；

（4）Barrett 食管长度超过 3cm；

（5）食管念珠菌感染。

而控制反流（PPI 治疗或抗反流手术）可以使 Barrett 食管破损的黏膜得到改善[10]，这成为对肥胖症患者减重的同时进行抗反流治疗的重要原因。

另有一些研究发现 GERD 还是不吸烟人群发生咽喉癌的独立危险因素[11,12]。

肥胖症和 GERD 之间关系密切。肥胖症患者出现 GERD 的风险是健康人群的 2~2.5 倍[13,14]。50% 的肥胖症患者会合并 GERD，而在准备进行减重手术的病态肥胖症患者中这个比例可上升到 70%[15,16]。

GERD 发生的病理生理机制并不复杂，但可能存在多种影响因素，肥胖症是主要因素之一。肥胖症可使胃内的压力增加和胃排空功能受损，一过性食管下段括约肌（esophageal sphincter relaxation，LES）松弛的频率增快和胃 - 食管压力梯度的升高可能导致 GERD 的发生。然而，食管测压的研究也发现会存在食管压力和反流症状不一致结果的情况，表明 GERD 在肥胖症患者食管下段括约肌压力降低和正常的情况下均会出现。研究表明，除了肥胖症以外，饮食的总量和摄入食物的类型（特别是脂肪）与激素水平变化（如胆囊收缩素，胃促生长素）也可以是引起 GERD 的原因[13,17]。

激素因素被认为是肥胖症中引起 GERD 的重要致病因素。一项研究表明，肥胖症和食管炎在女性中存在统计学意义上的显著相关性。相比于男性肥胖症患者而言，绝经前和绝经后正在接受雌激素治疗的女性肥胖症患者出现 GERD 症状的风险增加[18]。

肥胖症相关的食管腺癌的发生机制尚不清楚。肥胖症可促进末端食管酸暴露及反流发作次数增加，从而增加 GERD 发生的风险。然而，GERD 的严重程度和肥胖症的程度间并没有直接关系[13]。许多研究表明，根据 GERD 的临床症状来诊断 GERD 的价值十分有限，因为这些临床症状（如胃灼热等）的敏感性和特异性均很低。

术前和术后内镜检查十分的重要，尤其是对于无症状患者糜烂性食管炎或肠上皮化生的诊断上，在病理组织学检查中可表现为鳞 - 柱交界的远端出现含有杯状细胞的柱状上皮（短节段 Barrett 食管：化生的柱状上皮长度 10~30mm；长节段 Barrett 食管：化生的柱状上皮长度 31~99mm）[19]。因为内镜下未发现食管炎并不一定能排除 GERD，尤其是在有 GERD 患者中，所以，许多学者提出应将食管 pH 值监测作为减重患者术前 GERD 的常规评估内容[20]。

15.2　减重手术和 GERD

手术是唯一有效且能够长期获益的治疗病态肥胖症的手段。减重手术适用于体重指数（body mass index，BMI）大于 $40kg/m^2$ 或 BMI 大于 $35kg/m^2$ 但存在明显肥胖症相关并发症的患者。肥胖症的手术方式主要可分为：吸收不良型，吸收不良联合限制吸收型和限制吸收型三大类。空回肠旁路手术是吸收不良型手术的最早术式，也是第一个可导致术后体重显著下降的手术，但其问题在于可引起严重的营养不良甚至导致患者的死亡。目前，最常用的吸收不良型手术为十二指肠转位或单吻合口十二指肠 - 回肠旁路术。吸收不良 / 限制吸收型手术均以 Roux-en-Y 胃旁路术（Roux-en-Y gastric bypass，RYGBP）为基础，包括各种常规的短食物支手术，针对超级肥胖症的长食物支手术及迷你旁路术。限制吸收型手术主要包括垂直捆绑胃成形术、胃束带术和袖状胃切除术（sleeve gastrectomy，SG）。这些手术最开始均为开放手术，但如今标准的手术方式均为腹腔镜下手术[21]。每一种术式在手术并发症、多余体重减除率（excess weight loss，EWL）和解决肥胖症并发症方面有不同的优势和风险。在专业的治疗中心，接受减重手术的患者死亡率低于 0.3%[22]。由于尚缺乏专业的临床指南，对于病态肥胖症患者的手术方式需要根据患者的临床特点、饮食习惯和个人意愿进行选择。手术方案的制订要同时考虑到治疗 GERD 和肥胖症[23]。减重手术对于术前存在 GERD 和新发 GERD 患者的影响仍存在争议。减重手术对于术前存在 Barrett 食管患者的影响和食管癌的发生发展的影响我们了解的还很有限。目前只有关于腹腔镜袖状胃切除术（laparoscopic sleeve gastrectomy，LSG）术后发生食管癌的少量个案报道。但临床医师必须重视 GERD 患病率增高的现状，因为这对于年轻患者可能意味着更大的风险[24-26]。

尽管减重手术已经成功实施了几十年，但至今仍没有完全了解每种手术对患者体重下降和缓

解 / 诱发 GERD 的作用机制。

15.2.1 腹腔镜可调节胃束带术

第一例腹腔镜可调节胃束带术(laparoscopic adjustable gastric banding,LAGB)报道于 1993 年。随着病态肥胖症的患病率越来越高,这项手术在 2000 年开始被越来越多的外科医生和患者选择。短期来看,LAGB 有着较好的 EWL 和较低的并发症。但一部分减重外科医生质疑该手术长期的减重效果、并发症的发生率和患者的满意度,且这种质疑逐渐被许多减重中心的研究数据证实。因此,近年 LAGB 在欧洲以及美国地的使用在逐渐减少。在大多数国家,LAGB 术后行束带取出和修正手术的患者人数已经超过放置束带的人数[27]。

LAGB 可以短暂地延迟半固态食物进入束带下方的胃内,但无法限制每一餐的进食量,对胃排空的总体效率没有影响[28]。食物被限制在束带和食管下段括约肌之间,如果胃囊迅速充盈,将有可能诱发 GERD[13]。然而,也有一些研究发现部分术前合并 GERD 的患者行 LAGB 术后可出现 GERD 缓解。目前还不清楚 GERD 缓解是由于体重下降后术前的胃内高压解除的原因,还是食管括约肌结构上加强的原因。最有可能是两种因素共同作用的结果。如果 LAGB 手术中,束带被正确地放置在尽可能高的位置,形成较小的胃囊,术后可能会有更好的抗反流效果。随着时间的推移,较大的胃囊术后 GERD 加重和新发 GERD 的风险增加。LAGB 在某些情况下可短期内抑制 GERD,但暴饮暴食不可避免地会导致胃囊增大,使其丧失抗反流的功能[29]。

15.2.2 垂直捆绑胃成形术

垂直捆绑胃成形术(vertical banded gastroplasty,VBG)最先由梅森进行报道。该手术使用端端吻合器和切割闭合器将胃切割成一个 50ml 的垂直胃囊。使用 32F 胃导引管从内部支撑确定胃囊口大小,使用束带或聚丙烯补片从外部对胃囊口进行限制。从 20 世纪 80 年代开始,VBG 成为减重外科医生的主要术式选择。虽然这个手术操作相对简单不涉及任何吻合,但关于该手术的长期研究表明其手术的失败率和并发症的发生率接近 50%[30]。该手术减重和缓解 GERD 的机制与 LAGB 相同。目前,大部分专门实施 VBG 的减重中心都放弃了这项术式。使用 RYGBP 进行修正手术是唯一能有效解决 VBG 术后减重效果不佳和治疗并发症的方法[31]。

15.2.3 腹腔镜 Roux-en-Y 胃旁路术

腹腔镜 Roux-en-Y 胃旁路术(laparoscopic Roux-en-Y gastric bypass,LRYGB)被认为是治疗肥胖症合并 GERD 的金标准术式。该手术是建立一个小胃囊,将其吻合到食物支上。在很长的一段时间里,许多术者认为食物支需要比胆胰支长。但随着 LRYGB 术后复胖的病例增加,许多中心开始提倡更长的胆胰支。LRYGB 术后并发症的发生率(边缘溃疡、内疝)相比 LSG 更高,但却可以有效地缓解 GERD。LRYGB 术后 GERD 缓解的原因可能是因为胆汁改道后远离食管,胃囊内的胃酸分泌下降和反流胃酸体积减小。对于病态肥胖症患者 LSG 术后出现难治性反流疾病和 / 或 Barrett 食管的情况下,进行 LRYGB 修正手术被认为是一项有效的抗反流方式。它可以有效缓解几乎所有患者的反流症状,内镜检查下可看到食管炎和贲门溃疡消失,化生的肠上皮向贲门复原。但尽管如此,仍一部分 LRYGB 患者术后可能因为食管裂孔疝、过大的胃囊或进行多次修正手术而出现反流复发的情况。

虽然 LRYGB 被认为是肥胖症合并反流性疾病的金标准术式,但超过 35% 的患者在 LRYGB 术后 10 年的随访期内至少出现一种并发症[32]。在另一项的研究中,Sandler 等[33]分析 129 432 例进行过 LRYGB 手术的患者,这些患者术后 1、5 和 10 年的总死亡率分别为 2.2%、4.4% 和 8.1%。存在因为 LRYGB 长期并发症而犹豫或拒绝选择该术式的患者的情况不应被忽视。

15.2.4 单吻合口胃旁路术

单吻合口胃旁路术(one anastomosis gastric bypass,OAGB)是一项快速且有效的 LRYGB 替代术式。在一些报道中,该术式减重(2 年 70%~80%)和改善糖尿病效果显著[34]。OAGB 是将一个 150~200cm 的空肠袢和胃囊吻合,因此有技术难度小(只需要一个吻合口)和并发症发生率低的优势,尤其适合合并多种并发症的肥胖症患者和 / 或超级肥胖症患者。然而,这种术式会增加发生胆汁反流和吻合口溃疡伴胃(食管)黏膜异常改变的风险[35]。很多学者反对 OAGB 作为 LSG 术后复胖的修正手术。选择 OAGB 进行修正手术时，需要谨慎地评估 GERD 的情况。因为在 LSG 术后，食管黏膜已经被酸性反流腐蚀，如果进行 OAGB 修正手术，食管黏膜将有可能再被碱性反流腐蚀。因此，OAGB 仍是一个具有争议的术式。

15.2.5　单吻合口十二指肠回肠旁路术和十二指肠转位术

单吻合口十二指肠回肠旁路术（single anastomosis duodeno-ileostomy，SADI）联合 SG 是一种简单有效地实现十二指肠转位的术式。考虑到 SADI 的初次手术的效果，它可以作为旁路手术或 LSG 减重效果不理想的二次手术方式。十二指肠转位术（duodenal switch，DS）术后发生蛋白质和维生素吸收障碍以及发生腹泻等严重影响生活质量的并发症的风险显著增加，这和它有效的减重效果得失相抵。SADI 相比于 DS，两者具有相似的 EWL，但前者因为吻合后保留了一段 3m 长的"共同支"，所以有效地减低了术后排便的频率[36]。作为修正手术，SADI 和 DS 都对 GERD 几乎没有影响。按照我们的经验，SADI 和 DS 适合术前完全不存在反流症状的患者选择。

15.3　SG、GERD 和 Barrett 食管

LSG 逐步成为病态肥胖症患者初次手术的主要选择。LSG 作为一种减重专用手术越来越受到欢迎。从 2011 年开始，该手术在法国成为使用例数最多的减重术式，在美国则是从 2013 年开始[37,38]。LSG 相比于旁路手术避免了倾倒综合征、边缘型溃疡、营养吸收障碍、肠梗阻和内疝等并发症的发生，并且 LSG 相比于胃束带术具有更好的生活质量[39]。

胃切除可能加重 GERD。LSG 会破坏 His 角，降低食管括约肌张力，减少胃容积引起胃内压力增高，减少胃促生长素的分泌以及减慢胃蠕动。这些因素均会使患者 GERD 症状加重和 PPI 依赖，并且增加诱发 GERD 的风险。随着时间推移，术后体重减轻、胃排空加速、胃酸的产生减少、HISS 角的恢复等因素会使反流症状逐渐得到缓解。然而，术前合并 GERD 仍被认为是 LSG 的相对禁忌证。LSG 术后随访不仅需要关注减重效果和并发症，还应进行 GERD 的检查和治疗。

评估 GERD 状况相对困难。Chan 等[40]研究发现将患者对于反流症状的主观描述和客观是否存在反流关联起来十分困难。在研究中，有 336 例患者完成了关于 GERD 的问卷调查。在认为自己有 GERD 症状的患者中，只有一半最后通过食管 24hpH 监测等检查确诊为 GERD。一部分研究通过分析患者 PPI 或抑酸类药物的使用情况来评估 GERD，但这种方式遗漏了一部分未接受治疗和无症状的患者。还有一部分患者会出于习惯或预防性的目的使用 PPI 药物，这也会影响评估的结果。

关于 LSG 对 GERD 影响的相关研究的结果并不一致。比较这些不同研究中的研究结果是一件非常困难的事情，因为这些研究的监测方法和手术技术都有所不同，特别是在胃囊的大小以及胃窦保留长度的方面存在差异。一项系统研究回顾分析了 15 篇关于 LSG 对于 GERD 影响的论文，其中 7 篇论文支持 LSG 对于 GERD 有积极的作用，4 篇论文反对这一观点[41]。

论文中对于 LSG 术后 GERD 症状改善的可能原因解释如下：

（1）在 SG 后 6 个月和 2 年，胃排空会加速[42]。

（2）体重减轻导致的腹内压力降低。

（3）胃黏膜面积减少导致胃酸分泌减少。

LSG 术后 GERD 症状加重的原因如下：

（1）Braghetto 等[43]研究证明 SG 后食管下段括约肌压力下降，导致 GERD 和术后食管炎的发生。

（2）Himpens 等[44]研究认为机体对 HISS 角解剖结构的改变和胃顺应性降低的不适应，是引起术后胃食管反流的主要原因。

Mion 等[45]对 53 例患者进行了高分辨率食管测压，结果表明：

（1）超过 77% 的患者胃内压升高，但与出现 GERD 症状并无相关性。

（2）一半的患者检测到反流阻抗，与出现 GERD 和食管功能障碍有相关性。

（3）胃囊的容积和直径与反流阻抗有明显的相关性。

另一篇发表于 2016 年的荟萃分析纳入了 2005—2014 年关于 LSG 和 GERD 关系的 33 篇论文。研究结果表明 LSG 术后新发生 GERD 的风险为 20%[46]。2012 年在一项 SG 的专家研讨会上，专家对超过 12 000 例 SG 病例进行了分析讨论[47]。在这项研究中，LSG 术后 GERD 的发病率为 12%

（±9%）。此外,会议还提出了如下建议:

（1）内短型食管（endobrachyesophagus,EBO）是 LSG 的绝对禁忌证（81%）。

（2）术中必须探查是否合并食管裂孔疝,如果出现横膈膜缺失必须要进行修补。对于术前已经存在 GERD 的情况,对 LSG 没有提出具体的适应证和禁忌证。

2016 年蒙特利尔第五届 SG 专家共识会调查了减重专科医生对于 LSG 禁忌证的认同率:GERD 为 23%,食管裂孔疝为 12%,Barret 食管为 80%。因 SG 后出现 GERD 而转为其他减重术式的比例为 2.9%[48]。

15.3.1　SG 和食管裂孔疝修补

有关 LSG 和食管裂孔疝修补已经有一些相关研究发表。Mahawar 等[49]发表的综述回顾了超过 700 例 LSG 同期食管裂孔疝修补的患者。在分析的 17 篇论文中,只有 1 篇报告 GERD 没有获得满意的治疗效果。Soricelli 等[50]分析了 97 例 LSG 联合食管裂孔疝修补的病例,并进行了 18 个月（中位数）的随访。总计有 80.4% 的患者术后反流症状消失,12.1% 的患者反流症状缓解,7.5% 仍有持续反流症状,没有新发的反流病例出现。Samakar 等[51]随访了 58 例 LSG 联合食管裂孔疝修补的患者。在 2 年的随访时间里,只有 1/3 的患者 GERD 得到缓解,并且有 15.6% 的患者出现新发的 GERD。

15.3.2　SG 和 Barrett 食管

越来越多的证据表明在术前有 Barrett 食管病史的患者中,LSG 和 Barrett 食管进展之间存在相关性。尽管数据有限,但多篇已经发表的论文发现,LGS 术后上消化道内镜的长期随访结果中可观察到 Barrett 食管的进展。

Braghetto 等[14]研究报道,在 231 例术前没有反流症状、食管裂孔疝或 Barrett 食管的患者中,术后 Barrett 食管发病率为 1.2%（3 例）。3 例患者均在术后 5~6 年被诊断出 Barrett 食管,并且之后全部接受了 RYGBP 手术。

在另一项研究中,Genco 等[52]报道的 110 例中有 19 例（17.2%）患者在 LSG 术后诊断为 Barrett 食管,平均随访时间为 58 个月。在 19 个病例中,只有 14 例（73.6%）出现了 GERD 的症状,表明食管疾病的严重程度和是否出现症状并无相关性。

Sebastianelli 等[53]的一项多中心研究发现,LSG 术后出现 Barrett 食管的患者中,有 18.8% 术前食管是正常的。除 1 例患者外,其余所有患者均出现 GERD 的症状,并且 35% 的患者需要使用 PPI 治疗,各中心之间无显著性差异。研究者同时注意到,减重失败（定义为 EWL<50%）和 Barrett 食管的发生存在相关性。虽然体重下降和 Barrett 食管之间的关系还不清楚,但研究者提出了一个假设:胃囊的扩张导致复胖和 GERD。同时,忍受 GERD 痛苦的患者需要通过进食缓解胃酸刺激,这可能改变他们的饮食习惯。

目前,关于 LSG 术后出现 GERD 的长期随访数据还较少。Felsenreich 等[54]对 20 例 LSG 术后患者进行了 10 年的随访,内容包括上消化道内镜检查和食管 pH 值监测。研究结果表明 45%（n=9/20）的患者出现新发的食管裂孔疝,15% 的患者出现无异型增生的 Barrett 食管（n=3/20）。

Barrett 食管自然进展为异型增生和食管癌的过程较缓慢。许多学者认为,在考虑进行新的修正手术之前,有一段较长的上消化道内镜随访观察的时间。

15.4　预防 SG 后 GERD:Nissen SG

尽管 LRYGB 被认为是肥胖症合并 GERD 的金标准术式,但仍有 1/3 的患者在术后随访的 10 年时间里至少出现一种术后并发症[30]。许多患者会因为远期并发症而拒绝选择 RYGBP。LSG 最严重的并发症是胃漏,但近期的研究[55]表明 LSG 术后胃漏的发生率已经下降到 1%。Himpens 等[56]报道 LSG 术后的 6 年内有 21% 的患者出现新发的 GERD。综合考虑以上的研究结果和 LSG 同期食管裂孔疝修补的良好效果[49-51],我们在常规的 LSG 手术步骤中加入了 Nissen 胃底折叠术（Nissen fundoplication）,达到减少胃漏和降低 GERD 发生率的效果（图 15-2）。

在已报道的研究中,有多种为控制 LSG 术后 GERD 的手术改进方法。例如,Silva 等[57]提出一种改进方式加入了类似于 Collis-Nissen 术或者类似肝圆韧带[58]固定术的步骤。此外,Le Page 等[59]研究了 4 例进行了 LSG 联合胃底折叠术患者的临床资料。这 4 例患者因食管裂孔疝合并严重胃排

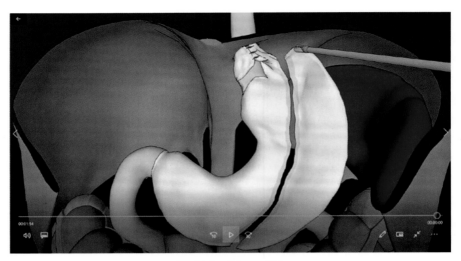

图 15-2　Nissen SG

空障碍入院,他们进行手术的目的不是减重,而是为了缓解 GERD 和胃排空困难的症状。所有患者术后 GERD 症状均缓解并停止了 PPI 治疗。

在 2016 年,Hawasli 等[60]研究观察了 40 例进行 LSG 联合胃底折叠术的患者。研究结果表明患者术后 GERD 症状的缓解效果和减重效果均达到预期。95% 的患者术后 GERD 症状立刻好转,并且 2 年后患者 EWL 为 69%±27%。相反,15% 的患者在随访期间不得不再次入院。

在早期的经验中,我们的主要问题是:Nissen SG 是可行的么? 是否具有合理的短期并发症发生率、良好的减重效果和中长期改善 GERD 的效果? 我们关于 Nissen SG 的初步研究结果已经发表[61]。我们最近分析的 99 例患者中,1 年、2 年和 3 年的 EWL 分别为 69.8%、71.4% 和 69.8%;根据 Reinhold 的报道,3 年的成功率为 66.7%(%PEP>50%)。

患者的随访使用 GERD 问卷(gastroesophageal reflux disease questionnaire,GerdQ)评分进行评估,结果如下:

(1) GERD 患者的比例(GerdQ 评分 >8)1 年后从术前的 72.4% 下降到 6.9%;

(2) 因为 GERD 而影响生活质量的患者(简化 GerdQ 评分 >4)1 年后从术前 51.7% 下降到 1.1%;

(3) PPI 和抑酸药的使用比例分别从 70% 下降至 16.1% 和 35.6% 下降至 3.4%;

(4) 在 1、2、3 和 4 年的随访时间里,均未出现新发的 GERD 病例(GerdQ 评分 >8)。

在我们的研究中,有 7% 的患者出现严重的

术后并发症(Dindo-Clavien 并发症分级 >Ⅲa)以及 6% 的患者进行了早期修正手术(在术后的第一个月)。然而,研究中没有出现死亡、术中并发症和术中转开放手术的情况。我们发现除 LSG 常见的并发症(出血、漏、狭窄和静脉血栓栓塞疾病)外,还有一些 Nissen SG 新出现的特殊并发症(高位梗阻、瓣穿孔和瓣松弛)。该术式需要在解决其并发症的过程中不断完善。

15.4.1　目前的手术技术

所有的操作都在全身麻醉和腹腔镜入路下采用法式技术进行(外科医生站在患者的两腿之间)。每个手术都需要 5 个穿刺器。第一个穿刺器直视下(Hasson 技术)从脐周进入,并建立气腹。穿刺器放置的位置和标准的 LSG 术式相同。

Nissen 胃袖状切除术的第一步是探查是否存在食管裂孔疝,如果有需进行修补。游离至少 5cm 腹段食管,并且要清楚地暴露食管裂孔前后的空间。

使用 Ultracision®(爱惜康内镜手术,强生公司,2010,美国)在距幽门处 6cm 开始游离胃大弯与胃短动脉和胃结肠韧带。游离至胃底时需要十分小心,避免热损伤这一部分的胃壁,因为这是接下来进行胃底折叠手术的重要解剖结构。

食管裂孔使用 2 号或 3 号不可吸收 Ethibond® 2.0(强生公司,美国)缝线部分关闭。将 37F 胃导引管(Midsleeve®,MID 公司,达迪利,法国)插入胃内。使用 Ethibond®3.0 缝线(强生公司,美国)制作一个 3cm 的短 Nissen 瓣。这个瓣的目的是使胃底尽可能地缩小。需要强调的是,胃底要在它

的前上部（距离 HISS 角 3cm）被抓住，为下一步的包绕准备。使用 2 根缝线将瓣固定在食管的前下部。使用胃 - 胃缝合完整关闭折叠的胃底。

继续游离余下的胃大弯。接下来，向 Midsleeve®（MID 公司）胃导引管球囊内注入 50ml 生理盐水以确定胃体切割的位置。将腹腔镜线性吻合器进入腹腔内，沿着胃小弯的方向平行于胃导引管切割胃体。在切割至 Nissen 瓣时要十分的小心，保证瓣在一个自然的位置。手术完成后，可以观察到一个 Nissen 瓣覆叠在袖状胃上。

所有的患者均需要预防围手术期的深静脉血栓形成，包括应用低分子肝素和术中间歇性腿部气动加压。

与标准的 LSG 不同，Nissen SG 有一些技术细节十分的重要：

（1）在胃短动脉断离时应避免局部胃壁缺血。

（2）在胃底折叠时操作应该轻柔。

（3）避免二次吻合胃底，这有可能造成盲袋。

（4）在手术准备结束时，需要将胃导引管从食管再次推入胃内，确定食物是否能正常进入胃内。如果胃管进入了胃底折叠的后囊而不是进入袖状胃囊，那必须重做瓣或者转为图佩（toupet）SG。

标准的 LSG 是限制型术式，它的减重效果和胃切除的容积有关。Nissen SG 需要保留一部胃用作折叠，因此被专家质疑能否达到和标准 LSG 相同的减重效果。该术式折叠的胃底不再具有储存食物的功能，而是更像标准的 Nissen 手术中瓣的结构（仅包含空气）。胃的容积也在折叠胃底和切除胃体时使用胃导引管进行过校准。因此，Nissen SG 相比标准的 LSG 并没有影响手术的"限制"能力。

在早期的尝试中，Nissen SG 仅被用于肥胖症合并 Barrett 食管的患者。近期很多研究都发现 LSG 术后 Barrett 食管发生率在逐渐增高[52-54]，因此 Nissen SG 预防 GERD 的特性可能会变成一个手术适应证。

15.5　SG 术后 GERD 的治疗

术前被诊断为合并 GERD（临床表现，内镜或 pH 值监测）的肥胖症患者选择哪种减重术式仍存在争议。对于 LSG 术后出现难治性反流和 / 或 Barrett 食管的患者，LRYGB 修正手术毫无疑问是具有良好抗反流效果的选择。LRYGB 术后患者反流症状消失、内镜下异型性增生或消化道溃疡的治愈和肠上皮化生逆转都证明了它的抗反流效果。所有 LSG 手术胃导引管都要移动到胸廓内，并且在切割胃体前，食管必须具有良好的活动度，这样才能更好地判断胃囊的容积。然而，减重术后出现持续反流的风险还是存在的，特别是多次进行修正手术的患者（多次 LAGB 或 LSG）。

针对 LSG 术后出现严重反流的情况，研究者们提出许多 LRYGB 的替代方案。但它们都需要临床试验去验证有效性。

15.5.1　林克斯系统

林克斯反流管理系统（Linx system）已经在 2016 年被美国国家食品药品管理局同意用于难治性 GERD 的治疗。该方法是通过磁珠增强食管下段括约肌的功能。目前已发表的文章支持这是一种安全有效的针对普通胃食管反流人群的装置。该系统为 LSG 术后因严重反流而需要进行 RYGB 修正手术的人群提供了一种新的选择。然而，目前该治疗方式还没有被大规模报道[62,63]，许多专家对装置可能出现移位等情况表示担忧。

15.5.2　食管下段括约肌电刺激

食管下段括约肌电刺激（lower esophageal sphincter electrical stimulation）是一种新型的纠正 GERD 患者食管下段括约肌压力和减少食管酸暴露的方式。它可以避免改变正常的解剖结构。该方式通过改善食管下段括约肌压力，提高食管运动功能和减慢一过性食管下段括约肌松弛频率，并发症相对较小。在一项国际多中心研究中，研究者分析了 17 例进行过食管下段括约肌电刺激治疗的患者的临床资料，结果显示该技术安全可行，它能显著改善食管的酸暴露，使将近一半的患者恢复正常[64]。该技术从 GERD 症状的改善效果、PPI 药物使用的减少和标准 GERD 问卷结果等方面都和 RYGB 的效果相差无几。甚至对 PPI 类药物无效和高度食管酸暴露的患者也有效。

15.5.3　内镜下射频消融术-Stretta

内镜下射频消融术（Stretta）是另一种侵入性极小的治疗 GERD 的技术。首篇关于该技术的研究[65]分析了 15 例患者的临床资料，但结果令人沮丧。1 例患者（6.7%）术后出现呕血。在 6 个月后，虽然有 20% 的患者停止了 PPI 药物治疗，但仍有 66.7% 的患者治疗效果不令人满意。2 例患者（13.3%）在接受 Stretta 术后的 8 个月，为了缓解反流症状接受了 RYGBP 手术。

病态肥胖症的外科手术治疗观念在不断地进化。相比于 LRYGB，一部分外科医生更喜欢采用 LSG。尽管如此，大量的专家还是反对在术前确诊 GERD 或 EBO 的患者选择 LSG 手术。减重手术是一种功能性手术，它的主要目的是提高患者的生活质量。因此，在手术选择时更应考虑患者的意愿，而不是外科医生对 LRYGB 手术太复杂的担忧或是关于 GERD 和 LSG 相关性的"观念"。

（杨董超　顾　岩　译）

参考文献

1. World Health Organ Tech Rep Ser. 2000;894:i–xii, 1–253 https://www.who.int/news-room/fact-sheets/detail/obesity-and-overweight.
2. Hales C, M, Carroll MD, Fryar CD, Ogden CL. Prevalence of obesity among adults and youth: United States, 2015–2016. NCHS Data Brief. 2017;(288):1–8.
3. Hales CM, Fryar CD, Carroll MD, Freedman DS, Ogden CL. Trends in Obesity and Severe Obesity Prevalence in US Youth and Adults by Sex and Age, 2007–2008 to 2015–2016. JAMA. 2018;319(16):1723–5.
4. Vakil N, van Zanten SV, Kahrilas P, Dent J, Jones R. Globale Konsensusgruppe. [The Montreal definition and classification of gastroesophageal reflux disease: a global, evidence-based consensus paper]. Z Gastroenterol. 2007;45(11):1125–40.
5. El-Serag HB, Sweet S, Winchester CC, Dent J. Update on the epidemiology of gastro-oesophageal reflux disease: a systematic review. Gut. 2014;63(6):871–80.
6. Lundell L, Dent J, Bennett J, Blum A, Armstrong D, Galmiche J, et al. Endoscopic assessment of oesophagitis: clinical and functional correlates and further validation of the Los Angeles classification. Gut. 1999;45(2):172–80.
7. Oh DS, Demeester SR. Pathophysiology and treatment of Barrett's esophagus. World J Gastroenterol. 2010;16(30):3762–72.
8. Spechler SJ, Robbins AH, Rubins HB, Vincent ME, Heeren T, Doos WG, et al. Adenocarcinoma and Barrett's esophagus. An overrated risk? Gastroenterology. 1984;87(4):927–33.
9. Brown CS, Lapin B, Goldstein JL, Linn JG, Talamonti MS, Carbray J, et al. Predicting progression in Barrett's esophagus: development and validation of the Barrett's Esophagus Assessment of Risk Score (BEAR Score). Ann Surg. 2017.
10. Brown CS, Lapin B, Wang C, Goldstein JL, Linn JG, Denham W, et al. Reflux control is important in the management of Barrett's Esophagus: results from a retrospective 1,830 patient cohort. Surg Endosc. 2015;29(12):3528–34.
11. Langevin SM, Michaud DS, Marsit CJ, Nelson HH, Birnbaum AE, Eliot M, et al. Gastric reflux is an independent risk factor for laryngopharyngeal carcinoma. Cancer Epidemiol Biomark Prev Publ Am Assoc Cancer Res Cosponsored Am Soc Prev Oncol. 2013;22(6):1061–8.
12. Bacciu A, Mercante G, Ingegnoli A, Ferri T, Muzzetto P, Leandro G, et al. Effects of gastroesophageal reflux disease in laryngeal carcinoma. Clin Otolaryngol Allied Sci. 2004;29(5):545–8.
13. Tutuian R. Obesity and GERD: Pathophysiology and effect of bariatric surgery. Curr Gastroenterol Rep. 2011;13:205–12.
14. Braghetto I, Csendes A. Prevalence of Barret's esophagus in bariatric patients undergoing sleeve gastrectomy. Obes Surg. 2016;26(4):710–4.
15. Anand G, Katz PO. Gastroesophageal reflux disease and obesity. Rev Gastroenterol Disorder. 2008;8(4):233–9.

16. Mejía-Rivas MA, Herrera-Lopez A, Hernández-Calleros J, et al. Gastroesophageal reflux disease in morbid obesity: the effect of Roux-en-Y gastric bypass. Obes Surg. 2008;18:1217–24.

17. Hampel H, Abraham NS, El-Serag HB. Meta-analysis: obesity and the risk for gastroesophageal reflux disease and its complications. Ann Intern Med. 2005;143(3):199–211.

18. Nilsson M, Lundegårdh G, Carling L, Ye W, Lagergren J. Body mass and reflux oesophagitis: an oestrogen-dependent association? Scand J Gastroenterol. 2002;37(6):626–30.

19. Mandeville Y, Van Looveren R, Vancoillie PJ, Verbeke X, Vandendriessche K, Vuylsteke P, Pattyn P, Smet B. Moderating the enthusiasm of sleeve gastrectomy: up to fifty percent of reflux symptoms after ten years in a consecutive series of one hundred laparoscopic sleeve gastrectomies. Obes Surg. 2017;27(7):1797–803.

20. Melendez-Rosado J, Gutierrez-Blanco D, Schneider A, Menzo EL, Szomstein S, Rosenthal RJ. Impact of preoperative wireless pH monitoring in the evaluation of esophageal conditions prior to bariatric surgery in a severely obese patient population. Surg Obes Relat Dis. 2018. pii: S1550-7289(18)30462-3. doi: https://doi.org/10.1016/j.soard.2018.11.014. [Epub ahead of print].

21. Buchwald H, Buchwald JN. Evolution of operative procedures for the management of morbid obesity 1950–2000. Obes Surg. 2002;12(5):705–17.

22. Miller K. Obesity: surgical options. Best Pract Res Clin Gastroenterol. 2004;18(6):1147–65.

23. Braghetto I, Korn O, Csendes A, Gutiérrez L, Valladares H, Chacon M. Laparoscopic treatment of obese patients with gastroesophageal reflux disease and Barrett's esophagus: a prospective study. Obes Surg. 2012;22(5):764–72.

24. El Khoury L, Benvenga R, Romero R, Cohen R, Roussel J, Catheline JM. Esophageal adenocarcinoma in Barrett's esophagus after sleeve gastrectomy: Case report and literature review. Int J Surg Case Rep. 2018;52:132–6.

25. Scheepers AF, Schoon EJ, Nienhuijs SW. Esophageal carcinoma after sleeve gastrectomy. Surg Obes Relat Dis. 2011;7(4):e11–2.

26. Sohn S, Fischer J, Booth M. Adenocarcinoma of the gastro-oesophageal junction after sleeve gastrectomy: a case report. ANZ J Surg. 2017;87(10):E163–4.

27. Angrisani L, Santonicola A, Iovino P, Vitiello A, Higa K, Himpens J, Buchwald H, Scopinaro N. IFSO worldwide survey 2016: primary, endoluminal, and revisional procedures. Obes Surg. 2018;28(12):3783–94.

28. Woodman G, Cywes R, Billy H, Montgomery K, Cornell C, Okerson T. Effect of adjustable gastric banding on changes in gastroesophageal reflux disease (GERD) and quality of life. APEX Study Group. Curr Med Res Opin. 2012;28(4):581–9.

29. Tolonen P, Victorzon M, Niemi R, Mäkelä J. Does gastric banding for morbid obesity reduce or increase gastroesophageal reflux? Obes Surg. 2006;16(11):1469–74.

30. David MB, Abu-Gazala S, Sadot E, Wasserberg N, Kashtan H, Keidar A. Laparoscopic conversion of failed vertical banded gastroplasty to Roux-en-Y gastric bypass or biliopancreatic diversion. Surg Obes Relat Dis. 2015;11(5):1085–91.

31. Mognol P, Chosidow D, Marmuse JP. Roux-en-Y gastric bypass after failed vertical banded gastroplasty. Obes Surg. 2007;17(11):1431–4.

32. Higa K, Ho T, Tercero F, Yunus T, Boone KB. Laparoscopic Roux-en-Y gastric bypass: 10-year follow-up. Surg Obes Relat Dis. 2011;7(4):516–25.

33. Weiss AC, Parina R, Horgan S, Talamini M, Chang DC, Sandler B. Quality and safety in obesity surgery-15 years of Roux-en-Y gastric bypass outcomes from a longitudinal database. Surg Obes Relat Dis. 2016;12(1):33–40.

34. Disse E, Pasquer A, Espalieu P, Poncet G, Gouillat C, Robert M. Greater weight loss with the omega loop bypass compared to the Roux-en-Y gastric bypass: a comparative study. Obes

Surg. 2014 Jun;24(6):841–6.

35. Saarinen T, Räsänen J, Salo J, Loimaala A, Pitkonen M, Leivonen M, Juuti A. Bile reflux scintigraphy after mini-gastric bypass. Obes Surg. 2017;27(8):2083–9.

36. Sanchez-Pernaute A, Rubio MA, Conde M, Arrue E, Perez-Aguirre E, Torres A. Single-anastomosis duodenoileal bypass as a second step after sleeve gastrectomy. Surg Obes Relat Dis. 2015;11(2):351–5.

37. Lazzati A, Guy-Lachuer R, Delaunay V, Szwarcensztein K, Azoulay D. Bariatric surgery trends in France: 2005–2011. Surg Obes Relat Dis. 2014;10(2):328–34.

38. Ponce J, DeMaria EJ, Nguyen NT, Hutter M, Sudan R, Morton JM. American Society for Metabolic and Bariatric Surgery estimation of bariatric surgery procedures in 2015 and surgeon workforce in the United States. Surg Obes Relat Dis. 2016.

39. Fezzi M, Kolotkin RL, Nedelcu M, et al. Improvement in quality of life after laparoscopic sleeve gastrectomy. Obes Surg. 2011;21(8):1161–7.

40. Chan K, Liu G, Miller L, Ma C, Xu W, Schlachta CM, et al. Lack of correlation between a self-administered subjective GERD questionnaire and pathologic GERD diagnosed by 24-h esophageal pH monitoring. J Gastrointest Surg Off J Soc Surg Aliment Tract. 2010;14(3):427–36.

41. Chiu S, Birch DW, Shi X, et al. Effect of sleeve gastrectomy on gastroesophageal reflux disease: a systematic review. Surg Obes Relat Dis. 2011;7:510–5.

42. Melissas J, Daskalakis M, Koukouraki S, Askoxylakis I, Metaxari M, Dimitriadis E, et al. Sleeve gastrectomy-a "food limiting" operation. Obes Surg. 2008;18(10):1251–6.

43. Braghetto I, Lanzarini E, Korn O, Valladares H, Molina JC, Henriquez A. Manometric changes of the lower esophageal sphincter after sleeve gastrectomy in obese patients. Obes Surg. 2010;20(3):357–62.

44. Himpens J, Dapri G, Cadière GB. A prospective randomized study between laparoscopic gastric banding and laparoscopic isolated sleeve gastrectomy: results after 1 and 3 years. Obes Surg. 2006;16(11):1450–6.

45. Mion F, Tolone S, Garros A, Savarino E, Pelascini E, Robert M, et al. High-resolution impedance manometry after sleeve gastrectomy: increased intragastric pressure and reflux are frequent events. Obes Surg. 2016;26(10):2449–56.

46. Oor JE, Roks DJ, Ünlü Ç, Hazebroek EJ. Laparoscopic sleeve gastrectomy and gastroesophageal reflux disease: a systematic review and meta-analysis. Am J Surg. 2016;211(1):250–67.

47. Rosenthal RJ, International Sleeve Gastrectomy Expert Panel, Diaz AA, Arvidsson D, Baker RS, Basso N, et al. International Sleeve Gastrectomy Expert Panel Consensus Statement: best practice guidelines based on experience of >12,000 cases. Surg Obes Relat Dis Off J Am Soc Bariatr Surg 2012;8(1):8–19.

48. Gagner M, Hutchinson C, Rosenthal R. Fifth International Consensus Conference: current status of sleeve gastrectomy. Surg Obes Relat Dis Off J Am Soc Bariatr Surg. 2016;12(4):750–6.

49. Mahawar KK, Carr WRJ, Jennings N, Balupuri S, Small PK. Simultaneous sleeve gastrectomy and hiatus hernia repair: a systematic review. Obes Surg. 2015;25(1):159–66.

50. Soricelli E, Iossa A, Casella G, Abbatini F, Calì B, Basso N. Sleeve gastrectomy and crural repair in obese patients with gastroesophageal reflux disease and/or hiatal hernia. Surg Obes Relat Dis Off J Am Soc Bariatr Surg. 2013;9(3):356–61.

51. Samakar K, McKenzie TJ, Tavakkoli A, Vernon AH, Robinson MK, Shikora SA. The effect of laparoscopic sleeve gastrectomy with concomitant hiatal hernia repair on gastroesophageal reflux disease in the morbidly obese. Obes Surg. 2016;26(1):61–6.

52. Genco A, Soricelli E, Casella G, Maselli R, Castagneto-Gissey L, Di Lorenzo N, Basso N. Gastroesophageal reflux disease and Barrett's esophagus after laparoscopic sleeve gastrectomy: a possible, underestimated long-term complication. Surg Obes Relat Dis.

2017;13(4):568–74.

53. Sebastianelli L, Benois M, Vanbiervliet G, Bailly L, Robert M, Turrin N, Gizard E, Foletto M, Bisello M, Albanese A, Santonicola A, Iovino P, Piche T, Angrisani L, Turchi L, Schiavo L, Iannelli A. Systematic endoscopy 5 years after sleeve gastrectomy results in a high rate of Barrett's esophagus: results of a multicenter study. Obes Surg. 2019; https://doi.org/10.1007/s11695-019-03704-.

54. Felsenreich DM, Kefurt R, Schermann M, Beckerhinn P, Kristo I, Krebs M, et al. Reflux, sleeve dilation, and barrett's esophagus after laparoscopic sleeve gastrectomy: long-term follow-up. Obes Surg. 2017.

55. Gagner M. Decreased incidence of leaks after sleeve gastrectomy and improved treatments. Surg Obes Relat Dis. 2014;10(4):611–2.

56. Himpens J, Dobbeleir J, Peeters G. Long-term results of laparoscopic sleeve gastrectomy for obesity. Ann Surg. 2010;252(2):319–24.

57. Da Silva LE, Alves MM, El-Ajouz TK, et al. Laparoscopic Sleeve-Collis-Nissen gastroplasty: a safe alternative for morbidly obese patients with gastroesophageal reflux disease. Obes Surg. 2015;25(7):1217–22.

58. Gálvez-Valdovino R, Cruz Vigo JL, Marín Santillán E, et al. Cardiopexy with ligament teres in patients with hiatal hernia and previous sleeve gastrectomy: an alternative treatment for gastroesophageal reflux disease. Obes Surg. 2015;25(8):1539–43.

59. Le Page PA, Martin D. Laparoscopic partial sleeve gastrectomy with fundoplication for gastroesophageal reflux and delayed gastric emptying. World J Surg. 2015;39(6):1460–4.

60. Hawasli A, Reyes M, Hare B, Meguid A, Harriott A, Almahmeed T, et al. Can morbidly obese patients with reflux be offered laparoscopic sleeve gastrectomy? A case report of 40 patients. Am J Surg. 2016;211(3):571–6.

61. Nocca D, Skalli EM, Boulay E, Nedelcu M, Michel Fabre J, Loureiro M. Nissen Sleeve (N-Sleeve) operation: preliminary results of a pilot study. Surg Obes Relat Dis. 2016;12(10):1832–7.

62. Hawasli A, Sadoun M, Meguid A, Dean M, Sahly M, Hawasli B. Laparoscopic placement of the LINX® system in management of severe reflux after sleeve gastrectomy. Am J Surg. 2018. pii: S0002-9610(18)30976-0. doi: https://doi.org/10.1016/j.amjsurg.2018.10.040. [Epub ahead of print].

63. Desart K, Rossidis G, Michel M, Lux T, Ben-David K. Gastroesophageal reflux management with the LINX® system for gastroesophageal reflux disease following laparoscopic sleeve gastrectomy. J Gastrointest Surg. 2015;19(10):1782–6.

64. Borbély Y, Bouvy N, Schulz HG, Rodriguez LA, Ortiz C, Nieponice A. Electrical stimulation of the lower esophageal sphincter to address gastroesophageal reflux disease after sleeve gastrectomy. Surg Obes Relat Dis. 2018;14(5):611–5.

65. Khidir N, Angrisani L, Al-Qahtani J, Abayazeed S, Bashah M. Initial experience of endoscopic radiofrequency waves delivery to the lower esophageal sphincter (Stretta procedure) on symptomatic gastroesophageal reflux disease post-sleeve gastrectomy. Obes Surg. 2018;28(10):3125–30.

第 16 章

袖状胃切除术中食管裂孔疝修补术

Jorge Daes and Andres Hanssen

16.1 食管裂孔疝的诊断难点

食管裂孔疝是指腹腔内脏器（最常见是胃）通过食管裂孔进入纵隔。食管裂孔疝是否存在是依据胃食管交界处（esophagogastric junction，EGJ）是否越过膈肌向纵隔方向纵向移位定义的。

在正常情况下，食管主要被膈食管韧带固定在膈肌上，从而阻止胃纵向移位到纵隔。膈食管韧带位于食管的鳞状、柱状上皮细胞交界处，是膈下筋膜的延伸并环绕附着食管肌肉组织中。

EGJ 是一种可滑动的结构，其滑动性依赖于食管远端纵肌的收缩运动和食管隔膜的完整性及弹性。这种滑动性使 I 型食管裂孔疝的检测和测量变得复杂，I 型的食管裂孔疝是最常见的食管裂孔疝类型。在诊断中，甚至最微小的干扰（如吞咽，食管扩张和食管器械）都会引起 2cm 范围内的食管运动（并因此导致 EGJ- 食管裂孔分离）。内镜检查和食管吞钡剂检查是诊断食管裂孔疝的两种最常见方法，但这些检查受干扰因素较多，所以这也导致了患病率估值的不准确，北美人群患病率估值变化范围甚至从 10% 到 80%。食管裂孔疝 II 型、III 型和 IV 型往往易于诊断，但其总比例仅占食管裂孔疝病例总数的 15% 以下[1]。

16.2 裂孔疝与胃食管反流

不论在普通人群还是在肥胖人群，食管裂孔疝的存在是胃食管反流（gastroesophageal reflux disease，GERD）的已知危险因素，其涉及众多机制[2]。在不同的研究中，食管裂孔疝和 GERD 在肥胖患者中的患病率报道各不相同，部分原因是食管裂孔疝诊断固有的困难和这些患者中患病率评估值差异性大。

Wilson 和同事在一项对 1 389 例患者的回顾性研究中发现，超重是食管裂孔疝的一个显著的独立危险因素，并与食管炎显著相关，这主要是因为在超重患者中食管裂孔疝的患病率增高。他们发现，肥胖人群患食管裂孔疝的概率是普通人群的 4 倍，并且诊断为食管裂孔疝的患者食管炎发病率的概率增加了 4 倍[3]。

作者报道过一组随访时间长达 22 个月、共有 373 例患者行腹腔镜袖状胃切除术（laparoscopic sleeve gastrectomy，LSG）的研究。所有患者均经术前和术中两次评估，大约有 40% 的比例患有食管裂孔疝。作者的研究证实，74% 患有食管裂孔疝的患者和 85% 患有巨大型食管裂孔疝的患者均在术前存在 GERD[4]。

16.3 LSG 中食管裂孔疝的处理

因为在肥胖患者中食管裂孔疝和 GERD 的发病率存在明确的相关性，因此将食管裂孔疝修补术纳入减重代谢手术治疗肥胖症方案是合理的，这点作者也已通过早期开展的可调节胃束带术手术和 LSG 的经验所验证。然而，目前的文献显示减重代谢手术中是否行食管裂孔疝修复尚无共识。一些外科医生认为 GERD 和 / 或食管裂孔疝的存在是 LSG 的相对禁忌证，RYGB 对于这些[5]患者是更合适的选择。然而，也有人认为在 LSG 过程中积极探查和修复食管裂孔疝可以降低术后 GERD 的风险[6]。

诸多研究证实，接受 LSG 的患者同时行食管裂孔疝修补术可降低术后 GERD 发生率[4,7-9]。一篇系统回顾分析了同期行 LSG 和食管裂孔疝修补术的可行性和疗效，纳入的 17 项研究中有 16 项显示出良好的效果，结论认为，同期手术是安全有效的,并且术后 GERD 发生率可以接受;因此,作者推荐同期手术[10]。一项前瞻性研究评估行 LSG 时使用补片加强修补食管裂孔疝,结果显示,即使没有使用补片加强,食管裂孔疝修补术组在 21 个月时的 GERD 发生率仅为 10.5%,5.8% 的患者存在持续性 GERD,没有新发 GERD 病例[11]。然而,也有一些报告发现实行或未实行食管裂孔疝修补术的 LSG 患者 GERD 发病率无差异[12-14]。另一项前瞻性的系列研究进一步比较了食管裂孔疝存在,行或未行食管裂孔疝修补术[15],患者的 GERD 发病率也没有差异;但在该系列研究中,疝环均较小(1.0~1.5cm)。值得注意的是,整组患者术后 GERD 症状显著缓解,这提示了 GERD 发生率的降低还有其他有利因素的影响,比如可能与体重的减轻有关。

Dakour-Aridi 对 ACS-NSQIP 数据库进行了回顾分析,发现 2010 年至 2014 年有 32 581 例患者接受了 LSG,其中 4 687 例(14.4%)同期接受了食管裂孔疝修补术治疗,该研究的结论是,LSG 同期行食管裂孔疝修补术安全可靠[16]。食管裂孔疝手术治疗的患者比例较低,这表明外科医生对食管裂孔疝诊治并不精准,这与第四届国际共识峰会关于袖状胃切除术(sleeve gastrectomy,SG)[17] 的问卷调查得出的结论形成鲜明对比。在 130 名回应问卷的外科医生中,69% 的人表示他们会术中常规寻找食管裂孔疝;剩下的 31% 的医生只在术前检查中出现食管裂孔疝可能或有 GERD 病史时才去寻找食管裂孔疝。如果食管裂孔疝被确诊,问卷中 89% 的外科医师(114 名)会进行修补术,而 11% 则不进行手术。实施食管裂孔疝修补术手术的外科医生比例的差异可能与减重代谢外科医师是否特别偏爱 LSG 术式有关。

Docimo 研究团队[18]对涉及 13 万多名患者进行研究,报道在 LSG 同期行食管裂孔疝修补术明显比 RYGB 术更常见,这表明在不同的减重手术方式中食管裂孔疝的术中处理有显著差异。Madalosso 等[19]对 53 例行 RYGB 术后患者进行检测,这些患者中有的合并有食管裂孔疝但没有行修补术,发现 30% 的患者在 6 个月时出现食管内酸暴露异常,17% 的患者在 39 个月时出现食管内酸暴露异常。然而,酸暴露率在伴有食管裂孔疝患者与无食管裂孔疝患者两者之间的差异无统计学意义。

目前认为减重代谢手术同期行食管裂孔旁疝修补术是安全有效的[20,21]。

目前认为袖状胃可以通过食管裂孔进行滑动,但报道不多,食管裂孔疝修补术可能无法预防并可能加剧这种并发症[22]。

16.4　基于现有文献的建议

食管裂孔疝自身固有一定的发病率、减重代谢术后形成的袖状胃或胃小囊的纵向滑动,以及减重手术患者常存在一些可促进 GERD 发生的显著因素,使得在理论上所有减重代谢手术都要考虑是否同期行食管裂孔疝修补的可能性。

LSG 患者应该接受长期随访,理想情况下是接受内镜和功能学检查的复查。应将数据制成表格,仔细分析结果,以规范我们的方法,提高检查结果的可靠性。如果在 SG 后发现 GERD 发生率高,甚至在仔细行食管裂孔疝修补术后发生率也高,我们也应该为食管裂孔疝或 GERD 的患者提供另一种手术方式,如 RYGB。

我们认为,缺乏减重手术的标准化(尤其是 LSG 术),可以解释结果的巨大差异,特别是在关于 GERD 和食管裂孔疝修补术的影响的差异。我们认为在 LSG 过程中要注意技术方面,包括预防相对狭窄,甚至轻度扭转和袖状胃底的扩张,积极寻找和正式修复食管裂孔疝可能会降低术后 GERD 的发生率。

16.5　食管裂孔疝修补技术

术中诊断食管裂孔疝,解剖左右膈肌脚完全游离胃食管结合部,分离膈食管膜和食管周围结缔组织,并继续解剖至纵隔,确保腹段食管有足够的长度(3~4cm)。然后根据缺损的大小和食管的位置,用不可吸收的单丝缝线缝合食管裂孔疝缺损。因目前无确定数据确认慢吸收网片修食管裂孔疝的安全性和有效性,缝合食管裂孔时我们不使用标准的胃导引管,也不使用补片来加强裂孔修复。食管裂孔旁疝还需行仔细的疝囊剥离和切除。

16.6　辅助术式

食管裂孔疝的存在,尤其是那些大于 3cm 的食管裂孔疝存在,与更严重的 GERD 相关,在 LSG

同期行标准食管裂孔疝修补术后复发的可能性更高。作者对 373 例 LSG 患者术后 22 个月的随访中，10 例出现 GERD 症状；其中 8 例进行了食管裂孔疝修补术，这些患者中大部分出现食管裂孔疝术后复发[4]。这些发现和袖状胃纵向滑动的报道促使外科医生寻求其他辅助手术，以降低 LSG 同期行食管裂孔疝修补术后的复发率和 GERD 的发生率。一项在食管裂孔疝缺损达 4cm 或更大的疝术中使用慢吸收补片的前瞻性研究表明，膈肌脚缝合后补片加固是有效选择，补片加固组没有食管裂孔疝复发[11]。其他研究也得出了类似的结论，采用膈肌脚缝合后补片加固的食管裂孔疝修补术后的 GERD 发生率较低[23]。

一项在 LSG 术同期行食管裂孔疝修补术中行膈食管固定术的可行性研究中发现，在食管和食管裂孔的 3、7、11 点位置使用不可吸收缝合线缝合的方法是安全有效的[24]。

作者先前报道了同期行 LSG、食管裂孔疝修补术和改良 Hill 胃固定术患者 90 例[25,26]，这些患者患有食管炎、食管裂孔疝（不论大小），GERD 或这三种疾病并存，目前正在评估这些患者术后的食管炎、食管裂孔疝（不论大小），GERD 或这三种疾病并存的情况。使用 GERD- 健康相关生活质量问卷（GERD-HRQL）对该系列的 30 例患者在手术前后和术后 6 个月以上的症状严重程度进行了评估[27,28]。平均 GERD-HRQL 术前为 20.96 分，术后平均 7.85（$P<0.01$）。目前正在对所有患者进行上消化道内镜检查和 3D CT 扫描图像评估。

其他手术，如肝圆韧带固定术和胃底折叠术，已被描述为 LSG 的辅助手术[29,30]。

综上所述，LSG 同期行食管裂孔疝修补术仍然是一个有争议的话题，目前大多数外科医生选择在手术过程中修复食管裂孔疝。对于那些在 GERD 症状和食管裂孔疝复发率方面有良好结果的人群，积极探查和修复食管裂孔疝似乎是可取的。膈肌脚缝合后补片加固、膈食管固定术、Hill 术等辅助手术方式，可能会改善某些病例的预后。

（吴立胜　译）

参考文献

1. Kahrilas PJ, Kim HC, Pandolfino JE. Approaches to the diagnosis and grading of hiatal hernia. Best Pract Res Clin Gastroenterol. 2008;22:601–16.
2. Ott DJ, Glauser SJ, Ledbetter MS, Chen MY, Koufman JA, Gelfand DW. Association of hiatal hernia and gastroesophageal reflux: correlation between presence and size of hiatal hernia and 24-hour pH monitoring of the esophagus. AJR. 1995;165:557–9.
3. Wilson LJ, Ma W, Hirschowitz BI. Association of obesity with hiatal hernia and esophagitis. Am J Gastroenterol. 1999;94:2840–4.
4. Daes J, Jimenez ME, Said N, Dennis R. Improvement of gastroesophageal reflux symptoms after standardized laparoscopic sleeve gastrectomy. Obes Surg. 2014;24(4):536–40.
5. Pomp A. Comment on: sleeve gastrectomy and crural repair in obese patients with gastroesophageal reflux disease and/or hiatal hernia. Surg Obes Relat Dis. 2013;9:361–2.
6. Soricelli E, Iossa A, Casella G, Abbatini F, Calì B, Basso N. Sleeve gastrectomy and crural repair in obese patients with gastroesophageal reflux disease and/or hiatal hernia. Surg Obes Relat Dis. 2013;9:356–61.
7. Lyon A, Gibson SC, Deloyde K, Martin DJ. Gastroesophageal reflux in laparoscopic sleeve gastrectomy: hiatal findings and their management influence outcome. Surg Obes Relat Dis. 2015;11:530–7.
8. El Chaar M, Ezeji G, Claros L, Miletics M, Stoltzfus J. Short-term results of laparoscopic sleeve gastrectomy in combination with hiatal hernia repair: experience in a single accredited center. Obes Surg. 2016;26:68–76.
9. Daes J, Jimenez ME, Said N, et al. Laparoscopic sleeve gastrectomy: symptoms of gastroesophageal reflux can be reduced by changes in surgical technique. Obes Surg. 2012;22:1874–9.

10. Mahawar KK, Carr WR, Jennings N, Balupuri S, Small PK. Simultaneous sleeve gastrectomy and hiatus hernia repair: a systematic review. Obes Surg. 2015;25:159–66.
11. Ruscio S, Abdelgawad M, Badiali D, Iorio O, Rizzello M, Cavallaro G, Severi C, Silecchia G. Simple versus reinforced cruroplasty in patients submitted to concomitant laparoscopic sleeve gastrectomy: prospective evaluation in a bariatric center of excellence. Surg Endosc. 2016;30:2374–81.
12. Samakar K, McKenzie TJ, Tavakkoli A, Vernon AH, Robinson MK, Shikora SA. The effect of laparoscopic sleeve gastrectomy with concomitant hiatal hernia repair on gastroesophageal reflux disease in the morbidly obese. Obes Surg. 2016;26:61–6.
13. Dakour Aridi H, Asali M, Fouani T, Alami RS, Safadi BY. Gastroesophageal reflux disease after laparoscopic sleeve gastrectomy with concomitant hiatal hernia repair: an unresolved question. Obes Surg. 2017a;27:2898–904.
14. Santonicola A, Angrisani L, Cutolo P, Formisano G, Iovino P. The effect of laparoscopic sleeve gastrectomy with or without hiatal hernia repair on gastroesophageal reflux disease in obese patients. Surg Obes Relat Dis. 2014;10:250–5.
15. Snyder B, Wilson E, Wilson T, Mehta S, Bajwa K, Klein C. A randomized trial comparing reflux symptoms in sleeve gastrectomy patients with or without hiatal hernia repair. Surg Obes Relat Dis. 2016;12:1681–8.
16. Dakour Aridi HN, Tamim H, Mailhac A, Safadi BY. Concomitant hiatal hernia repair with laparoscopic sleeve gastrectomy is safe: analysis of the ACS-NSQIP database. Surg Obes Relat Dis. 2017b;13:379–84.
17. Gagner M, Deitel M, Erickson AL, Crosby RD. Survey on laparoscopic sleeve gastrectomy (LSG) at the Fourth International Consensus Summit on Sleeve Gastrectomy. Obes Surg. 2013;23:2013–7.
18. Docimo S Jr, Rahmana U, Bates A, Talamini M, Pryor A, Spaniolas K. Concomitant hiatal hernia repair is more common in laparoscopic sleeve gastrectomy than during laparoscopic Roux-en-Y gastric bypass: an analysis of 130,772 cases. Obes Surg. 2018; https://doi.org/10.1007/s11695-018-3594-0. [Epub ahead of print].
19. Madalosso CA, Gurski RR, Callegari-Jacques SM, Navarini D, Mazzini G, Pereira MS. The impact of gastric bypass on gastroesophageal reflux disease in morbidly obese patients. Ann Surg. 2016;263:110–6.
20. Pham DV, Protyniak B, Binenbaum SJ, Squillaro A, Borao FJ. Simultaneous laparoscopic paraesophageal hernia repair and sleeve gastrectomy in the morbidly obese. Surg Obes Relat Dis. 2014;10:257–61.
21. Shada AL, Stem M, Funk LM, Greenberg JA, Lidor AO. Concurrent bariatric surgery and paraesophageal hernia repair: comparison of sleeve gastrectomy and Roux-en-Y gastric bypass. Surg Obes Relat Dis. 2018;14:8–13.
22. Saber AA, Shoar S, Khoursheed M. Intra-thoracic sleeve migration (ITSM): an underreported phenomenon after laparoscopic sleeve gastrectomy. Obes Surg. 2017;27:1917–23.
23. Balla A, Quaresima S, Ursi P, Seitaj A, Palmieri L, Badiali D, Paganini AM. Hiatoplasty with crura buttressing versus hiatoplasty alone during laparoscopic sleeve gastrectomy. Gastroenterol Res Prac. 2017, Article ID 6565403. Available at: https://www.ncbi.nlm.nih.gov/pubmed?cmd=search&term=Balla+A%5Bau%5D&dispmax=50.
24. Ellens NR, Simon JE, Kemmeter KD, Barreto TW, Kemmeter PR. Evaluating the feasibility of phrenoesophagopexy during hiatal hernia repair in sleeve gastrectomy patients. Surg Obes Relat Dis. 2017;13:1952–6.
25. Sanchez-Pernaute A, Talavera P, Pérez-Aguirre E, Dominguez-Serrano I, Rubio MA, Torres A. Technique of Hill's gastropexy combined with sleeve gastrectomy for patients with morbid

obesity and gastroesophageal reflux disease or hiatal hernia. Obes Surg. 2016;26:910–2.

26. Gero D, Ribeiro-Parenti L, Arapis K, Marmuse JP. Sleeve gastrectomy combined with the simplified Hill repair in the treatment of morbid obesity and gastro-esophageal reflux disease: preliminary results in 14 patients. World J Surg. 2017;41:1035–9.

27. Velanovich V, Vallance SR, Gusz JR, Tapia FV, Harkabus MA. Quality of life scale for gastro-esophageal reflux disease. J Am Coll Surg. 1996;183(3):217–24.

28. Velanovich V. The development of the GERD-HRQL symptom severity instrument. Dis Esophagus. 2007;20(2):130–4.

29. Da Silva LE, Alves MM, El-Ajouz TK, Ribeiro PC, Cruz RJ Jr. Laparoscopic sleeve-Collis-Nissen gastroplasty: a safe alternative for morbidly obese patients with gastroesophageal reflux disease. Obes Surg. 2015;25:1217–22.

30. Moon RC, Teixeira AF, Jawad MA. Safety and effectiveness of anterior fundoplication sleeve gastrectomy in patients with severe reflux. Surg Obes Relat Dis. 2017;13:547–52.

第 17 章
袖状胃切除术后胃食管反流

Antonio Iannelli and Francesco Martini

17.1 引言

袖状胃切除术（sleeve gastrectomy，SG）是目前全世界最主要的减重手术方式，具有并发症发生率低、手术时间短、没有外来异物、没有胃肠吻合口及吸收不良、患者接受度高及易于转为多种其他减重手术等多项优势[1,2]。确实，两项最新的临床随机试验显示 SG 在减低体重和改善或治愈内科并发症方面与胃旁路手术（RYGB）后相差无几[3,4]。

然而，尽管有诸多优势，越来越多的研究表明术后远期胃食管反流（GERD）的发生似乎是这个手术的软肋[5-9]。

这一章的目的是根据最新的文献探究 SG 对胃食管反流的影响。

17.2 胃食管反流诊断标准及减重术后随访的不统一

根据 2006 年的蒙特利尔胃食管反流定义及分类，胃食管反流是胃内容物反流导致的反酸胃灼热及其他反流症状或并发症的一类疾病[10]。胃食管反流显著影响患者日常生活、干扰正常运动、损害社交功能、降低睡眠质量及工作效率。

多种机制参与了胃食管反流和反流性食管炎的发生，例如，食管下括约肌（LES）进入纵隔内伴或不伴腹内食管缩短，食管下括约肌静息压（LESP）降低，一过性食管下括约肌松弛，腹内压或胃内压（IGP）增加，食管廓清能力减低，食管黏膜对酸的敏感度增加，以及胃食管结合部（EGJ）解剖异常（如食管裂孔疝）。除此以外，激素和营养因素（如脂肪或酒精）可以影响食管下括约肌静息压。

肥胖会增加胃食管反流的发生，高达 50% 的重度肥胖患者存在胃食管反流[11]。肥胖可能通过增加腹内压和胃食管压力梯度以及食管胃结合部机械性改变来促进胃食管反流发生。Pandolfino 等[12]学者发现 BMI 增加与胃食管反流发生率有相关性，高 BMI 通常伴有胃食管反流发生率增高。De Vries 等[13]专家发现呼吸时 BMI 增加与胃内压增加独立相关，而这又导致吸气时胃内压梯度增加。这项研究同样表明 BMI、胃内压及胃内压梯度是食管裂孔疝主要的独立预测因子，而食管裂孔疝是胃食管反流的唯一的独立预测因子。内脏脂肪、器官增大及核心肌肉韧带的弹性同样在胃内压升高中扮演重要角色。确实，并非所有胃内压升高的患者都会发生食管裂孔疝，也并非所有食管裂孔疝患者都出现胃食管反流。同样的，食管裂孔疝大小与胃食管反流严重性不存在线性相关。

内镜下胃食管反流表现多样，从不可见食管损伤即非糜烂性反流（NERD）到糜烂性食管炎（EE），糜烂性食管炎可导致巴雷特食管（BE）。巴雷特食管是发生食管癌的潜在因素[14,15]。

重要的是，不同个体食管敏感性差异较大，并且异常酸暴露通常不与胃食管反流症状相关[16]。Borbely 等研究者发现 25% 的重度肥胖患者在接受 SG 前存在静息胃食管反流，即存在胃食管反流客观证据（食管炎洛杉矶分级≥B 级和／或病理性食管酸暴露）但无症状。另一方面，有证据表明 24hpH 监测结果显示只有 45% 的非糜烂性反流患者存在酸暴露异常，而糜烂性食管炎患者中 75% 有酸暴露异常。并且在非糜烂性反流患者中反流事件平均记录数量和酸暴露程度显著低于糜烂性食管炎患者。此外，非糜烂性反流患者对标准酸抑制治疗的反应比糜烂性食管炎患者低 20%~30%。而造成这种情况的原因可能不止一个，迄今为止,有证据表明在这些疾病中内脏的超敏反应现象起到了一定作用[17]。

酸暴露,症状严重性及内镜表现之间缺少相关性也许是不同研究中关于袖状胃和胃食管反流的研究结果差异较大的主要原因。

该领域的现有文献研究质量中等,主要由于相对缺少前瞻性研究以及在研究中使用症状报告或质子泵抑制剂而非标准问卷调查。一些研究报告了内镜下表现的变化,但只有一小部分研究通过食管测压和 24hpH 监测对患者进行客观分析。另一个导致异质性的因素是评估胃食管反流的发生时间,因为随访时间从术后 1 个月到 10 年以上不等。

17.3　袖状胃切除对胃食管反流影响的文献总结

胃食管反流定义和患者评估时间不一致导致研究异质性对文献分析造成了困扰。此外,尽管有一些矛盾的结果,越来越多的证据表明袖状胃切除术后胃食管反流发生率逐渐升高,主要包括术前胃食管反流术后加重或新发胃食管反流。

根据胃食管反流评估方法,我们报告了文献中最密切的研究结果。

17.3.1　应用问卷调查评估胃食管反流发生率的研究

我们发现 14 项相关研究使用标准化问卷来监测术前和术后胃食管反流症状的发生率。不同研究报告的结果有冲突,9 项研究显示 SG 对胃食管反流有负面作用,5 项研究显示有正面作用。

举例而言,Carter 等[18]发现接受 SG 的 176 例肥胖患者中,胃食管反流发生率从 34.6% 升高到 47.2%。另外 6 项研究表明胃食管反流症状相对增加,从 7% 到 57.1%[19-24]。

DuPree 等[25]开展了一项超过 4 年的针对代谢结局纵向数据库的回顾性研究,包括了总共 4 832 例患者,术前胃食管反流发生率为 44.5%。大部分患者(84.1%)术后仍有反流症状,只有 15.9% 的患者显示反流缓解。新发胃食管反流发生率为 8.6%。

Borbely 等[26]进行的最新瑞士研究纳入了 222 例患者,每 6 个月进行问卷随访,术后 1 年进行上消化道内镜检查并且术后 2 年进行 24hpH 监测。SG 术后反流发生率为 52%,其中 73% 患者

为新发反流症状。新发胃食管反流包括约一半的术前无症状反流和完全新发反流。术前无症状反流患者中大约有 66% 术后出现症状。

对那些袖状胃切除缓解胃食管反流的研究进行分析,Carabotti 等[27]及 Mohos 等[28]仅使用术前和术后问卷调查,发现反流发生率分别降低了 1.3% 和 12.7%。Santonicola 等[29]和 Sharma 等[30]使用问卷、内镜、闪烁扫描法进行研究,发现反流症状发生率分别下降了 19.6% 和 15.6%。Rebecchi 等[31]研究者使用问卷、内镜、测压和 24hpH 监测,发现报告的反流症状下降了 56%。在综述和荟萃分析中,Oor 等[8]采用标准化问卷分析了 11 项研究,共 641 例患者,随访 1~38 个月。他们发现术前和术后胃食管反流之间患病率差异的汇总风险为 4.3%。

17.3.2　新发胃食管反流症状

Oor 等[8]进行的荟萃分析发现 24 项研究基于症状评价研究新发反流,报道的发生率范围很广,从 0 到 34.9% 不等,随访期为 1~60 个月。尽管纳入的研究之间存在大量异质性,并且在随访方面存在较大差异,但作者得出的结论是,对于术前没有反流症状的患者,SG 后可能会导致严重的反流症状。Sebastianelli 等[32]最近的一项多中心研究显示胃食管反流发生率从 SG 前的 22% 降低至术后 5 年及更久之后的 76%。有趣的是,Himpens 组[33-35]的 3 项连续研究显示,在长期随访期间,胃食管反流症状呈双相模式,术后 1 年反流症状发生率为 22%,然后术后 3 年降至 3%,并在术后 6 年时再增加至 23%,之后保持稳定至术后 11 年(21.4%)。

17.3.3　抗反流药物使用的变化

我们发现 3 项研究显示 SG 对 PPI 类药物使用有负面影响,1 项研究显示有积极影响。

Catheline 等[36]发现 45 例接受 SG 的患者随访 5 年后 PPI 类药物使用率升高了 200%。Genco 等[37]SG 前 PPI 类药物使用率为 19.1%,术后 66 个月时其使用率为 57.2%。类似的,Sebastianelli 等[32]描述患者的 PPI 类药物使用从术前 22% 升高至术后 52%。另一方面,Rebecchi 等显示 SG 对 PPI 类药物使用有正向作用。他们前瞻性分析了 71 例接受腹腔镜袖状胃切除术的患者,随访 24 个月,发现需要使用 PPI 类药物的患者减少了 71%。

有两项研究比较了 SG 和胃旁路术。Sheppard 等[38]发现术后 1 个月到 2 年的时间内,袖状胃切除术后的患者比胃旁路术后患者 PPI 类药物使用明显增加,术后 6 个月达到药物使用峰值。Zhang 等[39]比较了接受腹腔镜袖状胃和胃旁路手术的患者随访 1 年的并发症的缓解情况,未发现术前和术后使用抗反流药物存在显著差异。

对于这些结果的分析,重要的是考虑到抗反流药物的使用并不是胃食管反流评估的一个可靠参数,因为患者会因为别的一些原因使用 PPI 类药物(如胃炎、消化不良等)。

17.3.4　新发食管炎

9 项研究报道了新发食管炎的发生率,从 6.3% 到 63.3% 不等,随访时间为 1 年到 10 年以上[20,21,26,31-32,37,40-43]。在这些研究中,Sebastianelli 等报道术后 5 年以上食管炎的发生率为 10%~41%,然而 Genco 组显示平均随访时间 66 个月时新发食管炎发生率为 59.8%。胃食管反流症状和食管炎的相关性在两项研究中被发现[32,41],然而另两项研究发现缺乏相关性[40,42]。Lim 等[40]发现管状胃的直径大于 2cm 时食管炎发生率更高。

17.3.5　新发巴雷特食管

Genco 等[37]首先发表了 110 例袖状胃切除术后合并巴雷特食管的患者在平均 58 个月的随访中,有 17.2% 出现内镜系统性预警结果。作者还报告 26.4% 的巴雷特食管患者虽无反流症状,但"Z"线上移率为 73%,并且食管炎发生率和严重程度都在上升。来自同一组的 Soricelli 等[42]证实 21% 的有巴雷特食管证据的患者并无反流症状。

Felsenreich 等[43]还报告了袖状胃切除术后 10 年巴雷特食管发生率高达 15%,这与 45% 发生率的食管炎相关,但只有 37% 的患者主诉有反流症状。Sebastianelli 等[32]的多中心研究在平均随访 78 个月(范围 60~132 个月)的患者中证实了巴雷特食管的高患病率(18.8%)。除 1 例有巴雷特食管证据的患者外,所有患者均主诉 GERD 症状,其中 35% 需要系统性 PPI 类药物来控制症状。此外,纳入的 5 家临床试验中心的巴雷特食管患病率无显著差异。这些数据表明,SG 后巴雷特食管的发生率与手术技术无关。本研究的另一个新结果是,在多变量分析中,体重减轻失败(WLF)是唯一与巴雷特食管显著相关的因素。

17.3.6　食管腺癌

据我们所知,迄今为止文献中仅报告了 4 例 SG 后发生食管腺癌的病例。其中 2 份病例报告[44,45]描述了 2 例术前未进行内镜评价的患者在 SG 后 4 个月和 2.5 年出现了食管腺癌。Wright 等[46]描述了 1 例术前胃镜检查正常的患者在袖状胃切除术后 5 年发生的食管腺癌。明确诊断时有区域淋巴结受累的证据,新辅助放化疗后再分期时检测到肝转移。El Khoury 等[47]报告了 1 例 55 岁女性患者,在复杂袖状胃切除术后 3 年出现食管下段腺癌,术前已知患者巴雷特食管,胃镜未检测到异型增生。多学科决策建议通过内镜下黏膜切除术进行治疗。1 年后复查内镜未见肿瘤复发,但仍为巴雷特食管不伴异型增生。

17.3.7　24hpH 监测结果变化

4 项研究报道了 24hpH 监测后的数据,作为确定 SG 对胃食管反流患病率影响的客观工具。关于总酸暴露似乎存在争议,3 项研究[22,23,48]分别在 3、12 和 12 个月随访时显示显著增加。然而 Rebecchi 等[31]的研究发现术前存在 24hpH 结果异常的患者术后 24 个月时有显著减低。尤其是,Gorodner 等[23]前瞻性评估了 14 例肥胖患者在术前和袖状胃切除术后 1 年的食管功能。DeMeester 评分(DMS)从 12.6 增加至 28.4($P<0.05$):超过 5min 的发作次数、最长发作持续时间和总酸暴露均有增加。总体而言,5 例(36%)患者发生新发反流,而 3 例(21%)患者反流症状恶化。同样,Burgerhart 等[22]发现 SG 术后 3 个月总酸暴露量增加 193%。Coupaye 等[48]还发现 SG 术后 1 年酸暴露时间显著增加,胃食管反流新发率为 52%。

相反,Rebecchi 等[31]在一项涉及 65 例患者(28 例术前病理性食管酸暴露患者和 37 例 pH 值正常患者)的前瞻性研究中发现 SG 可缓解胃食管反流。在病理组和正常组中,术后总食管酸暴露分别减少 58.8% 和增加 9.4%。只有 5.4% 的患者检测到新发胃食管反流。但是,他们结论的有效性受到约 40% 的患者失访的影响。此外,他们任意排除了一些 pH 值结果异常的患者,指出这是由于食物保留在袖状胃的近端部分引起的。这些患者并不认为是病理性反流[49]。

17.3.8　结合 pH 值阻抗结果的变化

在 4 项研究中,使用 pH- 阻抗联合测量确定了 SG 对胃食管反流的影响。所有研究均显示酸暴露和反流发作次数(酸和非酸)显著增加。Del Genio 等[50]报告了 25 例术前无反流的肥胖患者的结果,这些患者在术前和术后 13 个月接受了 24h 多通道腔内阻抗 -pH 值(24h MIIpH)监测评价。他们监测到 DMS 评分中位数,仰卧位食管 pH<4 的中位百分比,直立位和仰卧位总反流次数和非酸反流次数均有显著增加。Burgerhart 等[22]还发表了一项使用 24h MIIpH 的前瞻性研究,并得出结论,SG 后 3 个月时的食管酸暴露较术前增加。Tolone 等[51]发现 15 例患者在 SG 后 1 年时食管酸暴露和反流发作(酸性和碱性)次数显著增加。Georgia 等[52]通过在腹腔镜袖状胃切除术之前和术后 1 年使用 24h MIIpH 前瞻性研究了 12 例没有术前反流症状的肥胖患者。术前有 5 例(42.7%)患者 DMS 评分异常,术后有 10 例(83.3%)患者评分异常。术后 1 年时,DMS 评分几乎是术前的 2.5 倍。酸反流尤其是非酸反流次数增加,同样反流至近端食管的次数增加了。

17.3.9　食管测压结果的变化

SG 后食管下括约肌静息压(LESP)的变化情况在不同文献中存在争议。其中,食管下括约肌静息压的数值在三项研究中显著下降,在两项研究中升高,在 3 项研究中无明显变化。造成这些差异的原因可能是在术后不同时间评估及所用的方法和参数有所不同。

有 3 项研究报道了 SG 术后 LESP 的显著下降,降幅为 26.1%~39.9%,随访时间为术后 3~12 个月[20,22,23]。特别是其中 Braghetto 等[20]对 20 例患者进行的前瞻性评估,结果显示,85% 的病例于术后 6 个月存在 LESP 的显著下降。食管下括约肌全长和高压区的腹段长度也有所减少。作者提出将贲门悬吊肌纤维束的局部剖视图作为这些发现的依据。另外,Rebecchi 等[31]在研究中发现,两个亚组的患者术前和术后的 LESP 无显著差异。同样,Coupaye 等[48]和 Tolone 等在研究中发现患者的 EGJ 功能无明显变化。与之相矛盾的是,Kleidi 等[53]发现在 1.5 个月的随访中,患者的 LESP 增加了 12%。Petersen 等[54]同样发现,在 SG 术后的第 6 天和第 8 个月,患者的 LESP 分

别增加为原来的 118% 和 153%。LESP 的增加与体重减轻无关,因此,Petersen 等认为这种压力变化与 His 角度相关的吻合器的位置有关。具体来说,切割线距离 EGJ 越近,LESP 越高。

有四项研究[48,50-51,55]报道了腹腔镜下 SG 术后食管运动性的变化,其结果一致表明,在术后 1 年,无效食管运动显著增加。

有 3 项研究[48,51,55]报道了吞咽后的最大胃内压,并且该值在 SG 术后均显著增加。特别是在 Coupaye 等[48]研究中发现,50% 的患者术后胃内压升高,这与 Mion 等[55]报道的 77% 的患者术后胃内压升高一致。

17.3.10　同期行食管裂孔疝修补术的作用

许多减重术者不认为食管裂孔疝的存在是 SG 的禁忌证[56]。确实,国际 SG 专家小组中 83% 的成员同意在 SG 术前先用侵入性方法对食管裂孔疝进行鉴别,并在随后的手术中修复术中确诊的食管裂孔疝[57]。他们认为除非进行充分的修复,否则食管裂孔疝依然是 SG 的相对禁忌证。此外,一些作者建议,有必要术前评估膈肌脚,以确认是否存在术前影像学和内镜检查可能漏诊的食管裂孔疝[9]。

但是,目前有关这方面话题的证据受到以下几个因素的限制:①很少有纳入 100 例以上患者的研究;②目前研究的平均随访时间较短;③这些针对食管裂孔疝修补(HHR)的研究在关闭裂孔时采用不同的方式,包括食管后方缝合膈肌脚(最常见)、食管前方缝合膈肌脚和利用补片(生物或聚丙烯网孔)进行疝修补。此外,所有研究中,术后胃食管反流结果的评估均基于患者的症状,而非 24hpH 监测。

我们发现,有 7 项研究结果显示袖状胃切除术中合并食管裂孔疝修补对术后的反流具有积极影响,只有一项研究显示存在消极影响。

Sheppard 等[38]的研究显示,378 例患者中有 15% 的有明显的食管裂孔疝需要修复。有食管裂孔疝和无食管裂孔疝患者的 GERD 发生率没有显著差异,术中修复食管裂孔疝与不修复食管裂孔疝的患者的 GERD 发生率也没有差异。Dae 等[58]的研究显示,382 例行 SG 的患者中有 142 例在术中行食管裂孔疝修补,术后仅有 8 例(5.6%)患者出现胃食管反流,其余 240 例术中未发现食管裂孔疝

的患者,术后仅有 2 例出现胃食管反流。Soricelli 等[59]的研究对行单纯 SG 的患者和行 SG 合并食管裂孔疝修补患者进行了比较。诊断为食管裂孔疝的患者中,有 42% 报告术前有反流症状,在平均随访 18 个月后,超过 80% 的患者症状消失。此外,与行食管裂孔疝的患者相比,未行食管裂孔疝修补的 SG 患者术后再次出现反流症状的概率明显更高(22.9% vs 0,$P=0.01$)。Genco 等[37]的研究显示,16 例行 SG 伴食管裂孔疝修补的患者反流症状的发生率、严重程度及巴雷特食管发生率均低于另外 94 例单独接受 SG 的患者,但这种差异并不明显。Soliman[60]报告了 20 例同时行 SG 和食管后路膈肌脚修复患者的良好结果。有趣的是,其中 2 例有巨大食管裂孔疝(>5cm)的患者采用聚丙烯补片修复。在平均时间为 7 个月的随访中,13 例患者报告了反流症状的治愈,5 例患者报告症状改善,仅使用最小剂量 PPI。

Gibson 等[61]分析了 500 例行 SG 伴食管裂孔疝修补的患者的结果。有趣的是,265 例患者行前路修复,30 例患者行后路修复。胃食管反流的发病率从术前的 45% 降低到术后的 6%,而且所有接受 PPI 类药物治疗的患者术后的反流症状都得到了很好的控制。Ruscio 等[62]的研究描述了补片在食管裂孔疝修补中的应用,该研究报道了 48 例接受大食管裂孔疝(裂孔缺损面积 >4 且 <8cm^2)。在平均时间为 19 个月的随访中,95% 的患者的反流症状消失,而 3.6% 的患者再次出现了反流症状。

Santonicola 等[29]的研究报道,腹腔镜下 SG 合并食管裂孔疝修补术并没有缓解胃食管反流症状,甚至使患者的胃灼热频率强度评分出现更高的结果。这是唯一一项不支持食管裂孔疝修补在控制反流方面阳性结果的研究。

Mahawar 等[63]在其纳入系列事件和病例报告的系统综述中得出结论,合并食管裂孔疝修补是一种安全的手术,可以作为一种针对有食管裂孔疝的肥胖患者的合理管理策略,保证术后可接受的胃食管反流发病率。

术中合并食管裂孔疝修补具有挑战性,因为修补后的裂孔过于宽松易导致管状胃的移位,而过于狭小易导致狭窄和吞咽困难。尽管上述研究支持了术中合并裂孔疝修补的积极作用,仍需要我们进行进一步的随机对照试验以比较不同技术,提供长期随访,并使手术技术标准化,这样才

能为探究食管裂孔疝对胃食管反流的附加效应提供充足的相关信息。

17.3.11　腹腔镜下 SG 联合抗反流手术

有两项研究将 SG 与抗反流手术相结合。Santoro 等[64]在研究中纳入了术前存在胃食管反流的肥胖患者,术中除 SG 外,他们还进行了抗反流手术,包括裂孔修补术和胃底折叠术。他们发现,在平均为 22 个月的随访时间内,与单独行 SG 相比,联合手术既不会引起任何疾病,也不会影响减重效果,同时能显著减少患者反流症状的出现。Nocca 等[65]纳入了 25 例术前存在胃食管反流的肥胖患者,并在行标准 SG 同时增加一个 Nissen 抗反流瓣膜,形成所谓的 Nissen-Sleeve(N-Sleeve)胃切除术。术后一年时仅 3 例(12%)患者反映仍出现反流症状。研究人员认为 N-Sleeve 是安全的手术,能在不影响标准 SG 的预期减肥效果的前提下充分控制反流。

17.4　SG 后胃食管反流加重或缓解的机制

SG 后反流的发生与两个主要因素有关:

(1)胃由原本的大且具有顺应性的形态转化为长而细的胃管,意味着其顺应性的缺失。胃内压(IGP)增加的值与胃管的直径成反比,同时,幽门闭合也会引起胃内压的增加。

(2)手术会破坏原有的解剖学抗反流机制,包括 His 角的破坏和下括约肌远端部分悬吊肌纤维的切除,其均会导致 LESP 的降低,有时候管状胃会部分进入到后纵隔形成疝。

相反,袖状胃切除术后胃食管反流的改善主要与下列四个减少胃反流的机制有关[30-31]:

(1)体重减轻引起的腹内压降低;

(2)胃底切除后分泌胃酸减少;

(3)胃排空速度加快;

(4)胃容积的减少。

上述研究的随访时间从 1 个月到超过 10 年不等,其结果之间的巨大差异可以用对 GERD 发病率的评估时间不同来解释。腹腔内压力的高低取决于 BMI,而在长期研究显示 SG 后减重失败(WLF)的发生率较高[43,66]。Sebastianelli 等[67]发现,减重失败与巴雷特食管(BE)的发生显著相

关,这个结果与先前 Angrisani 等人的研究相吻合,该研究中反流的低发病率与术后 5 年时更好的减重效果有关。

除此以外,胃扩张在 SG 术后非常常见。Braghetto 等[68]报道了 15 例行 SG 患者的数据,这些患者在术后第 3 天以及术后 24~36 个月多次进行 CT 扫描胃容量测定,结果显示其平均胃容量从 108ml 增加到 250ml。

胃食管反流和减重失败之间的关系尚不清楚。但是我们可以做一些假设。首先,在减重失败的患者中常常出现管状胃的扩张,尤其是泌酸较多的胃底部分。这可能会反过来导致更易复胖和发生反流。此外,反流症状本身可能会改变进食行为,导致患者更频繁地进食来缓冲胃酸。

17.5　外科手术技术对术后 GERD 的影响

越来越多的证据表明,外科手术技术对术后 GERD 的发生率起关键作用。

主要的外科手术技术问题有:
(1) 管状胃的形状;
(2) 胃导引管的尺寸;
(3) 同期行食管裂孔疝修补。

管状胃的形状很可能在胃食管反流的发生中起主要作用[69]。会发生的技术错误包括管状胃在垂直和水平部分间的连接处相对狭窄、管状胃的扭曲[70]、解剖狭窄、漏斗形状和胃底残留。胃窦的作用尚未完全阐明,但研究人员认为,广泛切除胃窦可能会影响胃排空,从而促进反流的发生。可以推测,胃中部的相对狭窄会损害管状胃上部的排空,导致食物滞留和发酵,而残留的胃底则继续产生酸,从而促进酸性的胃内容物反流入食管。

Keidar 等[71]回顾了 8 例术后发生胃食管反流的患者术后第 1 天的上消化道造影。他们发现,所有患者均同时出现管状胃上部扩张与胃中部相对狭窄的情况。Toro 等也报道了类似的发现[72],研究回顾了 76 例在 SG 后第 1 或第 2 天常规接受上消化道造影的患者,并对其进行 GERD-HRQL 评分。袖状胃根据形状分为上部胃囊形、下部胃囊形、管状或哑铃形。在术后 12 个月时,有 59.2% 的患者未报告任何反流相关症状,只有 7.8% 的患者报告有中至重度反流症状。管状胃为上部胃囊形的患者 GERD-HRQL 评分最高,与之相反,管状

胃为下部胃囊的患者较少出现胃食管反流相关症状,这表明当保留胃窦时,胃排空更有效。

胃导引管的尺寸对防止管状胃狭窄和胃食管反流的影响尚不清楚,因为就这一点在技术上尚无统一标准,大部分术者所使用的胃导引管直径在 26F 到 50F 之间[8]。我们猜想使用过小号胃导引管会导致 His 角较大部分被破坏,同时导致相对较高的胃内压,从而可能引起反流症状。另一方面,使用过大的胃导引管可能会使残余壁细胞的数量增加,从而导致复胖和反流症状[40]。由于很少有研究使用客观的食管功能测定,尚未得出有关胃导引管大小与胃食管功能关系之间的结论。

关于与其相随的食管裂孔疝修补术,其作用已在之前专门的段落中予以讨论。

在上述研究的基础上,大部分作者已经得出结论,只要密切关注包括食管裂孔疝修补和管状胃切割角度等技术方面的问题,就能显著减少反流症状的发生。对于这一点,Sebastianelli 等[32]在最近的多中心研究中提出了异议,因为他们发现在五个中心平均随访 78 个月的病例研究中,巴雷特食管的患病率没有显著差异,该结果表明该病的发生与外科手术技术无关。

17.6　SG 和 Roux-en-Y 胃旁路术后胃食管反流的比较

胃旁路术被认为是针对胃食管反流症状最有效的减重手术,因为它的 Roux-en-Y 解剖结构限制了胃小囊中酸的产生,并减少了食管反流,同时也保留了食管和胃囊的机械运动[73]。多项研究证实,RYGB 可以减少食管中酸的暴露[74-76]。

Kim 等[73]研究表明,将失败的 Nissen 胃底折叠术转化为 RYGB 可以很好地控制反流症状。因此,Mion 等[76]和 Madalosso 等[77]对行胃旁路术的胃食管反流患者的研究,也发现了类似的结果。最后,De Groot 等[78]将胃旁路术与限制性手术(如胃束带和垂直带状胃成形术)进行了比较,发现胃旁路术患者的反流症状有更好的控制。在这项研究中,尚无与 SG 相关的数据,因为这是一个相对较新的手术。Mehaffey 等[79]研究显示,在胃旁路术后 10 年,GERD 的发病率从术前的 38.4% 显著降低至 28.6%。有几项研究比较了 SG 和胃旁路术对胃食管反流的影响,其结果均显示,胃旁路术在改善反流方面明显优于 SG。

DuPree 等[25]研究对 4 832 例接受 SG 的患者和 33 867 例接受胃旁路手术的患者进行了分析,其中袖状胃队列中 44.5% 的患者和 RYGB 队列中 50.4% 的患者术前存在胃食管反流。该研究在术前和术后 6 个月通过问卷调查评估患者的反流症状。大多数袖状胃患者(84.1%)术后依然有症状,只有 15.9% 的患者的反流得到缓解。另外,9.0% 的袖状胃患者术后出现症状加重。在术前无反流的袖状胃患者中,有 86% 的患者术后出现了新发胃食管反流。相比之下,大多数(62.8%)胃旁路患者术后的反流症状完全缓解,17.6% 的患者术后症状稳定,2.2% 的患者出现恶化(与 SG 相比较,所有 $P<0.05$)。

Pallati 等[80]回顾了减重结果纵向数据库中所有术前有胃食管反流并随访了 6 个月的患者,共 22 870 例。他们发现,行胃旁路术的患者(56.5%)GERD 评分改善情况最好,其次是行胃束带手术(46%)和 SG(41%)的患者。

在 Peterli 等[3]的随机临床试验中,在手术时,101 例袖状胃组患者和 104 例胃旁路组患者中分别有 44 例(43.6%)和 48 例(46.2%)患者术前有一定程度的胃食管反流。5 年后,袖状胃组和胃旁路组中分别有 25% 和 60.4% 的患者出现了反流症状的缓解,同时有 31.8% 和 6.3% 的患者症状加重。此外,在基线时无反流的患者中,有 31.6% 在袖状胃切除术后 5 年报告了反流复发症状,而仅有 10.7% 在胃旁路术后报告反流症状(所有 $P<0.05$)。

17.7　SG 后巴雷特食管的高发病率:需要进行内镜检查

如前所述,最近的 3 项随访时间在 5~10 年的独立研究显示,巴雷特食管的发病率高达 15%~18.8%,并与胃食管反流症状无关[32,37,43]。因此,对术后 5 年以上的袖状胃患者,尤其是年轻患者,采用系统的内镜检查似乎是明智且适当的。在巴雷特食管的发病率和胃食管反流症状之间不存在相关性的情况下,该检查的进行不应依赖于反流症状的存在。

当前有关巴雷特食管筛查的建议并不特别针对减重手术患者。确实,尽管 SG 在世界范围内的广泛应用已有十多年,并曾作为胆胰分流(biliopancreatic diversion,BPD)- 十二指肠转位术

(duodenal switch,DS)的一部分被广泛应用,但基于巴雷特食管发生的食管腺癌仍是一个特殊的临床实体[46,47]。这可能提示我们,袖状胃切除术后食管下段由于胃食管反流引起的恶性转化过程可能与没有 SG 史的个体不同。尽管对于这种差异尚无明确的解释,但我们仍然可以提出一些假设。胃切除术可能改变反流液的化学特性,减弱其对食管上皮的致癌作用,在这种情况下,恶变所需的时间可能更长。研究表明,肥胖也是独立于胃食管反流的食管腺癌危险因素,因此患者在体重上的获益可能发挥了保护作用[81]。

由于在 SG 环境下巴雷特食管发生恶变的相关风险程度尚不清楚,目前关于袖状胃切除术后患者对巴雷特食管应有的正确态度仍存在争议。一种可能的方法是应用系统的内镜监测,因为这种监测目前已经应用于未行 SG 的巴雷特食管患者[82];另一种方法是将 SG 转化为胃旁路术[83-86]。的确,胃旁路术可作为抗反流手术,因为 Roux-en-Y 的解剖环路可以避免胆汁反流,而且基于胃小弯的小胃囊(不包括分泌胃酸的胃底)极大地限制了盐酸的产生,从而避免其接触食管。应该强调的是,在处理袖状胃切除术后发生的胃食管反流时,应使用除胃底之外的短胃囊来完成胃旁路术。在减重失败的情况下,该小袋可与经校准的 12mm 胃空肠相吻合,从而在达到胃旁路术本身的抗反流效果之余附加强大的限制作用,以促进体重进一步减轻。由于尚不清楚修正为胃旁路术对 Barrett 黏膜演变的影响,对于这种情况应定期进行内镜检查[87]。此外,由于胃旁路也能显著减少反流症状,因此在出现体重减轻不足或反弹的患者中,RYGB 可能会进一步减轻体重,这对于减重失败合并巴雷特食管的患者来说,是一种有趣的替代方案[8]。Sebastianelli 等[32]的研究显示巴雷特食管与减重失败之间存在重要关联,这提示我们,将失败的 SG 转换为胃旁路术对于大部分此类患者来说是一种好选择。此外有人提出,也可选择在内镜下切除化生的黏膜[88]。

17.8　总结

尽管 SG 有诸多优点,但越来越多的文献表明,胃食管反流的长期存在是该手术的致命缺点。

促使袖状胃切除术后出现反流的可能解剖因素有以下两点:伴随胃内压增加的胃顺应性降低,

以及抗反流的解剖机制被破坏。体重减轻引起的腹内压下降可能对这些因素起到一定的缓解作用,但由于减重失败的高发生率,其长期保护作用可能有限。

探究 SG 对胃食管反流影响的有关文献质量中等,这主要是由于相对缺乏前瞻性研究,而且使用了症状报告和回顾性图表分析,而非标准化问卷调查。一些研究报道了内镜下特征的变化,只有少数研究报告了 24hpH 监测或食管测压的结果。

此外,与袖状胃和胃食管反流相关的不同研究结果存在较大差异,而酸暴露、症状严重程度和内镜下特征之间缺乏相关性可能是导致这种差异性的重要原因。

手术前后使用经过验证的问卷调查,可能有助于改善症状评估的标准化,而抗反流药物(如 PPI 类)的应用与客观胃食管反流的相关性较差,不鼓励使用。

对于侵入性研究,内镜检查在术前检查中是必需的,而食管功能检查虽然可以为 SG 对胃食管反流的影响提供最客观的答案,但其很可能仍局限于临床研究和临床实践中的复杂病例。

尽管有上述限制,但所有近期随访超过 5 年的研究都一致表明,SG 后胃食管反流的发病率有所增高,这与术前存在的反流症状进一步加重及新发反流症状有关。特别是最近的 3 项研究[32,37,43]显示,在 5~10 年的随访中,巴雷特食管的发病率达到了惊人的 15%~18.8%。不同中心之间巴雷特食管患病率的相似性很难用外科手术技术的差异来解释。因此,尤其对于年轻的 SG 患者,在术后长期接受系统的内镜检查是明智且合理的治疗方案。

由于在 SG 环境下巴雷特食管发生恶变的相关风险程度尚不清楚,目前关于 SG 患者对巴雷特食管应有的正确态度仍存在争议。一种可能的方法是使用系统的内镜监测,因为这种监测目前已经应用于未行 SG 的巴雷特食管患者;另一种方法是将 SG 转化为具有抗反流作用的胃旁路术。

（周　彪　孟　化　译）

参考文献

1. Angrisani L. The year of the sleeve supremacy. Obes Surg. 2014;2017(27):1626–7.
2. Angrisani L, Santonicola A, Iovino P, Vitiello A, Higa K, Himpens J, et al. IFSO Worldwide Survey 2016: primary, endoluminal, and revisional procedures. Obes Surg. 2018;28:3783–94.
3. Peterli R, Wolnerhanssen BK, Peters T, Vetter D, Kroll D, Borbely Y, et al. Effect of laparoscopic sleeve gastrectomy vs laparoscopic Roux-en-Y gastric bypass on weight loss in patients with morbid obesity: the SM-BOSS randomized clinical trial. JAMA. 2018;319:255–65.
4. Salminen P, Helmio M, Ovaska J, Juuti A, Leivonen M, Peromaa-Haavisto P, et al. Effect of laparoscopic sleeve gastrectomy vs laparoscopic Roux-en-Y gastric bypass on weight loss at 5 years among patients with morbid obesity: the SLEEVEPASS randomized clinical trial. JAMA. 2018;319:241–54.
5. Chiu S, Birch DW, Shi X, Sharma AM, Karmali S. Effect of sleeve gastrectomy on gastroesophageal reflux disease: a systematic review. Surg Obes Relat Dis. 2011;7:510–5.
6. Hendricks L, Alvarenga E, Dhanabalsamy N, Lo Menzo E, Szomstein S, Rosenthal R. Impact of sleeve gastrectomy on gastroesophageal reflux disease in a morbidly obese population undergoing bariatric surgery. Surg Obes Relat Dis. 2016;12:511–7.
7. Iannelli A, Sans A, Martini F, Santonicola A, Iovino P, Angrisani L. Hiatal hernia, GERD, and sleeve gastrectomy: a complex interplay. Obes Surg. 2016;26:2485–7.
8. Oor JE, Roks DJ, Unlu C, Hazebroek EJ. Laparoscopic sleeve gastrectomy and gastroesophageal reflux disease: a systematic review and meta-analysis. Am J Surg. 2016;211:250–67.
9. Stenard F, Iannelli A. Laparoscopic sleeve gastrectomy and gastroesophageal reflux. World J Gastroenterol. 2015;21:10348–57.
10. Vakil N, van Zanten SV, Kahrilas P, Dent J, Jones R. The Montreal definition and classification of gastroesophageal reflux disease: a global evidence-based consensus. Am J Gastroenterol. 2006;101:1900–20.

11. Doulami G, Triantafyllou S, Natoudi M, Albanopoulos K, Leandros E, Zografos G, et al. GERD-related questionnaires and obese population: can they really reflect the severity of the disease and the impact of GERD on quality of patients' life? Obes Surg. 2015;25:1882–5.

12. Pandolfino JE. The relationship between obesity and GERD: "big or overblown". Am J Gastroenterol. 2008;103:1355–7.

13. De Vries DR, van Herwaarden MA, Smout AJ, Samsom M. Gastroesophageal pressure gradients in gastroesophageal reflux disease: relations with hiatal hernia, body mass index, and esophageal acid exposure. Am J Gastroenterol. 2008;103:1349–54.

14. Drahos J, Li L, Jick SS, Cook MB. Metabolic syndrome in relation to Barrett's esophagus and esophageal adenocarcinoma: results from a large population-based case-control study in the Clinical Practice Research Datalink. Cancer Epidemiol. 2016;42:9–14.

15. Eisen GM, Sandler RS, Murray S, Gottfried M. The relationship between gastroesophageal reflux disease and its complications with Barrett's esophagus. Am J Gastroenterol. 1997;92:27–31.

16. Ronkainen J, Aro P, Storskrubb T, Johansson SE, Lind T, Bolling-Sternevald E, et al. High prevalence of gastroesophageal reflux symptoms and esophagitis with or without symptoms in the general adult Swedish population: a Kalixanda study report. Scand J Gastroenterol. 2005;40:275–85.

17. Knowles CH, Aziz Q. Visceral hypersensitivity in non-erosive reflux disease. Gut. 2008;57:674–83.

18. Carter PR, LeBlanc KA, Hausmann MG, Kleinpeter KP, deBarros SN, Jones SM. Association between gastroesophageal reflux disease and laparoscopic sleeve gastrectomy. Surg Obes Relat Dis. 2011;7:569–72.

19. Howard DD, Caban AM, Cendan JC, Ben-David K. Gastroesophageal reflux after sleeve gastrectomy in morbidly obese patients. Surg Obes Relat Dis. 2011;7:709–13.

20. Braghetto I, Csendes A, Korn O, Valladares H, Gonzalez P, Henriquez A. Gastroesophageal reflux disease after sleeve gastrectomy. Surg Laparosc Endosc Percutan Tech. 2010;20:148–53.

21. Tai CM, Huang CK. Increase in gastroesophageal reflux disease symptoms and erosive esophagitis 1 year after laparoscopic sleeve gastrectomy among obese adults. Surg Endosc. 2013;27:3937.

22. Burgerhart JS, Schotborgh CA, Schoon EJ, Smulders JF, van de Meeberg PC, Siersema PD, et al. Effect of sleeve gastrectomy on gastroesophageal reflux. Obes Surg. 2014;24:1436–41.

23. Gorodner V, Buxhoeveden R, Clemente G, Sole L, Caro L, Grigaites A. Does laparoscopic sleeve gastrectomy have any influence on gastroesophageal reflux disease? Preliminary results. Surg Endosc. 2015;29:1760–8.

24. Moon RC, Teixeira AF, Jawad MA. Is preoperative manometry necessary for evaluating reflux symptoms in sleeve gastrectomy patients? Surg Obes Relat Dis. 2015;11:546–51.

25. DuPree CE, Blair K, Steele SR, Martin MJ. Laparoscopic sleeve gastrectomy in patients with preexisting gastroesophageal reflux disease : a national analysis. JAMA Surg. 2014;149:328–34.

26. Borbely Y, et al. De novo gastroesophageal reflux disease after sleeve gastrectomy: role of preoperative silent reflux. Surg Endosc. 2019;33:789–93.

27. Carabotti M, Silecchia G, Greco F, Leonetti F, Piretta L, Rengo M, et al. Impact of laparoscopic sleeve gastrectomy on upper gastrointestinal symptoms. Obes Surg. 2013;23:1551–7.

28. Mohos E, Schmaldienst E, Prager M. Quality of life parameters, weight change and improvement of co-morbidities after laparoscopic Roux Y gastric bypass and laparoscopic gastric sleeve resection--comparative study. Obes Surg. 2011;21:288–94.

29. Santonicola A, Angrisani L, Cutolo P, Formisano G, Iovino P. The effect of laparoscopic sleeve gastrectomy with or without hiatal hernia repair on gastroesophageal reflux disease in obese

patients. Surg Obes Relat Dis. 2014;10:250–5.

30. Sharma A, Aggarwal S, Ahuja V, Bal C. Evaluation of gastroesophageal reflux before and after sleeve gastrectomy using symptom scoring, scintigraphy, and endoscopy. Surg Obes Relat Dis. 2014;10:600–5.

31. Rebecchi F, Allaix ME, Giaccone C, Ugliono E, Scozzari G, Morino M. Gastroesophageal reflux disease and laparoscopic sleeve gastrectomy: a physiopathologic evaluation. Ann Surg. 2014;260:909–14; discussion 914–905.

32. Sebastianelli L, et al. Systematic endoscopy 5 years after sleeve gastrectomy results in a high rate of Barrett's esophagus: results of a multicenter study. Obes Surg. 2019;29:1462–69.

33. Arman GA, Himpens J, Dhaenens J, Ballet T, Vilallonga R, Leman G. Long-term (11+years) outcomes in weight, patient satisfaction, comorbidities, and gastroesophageal reflux treatment after laparoscopic sleeve gastrectomy. Surg Obes Relat Dis. 2016;12:1778–86.

34. Himpens J, Dapri G, Cadiere GB. A prospective randomized study between laparoscopic gastric banding and laparoscopic isolated sleeve gastrectomy: results after 1 and 3 years. Obes Surg. 2006;16:1450–6.

35. Himpens J, Dobbeleir J, Peeters G. Long-term results of laparoscopic sleeve gastrectomy for obesity. Ann Surg. 2010;252:319–24.

36. Catheline JM, Fysekidis M, Bachner I, Bihan H, Kassem A, Dbouk R. Five-year results of sleeve gastrectomy. J Visc Surg. 2013;150:307–12.

37. Genco A, Soricelli E, Casella G, Maselli R, Castagneto-Gissey L, Di Lorenzo N, et al. Gastroesophageal reflux disease and Barrett's esophagus after laparoscopic sleeve gastrectomy: a possible, underestimated long-term complication. Surg Obes Relat Dis. 2017;13:568–74.

38. Sheppard CE, Sadowski DC, de Gara CJ, Karmali S, Birch DW. Rates of reflux before and after laparoscopic sleeve gastrectomy for severe obesity. Obes Surg. 2015;25:763–8.

39. Zhang N, Maffei A, Cerabona T, Pahuja A, Omana J, Kaul A. Reduction in obesity-related comorbidities: is gastric bypass better than sleeve gastrectomy? Surg Endosc. 2013;27:1273–80.

40. Lim CH, Lee PC, Lim E, Tan J, Chan WH, Tan HC, et al. Correlation between symptomatic Gastro-Esophageal Reflux Disease (GERD) and Erosive Esophagitis (EE) post-vertical Sleeve Gastrectomy (VSG). Obes Surg. 2019;29:207–14.

41. Viscido G, Gorodner V, Signorini F, Navarro L, Obeide L, Moser F. Laparoscopic sleeve gastrectomy: endoscopic findings and gastroesophageal reflux symptoms at 18-month follow-up. J Laparoendosc Adv Surg Tech A. 2018;28:71–7.

42. Soricelli E, Casella G, Baglio G, Maselli R, Ernesti I, Genco A. Lack of correlation between gastroesophageal reflux disease symptoms and esophageal lesions after sleeve gastrectomy. Surg Obes Relat Dis. 2018;14:751–6.

43. Felsenreich DM, Kefurt R, Schermann M, Beckerhinn P, Kristo I, Krebs M, et al. Reflux, sleeve dilation, and Barrett's esophagus after laparoscopic sleeve gastrectomy: long-term follow-up. Obes Surg. 2017;27:3092–101.

44. Sohn S, Fischer J, Booth M. Adenocarcinoma of the gastro-oesophageal junction after sleeve gastrectomy: a case report. ANZ J Surg. 2017;87:E163–4.

45. Scheepers AF, Schoon EJ, Nienhuijs SW. Esophageal carcinoma after sleeve gastrectomy. Surg Obes Relat Dis. 2011;7:e11–2.

46. Wright FG, Duro A, Medici JR, Lenzi S, Beskow AF, Cavadas D. Esophageal adenocarcinoma five years after laparoscopic sleeve gastrectomy. A case report. Int J Surg Case Rep. 2017;32:47–50.

47. El Khoury L, Benvenga R, Romero R, Cohen R, Roussel J, Catheline JM. Esophageal adenocarcinoma in Barrett's esophagus after sleeve gastrectomy: case report and literature review. Int J Surg Case Rep. 2018;52:132–6.

48. Coupaye M, Gorbatchef C, Calabrese D, Sami O, Msika S, Coffin B, et al. Gastroesophageal

reflux after sleeve gastrectomy: a prospective mechanistic study. Obes Surg. 2018;28:838–45.

49. Patti MG, et al. Gastroesophageal reflux after sleeve gastrectomy. JAMA Surg. 2018;153:1147–48.

50. Del Genio G, Tolone S, Limongelli P, Brusciano L, D'Alessandro A, Docimo G, et al. Sleeve gastrectomy and development of "de novo" gastroesophageal reflux. Obes Surg. 2014;24:71–7.

51. Tolone S, Cristiano S, Savarino E, Lucido FS, Fico DI, Docimo L. Effects of omega-loop bypass on esophagogastric junction function. Surg Obes Relat Dis. 2016;12:62–9.

52. Georgia D, Stamatina T, Maria N, Konstantinos A, Konstantinos F, Emmanouil L, et al. 24-h multichannel intraluminal impedance PH-metry 1 year after laparoscopic sleeve gastrectomy: an objective assessment of gastroesophageal reflux disease. Obes Surg. 2017;27:749–53.

53. Kleidi E, Theodorou D, Albanopoulos K, Menenakos E, Karvelis MA, Papailiou J, et al. The effect of laparoscopic sleeve gastrectomy on the antireflux mechanism: can it be minimized? Surg Endosc. 2013;27:4625–30.

54. Petersen WV, Meile T, Kuper MA, Zdichavsky M, Konigsrainer A, Schneider JH. Functional importance of laparoscopic sleeve gastrectomy for the lower esophageal sphincter in patients with morbid obesity. Obes Surg. 2012;22:360–6.

55. Mion F, Tolone S, Garros A, Savarino E, Pelascini E, Robert M, et al. High-resolution impedance manometry after sleeve gastrectomy: increased intragastric pressure and reflux are frequent events. Obes Surg. 2016;26:2449–56.

56. Gagner M, Hutchinson C, Rosenthal R. Fifth International Consensus Conference: current status of sleeve gastrectomy. Surg Obes Relat Dis. 2016;12:750–6.

57. Rosenthal RJ, Diaz AA, Arvidsson D, Baker RS, Basso N, Bellanger D, et al. International Sleeve Gastrectomy Expert Panel Consensus Statement: best practice guidelines based on experience of >12,000 cases. Surg Obes Relat Dis. 2012;8:8–19.

58. Daes J, Jimenez ME, Said N, Dennis R. Improvement of gastroesophageal reflux symptoms after standardized laparoscopic sleeve gastrectomy. Obes Surg. 2014;24:536–40.

59. Soricelli E, Iossa A, Casella G, Abbatini F, Cali B, Basso N. Sleeve gastrectomy and crural repair in obese patients with gastroesophageal reflux disease and/or hiatal hernia. Surg Obes Relat Dis. 2013;9:356–61.

60. Soliman A. Laparoscopic crural repair with simultaneous sleeve gastrectomy: way in gastroesophageal reflux disease treatment associated with morbid obesity. J Minim Invasive Surg Sci. 2012;1:67–73.

61. Gibson SC, Le Page PA, Taylor CJ. Laparoscopic sleeve gastrectomy: review of 500 cases in single surgeon Australian practice. ANZ J Surg. 2015;85:673–7.

62. Ruscio S, Abdelgawad M, Badiali D, Iorio O, Rizzello M, Cavallaro G, et al. Simple versus reinforced cruroplasty in patients submitted to concomitant laparoscopic sleeve gastrectomy: prospective evaluation in a bariatric center of excellence. Surg Endosc. 2016;30:2374–81.

63. Mahawar KK, Carr WR, Jennings N, Balupuri S, Small PK. Simultaneous sleeve gastrectomy and hiatus hernia repair: a systematic review. Obes Surg. 2015;25:159–66.

64. Santoro S, Lacombe A, Aquino CG, Malzoni CE. Sleeve gastrectomy with anti-reflux procedures. Einstein (Sao Paulo). 2014;12:287–94.

65. Nocca D, Skalli EM, Boulay E, Nedelcu M, Michel Fabre J, Loureiro M. Nissen Sleeve (N-Sleeve) operation: preliminary results of a pilot study. Surg Obes Relat Dis. 2016;12:1832–7.

66. Castagneto Gissey L, Casella Mariolo JR, Genco A, Troisi A, Basso N, Casella G. 10-year follow-up after laparoscopic sleeve gastrectomy: Outcomes in a monocentric series. Surg Obes Relat Dis. 2018;14:1480–7.

67. Angrisani L, Santonicola A, Hasani A, Nosso G, Capaldo B, Iovino P. Five-year results of laparoscopic sleeve gastrectomy: effects on gastroesophageal reflux disease symptoms and co-morbidities. Surg Obes Relat Dis. 2016;12:960–8.

68. Braghetto I, Davanzo C, Korn O, Csendes A, Valladares H, Herrera E, et al. Scintigraphic evaluation of gastric emptying in obese patients submitted to sleeve gastrectomy compared to normal subjects. Obes Surg. 2009;19:1515–21.
69. Lazoura O, Zacharoulis D, Triantafyllidis G, Fanariotis M, Sioka E, Papamargaritis D, et al. Symptoms of gastroesophageal reflux following laparoscopic sleeve gastrectomy are related to the final shape of the sleeve as depicted by radiology. Obes Surg. 2011;21:295–9.
70. Iannelli A, Martini F, Schneck AS, Gugenheim J. Twisted gastric sleeve. Surgery. 2015;157:163–5.
71. Keidar A, Appelbaum L, Schweiger C, Elazary R, Baltasar A. Dilated upper sleeve can be associated with severe postoperative gastroesophageal dysmotility and reflux. Obes Surg. 2010;20:140–7.
72. Toro JP, Lin E, Patel AD, Davis SS Jr, Sanni A, Urrego HD, et al. Association of radiographic morphology with early gastroesophageal reflux disease and satiety control after sleeve gastrectomy. J Am Coll Surg. 2014;219:430–8.
73. Kim M, Navarro F, Eruchalu CN, Augenstein VA, Heniford BT, Stefanidis D. Minimally invasive Roux-en-Y gastric bypass for fundoplication failure offers excellent gastroesophageal reflux control. Am Surg. 2014;80:696–703.
74. Mejia-Rivas MA, Herrera-Lopez A, Hernandez-Calleros J, Herrera MF, Valdovinos MA. Gastroesophageal reflux disease in morbid obesity: the effect of Roux-en-Y gastric bypass. Obes Surg. 2008;18:1217–24.
75. Merrouche M, Sabate JM, Jouet P, Harnois F, Scaringi S, Coffin B, et al. Gastro-esophageal reflux and esophageal motility disorders in morbidly obese patients before and after bariatric surgery. Obes Surg. 2007;17:894–900.
76. Mion F, Dargent J. Gastro-oesophageal reflux disease and obesity: pathogenesis and response to treatment. Best Pract Res Clin Gastroenterol. 2014;28:611–22.
77. Madalosso CA, Gurski RR, Callegari-Jacques SM, Navarini D, Thiesen V, Fornari F. The impact of gastric bypass on gastroesophageal reflux disease in patients with morbid obesity: a prospective study based on the Montreal Consensus. Ann Surg. 2010;251:244–8.
78. De Groot NL, Burgerhart JS, Van De Meeberg PC, de Vries DR, Smout AJ, Siersema PD. Systematic review: the effects of conservative and surgical treatment for obesity on gastro-oesophageal reflux disease. Aliment Pharmacol Ther. 2009;30:1091–102.
79. Mehaffey JH, LaPar DJ, Clement KC, Turrentine FE, Miller MS, Hallowell PT, et al. 10-year outcomes after Roux-en-Y gastric bypass. Ann Surg. 2016;264:121–6.
80. Pallati PK, Shaligram A, Shostrom VK, Oleynikov D, McBride CL, Goede MR. Improvement in gastroesophageal reflux disease symptoms after various bariatric procedures: review of the Bariatric Outcomes Longitudinal Database. Surg Obes Relat Dis. 2014;10:502–7.
81. Lagergren J, Mattsson F, Nyren O. Gastroesophageal reflux does not alter effects of body mass index on risk of esophageal adenocarcinoma. Clin Gastroenterol Hepatol. 2014;12:45–51.
82. Spechler SJ, Souza RF. Barrett's esophagus. N Engl J Med. 2014;371:836–45.
83. Frezza EE, Ikramuddin S, Gourash W, Rakitt T, Kingston A, Luketich J, et al. Symptomatic improvement in gastroesophageal reflux disease (GERD) following laparoscopic Roux-en-Y gastric bypass. Surg Endosc. 2002;16:1027–31.
84. Gagner M, Braghetto I. A symposium on management of Barrett's in patients having bariatric surgery. Obes Surg. 2016;26:709.
85. Iannelli A, Debs T, Martini F, Benichou B, Ben Amor I, Gugenheim J. Laparoscopic conversion of sleeve gastrectomy to Roux-en-Y gastric bypass: indications and preliminary results. Surg Obes Relat Dis. 2016;12:1533–8.
86. Parmar CD, Mahawar KK, Boyle M, Schroeder N, Balupuri S, Small PK. Conversion of sleeve gastrectomy to roux-en-y gastric bypass is effective for gastro-oesophageal reflux disease but

not for further weight loss. Obes Surg. 2017;27:1651–8.
87. Braghetto I, Csendes A. patients having bariatric surgery: surgical options in morbidly obese patients with Barrett's esophagus. Obes Surg. 2016;26:1622–6.
88. Parikh K, Khaitan L. Radiofrequency ablation coupled with Roux-en-Y gastric bypass: a treatment option for morbidly obese patients with Barrett's esophagus. J Surg Case Rep. 2016;(3). https://doi.org/10.1093/jscr/rjw007.

第 18 章

胃袖状切除后 GERD 的外科处理：保守治疗失败后怎么办

Elias Choulseb and Natan Zundel

18.1 前言

　　袖状胃切除术（sleeve gastrectomy, SG）是世界上最常开展的减重手术方式。在美国 SG 几乎占所有减重干预措施的 60%[1]。中、短期随访结果证实，SG 是安全、有效的减重手术方式，但远期效果仍待进一步研究证实[2]。SG 技术上相对简单，不需要做吻合操作，更容易被医生和患者接受。

　　GERD 与肥胖的病理生理及 SG 后 GERD 的机制将在其他章节深入讨论，本章将集中讨论 SG 后 GERD 的外科治疗。其原则基于 SG 后反流的机制，包括胃顺应性缺乏、胃内压力增加及胃食管结合部压力。需要解决诸如袖状胃的狭窄或扭转及同时存在的食管裂孔疝[3]。大约 70% 接受减重手术的肥胖患者有胃酸反流症状。BMI>35kg/m² 的肥胖患者中 50% 伴有食管裂孔疝。研究报道，约 80% 患者术前有胃灼热症状，66% 术前有反流，49% 内镜发现食管炎，18% 内镜发现有短节段 Barrett 食管，超过 10% 可以发现长段 Barrett 食管[4]。

　　SG 与 GERD 的关系是需要重点关注的问题之一。大量文献资料试图阐明 GERD 与 SG、术前已有的 GERD 与 SG、SG 后 GERD 的缓解，以及识别和预防 GERD 发生，或者改变手术方式，减少促成 GERD 发生的趋势[5-7]。尽管术后 GERD 对症处理面临挑战，但更为紧要的问题是 SG 与糜烂性食管炎和新出现的 Barrett 食管变形的相关性增大[8]。

　　SG 后食管腺癌发生率似乎很低，目前仅有散在报道。遗憾的是这些病例报道缺乏术前胃镜资料，无法证明是否由于 SG 手术后反流的直接作用[9]。最新发布的 SG 共识中，80% 减重外科专家建议术前存在 Barrett 食管作为 SG 手术的禁忌证，而仅有 31% 从事普通外科专业的医生同意这一建议[10]。多数普外医生认为食管裂孔疝应该作为 SG 的禁忌证[10]。尽管目前还无法确定 SG 后 GERD 的确切发生率，亦尚未确认这些 GERD 患者的结局，但作为减重外科医师，我们将面临 SG 后出现反流症状及其他可能的并发症。就我们目前所知，由于大量患者不适合，或因为顾忌内疝、边缘性溃疡等并发症而拒绝做转流手术，相当多患者需要做 SG[11]。

　　多数 SG 相关的 GERD 可以通过修正为胃旁路术而获得有效治疗，然而并非每位 GERD 患者需要或者同意修正为胃旁路手术。因此首先要评估患者是否适合做 SG，其次是确定 SG 解剖关系。是否存在容易导致反流的解剖因素？胃底有扩张吗？保留的胃是否存在扭转或狭窄或游离是否合适？我们需要关注 SG 后体重下降情况。如果 SG 后体重下降不理想，并且伴有 GERD 症状，就不应该考虑其他治疗，或许应该修正为胃旁路术。我们未发表的资料表明，此类患者修正为胃旁路后可以很好地解决反流问题，但是体重下降依然不理想。

18.2 SG 后 GERD 患者的评估

　　SG 后 GERD 评估，首先需要详细询问病史和体检。详细记载是否存在 GERD 相关症状及治疗情况。详细获得患者术前和手术相关记录至关重要，尤其是初次手术在其他医院做的患者。内镜及影像资料对于确定最佳治疗措施至关重要。获取患者术前或术后影像资料，可以跟最新的资料对比，寻找初次手术时未发现或随后出现的解剖问题，从而将 SG 后 GERD 分类为：

　　（1）新出现的 GERD；

　　（2）术前存在的 GERD，术后未改善；

（3）术前存在的 GERD,术后加重。

无论怎样对 GERD 进行分类,都需上消化道造影和胃镜检查资料对其进行评估,并与术前影像资料进行对比。基于上消化道造影资料,我们可以确定剩余胃的分类:管状、胃底扩张、近端胃扩张或哑铃型残胃。我们还可以了解食管实时蠕动情况,及是否存在食管裂孔疝。透视下上消化道造影可以提供重要的生理及解剖信息,有助于指导制订治疗方案。因此我们每位患者都需要做这一检查。进一步胃镜检查可以提供诸如食管炎、胃或食管内胆汁和遗漏或复发性食管裂孔疝等客观证据。胃镜发现食管炎或组织变形者需要多处取活检。胃镜检查还能发现残胃扭转或狭窄。如果胃镜和上消化道造影检查缺乏 GERD 的客观证据,我们会做高解析度食管测压或 pH 值测定。胃镜发现明显反流性食管炎者无须上述检查,或仅对选择性病例做此检查,取决于拟采用的外科或内镜手术治疗方式。

18.3　内镜与手术治疗

我们根据患者症状、解剖与生理变化、是否存在狭窄与扭转等并发症制订了治疗策略。一开始相当多患者不愿意修正为胃旁路手术(图 18-1)。

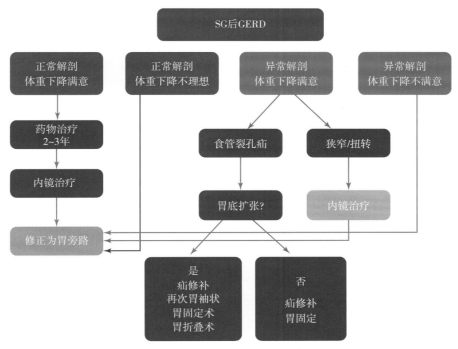

图 18-1　SG 后 GERD 处理策略

18.3.1　GERD+ 正常解剖、减重效果满意

多数患者属于此种情况。通常给予经验性治疗,即奥美拉唑每日 40mg,连续 3 个月。对于反酸症状控制不佳者,我们会增加剂量,给予 40mg,每日 2 次。奥美拉唑效果不好者,我们会改用兰索拉唑。如果症状控制良好,我们 3 个月随访,减少 PPI 剂量,直至停药。1 年随访,仅 6% 仍存在 GERD 症状,需要继续药物治疗。只要患者无呕吐、吞咽困难等额外症状,即无须其他特别治疗。

患者每年需要做胃镜检查。如果有其他症状,就需要做胃镜或造影,了解残余胃是否存在解剖改变。如果胃镜及造影检查都正常,用 PPI 能缓解症状,可以观察病情变化。如果症状不能缓解,则需要客观的 pH 值监测和阻抗研究。Himpens 的资料提示多数患者 2 年后会改善。

内镜射频治疗(Stretta)是 SG 后 GERD 可行的治疗选择。Montefiore 一组患者已经进入临床研究。Mattar 等[12,13] 报告了胃旁路及 SG 后 GERD 患者行 Stretta 治疗获得良好效果。近期有报告用 LINX 系统行磁性食管括约肌缩窄术治疗 SG 后 GERD[13,14]。尽管此技术治疗 GERD 很有希望,但其毕竟是小样本、短期随访资料。设备费用也是需要考虑的问题。LINX 磁性环对组织的侵蚀,以及对此情况外科处理困难也是需要考虑的问题。最后的解决方案是修正为胃旁路手术,以解决 GERD 相关症状,维持或进一步降低体重。

18.3.2　GERD+ 正常解剖,体重下降不理想

根据我们的经验,这类情况处理最为困难。残胃无解剖改变,体重下降不理想,修正为胃旁路对于 GERD 是最好的选择。然而,修正为胃旁路后体重下降程度是很有限的。根据 Himpens 的资料,此类情况修正为十二指肠转位术(duodenal switch,DS)或 SADI 后 GERD 发生率会增高 26%。对体重下降不理想者需要进行详细的全面评估,了解其是否遵循医嘱或有无其他外部原因。

18.3.3　GERD+ 解剖异常、体重下降满意

正如许多学者指出,残胃上段扩张、胃角切迹处狭窄或扭转,以及存在食管裂孔疝,可能是导致 SG 后 GERD 的原因[13,15,16]。了解残胃解剖异常的方法包括上消化道造影和胃镜检查。如果有可能,对照术后初期影像资料,有助于判断是真正扩张,或仅是手术技术问题。有作者建议在做 SG 手术切胃时远离胃食管结合部,以防止胃漏发生。通常很难评估保留的胃底大小。或许在胃食管结合部充分游离前面的脂肪垫和胃底后面,直至从左侧看到左右膈肌脚结合部,才能确认胃底被完全游离。我们以前认为胃底切除不够是由于学习曲线初期的技术问题,然而,当我们越来越多地遇到这类患者,实际上 SG 做的很完美,仍然会有胃底显著扩张。尽管因技术问题导致的胃底切除不足更为常见,我们还是要尽力了解患者本身因素导致的残胃过度牵扯而扩张。如暴饮暴食、滥用碳酸饮料等不良饮食行为(图 18-2)。近期会议上有人展示了一些新的外科技术,如用扩张的胃底做部分或完全胃底折叠。鉴于目前还缺乏有力证据,且这些技术多数还处于试验阶段,在获得更多临床研究资料之前,我们不倡导应用这些技术。

初次手术时鉴别、治疗食管裂孔疝已被证明是改善结局、减少 GERD 发生的有效手段[7,17,18]

(图 18-3)。而一项随机对照研究结果表明,同时修补食管裂孔疝实际上对治疗结果无显著差异,甚至是不利的[19]。需要更多资料以得出客观结论。由于食管裂孔疝修补方法不同,故会得出不同的研究结论。Silecchia 等[20]用合成可吸收补片修补大于 4cm 的食管裂孔疝,90.7% 术后 GERD 缓解,随访 18 个月,无补片相关并发症,复发率 2%。亦有研究报道将膈肌脚固定于食管,或者抬高左侧膈肌脚(图 18-4)。这一技术不同于 Hill 修复术固定于弓状韧带,其是否有效尚缺乏可信的资料。

如果患者存在解剖异常,如残胃扭转或狭窄,我们通常给予胃镜球囊间断扩张(图 18-5)。胃镜检查中确认扭转或狭窄需要仔细检查。胃镜几乎都能通过扭转处,然而,胃镜通过角切迹的关键是确认胃镜的角度或扭转力。我们开始用 18~20mm(图 18-6)TTS 型水囊 2~3 周扩张 1 次,然后用 30~35mm 贲门失弛缓症球囊扩张(图 18-7)。

其实只有用贲门失弛缓症水囊才能真正达到扩张的效果。TS 水囊扩张仅在某些患者中能取得 GERD 症状暂时缓解或治愈。一般来说,经过 3 次扩张,患者可以获得完全症状缓解。如果 5 次内镜扩张症状不能缓解,我们会修正为胃旁路术。给予镇静剂可以安全地实施 CRE 扩张。然而,如果用贲门失弛缓症球囊气体扩张,我们更愿意透视引导下气管插管气道控制。据报告其他扩张方法也取得较好结果[21]。Himpens 等[22]报告浆肌层切开可以用以狭窄的治疗,然而其穿孔并发症发生率比较高,所以多数选择胃旁路术。

18.3.4　GERD+ 解剖异常及体重下降不满意

对于残胃建立不理想、体重下降不满意的患者,决定再次胃袖状切除一定要非常谨慎,体重下降不满意很有可能是初次手术不理想,从而导致 GERD。SG 后保留的残胃过紧很有可能会加重 GERD 症状。因此修正为胃旁路是最好的治疗选择。

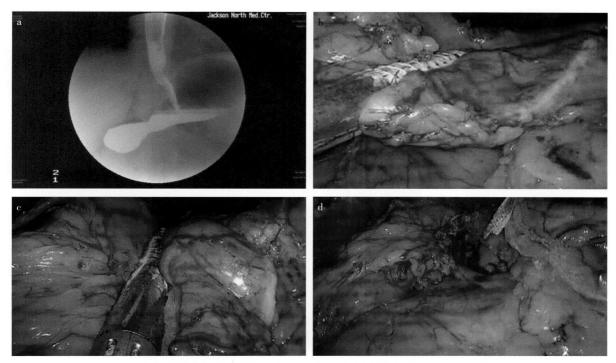

图 18-2　（a）造影检查见显著扩张的胃底 .(b~d) 再次胃袖状切除，切除多余的胃底

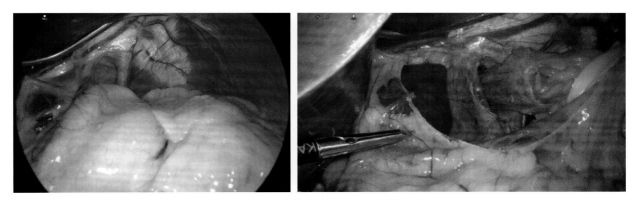

图 18-3　食管裂孔疝及膈肌脚游离

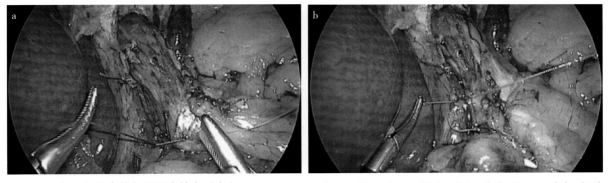

图 18-4　（a、b）将食管与膈肌脚缝合固定（Courtesy Alvaro Valencia MD。Grupo Clinica Reina Sofia，Bogota，Colombia）

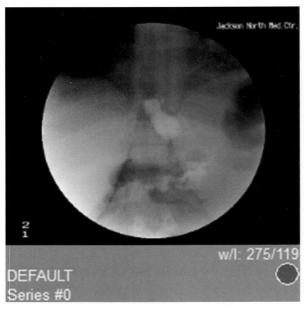

图 18-5　将食管固定于膈肌脚

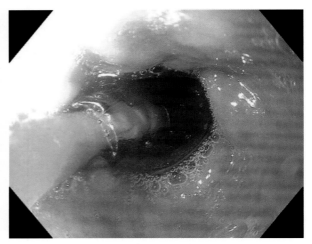

图 18-6　将食管固定于膈肌脚

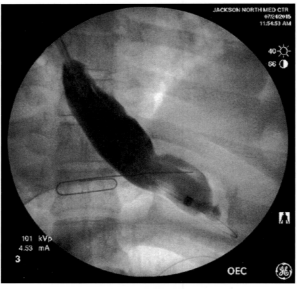

图 18-7　将食管固定于膈肌脚

（朱江帆　译）

参考文献

1. ASMBS Website.
2. Felsenreich DM, Kefurt R, Schermann M, et al. Reflux, sleeve dilation and Barrett's esophagus after laparoscopic sleeve gastrectomy: long term follow up. Obes Surg. 2017;27(12):3092–101.
3. Stenard F, Iannelli A. Laparoscopic sleeve gastrectomy and gastroesophageal reflux. World J Gastroenterol. 2015;21(36):10348–57.
4. Melissas J, Braghetto I, Molina JC, et al. Gastroesophageal reflux disease and sleeve Gastrectomy. Obes Surg. 2015;25:2430–5.

5. Dakour Aridi HN, Tamim H, et al. Concomitant Hiatal hernia repair with laparoscopic sleeve gastrectomy is safe: analysis of the ACS-NSQIP database. Surg Obes Realt Dis. 2017;13(3):379–84.

6. Moon RC, Texeira AF, et al. Safety and effectiveness of anterior fundoplication sleeve gastrectomy in patients with severe reflux. Surg Obes Relat Dis. 2017;13(4):547–52.

7. Daes J, Jimenez ME, Said N, et al. Improvement of gastroesophageal reflux symptoms after standardized laparoscopic sleeve gastrectomy. Obes Surg. 2014;24(4):536–40. https://doi.org/10.1007/s11695-013-1117-6.

8. Soricelli E, Casella G, et al. Lack of correlation between gastroesophageal reflux disease symptoms and esophageal lesions after sleeve gastrectomy. Surg Obes Relat Dis. 2018;14:751.

9. Wright FG, Duro A, et al. Esophageal adenocarcinoma five years after laparoscopic sleeve gastrectomy. A case report. Int J Surg Case Rep. 2017;32:47–50.

10. Gagner M, Hutchinson C, et al. Fifth international consensus conference: current status of sleeve gastrectomy. Surg Obes Relat Dis. 2016;12(4):750–6.

11. Chousleb E, Chousleb A. Management of post bariatric complications. J Gastrointest Surg. 2017;21(11):1946–53.

12. Mattar SG, Qureshi D, et al. Treatment of refractory gastroesophageal reflux disease with radiofrequency energy (Stretta) in patients after Roux en Y gastric bypass. Surg Endosc. 2006;20:850–4.

13. Rebecchi F, Marco AE, et al. Gastroesophageal reflux disease and morbid obesity: to sleeve or not to sleeve? World J Gastroenterol. 2017;23(13):2269–75.

14. Desart K, Michel M, et al. Gastroesophageal reflux management with the LINX system for gastroesophageal reflux disease following laparoscopic sleeve gastrectomy. J Gastrointest Surg. 2015;19:1782–6.

15. Himpens J, Dobbeleir, et al. Long term results of laparoscopic sleeve gastrectomy for obesity. Ann Surg. 2010;252:319–24.

16. Keidar A, Appelbaum L, et al. A dilated upper sleeve can be associated with severe postoperative gastroesophageal dysmotility and reflux. Obes Surg. 2010;20:140–7.

17. Dakour AHN, Tamim H, et al. Concomitant hiatal hernia repair with laparoscopic sleeve gastrectomy is safe: analysis of the ACS-NSQIP database. Surg Obes Relat Dis. 2017;13(3):379–84.

18. Page PL, Martin D, Taylor C, et al. Does Hiatal hernia repair affect gastroesophageal reflux symptoms in patients undergoing laparoscopic sleeve gastrectomy. Surg Endosc. 2018;32(5):2373–80.

19. Snyder B, Wilson E, Wilson T, et al. A randomized trial comparing reflux symptoms in sleeve gastrectomy patients with or without hiatal hernia repair. Surg Obes Relat Dis. 2016;12(9):1681–8.

20. Silecchia G, Iossa A, Cavallaro G, et al. Reinforcement of Hiatal hernia defect repair with absorbable mesh fixed with non-permanent devices. Minim Invasive Ther Allied Technol. 2014;23(5):302–8.

21. Zundel N, Hernandez JD, Galvao M, et al. Strictures after laparoscopic sleeve gastrectomy. Surg Laparosc Endosc Perc Tech. 2010;20(3):154–8.

22. Vilallonga R, Himpens J, van de Vrande S. Laparoscopic management of persistent strictures after laparoscopic sleeve gastrectomy. Obes Surg. 2013;23(10):1655–61. https://doi.org/10.1007/s11695-013-0993-0.

第四篇
非传统袖状胃切除术

第 19 章
内镜下袖状胃切除术

Mousa Khoursheed, Jaber Al-Ali, Vitor Ottoboni Brunaldi, and Manoel Galvao Neto

19.1 背景介绍

肥胖是糖尿病、心血管疾病的一项主要危险因素，其对人体健康系统有着巨大影响。根据 WHO 2014 年的统计数据显示，全球有超过 19 亿人体重超重，其中 6 亿人口患有肥胖（体重指数 BMI≥30kg/m²）[1]。在美国，超过 1/3 的成年人和 17% 的儿童青少年患有肥胖[2]。

减重手术对于 BMI≥40kg/m² 或 BMI≥35kg/m² 且有并发症的患者，具有良好的适应证。现今，全球开展最广的术式为袖状胃切除术（sleeve gastrectomy，SG）和胃旁路术[3]。然而对于 I 和 II 级肥胖但没有并发症的患者而言，尚无定论何为最佳的治疗方式。也正因此，减重手术的开展往往受限于这些患者的接受度[4]。遗憾的是，由于害怕手术的风险和并发症，仅有 1% 满足适应证的患者接受了减重手术[5,6]。

内镜技术对于超重和肥胖也日趋成为一项有效的治疗方式。开展最广的内镜减重术式为胃内球囊放置[7]，但该装置存在移位、胃肠道溃疡的潜在风险，且在将装置取出后体重有反弹的风险[8]。在 2008 年[9] 和 2010 年[10] 的文献中，报道了经口腔内镜下胃减容术来治疗肥胖，术中通过内镜浅层缝合装置，达到类似于垂直绑带胃成形术（vertical banded gastroplasty）的解剖样式。且在 2013 年，该技术的可行性得到了提升[11]。

目前已有报道各种不同的装置，通过各自的术式来缩减胃容量，达到减重的效果。胃腔内胃折叠术（Endoluminal gastric plication，EGP）可更多地开展于那些拒绝或不愿接受外科手术的，以及 I 和 II 级肥胖的患者。它可以对儿童和青少年肥胖症的治疗进行早期干预，对于老年肥胖症患者可能也是一个不错的选择。

"内镜下袖状胃成形术"（endoscopic sleeve gastroplasty，ESG）是当前主要的 EGP 术式代表，也称阿波罗法。它通过前壁、大弯和后壁的全层缝合来减少胃体积。该方法除了能将胃大弯折叠，还能将胃缩短。德州奥斯汀市阿波罗内镜手术公司的 OverStitch™ 设备，通过模仿医生手工缝合的过程，从而可在柔性的内镜中完成外科手术标准下的全层缝合。因此，该设备通过将手术器械通过人体正常腔道抵达目标区域，可在最大限度地减少外科手术创伤的同时，达到手术的效果。此外，与腹腔镜袖状胃切除术（laparoscopic sleeve gastrectomy，LSG）相反，ESG 保持了胃的解剖结构、神经支配和血供，具有可逆性和可重复性，并在必要时转变为外科减重手术的可能。

内镜减重手术的可能机制包括延迟排空和限制胃容量，但是需要进一步研究以阐明作用机制和减重的持久性。一项研究表明 ESG 术后，生理学指标发生具有统计学意义的显著改变，包括早期饱腹感、胃排空延迟和胰岛素敏感性增加的趋势[12]。但该术式长期有效性和不良反应的预测因素尚未明确，需要进一步的临床验证，尤其需要一些前瞻性对照试验。随着 ESG 术的广泛应用，必须为新的从业者对于如何掌握该技术制订学习曲线。

本章的目的在于回顾 ESG 的临床研究数据以及其他 EGP 术治疗肥胖、超重和相关疾病。

19.2 手术适应证和禁忌证

内镜减重手术的具体适应证是满足体重指数（BMI 30~49kg/m²），且曾尝试通过常规肥胖治疗后失败，同时有意愿并能够接受多学科团队治疗的患者，即患者应该足够了解该手术，同时承诺对肥胖症进行至少 1 年的多学科随访。一些研究者将手术年龄限制为 21~60 岁的成年人。

该手术在以下患者中为禁忌：①可能出血的疾病（如溃疡和急性胃炎）；②合并肿瘤；③正在抗凝治疗；和④存在会干扰他们积极参与术后生活方式调整指导和建议能力的精神疾病（智力低下、双向精神障碍、严重抑郁、精神分裂症和未经治疗的饮食行为障碍）。通过验血和访谈确定的凝血功能障碍和精神疾病。其他禁忌证包括：⑤食管和胃血管异常、⑥器官衰竭、⑦妊娠 / 哺乳期、⑧卒中病史、⑨较大的食管裂孔疝和⑩既往胃手术史。

一些学者会采取 DVT 的预防措施。但这可能会导致术后出血，并且由于大多数接受此手术的患者都是超重或轻度肥胖，因此预防 DVT 可能并非强制性的。所有手术均在全身麻醉和二氧化碳送气，同时在常规预防性静脉用抗生素情况下进行。患者置于左外侧或仰卧位。术前患者应该常规进行一次上消化道内镜检查以确定没有手术禁忌证。

19.3　术后照护

一些专家要求术后进行上消化道造影，以评估术后 24 小时的胃成形术解剖结构，但这选择权在医生。医生若怀疑出血相关的并发症，可通过血液检查排除。患者通常在术后 8h 开始流质饮食，最好使用非阿片类药物止痛，并且一般在 24h 内出院。患者术后必须由专业的营养师参与患者的治疗。

患者应在手术前一天进行流质饮食，持续到术后 2 周，然后在 4 周内从低热量流质渐进为少量半固体饮食。运动最初以步行为主，强度的逐步增加与饮食的恢复相平行。建议医生每周与患者取得联系，以评估患者表现。并为患者可能经历的生活方式改变有关的依从性相关问题，提供解决方案。除此以外，患者应服用质子泵抑制剂、止吐药、止痛药和解痉药。

文献推荐患者第 3 和第 24 个月的时候接受口服造影剂评估胃成形术的效果。在 6 或 12 个月的时候推荐采用胃镜检查袖状胃内部缝合的牢固程度。

患者基线和随访的检查指标包括：体重、身高和 BMI 的评估。在 1、3、6、12 和 24 个月时评估总体重下降（total body weight loss，TBWL）、总体重减少百分比（%TBWL）、多余体重减除率（体重下降量除以多余体重，多余体重的定义为当前体重减去对应的 BMI 为 25kg/m² 的体重，EWL），以及

BMI 的变化。

19.4　内镜下胃折叠术

19.4.1　巴德内镜下缝合系统（C. R. Bard 公司，美国新泽西州，默里山市）

EndoCinch 缝合术首次开展于 2008 年，作为一项研究性质的设备，巴德内镜缝合系统通过奥林巴斯 Exera 145 胃镜平台开展，使用 3-0 聚丙烯缝线进行缝合。后来该术式在肥胖的早期治疗中使用，也称胃腔内垂直胃成形术，该手术效果类似于外科手术中的垂直绑带胃成形术。缝合的布局是由 5~7 个胃壁上连续缝合的针脚组成（图 19-1 和图 19-2）。但由于研究证实该术式在长期的效果不佳，因此该设备已经退市。

19.4.2　RESTORe（Bard/Davol 公司，美国罗德岛州，沃里克市）

RESTORe 缝合系统是经美国 FDA 批准的设备。它是一个单管多针缝合装置，不需要额外套管插入。该缝合设备在标准内镜的末端设有一吸引胶囊。术中先将胶囊放置在胃黏膜上的指定位置，进行负压吸引以将胃壁拉拢，此时用线将胃壁缝合。将胶囊从胃壁上取下，再次推进针头来和胶囊末端的线圈打结。RESTORe 可以比 EndoCinch 进行更厚组织的缝合，而且不需要为了重新缝合而取出并重新插入。在 TRIM 试验中，它被用于经口胃减容，作为体重管理的干预措施[9]。如同 C. R. Bard 公司的 EndoClinch 一样，没有研究证明 RESTORe 手术的长期有效性，因此也已停产了（图 19-3）。

19.4.3　内镜下袖状胃设备（OverStitch™，阿波罗内镜手术公司，得克萨斯州，奥斯汀市）

阿波罗公司的 OverStitch 设备可通过内镜来完成袖状胃成形术。目前，它已在多个国家 / 地区上市，并且 FDA 已经批准其成为通用的胃肠组织装置。它是从鹰爪器械[13]演变而来，已用于许多其他手术，包括食管和结肠穿孔的闭合[14,15]，支

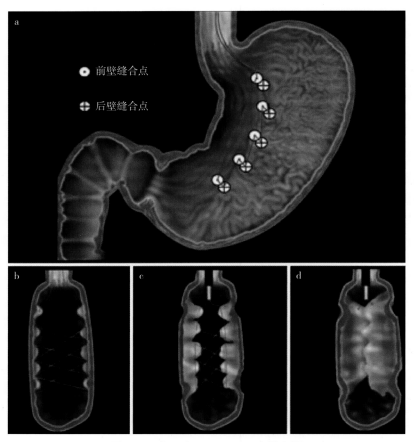

图 19-1 （a-d）EndoCinch 术原理图

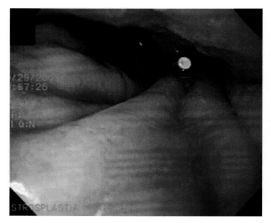

图 19-2　在内镜下 EndoCinch 操作过程

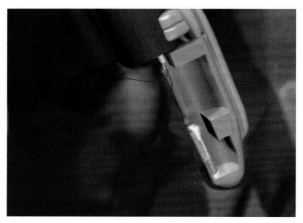

图 19-3　RESTORe 缝合示意图

架固定[16]，消化道瘘管和漏的闭合[17,18]，ESD 以及相关的手术，例如，内镜下隧道黏膜肿瘤切除术（submucosal tunnel endoscopic resection，STER）和内镜下全层切除术（endoscopic full-thickness resection，EFTR）[19]，EMR 和经口内镜下肌切开术（peroral endoscopic myotomy，POEM）后的穿孔[20]，以及 RYGB 和袖状胃切除术后复胖的治疗[21-23]。

OverStitch 设备安装于双通道治疗胃镜上，并配有操作帽的柔性内镜缝合系统以完成手术。缝合设备由持针装置，基于导管的带锚钉缝线和操作手柄组成。插入特制的带褶的食管外套管以保护食管并防止胀起的胃减压。一些专家沿胃的前后壁使用 APC 分界线来引导缝合。

OverStitch 设备还有一螺旋装置（Helix device）用于紧抓组织，将螺旋装置的手柄顺时针旋转180° 后，通常就可确保缝合装置对组织的全层咬合，并将咬合的组织拉回入缝合设备进行缝合。缝合时，在胃角水平前壁开始用 2-0 聚丙烯缝线缝合第一针,第二针在胃大弯上,第三针在胃后壁。沿着第一排线结近端 1cm 处的后壁开始,经胃大弯再到胃前壁逆行缝合。当针头穿过胃壁,直型针尖及其缝线就会重新固定到持针器上(再装线)。在完成全部缝合动作后,针尖将从持针装置释放,通过向外牵拉以将缝线尾端的直型针尖锚定在组织上,针尖的作用是一个 T 型锚钉的上半部分。此时使用收紧装置,牢固地挤压并切割线结,拉近并固定胃壁,达到全层减容折叠的效果。只有将缝合线拉紧,方能将胃壁组织固定在一起。在固定之前,可见每条缝合线由沿着胃前 / 大弯 / 后壁的六到八个咬合点组成。由于该手术

并非闭合器的连续闭合缘,而是胃大弯的内凹,所以沿凹线存在腔内间隙。这些间隙就对潴留食物而言没有影响,并且与胃大弯折叠外科手术所见之间隙相似。如有必要,可在袖状胃的正中间断缝合第二层,以进一步减小胃体积并加固。最后,对于胃底的处理,早期为缝合并关闭,而如今为大部分情况下留置其开放,因此患者胃中可以拥有一个囊袋并具有一定的适应能力。从这个意义上而言,每个手术结束时都应在胃底保留一个小囊。

手术完成后的胃管直径约为 13-16mm,胃容积估计约为 100ml。该术式使整个胃部沿着胃大弯减容,从而形成了袖状的解剖结构(图 19-4)。

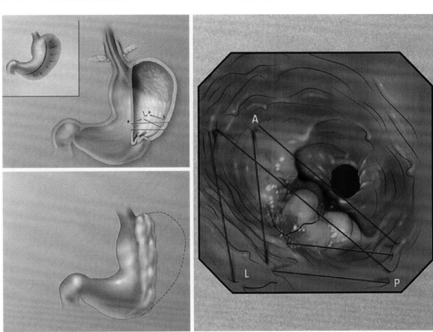

图 19-4　早期 ESG 术常规缝合胃底时的解剖形式。目前,胃底不常规关闭,因而通常在手术结束时仍保留有胃底囊腔

19.4.4　内镜下早期肥胖手术
(*primary obesity surgery endolumenal*, POSE™, USGI 公司)

该术式经由无切口手术平台(Incisionless Operating Platform,IOP;USGI 公司)完成。该装置通过度牵引拉胃壁并固定来完成胃全层折叠。该装置所在平台为四通道,其中一个放 4.9mm 可视内镜,一个可转动的组织抓钳和组织剪(g-Prox),一个组织螺旋器(g-Lix),和一个组织固定导管(g-Cath)。

为了顺利进行 POSE 手术,IOP 平台需要向后反折观察胃底,两行缝合,相互平行,每行 4~5 个

折叠。这将使胃底顶点降到胃食管连接处的水平。后将 IOP 平台恢复正视,在跨过胃角的体窦交界处,缝出 3~4 个胃折叠。

POSE 手术通过限制所摄入食物与胃的接触,减少胃牵拉感受器对食物的响应,以及通过限制其容纳食物的能力,使胃底失去部分功能而起到减重效果。远端的折叠的胃减慢了胃窦的收缩,从而延迟了胃的完全排空,减少了饥饿感,提早达到并延长饱腹感。由于该手术是在全身麻醉和注入 CO_2 气体下进行的,术前应常规进行胃镜检查。尽管初步研究显示出良好的短期疗效,但长期数据显示,POSE 手术效果不佳[24];因此,目前学者正在对其进行改良,并且需要开展新的研究以证明安全性和有效性(图 19-5 和图 19-6)。

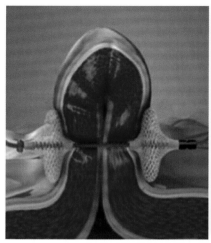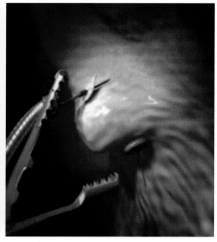

图 19-5　通过 IOP 系统将组织折叠

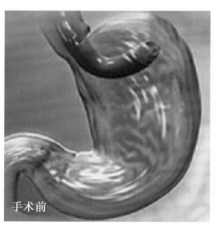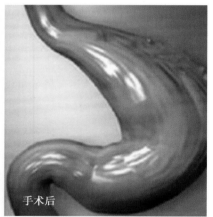

手术前　　　　　　　　　　　　　　　　手术后

图 19-6　POSE 手术效果示意图

19.5　长期手术效果

早期的研究表明,总体重下降超过 10% 可缓解肥胖相关并发症[25]。在大多数不愿接受手术的患者或不符合接受手术条件的患者中,某些内镜减重手术可以安全地达到这一阈值。

此外,根据国际共识的建议,内镜减重和代谢治疗(endoscopic bariatric and metabolic therapies, EBMT)的严重不良事件发生率应在 5% 以下,并在 12 个月时的 EWL 应至少高于 25%。此外, EWL 至少应比对照组高 15%[26]。

胃折叠术(GP)或胃组织堆叠是一种限制进食量为主的外科手术,由 Kirk 于 1968 年首次报道[27]。在此手术过程中,通过将胃折叠并缝合,从而使胃部尺寸缩小了 75%。迄今为止,已有四种不同的内镜减重手术,即所谓的 EGP 手术,模仿 GP 的手术效果,即 Bard EndoCinch 缝合系统,

RESTORe 缝合系统,内镜袖状胃成形术和基于无切口手术平台的内镜手术。由于 ESG 是目前全球唯一可行的手术,因此对结果的评价将仅限于该手术。

19.5.1　OverStitch(OverStitch;阿波罗内镜手术公司,得克萨斯州奥斯汀市)

该手术的国际性开发试验于 2012 年首次启动[28]。Abu Dayyeh 等(2013)在一项初步研究中报道了 ESG 的技术可行性,该研究招募了 4 例受试者。术者完成了约十个全层间断缝合,用多达五套的两层缝线关闭胃底。关闭近端胃腔旨在避免形成冗积未消化的食物盲腔,该研究中未发生严重不良事件[11]。此外,Abu Dayyeh 等(2017)报道,在 20 个月时,5 例患者(62.5%)平均 EWL 为 72%。但剩下的 3 例 20 个月后复胖至术前。对 4 例 ESG 术后患者进行的生理学分析表明,达到

最大饱腹所需摄入的热量减少了 59%（P=0.003），胃排空食物的速度减慢（P=0.03），并且胰岛素敏感性有增加的趋势（P=0.06）。ESG 术后患者在固体食物摄入后 4h，32.25% 的食物保留在小胃底中，而手术前为 5.25%。而生长素释放肽、瘦素、GLP-1 和 peptide-YY 水平没有统计学上的显著变化。然而，整个研究队列中的 3 例患者（队列共 25 例）发生了严重的不良事件（胃周炎、肺栓塞和小气胸），最终完全康复，无须手术干预[12]。

Gontrand Lopez-Nava 等[29] 报道了 20 例患者的 ESG，6 个月时平均体重减轻了（19.3 ± 8.9）kg（17.8%TBWL；P<0.05）。没有不良事件的报道。共有 10 例患者（50%）同意在 6 个月时进行内镜检查，所有患者在 ESG 术后，缝合效果均稳定。此外，术后第 2 天的上消化道造影结果与在 3 个月和 6 个月进行的相似。另一研究中纳入了 55 例患者，6 个月后，患者的平均绝对体重减轻为 18.9kg，EWL 为 55.3%。未见严重并发症，尽管一些患者出现了腹痛（50%）和恶心（20%），但可用止痛药和止吐药治疗[30]。一项针对 50 例患者的为期 1 年的研究表明，术后 12 个月时，平均 BMI 从（37.7 ± 4.6）kg/m² 变为（30.9 ± 5.1）kg/m²，平均 %TBWL 为 19.0 ± 10.8（13 例患者）。没有严重不良事件的报道[31]。

2016 年，Lopez-Nava 等[32] 发表了一项单中心研究，评估了减重的预测因素。对 25 例接受了 ESG 的患者进行 1 年随访。在对术前 BMI 因素调整后，进行线性回归分析，他们发现与 TBWL% 相关的变量是营养咨询（β=0.563，P=0.014）和心理咨询的频率（β=0.727，P=0.025）。营养咨询和心理咨询的次数可以预测较好的减重效果。

一项多中心研究（3 个中心）在回顾性分析中纳入了 248 例患者。在 6 和 24 个月时，有 33/248 和 35/92 的患者失随访；同时，%TBWL 分别为 15.2% 和 18.6%。24 个月时，达到 TBWL≥10% 的患者百分比为 84.2%。在多变量线性回归分析中，只有 6 个月时的 %TBWL 可以预测 24 个月时的 %TBWL。文献一共报道了五例（2%）严重不良事件：两例胃周炎性液体包裹（与胃底相邻），医生通过经皮引流和抗生素解决；1 例自限性胃外部出血，需要输血治疗；1 例术后 72h 出现肺栓塞；还有 1 例需要放置胸管的气腹和气胸。5 例患者无须手术干预即完全康复。该研究的局限性包括缺乏对照组、随访时间短、缺乏内镜或影像学评估内镜折叠术的持久有效性，以及 24 个月随访率的

缺失严重[33]。

有一项关于 ESG 手术的国际多中心试验，患者来自印度，巴拿马，多米尼加共和国，西班牙和美国的不同中心。该试验分三个阶段进行。在 Ⅲ 期试验阶段，纳入了 77 例患者，均采用当前 ESG 技术。患者 6 个月时的平均体重减轻为 16.0% ± 0.8%，12 个月时的平均体重减轻为 17.4% ± 1.2%（n=44）。术后随访期间无严重不良事件发生[34]。

Alqahtani 及其同事最近发表了世界上最大的 ESG 手术研究。该研究报告了 1 000 例 ESG 患者的随访结果。在 6、12 和 18 个月时的平均总体重下降百分比（n；N；随访率）为 13.7% ± 6.8%（n=369；N=423；87.2%），15.0% ± 7.7%（n=216；N=232；93.1%）和 14.8% ± 8.5%（n=54；N=63；85.7%）。再入院的患者有 24 例：包括严重的腹痛（n=8），其中 3 例为 ESG 扭转；术后出血（n=7），其中两个输注了两个单位红细胞；腹水伴胸腔积液（n=4），其中 3 例经皮引流；术后发热，但无后遗症（n=5）。8 例患者修正为袖状胃切除，5 例患者重做了 ESG 术。没有患者需要急诊干预，也没有患者死亡的报道[35]。

19.6　与其他术式比较

Fayad 等[36] 在病例匹配的队列研究中比较了 ESG 与 LSG 的 6 个月减重和不良事件结果。共有 54 例 ESG 患者匹配 83 例 LSG 患者。在 6 个月的随访中，与 LSG 组相比，ESG 组的 %TBWL（与基线相比）显著降低（17.1%+6.5% vs 23.6%+7.6%，P<0.01）。另一方面，与 LSG 患者相比，ESG 患者的不良事件总体发生率显著降低（5.2% vs 16.9%，P<0.05）。同时，ESG 组的新发 GERD 也显著降低（1.9% vs 14.5%，P<0.05）。在 6 个月时，72.2% 的 ESG 患者和 88.57% 的 LSG 患者达到了 >15% 的 %TBWL。

Novikov 等[37] 也比较了 ESG 和 LSG 的结果。这项非配对队列研究表明：与 ESG 相比，在 6 个月（23.48% vs 14.37%，P<0.001）和 12 个月（29.28% vs 17.57%，P<0.001）时，LSG 的 %TBWL 优于 ESG。但在 12 个月时进行的亚组分析显示，BMI<40kg/m² 的患者体重减轻的结果相似。与 LSG 组相比，ESG 组住院时间短[（0.34+0.73）d vs（3.09+1.47）d，P<0.001）]，不良事件更少（2.20% vs 9.17%，P<0.05）。

表 19-1 总结了目前关于 ESG 治疗肥胖和超重的所有研究证据。

表 19-1　ESG 手术结局概览

No.	作者/年份/国家	研究类型	样本量(男:女)/例	平均年龄*/平均BMI	手术时间/min	最长随访时长	减重结局	其他结局	相关不良事件
1	Abu Dayyeh 等(2013)美国[11]	单中心可行性研究	4(1:3)	36±11/36±2	172~245	3个月	无	无	严重不良事件:无 轻微不良事件:腹痛和恶心(3/4);GERD(1/4)
2	Sharaiha 等(2013)美国[38]	单中心前瞻性系列	10(3:7)	43.7/45.2±8.8	中位时间157,118~360	6个月	①EWL/%=18,28,30(1,3,6个月) ②AWL/kg=11.5,19.4,33(1,3,6个月) ③BMI减少4.9	平均腰围减少21.7cm	严重不良事件:无 轻微不良事件:腹痛和恶心(8/10);胸痛(2/10)
3	Lopez-Nava 等(2015)西班牙[29]	单中心前瞻性系列	20(4:16)	45.8±8.4/38.5±4.8	平均时间75,40~120	6个月	①EWL/%=24.6±14.3,39.3±19.9,53.9±26.3(1,3,6个月) ②AWL/kg=8.2±2.5,13.6±4.8,19.3±8.9(1,3,6个月)	无	无
4	Lopez-Nava 等(2015)西班牙[31]	单中心前瞻性系列	50(13:37)	43.0±9.0/37.7±4.6	平均时间66	12个月	①EWL/%=22.6±10.5,40.2±17.3,53.5±26.2,57.0±33.9(1,3,6,12个月) ②AWL/kg=7.4±2.7,13.5±5.6,18.7±8.9,21.6±13.5(1,3,6,12个月) ③TWL/%=6.9±2.1,12.6±4.3,17.2±7.5,19±10.8(1,3,6,12个月)	严重:无 轻微:上腹痛(25/50),恶心(10/50)	
5	Lopez-Nava 等(2016)西班牙[32]	单中心前瞻性系列	25(5:20)	44.5±8.42/38.5±4.8	平均时间80(50~120)	12个月	①EWL/%=24.0±11.8,40.5±16.5,53.9±24.8,54.6±31.9(1,3,6,12个月) ②AWL/kg=7.9±2.7,14.1±5.5,19.6±9.1,21.1±12.6(1,3,6,12个月) ③TWL/%=7.4±2.3,12.9±4.3,17.8±7.5,18.7±10.7(1,3,6,12个月) ④BMI下降=2.8±0.8,4.9±1.6,6.9±2.9,7.3±4.2(1,3,6,12个月)	无	严重:无 轻微:腹痛(50%),恶心(20%)
6	Lopez-Nava 等(2016)西班牙[30]	单中心前瞻性系列	55(13:42)	43.5±8.1/37.7±4.5	无	6个月	①EWL/%=23.1±10.2,43.3±16.2,5.3±23.8(1,3,6个月) ②AWL/kg=7.7±2.9,13.3±4.0,18.9±9.5(1,3,6个月) ③TWL/%=7.1±2.2,13.3±4.0,17.3±7.0(1,3,6个月)	无	严重:无 轻微:腹痛(50%),恶心(20%)

续表

No.	作者/年份/国家	研究类型	样本量(男:女)/例	平均年龄/平均 BMI	手术时间/min	最长随访时长	减重结局	其他结局	相关不良事件
7	Galvao-Neto 等 (2016) 巴西[39]	病例系列	1(1:0)	56/35.2	50	无	无	无	严重:无。轻微:自限性腹腔积气和轻微腹痛
8	Sharaiha 等 (2017) 美国[40]	单中心前瞻性系列	91(29:62)	43.9±11.3/38.6±7.0	平均时间 98.3±39.3	24 个月	①TWL/%=14.4,17.6,20.9(6,12,24 个月)	腰围,收缩压,平均 HbA1c,碱性磷酸酶,甘油三酯有显著改善。平均胃长径减少为 20.4~34.8cm,P<0.001	严重:胃周漏(1/91,通过经皮引流和抗生素治疗)轻微:恶心(35/91),腹痛(25/91)
9	Abu Dayyeh 等 (2017) 美国[12]	单中心前瞻性系列	25(4:21)	47.6±10/35.5±2.6	平均时间:217±17(前 5 例);98±4(后 5 例)	20 个月	①EWL/%=53±17,56±23,54±40,45±41(6,9,12,20 个月)	固体食物延迟排空 4h,患者热量摄入显著减少,进餐停止时间显著提前(术后 3 个月 vs 术前)	严重:一例胃周胃炎性浆液积聚(经皮引流和抗生素使用后改善);一例肺栓塞;一例腹膜积气和气胸(安置胸管)轻微:恶心(17/25);腹痛(17/25);因疼痛和恶心再入院(8/25)
10	Kumar N 等 (2018) 多米尼加共和国,西班牙,美国[34]	多中心前瞻性系列	77(18:59)	41.3±1.1/36.1	无	12 个月	①TWL/%=16.0±0.8,17.4±1.2(6,12 个月)②AWL/kg=16.4±0.9,18.9±1.5(6,12 个月)	患者术后 1~3 天恢复生活活动	严重:无轻微:常感到腹痛和恶心
11	Sartoretto 等 (2018) 澳大利亚和美国[41]	多中心前瞻性系列	112(35:77)	45.1±11.7/未报道	无	6 个月	①EWL/%=28.2±18.3,39.9±17.3,50.3±22.4(1,3,6 个月)②AWL/kg=9±4.6,12.9±6.4,16.4±10.7(1,3,6 个月)③TWL/%=8.4±4.1,11.9±4.5,14.9±6.1(1,3,6 个月)	未经过先前的减重手术的患者着有更多的 TWL	严重:2 例胃肠道出血和 1 例胃周积液(只用抗生素治疗)轻微:大多数患者出现恶心,呕吐和腹痛
12	Graus-Morales 等 (2018) 西班牙[42]	单中心前瞻性系列	148(27:121)-不同的缝合方式	41.5±10/35.1±5.5	手术主要步骤在 45~60min 内完成	18 个月	①EWL/%=50.5±56,64.93±51,70.79±68,75.4±85,79.25±43(3,6,9,12,18 个月)	BMI≤35 的患者在 12 个月随访时几乎达到了理想体重	严重:1 例持续性腹痛,1 例胃肠道出血轻微:轻度上腹痛和呕吐

续表

No.	作者/年份/国家	研究类型	样本量(例)(男:女)/例	平均年龄*/平均 BMI	手术时间/min	最长随访时长	减重结局	其他结局	相关不良事件
							②AWL/kg=11.53±4.7,15.5±7.41,16.89±8.63,17.62±9.22,18.5±9(3,6,9,12,18个月) ③TWL%=11.59±3.82,15.45±5.9,16.79±7.01,17.53±7.57,18.66±7.3(3,6,9,12,18个月)	(EWL=98%)	
13	Ruiz等(2017)西班牙和巴西[43]	回顾性非匹配队列研究(ESG+LGCP+SG)	357(ESG 253+LGCP 38+SG 66)	未报道/(ESG)37.29	无	24个月	①EWL%=56.08(24个月) ②AWL/kg=18.33(24个月) ③BMI下降=6.97(24个月)	SG和LCGP体重下降更多,但三者最终BMI相近。ESG组住院时间更短(1d vs 3d),总体不良事件更少	严重:1.18%(无再手术)。轻微:未报道。
14	Novikov等(2018)美国[37]	回顾性队列(ES+LAGB vs LSG)	ESG 91(29:62)+LSG 120(26:94)+LAGB 67(13:54)	(ESG)43.8±11.2/(ESG)38.6±6.9	未报道	12个月	①TWL%=14.4,17.5(6和12个月)同时,相较于ESG和LAGB,LSG取得了最大的TWL(P<0.001)	对于BMI<40的患者进行亚组分析显示,不同的手术方式在12个月时的TWL没有差异。接受ESG的患者术后住院时间显著较短	严重:胃周胃漏(1/91,通过经皮引流和抗生素治疗)轻微:无。ESG组相较于LSG或LAGB组有着更少的总体不良事件。(2.2% vs 9.17% vs 8.96%,P<0.05)
15	Fayad等(2018)美国[36]	回顾性匹配队列(ESG+LSG)	ESG 54(23:31)+LSG 83(24:59)	(ESG)48(24~72)/(ESG)43(30~65)	未报道	6个月	①TWL%=9.8±2.5,17.1±6.5(1和6个月)。ESG在术后第一月的TWL比LSG大(P<0.001),但12个月的效果没有LSG好(P<0.001)	对于BMI<40的患者,TWL的区别小很多,但LSG对比ESG依然存在优势(P=0.05);ESG患者的总体不良事件更少	严重(ESG):2例上消化道出血和1例胃周积液轻微(ESG):未报道

*平均年龄单位为岁。
BMI,体重指数/(kg/m²);GERD,胃食管反流;EWL,多余体重减除率;AWL,绝对体重下降;TWL,总体重下降;ESG,内镜下袖状胃成形术;LAGB,腹腔镜下胃可调节绑带术。

19.7　学习曲线

大多数减重手术是公认的高风险手术,应在医院中进行开展。理论学习以及实践课程都是必不可少的。对于减重内镜的认知应包括了解肥胖的病理生理学、肥胖管理的不同选择(包括生活方式疗法、药物治疗、内镜减重和外科减重手术),以及哪些人群应进行减重手术和何时考虑减重内镜检查。医生应明确了解内镜减重和代谢治疗设备和步骤,包括其作用机制、功效和风险等,这些都至关重要[44]。

对于任何外科手术,积累更多的经验,可不断改善技术和减少不良事件,缩短手术的持续时间,并可能影响手术结果。从这个意义上讲,为 ESG 定义学习曲线至关重要。通过 B 样条回归累积和分析,Saumoy 等[45]发现术者 38 台手术后熟悉该术式,55 台后掌握。这种稳健的统计分析为 ESG 的学习曲线提供了可靠的证据。

19.8　代谢效果

Sharaiha 等对 6 个月($n=73$),12 个月($n=53$)和 24 个月($n=12$)后的 91 例患者进行了评估。术后 6 个月,患者的总体重下降了 14.4%(80% 的随访率),在 12 个月时的 17.6%(76% 的随访率)和 24 个月时的 20.9%(66% 的随访率)。在 12 个月时,患者的 HbA1c($P=0.01$),收缩压($P=0.02$),腰围($P<0.001$),ALT($P<0.001$)和 TG($P=0.02$)均显著下降。但和 ESG 术前相比,LDL 没有显著变化($P=0.79$)。其中发生过一个严重的不良事件(1.1%),患者术后出现胃周漏,但通过保守治疗好转。

减重手术临床意义上的成功定义为:%TBWL 超过 15%。在 12 个月的随访中,有 70% 的患者取得成功减重。在整个队列中,基线与术后 12 个月相比,HbA1c 发生了统计学上的显著变化(平均值 + 标准差,分别为 6.1%+1.1% 和 5.5%+0.48%;$P=0.05$)。在患有糖尿病或糖尿病前期的患者中,HbA1c 的降低幅度更大(平均值 + 标准差,分别为 6.6%+1.2% 和 5.6%+0.51%;$P=0.02$)。此外,总共有 5 例患者可以停止胰岛素治疗,2 例患者则停止了所有药物治疗。收缩压[(129.0+13.4)mmHg vs (122.2+11.69)mmHg,$P=0.02$],TG[(131.84+83.19)mmol/dl vs (92.36+39.43)mmol/dl,$P=0.02$] 和 ALT(均数)显著降低(42.4 vs 22,男性,$P=0.05$;28 vs 20,女性,$P=0.01$)[40]。

目前,尽管 ESG 有着良好的短期、中期、长期效果,但始终缺乏对照试验。目前正在进行的一系列对照试验在将来能把此缺项弥补。

(毛忠琦　李益臣　译)

参考文献

1. Organization WH (2016) Overweight and obesity – global observatory data. https://www.who.int/gho/ncd/risk_factors/overweight_text/en/. Accessed 1 Aug 2019.
2. Ogden CL, Carroll MD, Kit BK, Flegal KM. Prevalence of childhood and adult obesity in the United States, 2011-2012. JAMA. 2014;311:806–14.
3. Angrisani L, Santonicola A, Iovino P, Vitiello A, Higa K, Himpens J, Buchwald H, Scopinaro N. IFSO worldwide survey 2016: primary, endoluminal, and revisional procedures. Obes Surg. 2018;28:3783. https://doi.org/10.1007/s11695-018-3450-2.
4. Wharton S, Serodio KJ, Kuk JL, Sivapalan N, Craik A, Aarts M-A. Interest, views and perceived barriers to bariatric surgery in patients with morbid obesity. Clin Obes. 2016;6:154–60.
5. Buchwald H, Oien DM (2013) Metabolic/bariatric surgery worldwide 2011. 427–436.
6. Chang S-H, Stoll CRT, Song J, Varela JE, Eagon CJ, Colditz GA. The effectiveness and risks of bariatric surgery: an updated systematic review and meta-analysis, 2003-2012. JAMA Surg. 2014;149:275–87.
7. Abu Dayyeh BK, Kumar N, Edmundowicz SA, Jonnalagadda S, Larsen M, Sullivan S, Thompson CC, Banerjee S. ASGE bariatric endoscopy task force systematic review and meta-analysis assessing the ASGE PIVI thresholds for adopting endoscopic bariatric thera-

pies. Gastrointest Endosc 82. 2015;e5:425–38.

8. Rohde U, Hedback N, Gluud LL, Vilsboll T, Knop FK. Effect of the EndoBarrier Gastrointestinal Liner on obesity and type 2 diabetes: a systematic review and meta-analysis. Diabetes Obes Metab. 2016;18:300–5.

9. Fogel R, De Fogel J, Bonilla Y, De La Fuente R. Clinical experience of transoral suturing for an endoluminal vertical gastroplasty: 1-year follow-up in 64 patients. Gastrointest Endosc. 2008;68:51–8.

10. Brethauer SA, Chand B, Schauer PR, Thompson CC. Transoral gastric volume reduction for weight management: technique and feasibility in 18 patients. Surg Obes Relat Dis. 2010;6:689–94.

11. Abu Dayyeh BK, Rajan E, Gostout CJ. Endoscopic sleeve gastroplasty: a potential endoscopic alternative to surgical sleeve gastrectomy for treatment of obesity. Gastrointest Endosc. 2013;78:530–5.

12. Abu Dayyeh BK, Acosta A, Camilleri M, Mundi MS, Rajan E, Topazian MD, Gostout CJ. Endoscopic sleeve gastroplasty alters gastric physiology and induces loss of body weight in obese individuals. Clin Gastroenterol Hepatol. 2017;15:37–43.e1.

13. Chiu PWY, Hu B, Lau JYW, Sun LCL, Sung JJY, Chung SSC. Endoscopic plication of massively bleeding peptic ulcer by using the Eagle Claw VII device: a feasibility study in a porcine model. Gastrointest Endosc. 2006;63:681–5.

14. Henderson JB, Sorser SA, Atia AN, Catalano MF. Repair of esophageal perforations using a novel endoscopic suturing system. Gastrointest Endosc. 2014;80:535–7.

15. Pauli EM, Delaney CP, Champagne B, Stein S, Marks JM. Safety and effectiveness of an endoscopic suturing device in a human colonic treat-and-resect model. Surg Innov. 2013;20:594–9.

16. Sharaiha RZ, Kumta NA, Doukides TP, et al. Esophageal stenting with sutures: time to redefine our standards? J Clin Gastroenterol. 2015;49:e57–60.

17. M.F. C, S.A. S, J.B. H, S. A, A. A. Successful closure of enteric fistulas using the apollo overstitch suturing system. Gastroenterology. 2014;146:S142–3.

18. R.R. W, P. J, C.C. T. Endoscopic repair of post-operative gastrointestinal fistulae using a novel endoscopic suturing device: technical feasibility and safety. Gastroenterology. 2011;140:S118.

19. Kantsevoy SV, Bitner M, Mitrakov AA, Thuluvath PJ. Endoscopic suturing closure of large mucosal defects after endoscopic submucosal dissection is technically feasible, fast, and eliminates the need for hospitalization (with videos). Gastrointest Endosc. 2014;79:503–7.

20. J.R. A, J. D-B, M.A. A, J.A. B, M.M. P, A.B. C, P. M, J.C. S, S.V. K (2012)Comparison of endoscopic suturing techniques for closure of the transgastric entrance site for notes procedures. Gastrointest Endosc 75:AB273.

21. Sharaiha RZ, Kedia P, Kumta N, Aronne LJ, Kahaleh M. Endoscopic sleeve plication for revision of sleeve gastrectomy. Gastrointest Endosc. 2015;81:1004.

22. Eid G. Sleeve gastrectomy revision by endoluminal sleeve plication gastroplasty: a small pilot case series. Surg Endosc. 2017;31:4252–5.

23. Schulman AR, Kumar N, Thompson CC. Transoral outlet reduction: a comparison of pursestring with interrupted stitch technique. Gastrointest Endosc. 2018;87:1222–8.

24. Sullivan S, Swain JM, Woodman G, et al. Randomized sham-controlled trial evaluating efficacy and safety of endoscopic gastric plication for primary obesity: the ESSENTIAL trial. Obesity (Silver Spring). 2017;25:294–301.

25. Daniel S, Soleymani T, Garvey WT. A complications-based clinical staging of obesity to guide treatment modality and intensity. Curr Opin Endocrinol Diabetes Obes. 2013;20:377–88.

26. Chand B. A pathway to endoscopic bariatric therapies: ASGE/ASMBS task force on endo-

scopic bariatric therapy. Surg Obes Relat Dis. 2011;7:672–82.

27. Kirk RM. Gastric imbrication as a method of weight control. Br J Surg. 1968;55:867.

28. Kumar N, Sahdala HNP, Shaikh S, Wilson EB, Manoel GN, Zundel N, Thompson CC. Mo1155 endoscopic sleeve gastroplasty for primary therapy of obesity: initial human cases. Gastroenterology. 2014;146:S-571–2.

29. Lopez-Nava G, Galvao MP, Da Bautista-Castano I, Jimenez A, De Grado T, Fernandez-Corbelle JP. Endoscopic sleeve gastroplasty for the treatment of obesity. Endoscopy. 2015;47:449–52.

30. Lopez-Nava Breviere G, Bautista-Castano I, Fernandez-Corbelle JP, Trell M. Endoscopic sleeve gastroplasty (the Apollo method): a new approach to obesity management. Rev Esp Enferm Dig. 2016;108:201–6.

31. Lopez-Nava G, Galvao MP, Bautista-Castano I, Jimenez-Banos A, Fernandez-Corbelle JP. Endoscopic sleeve gastroplasty: how I do it? Obes Surg. 2015;25:1534–8.

32. Lopez-Nava G, Galvao M, Bautista-Castaño I, Fernandez-Corbelle JP, Trell M. Endoscopic sleeve gastroplasty with 1-year follow-up: factors predictive of success. Endosc Int open. 2016;4:E222–7.

33. Lopez-Nava G, Sharaiha RZ, Vargas EJ, et al. Endoscopic sleeve gastroplasty for obesity: a multicenter study of 248 patients with 24 months follow-up. Obes Surg. 2017;27:2649–55.

34. Kumar N, Abu Dayyeh BK, Lopez-Nava Breviere G, et al. Endoscopic sutured gastroplasty: procedure evolution from first-in-man cases through current technique. Surg Endosc. 2018;32:2159–64.

35. Alqahtani A, Al-Darwish A, Mahmoud AE, Alqahtani YA, Elahmedi M. Short-term outcomes of endoscopic sleeve gastroplasty in 1000 consecutive patients. Gastrointest Endosc. 2018;89:1132. https://doi.org/10.1016/j.gie.2018.12.012.

36. Fayad L, Adam A, Schweitzer M, et al. Endoscopic sleeve gastroplasty versus laparoscopic sleeve gastrectomy: a case-matched study. Gastrointest Endosc. 2018;89:782. https://doi.org/10.1016/j.gie.2018.08.030.

37. Novikov AA, Afaneh C, Saumoy M, et al. Endoscopic sleeve gastroplasty, laparoscopic sleeve gastrectomy, and laparoscopic band for weight loss: how do they compare? J Gastrointest Surg. 2018;22:267–73.

38. Sharaiha RZ, Kedia P, Kumta N, DeFilippis EM, Gaidhane M, Shukla A, Aronne LJ, Kahaleh M. Initial experience with endoscopic sleeve gastroplasty: technical success and reproducibility in the bariatric population. Endoscopy. 2015;47:164–6.

39. Galvao-Neto MDP, Grecco E, de STF, de QLG, Silva LB, Campos JM. Endoscopic sleeve gastroplasty – minimally invasive therapy for primary obesity treatment. Arq Bras Cir Dig. 2016;29(Suppl 1):95–7.

40. Sharaiha RZ, Kumta NA, Saumoy M, et al. Endoscopic sleeve gastroplasty significantly reduces body mass index and metabolic complications in obese patients. Clin Gastroenterol Hepatol. 2017;15:504–10.

41. Sartoretto A, Sui Z, Hill C, et al. Endoscopic sleeve gastroplasty (ESG) is a reproducible and effective endoscopic bariatric therapy sui for widespread clinical adoption: a large, international multicenter study. Obes Surg. 2018;28:1812–21.

42. Graus Morales J, Crespo Perez L, Marques A, Marin Arribas B, Bravo Arribas R, Ramo E, Escalada C, Arribas C, Himpens J. Modified endoscopic gastroplasty for the treatment of obesity. Surg Endosc. 2018;32:3936–42.

43. Ruiz AG, Breviere GL-N, Coll EE, Duran JN, Neto MG, Gebelli JP. Endoscopic gastroplasty VS. sleeve gastrectomy and laparoscopic gastric plication. A comparative study. Surg Obes Relat Dis. 2017;13:S9.

44. Jirapinyo P, Thompson CC. Training in bariatric and metabolic endoscopic therapies. Clin

Endosc. 2018;51:430–8.

45. Saumoy M, Schneider Y, Zhou XK, Shukla A, Kahaleh M, Aronne L, Sharaiha RZ. A single-operator learning curve analysis for the endoscopic sleeve gastroplasty. Gastrointest Endosc. 2018;87:442–7.

第20章

无钉合全程缝合袖状胃切除术

Jose Luis Leyba and Salvador Navarrete Llopis

在世界范围内,特别是在发展中国家,肥胖的发生率持续上升。单纯药物治疗肥胖症的效果太差,减重代谢手术由于能更有效地减轻体重和缓解相关并发症,正逐步为越来越多的患者所接受[1,2]。

减重代谢外科发展至今,产生的减重手术术式多种多样。近年来,袖状胃切除术(sleeve gastrectomy,SG)越来越受减重代谢外科医生的青睐,并成为目前在美国使用最多的减重术式[3]。多项研究表明,SG之所以会越来越受欢迎,是因为与其他的一些流行术式(如胃旁路术或BPD术)相比[4-10],其对手术技术的要求不高,不改变正常的解剖学结构,而效果却相当。

虽然SG广受关注,但其高昂的手术费用限制了它的应用,而手术费用大部分来自术中腹腔镜闭合器的使用。特别是在发展中国家,腹腔镜闭合器的费用在总手术费用中占了相当的比例。因此,腹腔镜闭合装置的使用限制了这种手术在发展中国家公共卫生系统的接受度。

腹腔镜闭合器固然为胃组织的切割和闭合提供了方便,但事实上还有一些其他方法可以替代此离断闭合功能,如双极电凝装置。实验研究和临床报道均证实,双极电凝与传统缝合技术相结合,可使组织安全闭合并在组织学上有效愈合,良好的患者预后同样也支持这种技术的应用[11-13]。

双极电凝装置临床上已广泛用于肠系膜和各种器官(如脾血管、肾血管)血管束的离断,不需要缝合、钉合或夹闭。在大鼠和兔子阑尾切除的动物模型中,双极电凝装置证明是有效的,其止血效果和漏的发生率与标准技术相当[11,12,14]。研究表明,双极电凝装置在肠吻合中应用也是可行的,但由于缺乏与常规方法的对照,其研究结论受到了限制[13,15]。

双极电凝装置LigaSue Atlas™(美国科罗拉多州博尔德市泰科医疗Valley lab公司)1998年投入应用。LigaSue Atlas™采用高频发生器提供双极能量,实现组织融合。其"实时响应技术"能实时监测两极间组织电阻,并根据监测结果施加双极电流以产生适当的电压。这种反馈机制可在不产生额外热量扩散的条件下闭合血管,从而减少对周围组织的损伤。两电极之间释放的能量和施加的压力一起使组织氢链断裂并重组,最终产生胶原蛋白和弹性纤维融合,并形成塑状薄片封闭组织[16]。

随着血管封闭技术的不断更新,止血功能不断增强。肝脏止血设备出现就是最好的例证。双极闭合技术在小肠组织中的应用研究还很少,有些如前所述采用猪小肠和动物模型的实验研究证明,小肠组织双极闭合甚至完全小肠吻合也具有可行性[13,17,18]。

2005年,Himpens等[19]报道了无钉合腹腔镜Roux-en-Y胃旁路术。Himpens等[19]采用双极电凝离断胃和空肠,然后用手工缝合固定切割线。此报道提示,双极电凝技术在其他减重代谢手术(如袖状胃切除和十二指肠转位)中也有很大的潜力。仅一年以后,Ramos等[20]就报道了类似技术,术后没有出现大的并发症[20]。

Lopez等[21]通过实验模型比较了四种方法在胃离断过程中的压力耐受性:闭合器、闭合器+加强缝合,LigaSure,LigaSure+加强缝合。结果显示,LigaSure+加强缝合组显示了最好的压力耐受性。此研究为无钉合技术的应用提供了更有力的支持。

除了费用高外,与双极电凝装置相比,组织闭合装置还具有固有的风险,例如,闭合线出血、闭合器失灵、漏和瘘管形成。当然,双极电凝设备也有潜在的缺点,包括潜在的热损伤和需要对缝合口加固,这增加了技术的复杂性,且意味着需要更长的学习曲线。

我们采用的无钉合袖状胃切除技术是使用双极电凝装置进行离断和临时闭合,然后采用双层缝合对管状胃闭合口进行加强,从而保证手术基本原则不变[22]。

20.1 手术技术

全麻,取改良截石位。切皮前给予一个剂量的舒他西林。主刀位于患者两腿间,第一助手立于患者左侧,扶镜手位于右侧。使用气腹针建立气腹。五个套管位置如下:①脐上 1 英寸、左侧旁正中,12mm 套管;②右锁骨中线,12mm 套管;③左锁骨中线,12mm 套管;④左腋前线,5mm 套管;⑤上腹部 5mm 的套管,用于推挡肝脏(图 20-1)。术中患者取头高脚低位。

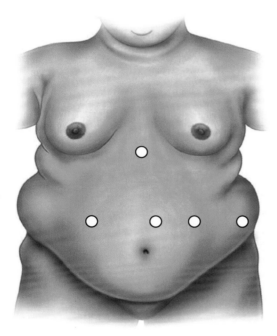

图 20-1 戳孔位置

距离幽门约 5cm 处开始,沿大弯侧逐一离断胃的血供,逐步向头侧推进,离断胃短血管和发自脾动脉的胃后血管,充分显露左膈脚,直至 His 角。

用 42F 的胃导引管作为校正管裁割袖状胃。用一个旧的 60mm 的线性切割闭合器确定切除线,以利 LigaSure 的组织切割。靠近胃导引管抓住远端胃,使用闭合器沿着朝向近端的切割线压榨胃组织(注意,仅仅用闭合器压榨组织,而不放置闭合钉)。这种方法可使术者能使用熟悉的器械确

定切割线,从而模仿传统的手术技术。旧的切割闭合器还可以起到压榨组织,使 LigaSure 更好发挥封闭组织作用(图 20-2)。在最高功率设置(功率刻度调至数字 3)下激发 4 次 LigaSure 后,用 2-0 薇乔对闭合线进行全层连续加强缝合,以确保闭合口关闭严实(图 20-3)。需要特别注意的是,一定要充分游离 His 角附近的脂肪组织,清晰显露此处的胃壁浆膜,以确保对 His 角部位胃壁的可靠缝合。全层缝合完成后,再用 2-0 普利灵缝线从 His 角到胃窦进行连续浆肌层缝合(图 20-4)。缝合完成后左膈下放置闭式引流管,用腹腔镜标本回收袋取出标本。最后,在直视下取出肝脏牵引器,拔除所有套管。

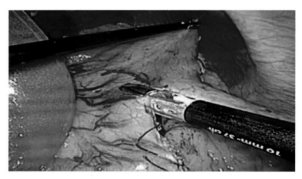

图 20-2 使用 LigaSure Atlas™ 分离胃

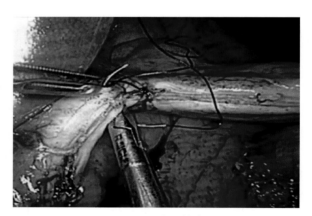

图 20-3 全层缝合

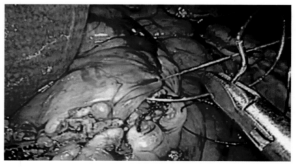

图 20-4 浆肌层缝合

20.2　围手术期管理

与使用腹腔镜闭合器的标准手术相似,患者术前接受 3g 舒他西林,使用气压装置预防深静脉血栓形成。我们的常规方案不预防性使用肝素。

减重术后第一阶段饮食从术后第 1 天开始,一旦达到足够的经口摄入量,患者即可出院。

术后定时静脉注射非甾体抗炎药进行疼痛管理,需要时给予静脉麻醉药。患者出院时带液体泰诺。

除复合维生素和矿物质外,所有患者术后还需要每天口服抑酸药艾司奥美拉唑。

20.3　讨论

腹腔镜袖状胃切除术(laparoscopic sleeve gastrectomy,LSG)正逐步成为一个流行的减重术式,从 2003 年到 2016 年,其占比从 0 增加到 53.6%[3]。SG 后减重效果显著,肥胖相关并发症缓解明显,其总体效果与其他减重术式类似。SG 的额外优势是手术操作简单,手术时间短[4-10]。

LSG 的传统做法是在胃导引管基础上使用多个切割闭合器来切割胃。腹腔镜闭合器非常昂贵,在人均收入低的国家,尤其是在公立医院应用严重受限。作为安全断胃的一种替代方法是双极凝固装置,如 LigaSure+ 加强缝线。双极电凝装置在切割胃的同时可短暂封闭断面,从而使术者能对胃切缘进行加强缝合,而不至于胃内容物溢出。

目前已有在动物模型中使用双极电凝进行组织横断和封闭的报道。双极凝固可以使组织胶原蛋白和弹性纤维熔化,并形成塑状薄片密封组织。在这些研究中,横切器官的组织学检查显示有炎症过程,并具有基质反应和结缔组织形成,其与手工缝合产生的炎症过程几乎无法区分,这些研究结果为进一步在临床中验证其有效性奠定了基础[13,16-18]。LigaSure 是一种最常用的处理血管束的双极电凝装置,它基于一种反馈机制来密封组织和确切止血,不会产生过多的热扩散,对周围组织的热损伤轻,因而是暂时性胃切割的良好选择。

首例无钉合减重代谢手术是 Himpens 博士报道的,手术中未使用闭合器对空腔脏器进行钉合。他报告一组共 10 例此类减重代谢手术[19],其中 2 例是 SG。随后,巴西的 Ramos 博士报道了 30 例 Roux-en-Y 胃旁路术的结果,手术中使用 LigaSure 装置替代机械缝合,并通过手工缝合来加强切割线[20]。平均手术时间是 150min,围手术期的并发症发生率并没有增高。

最近,Rezvani 等[23]报道了 1 例机器人辅助下无钉合 SG。患者有内植入金属部件过敏史,术中断胃工具是超声刀。

Catanzano 等[24]报道了一种类似的使用超声装置横断胃的无钉合 SG,也展示了良好的效果。

无钉合技术的潜在优势有:

(1)与使用闭合器相关的并发症更少,比如闭合线出血、闭合器击发失败、漏的形成。

(2)可用于对植入性金属部件有过敏而不能使用闭合器的患者。

(3)显著降低手术费用,尤其在发展中国家,医疗保健支出的资金较少,进口耗材使用受限,费用成为重要的限制因素。

减重手术费用相关问题的凸显是无钉合减重代谢手术技术出现的动因,Tretbar 在 1976 年就提出了胃折叠术,Talebpour 在 2007 年提出了腹腔镜胃折叠术[25,26]。值得注意的是,尽管最初对胃折叠术充满希望,但已发表的绝大多数结果不如人意。因为与 SG 对比,胃折叠术不仅并发症发生率高,且减重效果欠佳[27-30]。

我们对无钉合 SG 的研究表明,该方法不会出现大的并发症,住院时间也较短(2.3 天,且短期减重效果也比较好[22]。与传统的使用闭合器的 SG 相比,手术时间延长(117 分钟 vs 82 分钟)[4,22]。出现这种差异主要是因为该手术的技术要求较高,术者不但要在减重手术方面有丰富的经验,而且要有精湛的腹腔镜技术。

在我们的大多数患者中,LigaSure 不能很好闭合胃窦部,可能是因为胃窦处胃壁较厚;然而,由于所有患者麻醉后都通过胃管进行胃腔减压,手术区域也不会因此而造成严重的污染。但值得注意的是,这种闭合失败会导致第一层缝合时更费力,从而增加了手术时间。

该手术中应注意的重要技术细节有:

(1)为了保证确切的缝合关闭效果,必须完全切除 His 角周围的脂肪组织。

(2)一旦胃导引管(42F)就位,胃壁必须要用旧的闭合器压榨,使组织贴合。这种方法有助于 LigaSure 闭合胃壁,且模拟了使用闭合器时的切割线。因此,通过这种方法切割的管状胃直径与传统 SG 基本相同,从而保证了该术式的限制性原理。

（3）手术标本必须用无菌袋取出,以免污染手术部位。因为残胃壁是用 LigaSure 闭合的,如果不使用标本袋会导致标本切割线的裂开。

必须关注的一些潜在缺点还有学习曲线、与缝合线失败相关的并发症（漏和瘘管）,以及热损伤的可能性。在学习曲线的开始阶段,建议外科医生选择不太复杂的患者,避免过度肥胖、严重脂肪肝、肝左叶肥大及修正手术者。

20.4　结论

当无腹腔镜闭合器可用或有使用禁忌时,使用 LigaSure+ 手工缝合加强是一种可行的腹腔镜袖状胃切除替代方案。在发展中国家此项技术有望能显著降低手术成本。

（孙喜太　褚薛慧　译）

参考文献

1. Sjostrom L, Narbro K, Sjostrom C. Effects of bariatric surgery on mortality in Swedish obese subjects. N Engl J Med. 2007;357:741–52.
2. Picot J, Jones J, Colquitt JL, Gospodarevskaya E, Loveman E, Baxter L. The clinical effectiveness and cost-effectiveness of bariatric (weight loss) surgery for obesity: a systematic review and economic evaluation. Health Technnol Assess. 2009;13:1–190.
3. Angrisani L, Santonicola A, Iovino P, Vitiello A, Higa K, Himpens J, et al. IFSO Worldwide survey 2016: primary, endoluminal, and revisional procedures. Obes Surg. 2018;28:3783–94.
4. Leyba JL, Aulestia SN, Llopis SN. Laparoscopic Roux-en-Y gastric bypass versus laparoscopic sleeve gastrectomy for the treatment of morbid obesity. A prospective study of 117 patients. Obes Surg. 2011;21:212–6.
5. Kehagias I, Karamanakos SN, Argentou M, Kalfarentzos F. Randomized clinical trial of laparoscopic Roux-en-Y gastric bypass versus laparoscopic sleeve gastrectomy for the management of patients with BMI<50 kg/m². Obes Surg. 2011;21:1650–6.
6. Leyba JL, Aulestia SN, Llopis SN. Laparoscopic Roux en Y gastric bypass versus laparoscopic sleeve gastrectomy for the treatment of morbid obesity. A prospective study with 5 years of follow-up. Obes Surg. 2014;24:2094–8.
7. Perrone F, Bianciardi E, Ippoliti S, Nardella J, Fabi F, Gentileschi P. Long-term effects of laparoscopic sleeve gastrectomy versus Roux-en-Y gastric bypass for the treatment of morbid obesity: a monocentric prospective study with minimum follow-up of 5 years. Updat Surg. 2017;69:101–7.
8. Lim DM, Tailer J, Bertucci W, Riffenburg RH, O'Leary J, Wisbach G. Comparison of laparoscopic sleeve gastrectomy to laparoscopic Roux-en-Y gastric bypass for morbid obesity in a military institution. Surg Obes Relat Dis. 2014;10:269–76.
9. Shoar S, Saber AA. Long-term and midterm outcomes of laparoscopic sleeve gastrectomy versus Roux-en –Y gastric bypass: a systematic review and meta-analysis of comparative studies. Surg Obes Relat Dis. 2017;13:170–80.
10. Salminen P, Helmiö M, Ovaska J, Juuti A, Leivonen M, Peromaa-Haavisto P, et al. Effect of laparoscopic sleeve gastrectomy vs laparoscopic Roux-en-Y gastric bypass on weight loss at 5 years among patients with morbid obesity: the SLEEVEPASS randomized clinical trial. JAMA. 2018;16:241–54.
11. Miquilarena R, Coronel P, Arocha R, Troconis E, Navas H. Cierre del muñón apendicular con LigaSure en conejos: un reporte preliminar. Rev Venez Cir. 2006;59:8–11.
12. Elemen L, Yazir Y, Tugay M, Akay A, Aydin S, Yanar K, et al. LigaSure compared with ligatures and endoclips in experimental appendectomy: how safe is it? Pediatr Surg Int.

2010;26:539–45.

13. Salameh JR, Scwartz JH, Hildebrandt DA. Can LigaSure seal and divide the small bowel? Am J Surg. 2006;191:791–3.

14. Aslan A, Karaveli C, Elpek O. Laparoscopic appendectomy without clip or ligature. An experimental study. Surg Endosc. 2008;22:2084–7.

15. Santini M, Fiorelli A, Messina G, Accardo M. The feasibility of LigaSure to create intestinal anastomosis: results of ex vivo study. Surg Innov. 2015;22:266–73.

16. Kenedy JS, Stranahan PL, Taylor KD, Chandler JG. High-burst-strength, feedback-controlled bipolar vessel sealing. Surg Endosc. 1998;12:876–8.

17. Sorgato N, Bernante P, Pelizzo MR. Application of the LigaSure tissue sealing system to intestinal resection. Experimental and clinical trial. Ann Ital Chir. 2008;79:383–8.

18. Holmer C, Winter H, Kröger M, Nagel A, Jeanicke A, Lauster R, et al. Bipolar radiofrequency-induced thermofusion of intestinal anastomoses-feasibility of a new anastomosis technique in porcine and rat colon. Langenbeck's Arch Surg. 2011;396:529–33.

19. Himpens J, Leman G, Sonneville T. Laparoscopic Roux-en-Y gastric bypass performed without staples. Surg Endosc. 2005;19:1003.

20. Ettinger JE, Ramos AC, Azaro E, Galvão-Neto MP, Nello CA, Galvão MS, et al. Staplerless laparoscopic gastric bypass: a new operation in bariatric surgery. Obes Surg. 2006;16:638–45.

21. Lopez J, Villalonga R, Targarona EM, Balague C, Enriquez L, Rivera R, et al. Can LigaSure™ be used to perform sleeve gastrectomy? – Tensile strength and histological changes. Minim Invasive Ther Allied Technol. 2014;23:144–51.

22. Leyba JL, Llopis SN, Aulestia SN, Ochoa R, Azuaje E. Staplerless laparoscopic sleeve gastrectomy. Preliminary report. Surg Obes Relat Dis. 2017;13:701–4.

23. Rezvani M, Sucandy I, Antanavicius G. Totally robotic staplerless vertical sleeve gastrectomy. Surg Obes Relat Dis. 2013;9:e79–81.

24. Catanzano M, Grundy L, Bekheit M. Staplerless laparoscopic sleeve gastrectomy: reasoning and technical insights. Obes Surg. 2018;28:854–61.

25. Tretbar LL, Taylor TL, Sifers EG. Weight reduction. Gastric plication for morbid obesity. J Kans Med Soc. 1976;77:488–90.

26. Talebpour M, Amoli BS. Laparoscopic total vertical plication in morbid obesity. J Laparoendosc Adv Surg Tech A. 2007;17:793–9.

27. Toprak ŞS, Gültekin Y, Okuş A. Comparison of laparoscopic sleeve gastrectomy and laparoscopic gastric plication: one year follow-up results. Ulus Cerrahi Derg. 2015;32:18–22.

28. Grubnik VV, Parfentyev RS, Medvedev OV, Kresyun MS. Randomized controlled comparative investigation of efficacy of laparoscopic plication of big gastric curvature and laparoscopic sleeve gastrectomy. Klin Khir. 2015;8:9–12.

29. Chouillard E, Schoucair N, Alsabah S, Alkandari B, Montana L, Dejonghe B, et al. Laparoscopic gastric plication (LGP) as an alternative to laparoscopic sleeve gastrectomy (LSG) in patients with morbid obesity: a preliminary, short-term, case-control study. Obes Surg. 2016;26:1167–72.

30. Albanese A, Prevedello L, Verdi D, Nitti D, Vettor R, Foletto M. Laparoscopic gastric plication: an emerging bariatric procedure with high surgical revision rate. Bariatr Surg Pract Patient Care. 2015;10:93–8.

第 21 章
机器人袖状胃切除术

Carlos Vaz, José Manuel FORT, and Ramon Vilallonga

21.1 介绍

随着肥胖在世界范围内的日益流行,减重手术也在不断地发展;事实证明,手术是治疗肥胖及其并发症最持久有效的方法。然而,由于腹腔镜器械的局限性和肥胖患者的特点(包括肝脏肿大和腹腔内脂肪含量大),对肥胖患者实施手术在技术上可能对外科医生的要求很高。正因为如此,多年来微创减重手术被用来取代传统手术,并具有微创手术众所周知的优点,如术后疼痛减轻、住院时间减少和患者发病率降低[1]。

袖状胃切除术(sleeve gastrectomy,SG)最初用于高危肥胖患者(体重指数大于 $60kg/m^2$)减重手术的第一阶段,但在随访中发现,这些患者体重显著减轻,并发症也得到了解决。直到 2008 年,SG 作为独立的减重手术方式,其适应证得以发布[1]。

SG 的历史始于 1990 年,Marceau 改良了胰胆转流术,施行了胃切除术,从而减少了回肠的胃酸刺激,降低了溃疡的发生率。SG 之所以流行,是因为它在技术上比胃旁路术或胆胰分流(biliopancreatic diversion,BPD)术更容易,尽管它的并发症发生率为 0.7%~4%[2]。

1998 年,比利时的 Guy Cadière 和 Jacques Himpens 博士进行了减肥领域的第一次机器人手术,以提高患者的疗效和机器人手术的发展[3]。

机器人 SG 被认为是一个很好的减重手术方式,当然也需经历一定学习曲线。

21.2 机器人 SG

21.2.1 气腹和套管放置(达芬奇 S,Si,Si HD)

气腹是通过在左侧季肋区插入气腹针建立。所有套管(trocar)均在直视下插入。在剑突下 12cm 处偏左 2cm 的腹壁表面,插入一个 12mm 口径的套管,作为观察孔可置入摄像镜头。观察孔套管是一个 150mm 长的特大套管(XCEL 套管,Ethicon Endo Surgery,辛辛那提,俄亥俄州,美国),允许与机械臂正确连接。在观察孔左、右侧 6cm 处分别插入一个 12mm 的套管,作为左、右工作孔。大多数情况下,可选择性地在左季肋区的侧面插入一个 11mm 套管,并允许台面助手参与协助。另一个 8mm 的达芬奇套管放置在右腋前线水平,用以牵拉肝脏。在剑突下区域可以用 Nathanson 牵开器进行肝脏牵拉,所有 8mm 达芬奇套管都可以通过进入前面已置的 12mm 套管内使用。双套管技术可以方便地交换达芬奇器械,也允许移除机械臂和套管,作为标准套管用于腔内吻合。这种由标准套管和达芬奇套管组成的特殊套管系统允许手术台外科医生使用腔内吻合器进行胃切除术(图 21-1 和图 21-2)。所有器械完全置入后,达芬奇摄像镜头机锁定在中线套管内。然后进行对接,包括在患者头部上方放置手推车(覆盖着特别设计的头部保护装置)。此时安装对接完成,可以开始手术操作(图 21-3)。

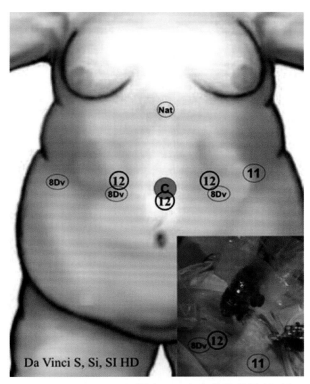

图 21-1　Da Vinci Si 机器人 SG 中套管的放置(包括双套管技术)

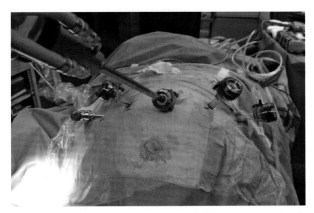

图 21-2　Da Vinci Si 机器人 SG 中套管的放置(包括双套管技术)

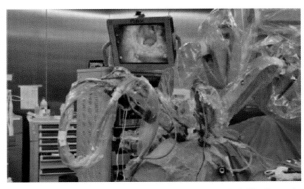

图 21-3　使用 Si-Da Vinci 的机器人 SG 的套管放置,包括双套管技术。对接已经完成

21.2.2　气腹和套管放置(达芬奇 Xi)

在新型的版本达芬奇 Xi 中,套管的尺寸为 8mm,摄像镜头可以在任何套管中引入。为避免使用双套管技术,手术过程中需使用机器人专用腔内直线吻合器。因此,还需要置入一个 12mm 套管,以协助和使用非机器人用腔内吻合器。可用的机器人专用腔内直线吻合器为 45mm 长度。气腹是通过在左季肋区处插入气腹针技术建立的,所有套管均在直视下插入。在剑突下 12cm 处偏左 2cm 的腹壁处,插入一个 8mm 的达芬奇套管,作为摄像观察孔。在其左侧约 6cm 处插入一个 12mm 的达芬奇工作套管,从这个套管可以置入机器人专用腔内吻合器或标准腔内吻合器,其角度对食管胃交界处的解剖操作是可以接受的。如果有困难,在手术过程中,可将左侧套管应用于吻合器,包括将 8mm 套管更换为 12mm 套管。大多数情况下,在左季肋区的侧面置入 8mm 达芬奇套管,通过该套管允许牵引胃向脾脏方向。另一个 8mm 的达芬奇套管放置在右腋窝线前方,以便牵引肝脏。最侧方的 8mm 机器人套管可以根据外科医生的喜好或患者的解剖需要单独使用。如有必要,在剑突下区域使用 Nathanson 牵开器牵引肝脏(图 21-4a)。所有仪器完全置入后,达芬奇摄像镜头锁定在正中线套管内。然后进行对接,包括将手推车放置在患者头部上方(覆盖着特别设计的头部保护装置)。当摄像镜头机进入腹部,就可以将食管胃交界处作为目标点来进行定位。在这一刻安装和对接完成,手术开始(图 21-4b)。

21.2.3　胃短血管离断:打开胃后间隙

主控台外科医生可以沿胃大弯水平打开小网膜囊(图 21-5)。左手臂持一把抓钳,右手臂装上了达芬奇改良的超声手术刀。第三只达芬奇手臂用另一把钳子将肝脏牵拉。所有的胃解剖都是由机器人完成(图 21-6a、b)。将胃结肠和胃脾韧带离断一直进行到胃食管交界处(GEJ)。机器人操作确保了精确性,尤其是在胃的上部,可以避免任何对脾脏的伤害,正确地显示胃短血管和 GEJ。解剖起始点为距幽门 5cm 处的胃窦部。

21.2.4　袖状校准、切割和提取

SG 的一个重要操作就是胃的切割。麻醉师

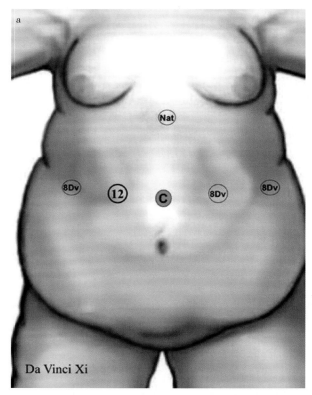

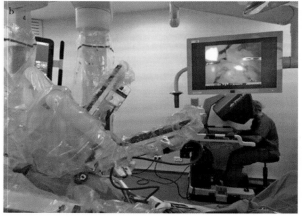

图 21-4　（a）达芬奇 XI 机器人 SG 的套管放置。(b) 达芬奇 XI 对接安装完成示意图（患者的右侧观）

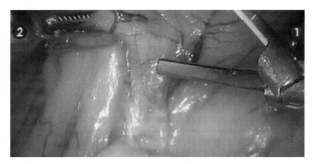

图 21-5　沿胃大弯打开小网膜囊

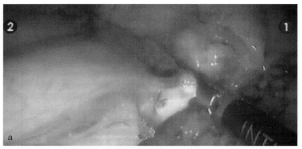

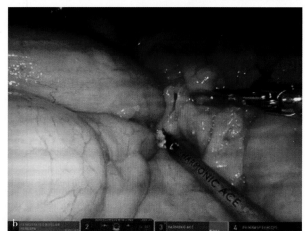

图 21-6　（a）胃的切割完全由机器人操作。(b) 胃结肠和胃脾韧带的分离，直到胃食管交界处（GEJ）

插入 32F 胃导引管。机器人床边推车不会给麻醉师放置胃管带来任何困难。胃管置入后，可以使用腹腔镜用吻合器或机器人专用吻合器。使用专门为此设计的吻合器（Echelon 60，Endopath 吻合器，腔内直线切割，Ethicon endosurgery，辛辛那提，俄亥俄州，美国）。胃的完全离断是用不同的钉仓完成的。首先，用一个绿色的钉仓在离幽门 5cm 处的胃窦水平处进行切割（图 21-7a、b）。胃导引管留置在小弯侧，以便吻合器沿着其边缘向上切割。手术台的外科医生需要操作切割吻合两次。在两次吻合后，如果旧的机器人系统需要的话，右

臂再次对接，左臂切换到左侧 11mm 套管。在不移动机器人的情况下，将右臂从 12mm 套管中拔出。整个动作可在几秒钟内完成。继续胃袖状切除，手术台的外科医生可装入有蓝色钉仓的吻合器。在达芬奇 Xi 这一代机型，没有必要进行任何拔管，所有的切割吻合都可通过 12mm 套管内完成（图 21-8）。一旦胃大弯侧完全离断，残胃从腹腔内取出。一般倾向通过左侧 12mm 工作套管取出标本（图 21-9a、b），也可以在手术结束时提取标本。然后，手术台外科医生在左侧套管置入了机器人专用持针器，并对残留胃的钉合关闭切缘进行完整的机器人连续内翻可吸收线缝合［Monocryl（3-0）；Ethicon 腔镜手术专用］（图 21-10a、b）。在一

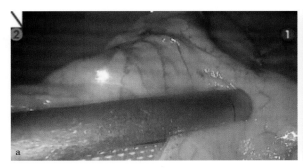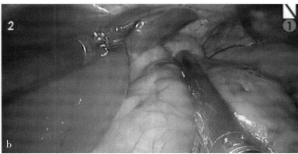

图 21-7　（a）用不同尺寸的钉仓完成胃的完全离切。在胃窦处切割使用绿色钉仓。（b）用蓝色钉仓进行胃底部切割离断切（Ethicon 腔镜手术专用，辛辛那提，OH，美国）

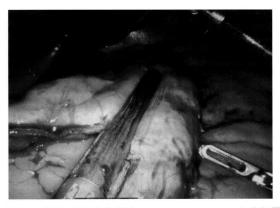

图 21-8　使用达芬奇 Xi 专用腔镜吻合器（Endosurface，Da Vinci）进行胃的完全切割离断

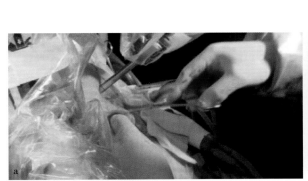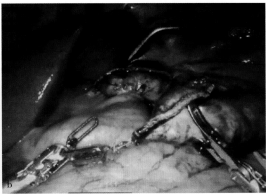

图 21-9　（a）完整的标本取出。（b）在外科医生辅助下进行

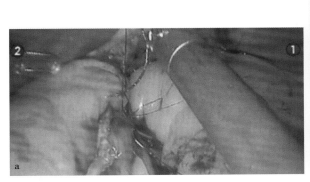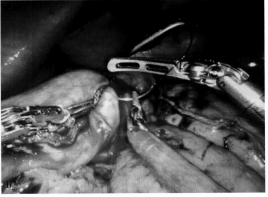

图 21-10　（a、b）完成机器人操作的可吸收线连续内翻缝合切割闭合残端［monocryl（3/0），Ethicon-Endosurgery］

些患者中,出于安全考虑,还可使用 Seamguard® 支撑材料加固残端。麻醉师同时用稀释的亚甲基蓝注入胃导引管,并进行空气测试,以检测胃缝合端是否泄漏。在这个操作中,外科医生在靠近胃窦的位置堵住排出口以观察幽门的形状、外观容积和有无任何胃漏。

目前较少有文献描述机器人技术在 SG 中的应用,但所有文献都描述了该手术的安全性,并且在体重减轻方面与腹腔镜手术具有相同的结果;同时还指出机器人手术时间和手术成本的增加[4-7]。以全机器人或人工辅助的方式进行机器人 SG 已被证明是一种有效的方法,当然它也需要一定的学习曲线[8]。

Romero R 等[4]比较了 134 例机器人 SG 的病例与 3 148 例腹腔镜袖状胃切除术(laparoscopic sleeve gastrectomy,LSG)的病例中最严重的三种并发症,即出血、狭窄和渗漏,发现机器人组的并发症相对减少,其中渗漏率为 0(腹腔镜组为 1.97%),狭窄率为 0(腹腔镜组为 0.43%),出血率 0~70%(腹腔镜组为 1.21%)。

Elli 等[6]304 例腹腔镜手术与 105 例机器人手术进行了比较,机器人组的平均手术时间为 110.67min,而腹腔镜组的平均手术时间为 84.18min。

该手术的安全性使得机器人技术可以逐渐推荐给临床外科医师,也可以作为更复杂的机器人辅助手术的初级步骤,如胃旁路手术或修正手术[7,8]。其学习曲线也已经在 20 多个研究报告中得到了评估[8]。在减重领域,得益于在控制台下可进行的反复训练,机器人的 SG 中加入人工缝合加固将会变得更有实际意义。

（刘伟杰　张　频　译）

参考文献

1. Nguyen N, Blackstone R, Ponce J, Rosenthal R. The ASMBS textbook of bariatric surgery. New York: Springer; 2015.
2. Frezza EE, Reddy S, Gee LL, Wachtel MS. Complications after sleeve gastrectomy for morbid obesity. Obes Surg. 2009;19:684–7.
3. Cadiere GB, Himpens J, Vertruyen M, Favretti F. The world's first obesity surgery performed by a surgeon at a distance. Obes Surg. 1999;9:206–9. PubMed PMID: 10340781
4. Romero R, Kosanovic R, Rabaza J, Seetharmaiah R. Robotic sleeve gastrectomy: experience of 134 cases and comparison with systematic review of the laparoscopic approach. Obes Surg. 2013;23:1743–52.
5. Schraibman V, Macedo A, Epstein M, Soares M, Maccapani G, Matos D. Comparison of the morbidity, weight loss, and relative costs between robotic and laparoscopic sleeve gastrectomy for the treatment of obesity in Brazil. Obes Surg. 2014;24:1420–4.
6. Elli E, Gonzalez-Heredia R, Sarvepalli S, Masrur M. Laparoscopic and robotic sleeve gastrectomy: short and long term results. Obes Surg. 2015;25:967–74.
7. Kannan U, Ecker BL, Choudhury R, Dempsey DT, Williams NN, Dumon KR. Laparoscopic hand-assisted versus robotic-assisted laparoscopic sleeve gastrectomy: experience of 103 consecutive cases. Surg Obes Relat Dis. 2016;12:94–9.
8. Vilallonga R, Fort JM, Caubet E, Gonzalez O, Armengol M. Robotic sleeve gastrectomy versus laparoscopic sleeve gastrectomy: a comparative study with 200 patients. Obes Surg. 2013;23:1501–7.

第 22 章
垂直胃夹闭成形术

Natan Zundel, Gustavo Plasencia, and Moises Jacobs

22.1 介绍

在过去的 20 年里,病态肥胖症已经成为全球流行性疾病,超过二分之一的成年人和六分之一的儿童达到超重或肥胖。据估计,全球有 6.71 亿人达到肥胖(BMI>30kg/m²)。到目前为止,许多研究表明,针对这种情况及其并发症唯一持久有效的治疗方式就是减重手术,因此,在过去的 15 年里,减重手术已经越来越受欢迎,这也主要得益于袖状胃切除术(sleeve gastrectomy,SG)的广泛开展,该手术已经成为当今世界上最流行的术式。当然,也包括可调节胃束带(adjustable gastric band,AGB)的开展,但是在过去的几年中,由于其较差的减重效果和患者经历的副作用(如反流、呕吐等),他们的流行程度和数量都有所下降。

SG 包括以垂直方式将胃大部分切除并缝合,人工形成一个与正常解剖结构连续的限制性胃囊,而可调节胃束带(AGB)不需要进行缝合或组织切除,并且可以逆转,它构成环绕胃底的一个半水平阻隔带,造成胃腔部分限制,同时需要不断调整束带的松紧度并维持才能有更好效果。

BariClip(BC)是一个结合了 SG 和 AGB 两者优点的可拆卸的医疗装置,它垂直地平行于胃小弯(表 22-1),将胃分隔成一个食物可受限通过的内侧部分和被隔绝开的较大的外侧部分。

然而,与 AGB 原理不同的是,BC 是通过限制而不是阻碍来减少口服摄入量,BC 不需要维护或调整。此外,也不像 SG,BC 是可逆的,放置时也不需要使用吻合钉,没有任何组织的切除。另外,与 SG 和 AGB 不同的是,BariClip 仅仅引起轻微的反流。

表 22-1　三种术式比较

项目	AGB	SG	BariClip
限制性		X	X
垂直性		X	X
维护	X		
吻合器使用		X	
无组织切除	X		X
代谢情况		X	?
无反流			X
移位	X		X

BC(图 22-1a-c)是由硅树脂覆盖的钛骨架构成,长度为 14.5cm,在展平时可通过一个 12cm 长的套管,其作用是将胃的内侧腔与外侧腔分开,在其下方有一个柔性铰链开口,宽度为 2.5cm,可使胃液从胃底和胃体排空进入远端胃窦。

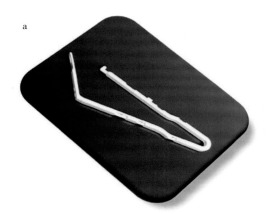

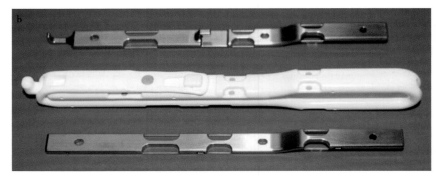

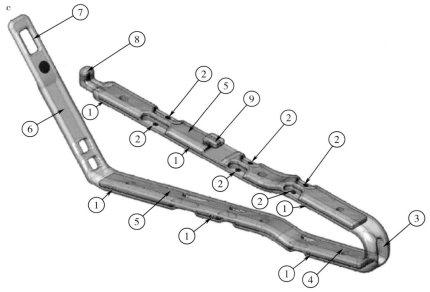

（编号）	（描述）
1	硅胶基板对准针孔
2	缝合固定在胃上的压痕区域
3	腹腔镜放置装置手柄槽
4	液体通过的通道（下端的孔隙）
5	前后夹片
6	可调节压紧片位
7	夹紧关闭辅助槽
8	固定安全锁位
9	锁扣开关

图 22-1 （a）The BariClip。（b）硅胶外壳,钛合金内面。（c）BariClip 装置组件

22.2　手术操作

剑突下置入套管及器械用于牵引肝脏,助手用左腋前线位置作为操作孔放置辅助抓钳辅助操作,腹腔镜放置在左锁骨中线位置,脐孔位置和右锁骨中线位置作为主刀医师的操作孔。术中如果发现食管裂孔疝,应在食管后方解剖和修补。

放置 BC 过程中的第一步(图 22-2a)是解剖 His 角,在腹段食管左侧和脾脏之间创造一个空间,将邻近食管的上端粘连与横膈膜分开(图 22-2b)。

然后在胃大弯侧网膜开窗,从近端胃窦延伸到胃体的下 1/3 部分,通过分离胃后壁粘连来扩展这一区域的空间直达胃底 His 角处,打开一个足够宽的窗口,以便将 BC 后部缝合到胃的上部,同时可以观察到胃系膜的最底部,并暴露胃底后面和第一支胃短动脉。通过脐孔处套管位置,将一个关节分离器送入胃网膜囊内,在胃左血管和第一胃短动脉之间胰腺上方形成一个间隙,这是一个无血管平面。将关节分离器穿过这个无血管间隙(Noel Space)(图 22-2c),并弯曲到 90°,从之前解剖分离的角度穿出来(图 22-2d)。

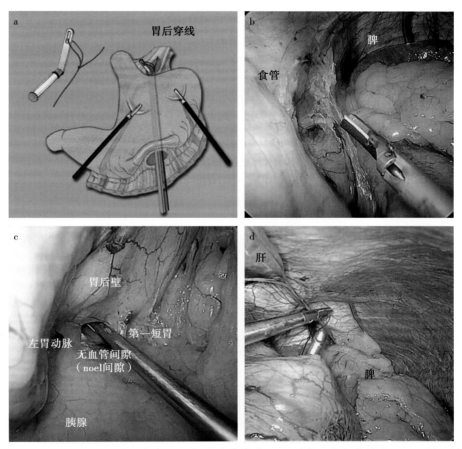

图 22-2　(a)在胃大弯靠近胃窦侧通过一个窗口形成胃后隧道,与 His 形成一定角度的小开口。用于放置铰接式(金手指型)解剖器。(b)解剖 His 角。(c)创建胃后间隙窗口。(d)从 His 角通过装置并固定缝合

连接在这个解剖器顶端的是一条长线(约 110cm),从解剖器中分离后拔除右锁骨中线位置的套管,线的另一端通过脐孔套管处露在体外,连接到 BC 柔韧的闭合带上,然后将未折叠的 BC 后肢通过脐孔套管处置入,从胃大弯开窗处进入胃后壁的胃小网膜囊,同时将右锁骨中线的套管孔位置的线拉出。这些联合操作使后肢进入胃小网膜囊(图 22-3)。BC 的前肢也通过腹腔,一旦它离

开脐孔位置的套管,就翻转到胃的前表面,在这个阶段,BC 的软皮带被拉进到 His 角,然后从胃小囊中拉出(图 22-4),然后钩在前肢的固定安全锁位上。将一个 32~36F 的胃导引管通过口腔送入胃内并固定好,确保保留腔内的大小。固定该装置是通过缝合在 BC 硅胶上的钛镶边凹痕来实现的。后方的缝合是手术中最具技术挑战性的部分(图 22-5)。该装置被设计成允许通过装置的下端

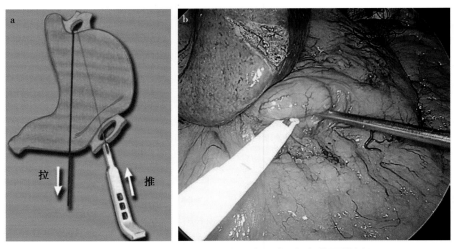

图 22-3   (a) 通过胃后壁的装置的后肢。(b) 装置的插入

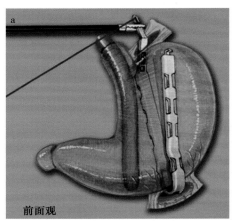

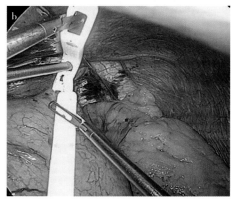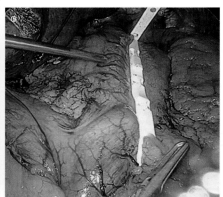

图 22-4   (a) 胃夹的前肢位于胃的前表面。(b) 通过将锁定销推入下开口锁扣来关闭锁扣。(c) 在胃腔内胃导引管支撑下关闭装置并锁定

的孔隙对隔开的胃囊进行胃镜检查 (图 22-6)。

22.2.1   诊断性研究

一旦放置成功,胃腔形态就像袖状胃一样,就像这个上消化道造影所示 (图 22-7)。

由于 BC 的下端这个孔隙处没有钛合金的结构,且足够宽,方便胃镜检查被隔开的胃腔。胃镜

可以穿过这个装置的下方孔径,向被隔开的胃底回看 (图 22-8)。下孔的直径和扩张的灵活性足以使胃底和胃体之间可以进行广泛的引流。

22.2.2   并发症

为了最大限度地减少装置对胃壁组织的侵蚀,被设计成具有较低的闭合压力 (表 22-2)。关

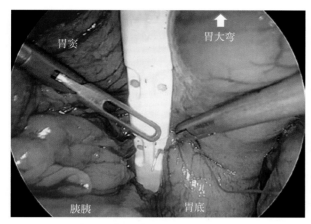

图 22-5　通过胃大弯后壁头侧可以观察到被抬高的缝合的位置

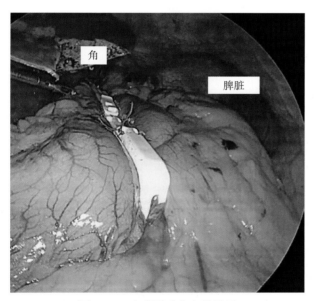

图 22-6　完成胃垂直夹的放置

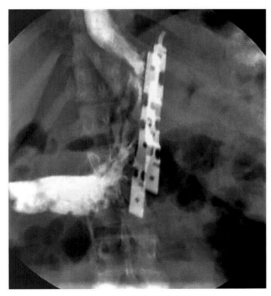

图 22-7　类似袖状胃的影像

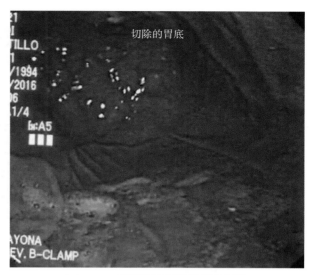

图 22-8　被隔开的胃腔的胃镜图像

闭的压力低于注气带。即便如此,自从 2012 年 11 月开始 BC 植入人体以来,已经有两例侵蚀的报道。

这两例侵蚀都是由于慢性的胃腔内的胃液排出减少,导致腔内压力增加的情况下发生的:1 例患者有慢性滑移,另 1 例患者使用 13cm 的夹子(已不再使用),下孔较小,较窄。两例患者都出现了夹子部分被侵蚀到腔内,但没有出现任何腹腔弥漫的污染。患者没有感染的迹象,也没有剧烈的疼痛,只有轻微的不适。两者都是择期胃镜下诊断的,都是进行腹腔镜下处理,术后没有任何并发症,术中只需要缝合缺损(图 22-9)。

BC 的另一个重要并发症是滑移。这种情况在早期版本的夹子中发生得更频繁,但是由于现在夹子的缝合缺口处加了钛镶边(图 22-10),可以通过这个位置缝合固定,滑移的发生率已经显著降低。此外,技术上的改变,包括切断胃后壁粘连和附着,以及夹子通过胃后壁无血管间隙(Noel 间隙)到第一支胃短动脉的内侧,也有助于减少滑移。

后滑移(图 22-11):包括夹子的下半部被推向小弯侧,阻塞主腔。然而,由于夹的闭合压力较低,营养物质可通过夹的柔韧的部分进入被隔开的胃体和胃窦。

向前滑移(图 22-12a):夹子的上半部分没有移到食管旁,而是更靠近脾脏,导致胃底部分未被隔开时,就是发生了前滑移,这是放置不当造成的技术问题。

表 22-2　胃束带与胃夹压力分析

装置	压力 /psi	压力 / (g/mm²)
胃束带（5ml 容积）	6.341	4.458
胃束带（10ml 容积）	9.059	6.369
胃夹	5.81	4.15

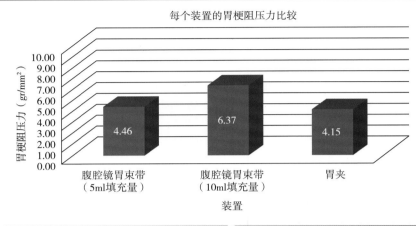

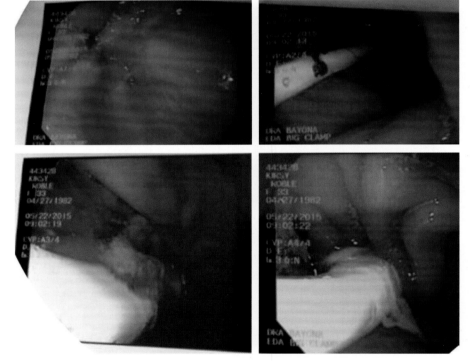

图 22-9　胃夹侵蚀的内镜观的胃镜图像

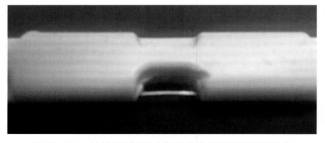

图 22-10　钛缘压痕通过夹固定在胃壁的胃镜图像

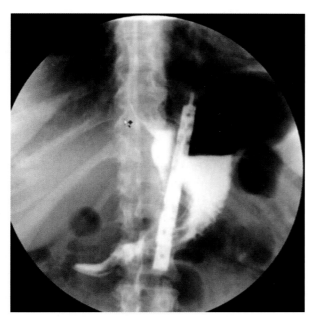

图 22-11　慢性滑移。由于低闭合压力(低侵蚀),造影剂通过夹的柔韧性肢体进入被隔开的胃并进入胃窦。对比看这是遵循最小阻力的路径

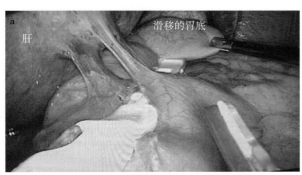

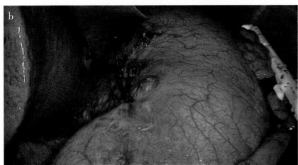

图 22-12　(a)前滑移:下半部向内侧滑动未能隔开胃底,上夹向外侧推。(b)滑移后的胃:除了原缝合部位有炎症,胃的外观基本正常

如果患者出现持续的腹部不适,伴有或不伴有腹胀、恶心和 / 或呕吐,应考虑滑移。一个上消化道造影就可以很容易地确诊。如果有胃出口梗阻,患者会出现疼痛、恶心和呕吐。应立即移除或重新调整位置。如果有滑移但没有胃出口阻

塞,且临床上患者情况稳定,应该选择移除或复位(图 22-12b)。所有的慢性滑移都应该得到修复。胃的解剖和功能在移除夹子后可以恢复到正常状态。

22.3　结果

随着这一技术相关经验的增多,结果也将持续改善。最初的前期研究包含了技术不断改进的结果。随着经验的积累、装置的改进和技术的提高,体重减轻得到改善,同时也减少了并发症发生。下面的报告来自最初的试点研究,包括较好的新结果和早期较差的结果。从这份研究来看,Magenstrasse 和 Mill 技术在作用上与 BC 相似,可以在 5 年内稳定地减少 60% 的多余体重,当然,这需要进一步的研究来证实这一点。

在 2012 年 11 月至 2018 年 7 月,总计有 162 例患者接受了 BC 放置术。经与欧盟管理机构沟通,根据协议,15 个夹子在不同植入时间后被移除,以证明其可逆转性。其他患者因为不同的手术并发症移除了他们的夹子,总结见表 22-3。包括了 132 例患者的体重减轻分析(图 22-13),而那些被移除夹子的患者没有被包括在后续的统计中。在 3、6、12、18、24、30 个月时,平均多余体重减除率分别为 30.7%、42.4%、49.1%、54.3%、55.9% 和 62.2%。 而 在 3、6、12、18、24 和 30 个 月 时,平均减去重量和体重指数下降分别为 13.9kg 和 5.4kg/m², 19.5kg 和 7.5kg/m²、22.8kg 和 8.8kg/m²、26.4kg 和 10.2kg/m²、27.4kg 和 10.7kg/m²、30.9kg 和 11.9kg/m²。

表 22-3　胃夹术后的并发症

并发症	发生率	治疗方案
滑移	5.5%($n=9$)	2 例移除
		2 例修正
		5 例保守治疗
腐蚀	1.2%($n=2$)	移除
胃食管反流	4.3%($n=7$)第一个月	PPI
	0.6%($n=1$)1 个月后	

生活质量(QoL)以前被报道[1]并评估为 85。本研究采用 Moorehead-Ardelt 生活质量问卷进行分析,结果显示,六个维度的得分均有显著提高。生活质量得分差异显著($P<0.001$)。第 1 项("我

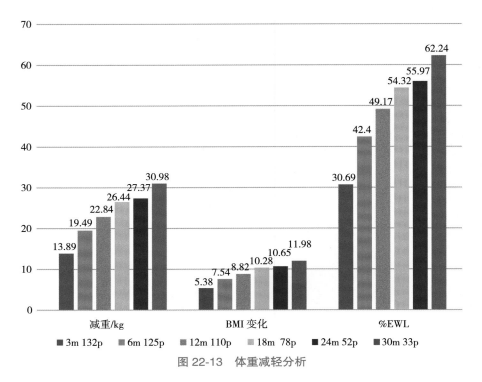

图 22-13   体重减轻分析

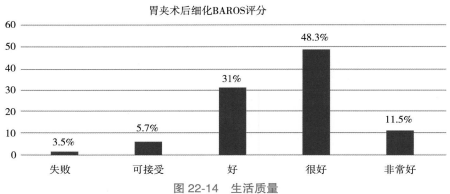

图 22-14   生活质量

通常感觉……")的生活质量提高了 181%,第 2
项("我喜欢体育活动")提高了 262%,第 3 项("我
有令人满意的社交关系")提高了 69%,第 4 项
("我能够工作")提高了 19%,第 5 项("我从性中
获得的快乐")提高了 41%,第 6 项("我接触食物
的方式……")提高了 418%。

还分析了 BAROS 评分中关于不同医疗条件
下的并发症和解决方法的生活质量(图 22-14)。
结果显示 1.2% 患者认为手术是失败的,6.1% 认
为无变化。生活质量评定良好者 26 例(31.8%),
非常好者 39 例(47.5%),优者 11 例(13.4%)。到
目前为止,没有感染,没有中转,没有输血,也没有
死亡发生。

22.4   讨论

由于当前所有的手术方法都有一定的局限
性和并发症发生,因此我们需要不断寻找新的减
重手术方式。腹腔镜袖状胃切除术(laparoscopic
sleeve gastrectomy,LSG)之所以能成为目前最常
用的减重手术,是因为在并发症发生率和减肥效
果之间目前来看算是一个性价比较高的术式。但
尽管如此,许多患者和外科医生仍然认为 LSG 有
两个主要缺点:术后胃食管反流和手术的不可逆
性。BC 具有与 LSG 相同的限制原理,有效胃的
容积与 LSG 相似。与 LAGB 相比,BC 具有同样
的可逆性优势,但生活质量有所提高。LSG 需要
胃的切割和缝合,同时有 1%~3%[2,3] 的胃漏发生

率,这可能是一个灾难性的并发症。LSG 术后也报告有明显的食管反流发生率(10%~20%)[4],这可能会对生活质量产生不利影响,如长期需要药物治疗,或转换成反流发生率更低的胃旁路手术。与其他减重手术相比,胃夹的主要优势在于对患者的安全性。

在临床前期研究期间,特别注意这种装置的闭合压力,BC 的设计目的是最大限度地减少闭合力,使装置简单地对抗胃的前后壁,以尽量减少侵蚀和缺血的可能性。两种不同胃束带技术(pars flaccida and perigastric)的经验提供给我们一个关于胃束带移位的教训。Himpens 等[5]已经报告了胃周高达 28% 的束带侵蚀。进一步的回顾研究表明,改良的 pars flaccida 胃束带技术,将束带侵蚀的发生率降低到 1%~2%[6]。而随访 6 年的 BC,只有 2 例(1.2%)出现糜烂。

BC 是一种新的设备,类似于 SG 和 Magenstrasse 和 Mill(M & M)技术,用于创建一个管状胃[7,8],从而产生类似的 2 年的早期结果(图 22-13)。值得注意的是,在长达 5 年的随访中,M & M 技术达到了 60% 的稳定的减肥效果。M&M 技术和 BC 的不同之处在于 BC 的可逆性和不存在胃漏的可能性,这是 M&M 手术的主要不足。

减重手术的食管反流是一个主要的问题,特别是对于 SG 而言。到目前为止,转换胃旁路手术是 SG 术后发生的重度胃食管反流的最常见的手术治疗选择。按照作者的理论,因为 BC 的胃腔内压力低,反流的可能性很小,因为管状胃腔的腔内高压都应该通过胃夹的空隙传导到被隔开的胃腔。

Bobowicz 等[9]使用 BAROS 评估 84 例 SG 术后 5 年的结果。30% 的患者取得了总体非常好的结果,而 13% 的受访者认为没有效果。BC 有类似甚至更好的结果:60% 的患者评估 BC 后的生活质量为非常好或极好。

22.5　结论

BariClip 代表了一种新的减重手术,它模仿了 LSG 的原理,但是具有完全可逆的机制,并且明显降低了反流率。手术包括一个不可调节的夹子,平行于胃小弯垂直置入,这样做的好处是不需要任何缝合、切除、解剖学改变或需要维护,同时又是一个可逆的过程。经过 6 年以上的临床应用,并发症发生率似乎可以接受,并且具有良好的减肥效果,高达 92.7% 的患者生活质量改善。进一步的经验和研究将确定是否有一部分患者可能比其他患者受益更多,例如,体重指数较低的患者、老年人、儿童或青少年等。

（赵象文　梁銮盛　译）

参考文献

1. Noel P, Nedelcu AM, Eddbali I, Zundel N. Laparoscopic vertical clip gastroplasty – quality of life. Surg Obes Relat Dis. 2018;14(10):1587–93.
2. Aurora AR, Khaitan L, Saber A. Meta-analysis of leak after laparoscopic sleeve gastrectomy for morbid obesity. SAGES. 2011.
3. Aurora AR, et al. Sleeve gastrectomy and the risk of leak: a systemic analysis of 4,888 patients. Surg Endosc. 2012;26(6):1509–15.
4. Rosenthal RJ. International sleeve gastrectomy expert panel consensus statement: best practice guidelines based on experience of >12,000 cases. Surg Obes Relat Dis. 2012;8:8–19.
5. Himpens J, Cadière GB, Bazi M, Vouche M, Cadière B, Dapri G. Long-term outcomes of laparoscopic adjustable gastric banding. Arch Surg. 2011;146(7):802–7.
6. Singhal R, Bryant C, Kitchen M, Khan KS, Deeks J, Guo B, Super P. Band slippage and erosion after laparoscopic gastric banding: a meta-analysis. Surg Endosc. 2010;24(12):2980–6.
7. Johnston D, Dachtler J, Sue-Ling HM, King RF, Martin IG. The Magenstrasse and Mill operation for morbid obesity. Obes Surg. 2003;13(1):10–6.
8. De Roover A, Kohnen L, Deflines J, Lembo B, Goessens V, Paquot N, Lauwick S, Kaba A, Joris J, Meurisse M. Laparoscopic Magenstrasse and Mill gastroplasty. First results of a pro-

spective study. Obes Surg. 2015;25:234–41.
9. Bobowicz M, Lehmann A, Orłowski M, et al. Preliminary outcomes 1 year after laparoscopic sleeve gastrectomy based on Bariatric Analysis and Reporting Outcome System (BAROS). Obes Surg. 2011;21(12):1843–8.

第五篇

并发症治疗

第 23 章
袖状胃切除术出血的防治

Jaideepraj Rao and Wah Yang

23.1 简介

腹腔镜袖状胃切除术（laparoscopic sleeve gastrectomy，LSG）最初是作为胆胰分流（biliopancreatic diversion，BPD）术或 Roux-en-Y 胃旁路术前的第一阶段手术，现在已被确定为治疗病态肥胖的一期手术。LSG 的常见并发症包括出血、切缘漏、脓肿、狭窄、营养缺乏和胃食管反流[1]。

LSG 术后出血的发生率为 1%~6%[2,3]。出血可能是腔内或腔外出血，也可能是术中或术后出血。手术中出血可能导致手术时间延长或需从腹腔镜转为开放手术。术后出血可能导致需要再次手术，使住院时间延长，如果不引流可能发展成脓肿。血肿的形成与渗漏风险的增加有关[4]，这是袖状胃切除术（sleeve gastrectomy，SG）后最可怕的并发症之一。

23.2 术中出血

23.2.1 患者因素

23.2.1.1 凝血障碍

手术医生应与麻醉科医生一起对患者进行术前评估。评估包括全面记录患者目前服用的药物，并进行常规血液检查，如血小板计数和凝血酶原时间（PT）/ 部分凝血活酶时间（PTT），以评估高凝状态。抗血小板和抗凝剂需要在手术前停用一段时间。服用华法林的患者可能需要皮下注射"克赛"或静脉注射肝素，这取决于患者的风险状况。

我们不鼓励患者在手术前至少一周内服用传统药物或草药补充剂。诱导后服用 1g 氨甲环酸可减少切缘出血，减少术中失血，缩短手术时间[5]。

23.2.1.2 脂肪肝

脂肪肝大会增加减重手术患者的手术复杂性和难度[6]。从腹腔镜手术转为开放胃旁路术（RYGB）最常见原因大多认为源于肝大[7]，一项为期 12 周的低热量饮食（VLCD）计划显示，肝脏体积减小 19.2%~28.7%，其中 80% 的肝减小发生在最初的两周内[8]。术前 VLCD 经过 2 周的适度术前体重减轻可降低手术的操作难度和术后并发症（尤其是感染）的发生率[6]。脂肪肝在操作或收缩过程中更容易破裂和出血[9]。

尽管这种出血很少威胁生命，但仍会干扰手术的进行。可以通过应用单极透热疗法或通过在患处施加压力或使用止血剂来止血。

我们提倡对所有接受减重手术的患者进行为期两周的术前 VLCD 计划。

23.2.2 技术因素

23.2.2.1 胃血管出血

如果没有解剖组织和止血的能量设备的进步，不可能有腹腔镜手术的显著发展。能量的两种主要类型是双极性或超声能量。尽管大多数设备使用任一能源，但有些设备同时具有双极和超声波能量。

在 SG 中，使用能量设备将较大的网膜和较短的胃血管从较大的弯曲处切开。在血管直径最小的情况下，将能量设备尽可能靠近胃大弯使用，可以最大限度地减少血管损伤。

必须了解所使用的设备。某些设备可闭合最大 7mm 的血管，而其他设备只能闭合最大 5mm 的血管。能量设备倾向于产生热量，尤其是超声设备。在使用过程中，超声设备的温度会升高到

>100℃ [10]，并且在解剖过程中应始终可视化活动刀片，以免对组织和血管造成意外伤害。

无论使用哪种能量设备，都应遵循一些基本原则。启动设备之前，应完全跨过血管且需要耐心；在血管完全闭合之前放开能量装置会无意中导致血管不完全闭合而缩回，导致灾难性的后果。牵引对于使组织可视化很重要，但在使用能量设备时，过大的牵引力可能会导致血管在完全闭合之前被剪断。

大网膜血管的出血很容易控制，但胃短血管出血则令人担忧。如果遇到胃短血管出血，请先用纱布压住出血部位。充分的暴露和可视化区域对止血至关重要。为了充分暴露，可能需要增加操作孔的数量。可以使用夹子、能量装置来缝合出血血管或止血剂来止血。如果出血是由于靠近脾脏的血管引起的，建议加压或使用止血剂，而不

是使用能量装置。如有必要可中转为开腹手术。

23.2.2.2　切缘出血

胃各个部位厚度不同，胃窦部最厚而胃底部最薄[11]，如表 23-1 所示。吻合钉高度和组织厚度之间的不匹配可能导致吻合钉不完全吻合成形，切缘出血或渗漏。某些新一代吻合器的技术可以在可变的组织厚度中自动调整吻合器的吻合速度，以优化吻合钉的形成。如图 23-1 [12]所示，不同的钉仓适用于不同的组织厚度。根据较厚的组织，我们会使用较厚的吻合钉。对有胃束带手术史的患者进行 SG 时，最好使用黑色钉仓，由于纤维化和发炎，组织可能变厚。

切缘加固减少出血的发生。Shikora 等[13]进行荟萃分析，比较三种切缘加固方法和不缝合加固，发现 bovine pericardial strips（一种加固膜）出血

表 23-1　胃各个部位组织厚度与位置的关系图

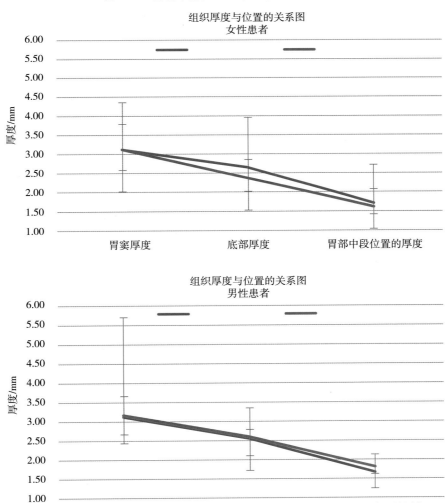

摘自 Huang and Gagner[11]。

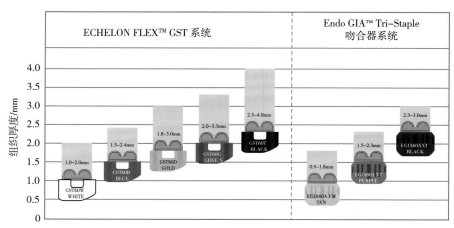

图 23-1　Ethicon Echelon™ 的组织厚度调节和 Endo GIA™ Tri-Staple 吻合器系统（改编自 Thompson 等人[12]）

率为 1.16%，可吸收性聚合物膜渗漏率为 2.09%，平式缝接吻合线时渗漏率为 2.41%，无加固吻合时的渗漏率为 4.94%。

使用加固吻合器的其中一个缺点是成本增加。也不建议再在上面缝合。如果使用加固材料，在选择钉仓时必须考虑其腔壁厚度[11]。其他加固方法包括应用纤维蛋白胶或进行 Lembert 吻合以翻转吻合线，这两种方法都被证明可以将切缘出血发生率降低到 0.1%~0.3%[14,15]。

De Angelis 等[16]提出了一个方案，将收缩压调整到 140mmHg，同时降低气腹至 10mmHg，以寻找潜在的出血点。腔内出血并不常见，虽然没有广泛实施，但一些外科医生常规进行术中胃镜检查以评估是否有任何腔内出血。

在吻合之前，避免将吻合器靠近胃导引管太紧；在闭合吻合器后，稍微退回胃导引管，以确保其紧贴但不能太紧，避免切缘起角。当发现切缘出血时，可使用金属夹、单极电凝、止血剂或将平式缝合出血点以止血。

23.3　术后出血

我们推荐的术后出血处理流程如图 23-2 所示。

术后腔内出血的患者可能出现呕血、咖啡渣呕吐物或黑便。应安排早期胃镜检查，并且可以通过注射肾上腺素、夹子或加热器 / 双极探头止血。

腔外出血可表现为心动过速、低血压、腹痛、发热或血红蛋白水平下降。术后出现脸色苍白和

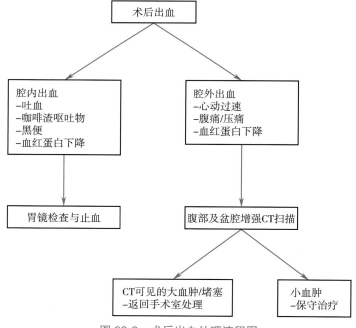

图 23-2　术后出血处理流程图

心动过速的患者需要高度怀疑腔外出血,应尽早安排 CT 扫描来评估腔内出血。小血肿患者可以采取保守治疗;但是对于大血肿患者,谨慎的解决方法是重新进手术室行手术引流血肿,并检查切缘是否有活动性出血。如果不处理大血肿的话,将存在感染的风险,并可能发展成脓肿及败血症的风险。大血肿也会增加切缘渗漏或瘘管形成的风险[4,9]。如果 CT 检查结果较差可以考虑行血管栓塞术;但是出血通常来自没有供血血管的切缘,因此不适合进行血管栓塞术,除非出血源于胃短血管分支。

（杨　华　申晓军　译）

参考文献

1. Sarkhosh K, Birch DW, Sharma A, et al. Complications associated with laparoscopic sleeve gastrectomy for morbid obesity: a surgeon's guide. Can J Surg. 2013;56:347–52.
2. Melissas J, Koukouraki S, Askoxylakis J, et al. Sleeve gastrectomy: a restrictive procedure? Obes Surg. 2007;17:57–62.
3. Frezza EE. Laparoscopic vertical sleeve gastrectomy for morbid obesity. The future procedure of choice? Surg Today. 2007;37:275–81.
4. Warner DL, Sasse KC. Technical details of laparoscopic sleeve gastrectomy leading to lowered leak rate: discussion of 1070 consecutive cases. Minim Invasive Surg. 2017;2017:4367059.
5. Chakravartty S, Sarma DR, Chang A, et al. Staple line bleeding in sleeve gastrectomy-a simple and cost-effective solution. Obes Surg. 2016;26:1422–8.
6. Van Nieuwenhove Y, Dambrauskas Z, Campillo-Soto A, et al. Preoperative very low-calorie diet and operative outcome after laparoscopic gastric bypass: a randomized multicenter study. Arch Surg. 2011;146:1300–5.
7. Schwartz ML, Drew RL, Chazin-Caldie M. Laparoscopic Roux-en-Y gastric bypass: preoperative determinants of prolonged operative times, conversion to open gastric bypasses, and postoperative complications. Obes Surg. 2003;13:734–8.
8. Colles SL, Dixon JB, Marks P, et al. Preoperative weight loss with a very-low-energy diet: quantitation of changes in liver and abdominal fat by serial imaging. Am J Clin Nutr. 2006;84:304–11.
9. Jossart GH. Complications of sleeve gastrectomy: bleeding and prevention. Surg Laparosc Endosc Percutan Tech. 2010;20:146–7.
10. Eto K, Omura N, Haruki K, et al. A comparison of laparoscopic energy devices on charges in thermal power after application to porcine mesentery. Surg Laparosc Endosc Percutan Tech. 2015;25:e37–41.
11. Huang R, Gagner M. A thickness calibration device is needed to determine staple height and avoid leaks in laparoscopic sleeve gastrectomy. Obes Surg. 2015;25:2360–7.
12. Thompson SE, Young MT, Lewis MT, et al. Initial assessment of mucosal capture and leak pressure after gastrointestinal stapling in a porcine model. Obes Surg. 2018;28:3446–53.
13. Shikora SA, Mahoney CB. Clinical benefit of gastric staple line reinforcement (SLR) in gastrointestinal surgery: a meta-analysis. Obes Surg. 2015;25:1133–41.
14. Sepulveda M, Astorga C, Hermosilla JP, et al. Staple line reinforcement in laparoscopic sleeve gastrectomy: experience in 1023 consecutive cases. Obes Surg. 2017;27:1474–80.
15. Coskun H, Yardimci E. Effects and results of fibrin sealant use in 1000 laparoscopic sleeve gastrectomy cases. Surg Endosc. 2017;31:2174–9.
16. De Angelis F, Abdelgawad M, Rizzello M, et al. Perioperative hemorrhagic complications after laparoscopic sleeve gastrectomy: four-year experience of a bariatric center of excellence. Surg Endosc. 2017;31:3547–51.

第 24 章
袖状胃切除术后漏与瘘

Camilo Boza, Ricardo Funke, and Camilo Duque S

腹腔镜袖状胃切除术(laparoscopic sleeve gastrectomy,LSG)是最常见的代谢和减重手术。已有多项研究表明该手术安全有效,然而,这并不代表没有并发症,其中两个最令人担心的并发症是手术后的切缘漏和出血。漏更为常见,发生率为 0.75%~3%[1]。漏是一种严重的并发症,是减重术后的第二常见死亡原因,死亡率为 0~1.4%[2]。与其他减重手术后的胃漏相比,LSG 术后的胃漏难以治愈;它通常出现更晚,只在有腹膜炎和全身感染等并发症时才明显,并需要侵入性治疗,如手术、引流或者支架置入,并导致住院时间长和住院费高等。Bransen 等[3]计算发现 LSG 术后漏会导致住院额外支出 9 284 欧元。Ahmed 等[4]开发了一个模型来估算英国医院 LSG 术后漏的总治疗成本。他们建立了三个反映漏严重程度的场景,并比较了美国卫生系统和私人卫生系统的成本差别。在英国国家卫生系统中,治疗术后漏的实际费用为 126 836~601 605 元(14 543~68 980 英镑),而自费患者的实际支出费用为 254 771~1 003 044 元(29 212~115 009 英镑)。切缘漏最常见的部位是胃的近端 1/3。在最近的一份报告中,Cesana 等[5]报告 1 738 例 LSG 漏的发生率为 2.8%,其中仅 6% 发生在切缘的远端 1/3,而 94% 漏发生在近端 1/3 处。大多数患者在术后 3 周内确诊(88.9%)。

漏的处理变化多端,并没有一个可以遵循的标准路径。大多数证据表明,治疗措施必须依据临床评估、确诊时间和漏的位置进行规划。

24.1 发病机制

漏的成因可由在制作袖状胃的过程中的多种因素解释。关于漏的形成最可靠假说之一是由 Baker 等[6]提出的。他们提到了两组 LSG 术后漏的成因,一组与机械因素有关,另一组与缺血有关。

机械因素与袖状胃的制作有关,通常导致术后急性胃漏(在手术后最初几天出现):

(1)胃内高压。正如 Yehoshua 等[7]所指出的,他评估了 20 例病态肥胖患者 LSG 手术前后的胃内压力。胃切除前,平均基础胃内压为 19mmHg(范围 11~26mmHg);手术后,胃内压增至 34mmHg(范围 21~45mmHg)。此外,Mion 等[8]采用高分辨率测压法,测量 53 例 LSG 术后患者胃内压,77% 的患者出现胃内压升高(超过 30mmHg)。此外,胃高压可以影响愈合过程并导致漏口关闭时间延长。

(2)在制作袖状胃的过程中在胃的中 1/3 产生狭窄多由于切线太靠近胃角、缝合导致前后胃壁不对称而产生胃扭曲、缝合过紧或者过松以及胃导引管的大小等。狭窄可能导致进一步增加胃内压力,并导致上端胃的扩张。

(3)袖状胃切缘成形失败。胃壁厚度、胃壁张力、激发闭合器时胃内液体分布不均、钉仓选择、闭合器的操作、切割不充分都是能否有效成形的决定因素。因此,最佳的成形要求器械处于完美状态,保持胃壁对称,避免过度牵拉,保持组织有足够的挤压时间,在激发前至少等待 15s,有利于组织间液体的挤出,从而使得胃壁能够被正确钉合并切割。此外,需要根据胃壁的厚度选择合适的钉仓。未根据胃壁厚度而选择不恰当的钉仓将导致闭合不充分,而过度的挤压将超出组织的抵抗力,进而导致胃壁的损伤或穿孔。时刻谨记胃壁的厚度并不是一成不变的,而在胃的不同解剖部位是不同的。Gagner 等[9]发表的一篇文章指出 LSG 术中三个不同部位的胃厚度范围(窦、体及底)。他们对壁厚进行了有趣而精确的测量(表 24-1),结果显示,男性患者胃窦较女性厚(3.12mm vs 3.09mm),而女性患者胃体较厚(2.64mm vs 2.57mm),胃底区域也较厚(1.72mm vs 1.67mm)。胃底最大厚度女性为 2.8mm,男性为 2.3mm,胃窦最大厚度女性为 4.1mm,男性为 5.4mm。总体看来确如上述报道,从幽门到 His 角胃壁的厚度逐渐减小。此外,他们还揭示男性的平均钉线更长,分别为 22.9cm vs 19.9cm。该结果与 Elariny 等[10] 获得的结果相似。因此,选择正确高度的钉仓对预防漏极其重要。

表 24-1　组织厚度统计汇总

	胃窦 /mm	胃体 /mm	胃底 /mm
女性(N=15)			
均数 ±SD	3.09 ± 0.62	2.64 ± 0.60	1.72 ± 0.59
均数 ±SD(Elaring研究)	3.09 ± 0.553	2.34 ± 0.349	1.61 ± 0.279
最小	2.00	2.00	1.05
最大	4.07	4.00	2.83
第 1 四分位值(25%)	2.63	2.23	1.32
第 2 四分位值(50%)	3.10	2.50	1.50
第 3 四分位值(75%)	3.53	2.88	2.03
男性(N=11)			
均数 ±SD	3.12 ± 0.81	2.57 ± 0.42	1.67 ± 0.32
均数 ±SD(Elaring研究)	3.17 ± 0.324	2.6 ± 0.391	1.81 ± 0.453
最小	2.45	2.12	1.24
最大	5.39	3.46	2.28
第 1 四分位值(25%)	2.72	2.29	1.37
第 2 四分位值(50%)	2.92	2.45	1.65
第 3 四分位值(75%)	3.21	2.82	1.85

Huang and Gagner[9]。

(4)胃导引管尺寸。LSG 术后胃漏发生的其他可能机械因素还包括胃导引管的大小。在 2012 年的专家共识声明中,87% 的小组成员同意胃导引管对确定袖状胃的大小非常重要,而理想的胃导引管尺寸应在 32~36F[11]。Parikh 及

Gagner 等[12] 的荟萃分析收集了 9 991 例 LSG 患者,发现胃导引管平均大小为(38.2 ± 6.4)F。69% 的患者使用小于 40F 的胃导引管。作者在 8 922 例患者中发现 198 例漏。当胃导引管≥40F 时,漏的风险会降低。Aurora 等[13] 在一项系统综述中也报告了类似的结果(n=4 888)。使用 40F 或更大尺寸的胃导引管发生漏的概率为 0.6%,而使用较小尺寸胃导引管漏的概率为 2.8%。这些有力的证据证实使用≥40F 的胃导引管可以降低漏的发生率而不会影响术后 EWL。这一点在第五届关于袖状胃切除术(sleeve gastrectomy,SG)现状的国际共识会议上得到了认可[14]。其结论是胃导引管的尺寸越小,袖状胃越紧,发生漏的概率越高。

(5)与幽门的距离。关于胃切割起始点距离幽门的距离,Parikh 等[12] 报道,在包含 8 744 例患者的 92 篇文章中,最常见的距离是离幽门≥5cm(68% 患者)。关于 LSG 应该从哪里开始切除存在争论。一些外科医生认为,从距离幽门 >5cm 处开始切割可以通过保留胃窦来改善胃排空,降低胃腔内压力(可能还可以减少胃漏)。另一些人认为,LSG 从更接近幽门处切割将获得更好的长期减重效果。尽管他们发现外科医生最常见技术方法是使用 <40F(一般平均为 38F)的胃导引管,从距离幽门≥5cm 处开始切割,并使用绿色和蓝色钉仓的组合,且使用可吸收材料进行切缘加强。他们的数据表明,使用大尺寸的胃导引管(≥40F)可以降低漏的发生率,并在 3 年的随访中不显著影响患者体重减轻,而且距离幽门的距离似乎并不会影响漏的发生率及体重降低效果。

缺血导致胃漏最常见的漏部位是食管胃交界处。Saber 等[15] 通过 CT 评估 LSG 术后胃壁的灌注,结果表明,与其他胃区域不同,His 角和胃底的胃壁灌注术后明显减少。与非肥胖患者相比,肥胖患者尤其明显,且在胃底区域有显著的统计学意义。在 2012 年的共识中,96% 的专家认为在最后一次切割时远离胃食管交界处非常重要[11]。LSG 术后胃的近端 1/3 供血不足和氧合不足阻碍了正常的愈合过程,因此更容易发生漏。

导致胃壁缺血的其他因素是游离过程中使用能量器械产生的热量和邻近组织的感染,这些因素共同作用也可能导致胃漏的发生。

了解胃漏的发病机制将有助于我们避免这些并发症,并促使我们在实践中采取各种有效的策

略来降低漏的发生。

24.2　个人风险因素

胃切缘漏的发生并不仅仅与 SG 的操作有关,患者的某些特殊因素也会增加这种并发症的风险。最近一项德国多中心观察性研究,纳入了5 400 例 LSG 患者,分析了影响切缘漏的危险因素,提示男性(2.5 倍,P=0.02)及高 BMI(50~59.9kg/m^2,比率为 1.6%,P<0.01)具有统计学意义[16]。在该研究中,如果患者至少存在一种并发症并不会增加漏的风险(2%,P=0.24)。此外,有既往腹部手术史的患者,漏的发生率增高到 4.4%。而中转开放手术患者漏的风险也增加(14.6%,P<0.01)。对于修正 LSG,如胃束带和再次行 LSG,由于致密的粘连、瘢痕和缺血,漏的风险更大。

24.3　漏分类

漏可根据发病时间、临床表现、位置和放射学表现进行分类。多位作者提出了不同的分类,但自第五届国际共识会议[14]以来,它已被普遍接受为:

- 急性 <7 天
- 早期 1~6 周
- 晚期 >6~12 周
- 慢性 >12 周

根据临床表现和感染范围,分为:

- Ⅰ型或亚临床型,表现为局部漏,不扩散,临床表现少,易于药物治疗
- Ⅱ型是指通过不规则的方式扩散或延伸到腹腔或胸膜腔,出现造影剂(亚甲蓝,放射造影剂)或食物引流出腹腔引流管,具有严重的临床后果

根据临床和放射学发现,Rached 等[17]建议将其分类为:

- A 型,是无临床或放射学证据的微穿孔
- B 型,是通过放射学检查发现的漏,但没有临床表现
- C 型,放射学检查确诊并有临床表现的漏

根据漏发生的位置,它们被分类为:

- 近 1/3
- 中 1/3
- 远端 1/3

24.4　临床表现

胃漏可导致严重的后果,如败血症,血流动力学不稳定,多器官衰竭,甚至死亡。临床表现可能有很大差异,患者可能通过常规影像学检查确诊却完全无症状(如上所述的 A 型),也可能表现为影像学确诊并出现感染性休克的体征和症状(C型),症状包括发热、左肩痛、恶心、呕吐、腹痛、腹膜炎或白细胞增多症、心动过速、呼吸急促和低血压的迹象,或这一系列临床体征和症状中的任何类型的组合。早期漏通常表现为突然腹痛,伴有发热和心动过速,而晚期漏液则表现为隐匿性腹痛,通常伴有发热。

Csendes 等[18]和 Dakwar 等[19]都认为发热和心动过速是术后胃漏诊断中最重要的临床表现。在手术后,出现上述症状体征,如果没有明确的可解释病因,应高度怀疑出现术后并发症,并需要外科医生进行额外的影像学检查,以排除漏的存在。Csendes 认为心动过速是最早的症状,也是最重要和最常出现的临床表现。心动过速超过120 次 /min 是漏和全身损害的显著指标。

漏的演变取决于患者的并发症、漏的大小、发现和进行确定性治疗的时间。

24.5　诊断

对于 LSG 术后诊断胃漏最敏感和最特异的方法,目前还没有共识,如果有共识,那就是早期发现与较好的预后相关,临床上提高警惕性是及时发现和成功解决漏的基石。

在许多中心,上消化道影像学检查通常被用于确诊早期的漏,尽管对于是否应该常规还是有选择地进行术后上消化道影像学检查还没有共识。Triantafylidis 等[20]发表了一项研究,纳入 85例接受 LSG 的患者,他们在术后第 3 天(DPO3)接受常规对上消化道造影检查以排除早期并发症。如果发现漏,则进行额外的 CT 扫描以确诊。上消化道造影检查可以确诊所有的漏,并提供腹腔内造影剂扩散信息。CT 对 LSG 术后并发症具有诊断和治疗双重作用。它有助于确诊漏,并评估腹腔内脓肿的存在与否、位置和大小情况,并可经皮穿刺引流脓肿,避免开放手术。他们认为口服造影剂上消化道造影是一个相对简单且廉价的

影像学检查,对确诊 LSG 术后两个主要并发症,如漏和狭窄,起着重要作用。熟悉正常的 SG 术后解剖结构、残胃的不同形态及其与临床体征的关系,对正确解读残胃影像具有重要意义。他们还认为术后早期影像学检查对并发症的诊断和处理具有重要意义。然而,Gärtner 等[21]在 307 例 SG 后发现了 6 例漏;所有患者都出现了临床症状,如腹痛、心动过速或发热;但仅 1 例患者口服造影剂上消化道造影确诊了漏;而在其他病例中,影像学检查结果均正常。无症状患者未发现漏。他们认为如果 LSG 术后无并发症表现,并不推荐常规行上消化道造影检查。临床上高度怀疑胃漏者,应立即行经口和静脉造影的 CT 扫描。超声检查通常无法发现异常,可能是由于肥胖或者积液量少,且位于膈下和胃后。CT 扫描可鉴别腹腔内局限性还是弥漫性漏,并可鉴别脓肿或瘘管位置。CT 扫描中可能无法发现造影剂外渗。无造影剂外渗的漏通常出现在早期漏的病例中,可能是由于在急性期漏口暂时封闭所致。

24.6　漏的预防

一些外科技术已被用来降低漏的发生率,如使用能使切缘加强的产品、术后早期放置引流、使用不同尺寸的胃导引管,以及距离幽门不同距离开始使用吻合器进行切割。

尽管多个研究和荟萃分析评估了这些外科技术的影响,但由于样本量小以及漏的发生率低,在评估这些方法预防漏的效果或对长期效果的影响方面结论并不一致。这限制了这些研究的说服力。Iossa 等[22]在回顾 LSG 术后漏的发病机制和风险因素时,根据证据和专家共识,总结了一系列预防 LSG 术后漏的建议:

(1) 使用胃导引管尺寸≥40F
(2) 在离幽门 5cm 处开始切除胃
(3) 从胃窦到胃底均使用合适的钉仓
(4) 加固切缘
(5) 保持切割线平齐
(6) 从闭合器中取出残留的钉子
(7) 切割前以适当地牵拉胃
(8) 距离 His 角至少 1cm
(9) 切缘充分止血
(10) 术中使用亚甲蓝测漏

至于 LSG 术后是否常规放置腹腔引流,目前仍存在争议。大多数 LSG 术后漏通常发生在拔除引流管后。尽管如此,一些外科医生仍然坚持放置引流管,主要原因有两个:首先,引流管可以有助于发现技术原因导致的急性漏,这增加了早期手术治疗漏并成功的可能性;其次,放置引流管可以在出现症状体征之前早期发现、诊断并协助治疗术后出血[23]。然而,关于是否放置腹腔引流尚没有确凿的证据。

关于切缘加固材料的使用,相关文献对于其是否能预防漏尚存争议。Gagner 等[24]荟萃分析纳入了 88 项研究(8 920 例患者),结果表明,使用加固材料后漏和出血发生率显著降低。但他最后表示,"专家小组仅就加强切缘可以减少切缘的出血达成共识,至于切缘加强是否可以降低漏的发生率,是否应该常规加强切缘,目前还没有达成共识。

24.7　漏的治疗

LSG 术后漏的治疗方法由于存在较多争议,且治疗困难,尚无法形成一个标准的流程。LSG 术后漏的早期诊断和及时治疗非常困难,仍有待进一步讨论优化。在世界范围内,最常见的是患者出院时临床状况良好,术后第 2 天,能耐受清流质饮食。但在手术后几天就被诊断出有漏。一旦诊断 LSG 术后胃漏,对减重外科医生来说是一个专业和情感上的挑战,他们必须在不同的治疗方法之间做出决定,包括立即手术探查、经皮穿刺引流保守治疗或内镜下治疗,在最坏的情况下再次手术修正为 LRYGB 或全胃切除术。

最主要的是保持血流动力学的稳定并控制感染,避免发展为感染性休克。治疗胃漏时充分引流腹水并行胃肠减压是必要的,避免新的积液形成,加上使用广谱抗生素。如果术中放置了腹腔引流管,则必须妥善固定并保持通畅,或者康复的后期发生漏,则首先放置腹腔引流充分引流。

总之,我们觉得处理漏的优先顺序应该如下:
● 控制和预防败血症
● 充分引流积液并持续胃肠减压
● 预防或处理袖状胃扭曲或狭窄引起的梗阻
● 充足的营养支持,优先选择肠内营养,可以通过放置空肠营养管进入十二指肠或空肠造口术,如果肠内营养无法实现,则考虑肠外途径
● 始终根据患者的临床状况进行治疗,并基于影像学表现和患者一般情况的改善及稳定

24.8 急性漏

在所有临床怀疑 LSG 术出后出现急性漏的患者中,最主要的是确定腹部感染过程中病情的稳定性和血流动力学反应,需要我们了解两种可能的情况:

(1)可能出现胃漏并伴有腹腔感染征象和血流动力学不稳定,毫无疑问最好的选择是通过腹腔镜再次手术,对腹腔进行充分的灌洗,清除所有腹水,并行胃肠减压,减少再发腹水的可能性。在外科手术的同时,需保证充分的临床支持,合理地使用抗生素治疗和并保证足够的营养支持,最好通过十二指肠放置肠内营养。所有作者都不建议一期缝合。大多数接受一期缝合的患者都以失败告终,原因是持续性漏(术中漏口无法清楚识别)或缝合失败(炎症和组织易碎)[6],尤其是在初次手术的 3 天后再次手术。这类患者的首要任务是解决腹部感染,并控制炎症反应,然后再确定漏的治疗方法。

(2)患者症状提示胃漏,但血流动力学稳定。在这些患者中,首先是要明确是否存在漏和脓肿,为此,应使用水溶性造影剂进行上消化道造影检查,并在口服及静脉注射造影剂后对腹部和盆腔进行 CT 扫描。

在存在漏伴或不伴腹水或游离液体的情况下,我们组选择通过腹腔镜进行手术,如前所述,

进行彻底的外科灌洗,放置引流管,并辅以抗生素治疗和营养支持。其他组则选择保守治疗、经皮穿刺引流、使用抗生素治疗和肠内营养支持。有些医生通过内镜放置支架进行治疗。在我们组中,我们倾向于推迟放置支架,直到第一次再次手术后仍出现持续漏,表现为持续性胃液、造影剂或亚甲蓝通过腹腔引流管引流出。当时我们考虑内镜治疗时,最好的选择是放置支架。其他封闭漏口的方法,如 Ovesco 系统、夹子或丙烯腈胶只是在极其特殊的情况下使用。

也有一些小组,为了评估漏的大小并明确患者是否合并狭窄,他们进行胃镜检查。还可以通过胃镜放置鼻空肠营养管行肠内营养支持并为放置内镜下支架做准备。

由于漏并发症发生率低,缺乏国际性的治疗流程,因此也有医生采用不同的治疗方案,其中一些具有良好的效果,尽管临床证据很少,但这些技术可以丰富外科医生的治疗手段。Musella 等[25]建议 LSG 术后 48h 以内出现的急性漏行手术修补。通过腹腔镜检查,对腹腔进行冲洗,游离胃大弯侧切缘,并通过亚甲蓝试验确定漏位置,通过在漏两侧缘多点缝合达到最佳牵引(图 24-1),然后使用闭合器重建切缘。再次行亚甲蓝试验;随后,彻底清洗腹腔并放置两个引流管,一个与切缘平行,另一个沿脾脏置于膈下。术后 24h 内持续胃肠减压。通过该方法,治疗 3 例漏,术后 5 天流质饮食,9~10 天出院。

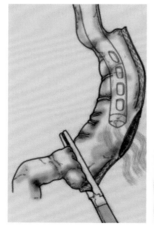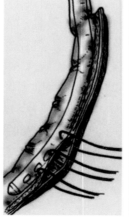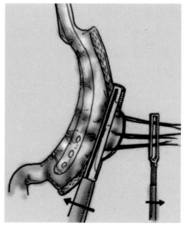

图 24-1   Taken from Musella,M et al.[25]

我们认为这一种手术方法,虽然可以解决上述患者的漏,但它作为一个治疗选择,仅适合为数很少的患者。如前所述,绝大多数漏发生在 48h

后,90% 以上起源于袖状胃的近端 1/3,这种技术对远端胃漏更为可行。

作为最后一种选择,如果患者有急性漏伴狭

窄,不能接受内镜支架置入,保守治疗效果差,则应考虑在营养状况改善后将 SG 修正为胃旁路术。

24.9　早期和晚期漏

临床病情稳定早期和晚期漏患者的治疗方法是非常多变的,同样没有共识。绝大多数外科医生选择采用保守的方法,包括充分的水化、质子泵抑制剂、禁食、营养支持(最好是肠内途径)、经皮穿刺引流和广谱抗生素治疗。鉴于保守治疗的创伤小和时间长,应严格随访,并用口服造影剂进行上消化道造影以评估漏,直到确定漏口完全封闭。当考虑漏保守治疗自愈可能性低时,应该考虑更具侵入性的方法,如内镜下支架治疗。

24.9.1　慢性漏

当漏的临床表现出现非常晚,被认为是慢性漏,有的则是急性漏在治疗后的延续,部分患者经过治疗有改善,而另一些没有任何反应。慢性漏的治疗对外科医生是一个巨大的挑战,且缺乏临床证据。作为选择,对内镜治疗失败或未尝试过内镜治疗,可选择再次内镜下治疗,或选择更具侵入性的方法,如已有较多临床证据证实的胃旁路。Roux-en-Y 胃空肠吻合术也有报道,其中空肠支与漏口吻合,在极端情况下可考虑全胃切除加食管空肠吻合术。

24.9.2　内镜治疗

如前所述,内镜治疗在漏的所有时间段均可考虑,可以作为其他治疗的辅助手段,也可以作为一种治愈性选择。内镜治疗中可以使用各种方法,例如,在漏的位置放置支架。此外,内镜医师可根据经验自行决定一系列治疗方案,如氰基丙烯酸酯胶和金属夹[Resolution 夹(美国波士顿科学公司),Over-the-Scope 夹®(OTSC®,德国 Ovesco 内镜公司)]。

其中,假体或支架是目前的金标准术式。最初,它们被用于治疗狭窄,后来它们被证明可以降低胃内压力(对于许多 LSG 术后漏)。支架主要用于近端和中间 1/3 漏的治疗,其优势在于可以重新开始口服营养支持,并使得患者可以在门诊继续治疗并在家中康复成为可能。自 2007 年以来,自膨式带涂层金属食管支架的使用就被认为是一种安全有效的方法,Serra 等[26]首次报道了将其用

于治疗 LSG 或十二指肠转流术后的漏,并报告了其在 6 例患者中的应用,在 83% 的病例中实现了对漏的有效控制。越来越多的临床经验表明使用自膨式带涂层支架治疗胃肠道瘘,瘘口闭合率差异较大,为 44%~100%[27,28]。

这种治疗方式的并发症包括支架移位(11.1%~83%,平均 45.3%)和支架难以取出。支架难以取出是一种令人担忧的并发症,主要见于使用无覆膜的支架[27,28]。

如果漏口小,且紧邻胃食管交界处,则可以采用一种专门为袖状胃漏设计的可弯曲的、自膨胀的、有覆膜的食管金属支架,如(β 支架),该支架可以用来隔绝漏的部位。据报道,支架置入治疗急性漏和慢性瘘的成功率为 50%~84%,但支架移位的概率为 60%[29]。也可以使用巨型支架(Mega stent,Taewoong Medical Industries,Gangseogu Songjung-dong,South Korea)[30],这是一种更长的覆膜自膨胀金属支架(有 18cm 和 23cm 种型号)。23cm 型号是专门为袖状胃切除术后的漏而设计。近端和远端略微张开,边缘轮廓较高,这使得锚定更加牢固(图 24-2)。该支架比食管支架长。由于它通过幽门放置,它可以实现胃内减压的同时隔绝漏。

此外,大直径(22mm、24mm 和 28mm)在支架和胃壁之间提供了最佳的黏附力,包括在胃窦部,这提供了足够的横向扩张力来扩张潜在狭窄。最后,虽然完全覆盖整个袖状胃,但是支架可弯曲,这使得支架能适应袖状胃切除术后的解剖结构。一个很大的优点是,由于支架较长,这种支架的移位是罕见的,可以继续经口进食,不需要中断。Garofalo 等[31],在 11 例 LSG 术后漏的患者中使用支架治疗,9 例患者中有 8 例(88.8%)成功放置巨型支架,包括一期和二期治疗。在取出支架后的内镜评估中,在支架锚定区的幽门前区观察到压力性溃疡。然而,这一并发症在支架取出后无任何症状。这些支架的放置或移除并无明显困难,也没有术中并发症。

然而,如果放置支架的目的是使得漏口自然封闭且漏完全闭合则颇具挑战性,还需要辅以其他治疗,如内镜注射组织胶或使用纤维蛋白密封剂或夹闭系统(OTSC®,Ovesco AG,Tübingen,德国)。在清创或清除感染物质后,内镜下注射纤维蛋白封闭剂可使得慢性漏或瘘管的成功闭合。通常,需要多次注射。多个小的系列研究表明,减重

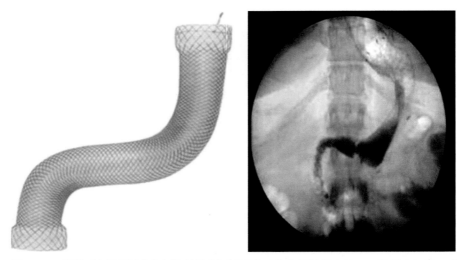

图 24-2　覆盖硅树脂的巨型支架（韩国大宇医疗工业公司）（长 230mm，直径 24~28mm）

手术后的漏如结合使用手术或内镜引流，或放置支架，漏口完全闭合率可达 100%。至于内镜夹，最初用于止血，后来研究表明也可用于治疗黏膜缺损，如食管、结肠和十二指肠穿孔和瘘。他们被外推用于袖状胃切除术后漏，并导致新的有更好治疗效果内镜夹（OTSC）的出现。最近的一项回顾性研究表明，在术后出现漏、医源性穿孔或上消化道自发性破裂的患者中使用 OTSCs 具有较高的临床成功率、较短的住院时间、较短的治疗时间和较低的并发症发生率。然而，将这一有希望的治疗方法很难说是否能应用于减重术后漏的治疗，因为这项研究并没有纳入减重术后漏的病例。众所周知，LSG 术后漏放置 OTSC 非常困难，因为最常见的漏位置靠近食管胃结合部，使得 OTSC 的放置更具挑战性，并且如果漏口较大，OTSC 很难完整覆盖漏的边缘，并且在急性情况下这些边缘多呈现严重的炎性反应，而在慢性病例中出现较多的纤维化，这限制了边缘的锚着力，即使在专利内镜钳的帮助下也是如此（图 24-3）。

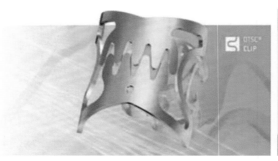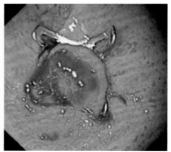

图 24-3　内镜夹

最近的研究关于 OTSC 用于减重术后漏给出了新的结果。Keren 等[32]通过对 26 例患者的研究表明袖状胃切除术后漏接受 OTSC 内镜治疗。内镜治疗的次数从 2 次到 7 次不等（中位数为 3 次）。有 5 例（19.2%）治疗失败：其中 2 例发生胃窦瘘，其余 3 例发生近端切缘瘘。成功治疗 21 例（80.76%），其中有 4 例同时使用 OTSC 和支架置入。同样，在一项回顾性研究中，Mercky 等[33]证实了 OTSC 治疗胃瘘的安全性和有效性。19 例 LSG 术后漏患者接受治疗。单用 OTSC 成功 11 例（57.8%），联合自膨式支架成功 4 例（21.1%），联合治疗失败 4 例（21.1%）。

漏口密封材料包括纤维蛋白胶和氰基丙烯酸酯。纤维蛋白胶具有双重作用，既能直接堵塞缺损，又能促进愈合，4 周后可被吸收，并被瘢痕结缔组织取代。

使用腔内真空治疗（E-Vac）也被报道可以作为上消化道瘘的治疗方法。Smallwood 等[34]报告了肠漏后使用 E-Vac 治疗的结果；所有患者（n=6）在平均 35.8 天（范围：7~69 天）和 7.2 种不同的

E-Vac 变化（范围：2~12）治疗后均获得治愈。同样，Leeds 等[35]在 LSG 术后漏的治疗中也取得了非常令人鼓舞的结果，其中 89%（8/9）的病例采用了 E-Vac 治疗获得治愈。尽管使用 E-Vac 的治疗已经显示出有效性，但是对于其在实际应用中的可行性仍有担忧，因其必须每 3~5 天在全身麻醉下更换 E-Vac 海绵。

根据我们的经验，在出现漏的情况下，我们倾向于早期手术治疗，以便充分清洗腹腔并放置引流管，因为我们的患者离开手术室时并没有常规放置引流。我们在再次手术中并不进行一期缝合。慢性漏我们更喜欢修正为胃旁路术，但如营养及感染情况允许，对于部分病例，我们也会选择在内镜下放置支架治疗。我们没有使用 OTSC 的经验。如下是我们治疗漏所遵循的流程（图 24-4）。

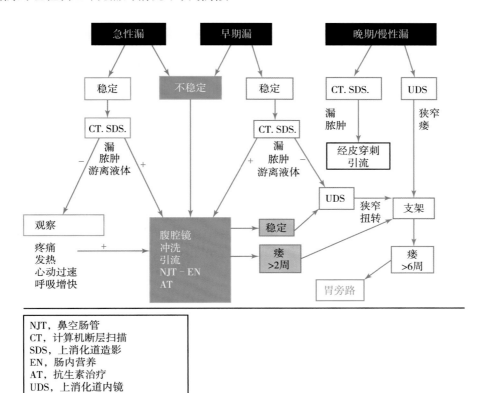

NJT，鼻空肠管
CT，计算机断层扫描
SDS，上消化道造影
EN，肠内营养
AT，抗生素治疗
UDS，上消化道内镜

图 24-4　治疗漏的流程图[25]

（梁　辉　译）

参考文献

1. Al-Kurd A, Grinbaum R, Abubeih A, Verbner A, Kupietzky A, Mizrahi I, Mazeh H, Beglaibter N. Not all leaks are created equal: a comparison between leaks after sleeve gastrectomy and Roux-En-Y gastric bypass. Obes Surg. 2018;28(12):3775–82. https://doi.org/10.1007/s11695-018-3409-3.
2. Jurowich C, Thalheimer A, Seyfried F, et al. Gastric leakage after sleeve gastrectomy-clinical presentation and therapeutic options. Langenbeck's Arch Surg. 2011;396(7):981–7.
3. Bransen J, Gilissen LP, van Rutte PW, Nienhuijs SW. Costs of leaks and bleeding after sleeve gastrectomies. Obes Surg. 2015;25(10):1767–71.
4. Ahmed A, Adamo M, Balchandra S. The real costs of treating early post-operative leaks following sleeve gastrectomy procedures. Obes Surg. 2015;25(Suppl 1):S45–O144.
5. Cesana G, Cioffi S, Giorgi R, Villa R, Uccelli M, Ciccarese F, Castello G, Scotto B, Olmi

S. Proximal leakage after laparoscopic sleeve gastrectomy: an analysis of preoperative and operative predictors on 1738 consecutive procedures. Obes Surg. 2018;28(3):627–35. https://doi.org/10.1007/s11695-017-2907-z.

6. Baker RS, Foote J, Kemmeter P, Brady R, Vroegop T, Serveld M. The science of stapling and leaks. Obes Surg. 2004;14(10):1290–8.

7. Yehoshua RT, Eidelman LA, Stein M, et al. Laparoscopic sleeve gastrectomy–volume and pressure assessment. Obes Surg. 2008;18(9):1083–8.

8. Mion F, Tolone S, Garros A, et al. High-resolution impedance manometry after sleeve gastrectomy: increased intragastric pressure and reflux are frequent events. Obes Surg. 2016;26(10):2449–56.

9. Huang R, Gagner M. A thickness calibration device is needed to determine staple height and avoid leaks in laparoscopic sleeve gastrectomy. Obes Surg. 2015;25(12):2360–7.

10. Elariny H, González H, Wang B. Tissue thickness of human stomach measured on excised gastric specimens from obese patients. Surg Technol Int. 2005;14:119–24.

11. Rosenthal RJ, International Sleeve Gastrectomy Expert Panel, Diaz AA, et al. International Sleeve Gastrectomy Expert Panel Consensus Statement: best practice guidelines based on experience of >12,000 cases. Surg Obes Relat Dis. 2012;8(1):8–19.

12. Parikh M, Issa R, McCrillis A, Saunders JK, Ude-Welcome A, Gagner M. Surgical strategies that may decrease leak after laparoscopic sleeve gastrectomy: a systematic review and meta-analysis of 9991 cases. Ann Surg. 2013;257(2):231–7.

13. Aurora AR, Khaitan L, Saber AA. Sleeve gastrectomy and the risk of leak: a systematic analysis of 4,888 patients. Surg Endosc. 2012;26:1509–15.

14. Gagner M, Hutchinson C, Rosenthal R. Fifth International Consensus Conference: current status of sleeve gastrectomy. Surg Obes Relat Dis. 2016;12(4):750–6. https://doi.org/10.1016/j.soard.2016.01.022.

15. Saber AA, Azar N, Dekal M, et al. Computed tomographic scan mapping of gastric wall perfusion and clinical implications. Am J Surg. 2015;209(6):999–1006.

16. Benedix F, Benedix DD, Knoll C, Weiner R, Bruns C, Manger T, Stroh C, Obesity Surgery Working Group. Are there risk factors that increase the rate of staple line leakage in patients undergoing primary sleeve gastrectomy for morbid obesity? Obes Surg. 2014;24(10):1610–6.

17. Rached AA, Basile M, El Masri H. Gastric leaks post sleeve gastrectomy: review of its prevention and management. World J Gastroenterol. 2014;20(38):13904–10.

18. Csendes A, Braghetto I, León P, Burgos AM. Management of leaks after laparoscopic sleeve gastrectomy in patients with obesity. J Gastrointest Surg. 2010;14:1343–8.

19. Dakwar A, Assalia A, Khamaysi I, Kluger Y, Mahajna A. Late complication of laparoscopic sleeve gastrectomy. Case Rep Gastrointest Med. 2013;2013:136153.

20. Triantafyllidis G, Lazoura O, Sioka E, Tzovaras G, Antoniou A, Vassiou K, Zacharoulis D. Anatomy and complications following laparoscopic sleeve gastrectomy: radiological evaluation and imaging pitfalls. Obes Surg. 2010;21(4):473–8. https://doi.org/10.1007/s11695-010-0236-6.

21. Gärtner D, Ernst A, Fedtke K, Jenkner J, Schöttler A, Reimer P, Blüher M, Schön MR. Routine fluoroscopic investigations after primary bariatric surgery. Chirurg. 2016;87:241–6. https://doi.org/10.1007/s00104-015-0063-3.

22. Iossa A, Abdelgawad M, Watkins BM, Silecchia G. Leaks after laparoscopic sleeve gastrectomy: overview of pathogenesis and risk factors. Langenbeck's Arch Surg. 2016;401(6):757–66. https://doi.org/10.1007/s00423-016-1464-6.

23. Doumouras AG, Maeda A, Jackson TD. The role of routine abdominal drainage after bariatric surgery: a metabolic and bariatric surgery accreditation and quality improvement program study. Surg Obes Relat Dis. 2017;13(12):1997–2003.

24. Gagner M, Buchwald JN. Comparison of laparoscopic sleeve gastrectomy leak rates in four staple-line reinforcement options: a systematic review. Surg Obes Relat Dis. 2014;10:713–23.
25. Musella M, Milone M, Bianco P, Maietta P, Galloro G. Acute leaks following laparoscopic sleeve gastrectomy: early surgical repair according to a management algorithm. J Laparoendosc Adv Surg Tech A. 2016;26(2):85–91. https://doi.org/10.1089/lap.2015.0343.
26. Serra C, Baltasar A, Andreo L, et al. Treatment of gastric leaks with coated self-expanding stents after sleeve gastrectomy. Obes Surg. 2007;17(7):866–72.
27. Bege T, Emungania O, Vitton V, et al. An endoscopic strategy for management of anastomotic complications from bariatric surgery: a prospective study. Gastrointest Endosc. 2011;73(2):238–44.
28. Eloubeidi MA, Talreja JP, Lopes TL, Al-Awabdy BS, Shami VM, Kahaleh M. Success and complications associated with placement of fully covered removable self-expandable metal stents for benign esophageal diseases (with videos). Gastrointest Endosc. 2011;73(4):673–81.
29. Eubanks S, Edwards CA, Fearing NM, Ramaswamy A, de la Torre RA, Thaler KJ, et al. Use of endoscopic stents to treat anastomotic complications after bariatric surgery. J Am Coll Surg. 2008;206:935–9.
30. Galloro G, Magno L, Musella M, Manta R, Zullo A, Forestieri P. A novel dedicated endoscopic stent for staple-line leaks after laparoscopic sleeve gastrectomy: a case series. Surg Obes Relat Dis. 2014;10:607–11.
31. Garofalo F, Noreau-Nguyen M, Denis R, Atlas H, Garneau P, Pescarus R. Evolution of endoscopic treatment of sleeve gastrectomy leaks: from partially covered to long, fully covered stents. Surg Obes Relat Dis. 2017;13(6):925–32. https://doi.org/10.1016/j.soard.2016.12.019. Epub 2016 Dec 26.
32. Keren D, Eyal O, Sroka G, et al. Over-the-scope clip (OTSC) system for sleeve gastrectomy leaks. Obes Surg. 2015;25(8):1358–63.
33. Mercky P, Gonzalez JM, Aimore Bonin E, et al. Usefulness of over-the-scope clipping system for closing digestive fistulas. Dig Endosc. 2015;27(1):18–24.
34. Smallwood NR, Fleshman JW, Leeds SG, Burdick JS. The use of endoluminal vacuum (E-Vac) therapy in the management of upper gastrointestinal leaks and perforations. Surg Endosc. 2016;30(6):2473–80.
35. Leeds SG, Burdick JS. Management of gastric leaks after sleeve gastrectomy with endoluminal vacuum (E-Vac) therapy. Surg Obes Relat Dis. 2016;12(7):1278–85.

第 25 章
影像引导下介入治疗袖状胃切除术后胃漏

Mariano Palermo and Mariano Gimenez

25.1 背景

胃漏是因组织愈合不良导致胃肠内容物经吻合口或闭合缘漏出[1],是减重代谢手术最严重的并发症之一。袖状胃切除术(sleeve gastrectomy,SG)术后胃漏的发生率达 2.4%[2-4],而胃旁路术(Roux-en-Y gastric bypass,RYGB)术后胃漏的发生率可达 5.6%[5]。SG 术后胃漏发生在袖状胃的闭合缘上,其中 89% 的病例在近端 1/3[4]。吻合口漏多在术后 5~7 天发生,与局部缺血有关;然而,术后 2 天内发生的吻合口漏,95% 的可能性与手术操作不当有关[6]。很重要的一点提示是胃漏出现的越早,与手术操作不当就越相关。胃漏通常会引起腹膜炎并需要再次手术治疗。胃漏发生时间过久,则可能表现为腹腔脓肿,治疗上可以尝试微创经皮穿刺引流术[7-15]。考虑到脓肿的复杂性,在多数情况下需要计算机断层扫描(computed tomography scan,CT)引导下引流。对于近腹壁脓肿等比较简单的情形,可以采用超声引导下引流。

25.2 材料方法

外科医生有必要了解各种经皮手术材料,包括不同类型的导丝(图 25-1)、不同种类的引流装置(图 25-2)及支架。另外,外科医生掌握超声、CT 等影像学方法利于胃漏的诊断和治疗[15]。

操作时,首先在影像设备引导下用 16 号针穿刺脓肿,然后经该针置入带有"J"形尖端的"0.035"导丝(图 25-1 所示第一根),直至其蜷缩以确保进入脓腔内。在影像引导下用 Seldinger 技术将如图 25-2 所示的多用途导管置入脓腔内。最常用的"猪尾"导管规格是 8、10 和 12F。

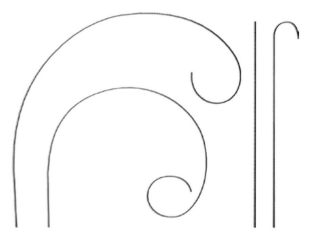

图 25-1 带"J"头的"0.035"柔性导丝。使用"J"形尖端导丝重要的是便于将钢丝置入脓腔而不破坏脓肿壁

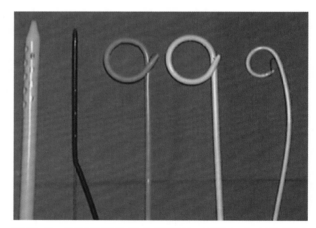

图 25-2 不同类型的多功能导管。周径为 8~12F;脓肿壁越厚脓腔越大,则导管应越粗;为避免意外脱管,需用"猪尾"导管固定

25.3 经皮穿刺治疗 SG 术后胃漏

在诊断脓肿时有些情形下很难将其与消化道管腔区分开。脓肿的脓腔壁、位置和大小有助于将其与正常结构区分开来;如果存疑,上消化

道造影有助于鉴别瘘管（图 25-3a 和 b）。为了避免造影剂泄漏引起的并发症，须使用可溶性造影剂[8-15]。

通过图片展示我中心处理过的一些案例。在图 25-4 中，展示 CT 引导下"猪尾"导管引流 SG 术后肝左叶下的大脓肿。在图 25-5a 和 b 中，展示 1 个位于左侧（黄色箭头）的脓肿，同样经"猪尾"导管引流处理。在图 25-6a 中，展示 SG 术后胃漏虽经支架（绿色箭头）治疗，但仍有漏液存在（黄色箭头）；另观察到 1 个经引流处理的内在余腔（红色箭头）。图 25-6b 中，经 CT 显示支架（绿色箭头）和"猪尾"引流管（红色箭头）的关系。图 25-7a 和 b 显示分别经 CT 扫描和超声扫描诊断证实脓肿，并采用"猪尾"导管行引流（图 25-7c）。图 25-8 展示我中心处理的一例再次 SG（ReSG）后发生胃结肠瘘的病例；该患者接受的微创治疗

如图 25-8b 所示，包括内镜下放置支架（绿色箭头）和经皮"猪尾"导管脓肿引流（黄色箭头）。在图 25-9 中，展示经 CT 引导用 10F 导管引流 SG 术后巨大腹腔脓肿，通过三维重建可以清晰地观察到引流情况。

置入导管后，必须追踪患者的临床转归和导管的情况（图 25-10）[9-15]。如患者持续出现全身炎症反应综合征（systemic inflammatory response syndrome，SIRS），包括发热、心率加快、低氧血症或白细胞计数升高，应重新进行影像学检查。若沿漏口处有残余脓肿或腔内隔膜，应重新引流。此外，如果腹腔内没有脓肿，但发现广泛的游离液体时，必须考虑再次腹腔镜探查。

引流液的特征也是主要考虑因素。若引流管内持续引流出大量胃液或肠液样液体，则需再次行影像学检查。在这种情况下，脓肿和消化道之

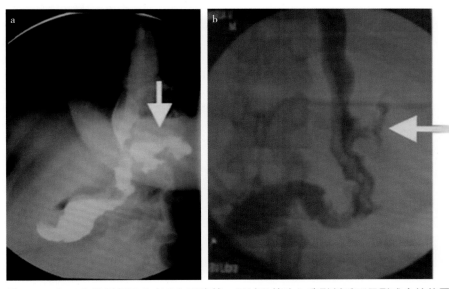

图 25-3　（a、b）造影显示患者 SG 后瘘管。通过导管注入造影剂后可显影残余袖状胃

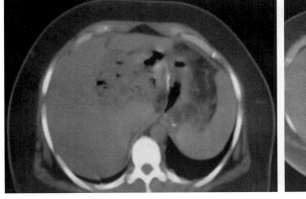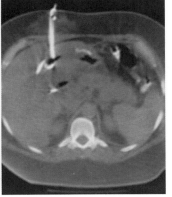

图 25-4　SG 后腹腔中央脓肿，可以观察到导管放置的情况。需注意导管如何穿过肝左叶；在未明显穿刺到血管和胆管的情况下，如果患者的凝血功能和血小板计数均正常，则一般不会产生其他并发症

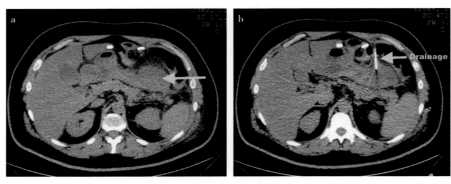

图 25-5 （a、b）SG 后侧腹部脓肿及 "猪尾" 导管放置

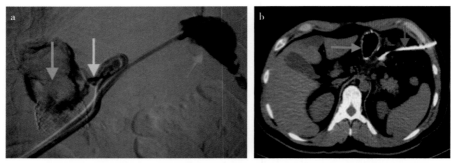

图 25-6 （a、b）SG 后胃漏患者支架放置。（a）绿色箭头示胃支架，黄色箭头示漏口，红色箭头示内在余腔引流。（b）红色箭头示脓腔引流，绿色箭头示支架

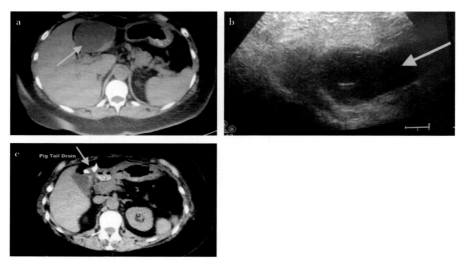

图 25-7 CT 扫描（a）和超声扫描（b），黄色箭头示脓肿。（c） "猪尾" 引流管

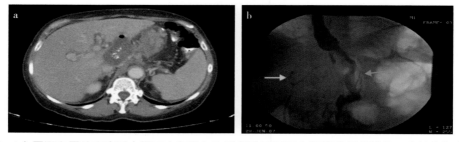

图 25-8 （a、b）胃漏和胃结肠瘘后内镜下支架置入和影像引导下经皮 "猪尾" 导管引流。内镜和经皮途径联合

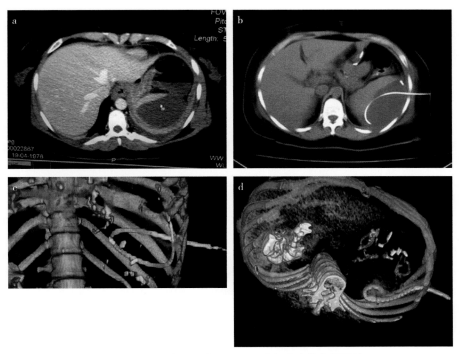

图 25-9　(a-d) CT 引导下 SG 后大脓肿的序贯引流

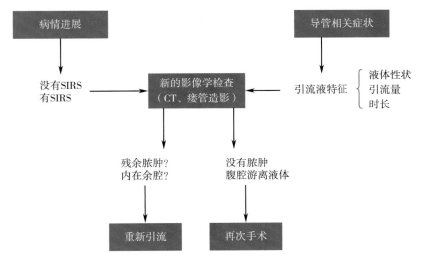

图 25-10　导管置入后随访(SIRS:全身炎症反应综合征)

间的连通情况可通过瘘管造影得到证实。

当感染得到控制,SIRS 消失时,充分的营养支持和高蛋白水平是促进胃漏愈合的关键。当采用肠内营养时,要使鼻空肠营养管的尖端位于漏口的远端,以防止肠内营养物泄漏[11-15]。

采用这种影像检查引导下经皮穿刺引流,70% 的漏口可以治愈,无须要进一步治疗,但有时需要数月才能成功。如果漏口无法愈合,则需进一步的治疗,如放置全覆盖的胃支架[14,15]。这样操作的目的是用覆膜支架遮蔽漏口,直至其愈合。尽管看上去是个好办法,但是由于胃壁与覆膜支

架之间的间隙,可能会带来一些新的问题,比如支架移位或渗漏持续存在[12-15]。

25.4　结论

影像引导下经皮穿刺引流术是处理 SG 术后胃漏的重要方法。IR、内镜和腹腔镜的联合应用可以解决 90% 以上的并发症。IR 和内镜可以治疗大多数病例,而腹腔镜则可以治疗极端和急性病例。微创治疗减重代谢手术后胃漏安全有效,多数病例可避免复发。但是由于引流的复杂性,

需要有经验的团队来完成。

　　对于减重代谢外科医生来说，需了解这些并发症，并知道哪些可以通过微创方法解决，以便为患者提供最佳治疗。

（熊少伟　译）

参考文献

1. Mokdad AH, Bowman BA, Ford ES, Vinicor F, Marks JS, Koplan JP. The continuing epidemic of obesity and diabetes in the United States. JAMA. 2001;286:1195–200.
2. Buchwald H, Avidor Y, Braunwald E, et al. Bariatric surgery: a systematic review and meta-analysis. JAMA. 2004;292:1724–37.
3. Encinosa WE, Bernard DM, Du D, Steiner CA. Recent improvements in bariatric surgery outcomes. Med Care. 2009;47(5):531–5.
4. Aurora AR, Khaitan L, Saber AA. Sleeve gastrectomy and the risk of leak: a systematic analysis of 4,888 patients. Surg Endosc. 2012;26:1509–15. https://doi.org/10.1007/s00464-011-2085-3.
5. Livingston EH, Ko CY. Assessing the relative contribution of individual risk factors on surgical outcome for gastric bypass surgery: a baseline probability analysis. J Surg Res. 2002;105(1):48–52.
6. Baker RS, Foote J, Kemmeter P, Brady R, Vroegop T, Serveld M. The science of stapling and leaks. Obes Surg. 2004;14(10):1290–8.
7. Warschkow R, Tarantino I, Ukegjini K, Beutner U, Güller U, Schmied BM, Müller SA, Schultes B, Thurnheer M. Concomitant cholecystectomy during laparoscopic Roux-en-Y gastric bypass in obese patients is not justified: a meta-analysis. Obes Surg. 2013;23:397–407.
8. Gimenez ME, Berkowski D, Cordoba P. Obstrucción biliar benigna. In: Gimenez M, Guimaraes M, Oleaga J, Sierre S, editors. Manual de técnicas intervencionistas guiadas por imágenes. Buenos Aires: Ediciones Journal; 2011. p. 119–38.
9. Kint JF, van den Bergh JE, van Gelder RE, Rauws EA, Gouma DJ, van Delden OM, Laméris JS. Percutaneous treatment of common bile duct stones: results and complications in 110 consecutive patients. Dig Surg. 2015;32:9–15. https://doi.org/10.1159/000370129.
10. García-García L, Lanciego C. Percutaneous treatment of biliary stones: sphincteroplasty and occlusion balloon for the clearance of bile duct calculi. AJR. 2004;182:663–70.
11. Szulman C, Giménez M, Sierre S. Antegrade papillary balloon dilation for extrahepatic bile duct stone clearance: lessons learned from treating 300 patients. J Vasc Interv Radiol. 2011;22(3):346–53.
12. Gil S, de la Iglesia P, Verdú JF, de España F, Arenas J, Irurzun J. Effectiveness and safety of balloon dilation of the papilla and the use of an occlusion balloon for clearance of bile duct calculi. AJR Am J Roentgenol. 2000;174(5):1455–60.
13. Aquafresca PA, Palermo M, Rogula T, Duza GE, Serra E. Complicações cirúrgicas tardias após by-pass gástrico: revisão da literatura. Arq Bras Cir Dig. 2015;28(2):139–43.
14. Palermo M, Gimenez M, Gagner M. Laparoscopic gastrointestinal surgery. Novel techniques, extending the limits. AMOCA. 2015.
15. Lutfi R, Palermo M, Cadiere GB, editors. Global bariatric surgery. The art of weight lost across the borders. Cham: Springer; 2018.

第 26 章
袖状胃切除术后狭窄

Jacques M. Himpens

26.1 引言

狭窄指体内通路或腔道异常缩小或变窄,主要是由瘢痕组织引起的进展性过程[1]。狭窄可由多种因素引起,如痉挛(Schatzki 环)、纤维网格或隔膜,以及急性成角导致的功能性狭窄。袖状胃切除术(sleeve gastrectomy,SG)术后狭窄包括两种类型:第一种是管腔"器质性"狭窄(真狭窄)(图 26-1),第二种是由袖状胃残腔急性成角(螺旋形畸形)引起的"功能性"狭窄[2]。本章将集中讨论"器质性"狭窄。

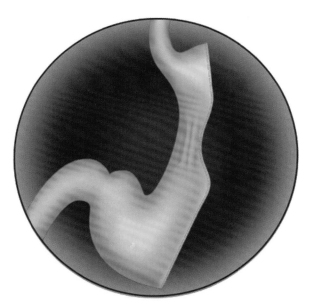

图 26-1 袖状胃切除术后狭窄

26.2 袖状胃切除术后狭窄

1999 年,SG 作为胆胰 - 十二指肠分流术的一部分被首次报道;2000 年,有学者首次将腹腔镜袖状胃切除术(laparoscopic sleeve gastrectomy,LSG)作为单独手术报道[3]。近年来,LSG 已成为世界上最流行的减重手术[4]。有多方面原因导致这一演变,包括患者需求、外科医生偏好[5]、确切的近期及远期减重效果[6]。

尽管现在 LSG 在临床盛行,然而即便临床经验丰富的外科医生,仍会出现手术并发症。胃食管反流(gastroesophageal reflux,GERD)是最常见手术并发症之一,由食管裂孔疝和贲门周围组织结构破坏导致食管下括约肌张力降低等因素所致[7]。然而,在某些情况下,LSG 术后 GERD 是由胃体狭窄所致,占 0~9.3%[8,9]。据我们的经验,狭窄最常见位置是胃小弯角切迹[10],其他研究者的数据显示最常见位置是胃中段[11,12]。LSG 术后早期狭窄(原发性狭窄)可能是由吻合器离校准管太近或缝合线过度缝合所致[13]。晚期狭窄(继发性狭窄)由瘢痕和纤维化收缩所致[12]。

26.3 临床表现

SG 术后狭窄的症状可能很严重,除 GERD 外,还可引起严重吞咽困难和频繁呕吐,通常呕吐浓稠的白色黏液。

26.4 诊断

虽然狭窄临床表现非常典型,但胃镜仍可畅通无阻通过狭窄处(对于内镜医师来说,内镜顺畅通过通常是诊断无狭窄最重要标志),所以诊断往往非常困难[8]。一项 LSG 术后的研究表明,经吞钡诊断胃狭窄的患者中,仅 67% 在内镜下表现为狭窄[14]。因此,狭窄通常是通过影像学诊断而不是内镜。新的 X 线技术可完成胃三维 CT 重建,可避免传统放射技术获得假阴性图像可能[15]。

26.5 治疗

　　LSG 术后胃体狭窄有多种治疗方法。最常用治疗方法是修正为胃旁路术（Roux-en-Y gastric bypass，RYGB），这也可能是最有效和最安全的方法[16]。腹腔镜下将狭窄袖状胃转为 RYGB 时，应在狭窄的近端将胃横断（图 26-2）[17]。文献[18]报道，SG 转为 RYGB 治疗狭窄效果较好，但也会出现相当数量的术后并发症。修正为 RYGB 后，据报道约 75% 患者狭窄得到治愈[18]。然而，患者往往不愿意接受这种治疗手段，因为旷置胃和十二指肠后会出现严重后果，包括与倾倒综合征相关

的饮食限制（包括早期和晚期）和必须补充维生素和矿物质。值得注意的是，最近证据表明 SG 术后也必须补充营养素[19]。

　　为了避免转为 RYGB，目前已有新的治疗手段。其中一种治疗手段就是在保留袖状胃的同时处理狭窄。浆肌层切开术即纵向切开狭窄袖状胃的浆肌层，可保留完整的胃黏膜层（图 26-3）[20,21]。类似于治疗贲门失弛缓症的 Heller 肌层切开术[22]。

　　Heller 肌层切开术，切口应超出狭窄范围至少 1cm。浆肌层切开术可即刻控制狭窄症状，但也常出现严重并发症，特别是胃漏（36% 的病例出现）。所有手术并发症均可采用保守或者腹腔镜治疗；但从长期预后来看，一些患者出现狭窄复发，最终

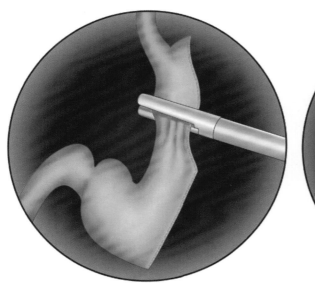
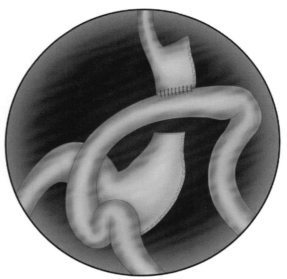

图 26-2　SG 术后狭窄转胃旁路手术

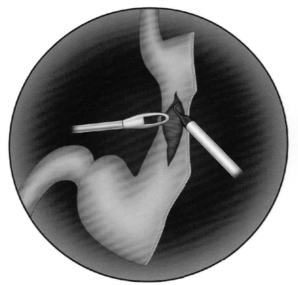
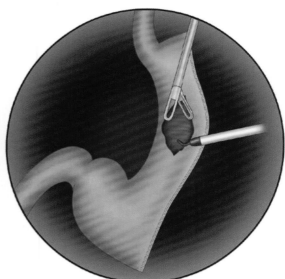

图 26-3　SG 术后狭窄浆肌层切开术

需转为 RYGB[20]。为了避免浆肌层切开术的严重并发症，我们最近开始实施与治疗肠道狭窄方法类似的狭窄成形术（图 26-4）[23]。到目前为止，我们对 6 例胃狭窄患者应用了狭窄成形术，早期效果良好，未发生并发症（结果未发表）。由于缺乏长期的随访数据，目前建议采用这种治疗方法尚为时过早。

另一种处理狭窄的方法是切除狭窄的胃段。断流胃狭窄部分血管后，楔形或柱状切除狭窄部分的胃，然后手动或器械端端吻合（图 26-5）。这种技术又称为楔形切除术、楔形胃切除术[21]、中段胃切除术或节段胃切除术[24]。尤其是在袖状胃切除时伴急性轴向成角形成狭窄，同时伴螺旋形

畸形情况下，狭窄胃段切除术是最具吸引力治疗手段。当然，狭窄切除-再吻合术也有其自身缺点，如狭窄复发[21,24]。

最后，也可以通过内镜技术治疗 SG 术后狭窄。其中一项技术就是放置自膨胀支架。目前已报道了各种类型支架手术，包括金属覆膜支架、金属部分覆膜支架和塑料支架[25]。

Aburajab 等[26]报道原位放置覆膜支架 6 周可以 100% 解决狭窄问题。然而，这项回顾性研究的病例数较少（27 例），支架移位率达 35%。同样，Manos 等[27]报道采用类似技术治疗 18 例狭窄患者的成功率为 94%。

另外，内镜下治疗包括球囊扩张，必要时辅以

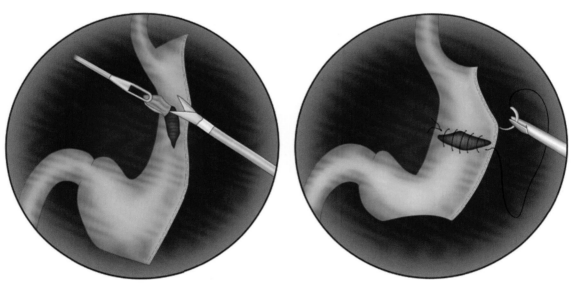

图 26-4　狭窄成形术

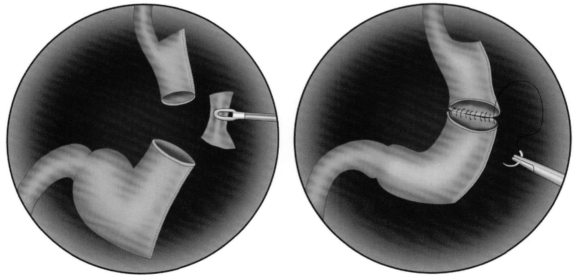

图 26-5　狭窄胃段切除术

放置支架。这种治疗方法可使 88% 患者的狭窄症状得到缓解，但对于无效者仍需转为 RYGB[28]。

Nath 等[8]报道在 10% 的 LSG 术后出现狭窄或螺旋形畸形患者中，通过球囊扩张治疗成功率为 69%。同样，Burgos 等[29]报道通过球囊扩张治疗可使 80% 患者获得缓解，但病例数较少，对于无效者仍需转为 RYGB。最近，Dhorepatil 等[12]报道 SG 术后狭窄球囊扩张治疗最终成功率为 93%（31/33），Dhorepatil 等强调使用更大尺寸的球囊和更长的扩张时间（达到 40mm，持续充气 30min）的重要性。使用高压贲门失弛缓症治疗球囊的效果最好[30]。

26.6　预防

SG 术后狭窄的治疗非常棘手，重在预防。术中内镜检查可能有利于减少术后狭窄的发生。最近 Nimeri 等[31]报道 SG 术中使用腔内胃镜可使狭窄发生率从 3.2% 降到 0。由于术中胃镜的使用，外科医生能够发现（甚至移除）狭窄的缝合线。多年前一项意大利研究强调缝合不当可导致狭窄的危险[32]，最近一项美国回顾性研究也验证了这一观点[33]。

另一个影响 SG 术后并发症的重要因素是胃导引管大小，胃导引管越小，胃漏和狭窄发生率越高[34]。然而，最近研究数据表明与更大胃导引管相比，小于 36F 胃导引管并没有引起更多的并发症和狭窄[35]。

26.7　结论

SG 术后发生狭窄的概率很小。虽然狭窄有明显的临床症状，如吞咽困难、呕吐，尤其是 GERD，但有时诊断还是非常困难。腹腔镜治疗可以直接处理狭窄，包括浆肌层切开或节段切除，但这两种技术都容易出现胃漏和狭窄复发。球囊扩张伴或不伴支架治疗有令人鼓舞的效果。然而，优选治疗方法仍是修改为 RYGB（腹腔镜）。

（林宏福　任亦星　译）

参考文献

1. Taber's Cyclopedic Medical Dictionary, by Venes D and Taber CW, F.A Davis Company eds, 2005 ISSN 1065–1357.
2. Donatelli G, Dumont JL, Pourcher G, Tranchart H, Tuszynski T, Dagher I, Catheline JM, Chiche R, Marmuse JP, Dritsas S, Vergeau BM, Meduri B. Pneumatic dilation for functional helix stenosis after sleeve gastrectomy: long-term follow-up (with videos). Surg Obes Relat Dis. 2017;13(6):943–50.
3. Ren CJ, Patterson E, Gagner M. Early results of laparoscopic biliopancreatic diversion with duodenal switch: a case series of 40 consecutive patients. Obes Surg. 2000;10(6):514–23.
4. Angrisani L, Santonicola A, Iovino P, Vitiello A, Higa K, Himpens J, Buchwald H, Scopinaro N. IFSO Worldwide Survey 2016: primary, endoluminal, and revisional procedures. Obes Surg. 2018;28(12):3783–94.
5. Kallies KJ, Ramirez LD, Grover BT, Kothari SN. Roux-en-Y gastric bypass versus sleeve gastrectomy: what factors influence patient preference? Surg Obes Relat Dis. 2018;14(12):1843–9.
6. Arman GA, Himpens J, Dhaenens J, Ballet T, Vilallonga R, Leman G. Long-term (11+ years) outcomes in weight, patient satisfaction, comorbidities, and gastroesophageal reflux treatment after laparoscopic sleeve gastrectomy. Surg Obes Relat Dis. 2016;12(10):1778–86.
7. Braghetto I, Lanzarini E, Korn O, Valladares H, Molina JC, Henriquez A. Manometric changes of the lower esophageal sphincter after sleeve gastrectomy in obese patients. Obes Surg. 2010;20(3):357–62.
8. Nath A, Yewale S, Tran T, Brebbia JS, Shope TR, Koch TR. Dysphagia after vertical sleeve gastrectomy: evaluation of risk factors and assessment of endoscopic intervention. World J Gastroenterol. 2016;22(47):10371–9.

9. Brethauer SA, Hammel JP, Schauer PR. Systematic review of sleeve gastrectomy as staging and primary bariatric procedure. Surg Obes Relat Dis. 2009;5:469–75.

10. Vilallonga R, Himpens J, van de Vrande S. Laparoscopic management of persistent strictures after laparoscopic sleeve gastrectomy. Obes Surg. 2013;23(10):1655–61.

11. Rebibo L, Hakim S, Dhahri A, Yzet T, Delcenserie R, Regimbeau JM. Gastric stenosis after laparoscopic sleeve gastrectomy: diagnosis and management. Obes Surg. 2016;26(5):995–1001.

12. Dhorepatil AS, Cottam D, Surve A, Medlin W, Zaveri H, Richards C, Cottam A. Is pneumatic balloon dilation safe and effective primary modality of treatment for post-sleeve gastrectomy strictures? A retrospective study. BMC Surg. 2018;18(1):52.

13. Iannelli A, Treacy P, Sebastianelli L, Schiavo L, Martini F. Perioperative complications of sleeve gastrectomy: review of the literature. J Minim Access Surg. 2019;15(1):1–7.

14. Levy JL, Levine MS, Rubesin SE, Williams NN, Dumon KR. Stenosis of gastric sleeve after laparoscopic sleeve gastrectomy: clinical, radiographic and endoscopic findings. Br J Radiol. 2018;91(1089):20170702.

15. Blanchet MC, Mesmann C, Yanes M, Lepage S, Marion D, Galas P, Gouillat C. 3D gastric computed tomography as a new imaging in patients with failure or complication after bariatric surgery. Obes Surg. 2010;20:1727–33.

16. Langer FB, Bohdjalian A, Shakeri-Leidenmühler S, Schoppmann SF, Zacherl J, Prager G. Conversion from sleeve gastrectomy to Roux-en-Y gastric bypass–indications and outcome. Obes Surg. 2010;20(7):835–40.

17. Lacy A, Ibarzabal A, Pando E, Adelsdorfer C, Delitala A, Corcelles R, Delgado S, Vidal J. Revisional surgery after sleeve gastrectomy. Surg Laparosc Endosc Percutan Tech. 2010;20(5):351–6.

18. Landreneau JP, Strong AT, Rodriguez JH, Aleassa EM, Aminian A, Brethauer S, Schauer PR, Kroh MD. Conversion of sleeve gastrectomy to Roux-en-Y gastric bypass. Obes Surg. 2018;28(12):3843–50.

19. Ben-Porat T, Elazary R, Goldenshluger A, Sherf Dagan S, Mintz Y, Weiss R. Nutritional deficiencies four years after laparoscopic sleeve gastrectomy-are supplements required for a lifetime? Surg Obes Relat Dis. 2017;13:1138.

20. Dapri G, Cadière GB, Himpens J. Laparoscopic seromyotomy for long stenosis after sleeve gastrectomy with or without duodenal switch. Obes Surg. 2009;19(4):495–932.

21. Vilallonga R, Himpens J, van de Vrande S. Laparoscopic management of persistent structures after laparoscopic sleeve gastrectomy. Obes Surg. 2013;23(10):1655–61.

22. Costantini M, Salvador R, Capovilla G, Vallese L, Costantini A, Nicoletti L, Briscolini D, Valmasoni M, Merigliano S. A thousand and one laparoscopic Heller myotomies for esophageal achalasia: a 25-year experience at a single tertiary center. J Gastrointest Surg. 2019;23(1):23–35. https://doi.org/10.1007/s11605-018-3956-x. Epub 2018 Sep 20.

23. Chang PC, Tai CM, Hsin MC, Hung CM, Huang IY, Huang CK. Surgical standardization to prevent gastric stenosis after laparoscopic sleeve gastrectomy: a case series. Surg Obes Relat Dis. 2017;13(3):385–90.

24. Kalaiselvan R, Ammori BJ. Laparoscopic median gastrectomy for stenosis following sleeve gastrectomy. Surg Obes Relat Dis. 2015;11(2):474–722.

25. Moon RC, Teixeira AF, Bezerra L, Alhinho HCAW, Campos J, de Quadros LG, de Amorim AMB, Neto MG, Jawad MA. Management of bariatric complications using endoscopic stents: a multi-center study. Obes Surg. 2018;28(12):4034–8.

26. Aburajab MA, Max JB, Ona MA, Gupta) K, Burch M, Michael Feiz F, Lo SK, Jamil LH. Covered esophageal stenting is effective for symptomatic gastric lumen narrowing and related compli-

cations following laparoscopic sleeve gastrectomy. Dig Dis Sci. 2017;62(11):3077–83.

27. Manos T, Nedelcu M, Cotirlet A, Eddbali I, Gagner M, Noel P. How to treat stenosis after sleeve gastrectomy? Surg Obes Relat Dis. 2017;13(2):150–4.

28. Agnihotri A, Barola S, Hill C, Neto MG, Campos J, Singh VK, Schweitzer M, Khashab MA, Kumbhari V. An algorithmic approach to the management of gastric stenosis following laparoscopic sleeve gastrectomy. Obes Surg. 2017;27(10):2628–36.

29. Burgos AM, Csendes A, Braghetto I. Gastric stenosis after laparoscopic sleeve gastrectomy in morbidly obese patients. Obes Surg. 2013;23(9):1481–6.

30. Zundel N, Neto M. Comment on: pneumatic dilation for functional helix stenosis after sleeve gastrectomy: long-term follow-up (with videos). Surg Obes Relat Dis. 2017;13(6):950.

31. Nimeri A, Maasher A, Salim E, Ibrahim M, El Hadad M. The use of intraoperative endoscopy may decrease postoperative stenosis in laparoscopic sleeve gastrectomy. Obes Surg. 2016;26(7):1398–401.

32. Musella M, Milone M, Bellini M, Leongito M, Guarino R, Milone F. Laparoscopic sleeve gastrectomy. Do we need to oversew the staple line? Ann Ital Chir. 2011;82(4):273–7.

33. Guerrier JB, Mehaffey JH, Schirmer BD, Hallowell PT. Reinforcement of the staple line during gastric sleeve: a comparison of buttressing or oversewing, *versus* no reinforcement – a single-institution study. Am Surg. 2018;84(5):690–4.

34. Gagner M, Hutchinson C, Rosenthal R. Fifth International Consensus Conference: current status of sleeve gastrectomy. Surg Obes Relat Dis. 2016;12(4):750–6.

35. Guetta O, Ovnat A, Czeiger D, Vakhrushev A, Tsaban G, Sebbag G. The impact of technical surgical aspects on morbidity of 984 patients after sleeve gastrectomy for morbid obesity. Obes Surg. 2017;27:2785.

第 27 章
袖状胃切除术后并发症内镜治疗

Thierry Manos and Josemberg Marins Campos

27.1 内镜治疗袖状胃切除术后胃漏

27.1.1 引言

本章分为两部分,第一部分介绍袖状胃切除术(sleeve gastrectomy,SG)术后胃漏的内镜治疗;第二篇重点介绍SG术后狭窄的内镜治疗。

腹腔镜袖状胃切除术(laparoscopic sleeve gastrectomy,LSG)逐渐发展成为法国和美国最常见的减重手术[1,2]。LSG通常被认为是一种简单的手术方式,但是术后仍有可能出现并发症。虽然在最近一系列研究中LSG术后胃漏(gastric leaks,GL)的发生率下降到1%~2%或更低[3-5];但由于不规范的内镜治疗会导致胃漏愈合困难,故胃漏仍被认为是最严重的并发症。

尽管对胃漏的防治方法有所提高,遗憾的是仍然存在疑难病例。即使LSG术后胃漏的发生率呈下降趋势,但这种情况仍会延续。

SG术后漏似乎比旁路漏更严重的两个主要原因:第一,与其他减重手术相比,SG术后胃漏更难愈合。这可能与SG的机制本身有关,即SG术后建立的管状胃内呈高压状态,且高压主要位于食管胃交界附近。第二,发生胃漏后的处理缺乏规范,特别是使用内镜处理方面。虽有胃漏不同治疗方法的大量报道,但很少能找到系统性总结内镜治疗的文章[6-8]。

根据初次手术后的时间,在LSG术后对胃漏状态进行诊断、分类。已有关于SG术后胃漏的共识[9]:将术后7天内发生的胃漏称为急性胃漏。这种漏通常表现为大量漏出(图27-1)。

后期胃漏定义为在初次手术6周后发生的胃漏。由于漏出量较小,通常没有明显的影像学表现。且临床症状很轻微,表现为数周的背痛和不

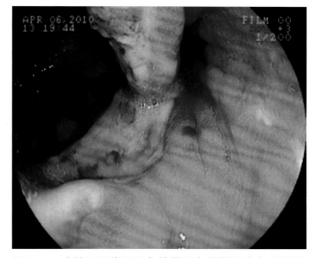

图 27-1 内镜下图像显示急性胃漏合并胃腔狭窄、间隔和胃周脓肿

超过38℃的发热。对于血流动力学稳定的患者,在没有发热或任何其他脓毒症迹象的情况下,可以尝试保守治疗。这包括放射介入干预或内镜干预("猪尾"导管内引流)下脓肿引流、PPI治疗、抗生素治疗及肠外营养。

术后12周后发生的胃漏称为慢性胃漏,主要表现为持续渗漏,但主要炎症表现缓解。

每个减重代谢中心都应该知晓各种治疗方法,且应根据诊断时间、内镜检查结果和预定方案为每位患者制订个体化的治疗策略。本章的目的是回顾不同的内镜治疗LSG术后渗漏的方法,并制订规范程序。在第二部分中,我们将描述SG术后狭窄的治疗。作者对目前所有可用的内镜检查方法进行了广泛的回顾和描述。作者虽未使用过所有设备,但将在本章中从不同角度详细和公正地评价和介绍内镜支架、"猪尾"导管、切开术、E-VAC或夹子。

27.1.2　支架

一些中心主张使用内镜下放置完全覆盖的可膨胀金属支架[7,10,11]，但由于支架移位或耐受性差等现象普遍存在（5.8%~11.1%），文献报道结果仍存争议。本文就减重术后渗漏，行内镜下支架置入而发生移位进行了综述和总结（表 27-1）[12-21]。Marquez 等[22]认为支架移位的频繁发生是由于使用了不合适的材料导致的，因为它们最初的设计是用于治疗食管狭窄。

表 27-1　支架移位率的综述

作者	患者例数	支架移位 /%	初始手术方式
Eisendrath 等（2011）[12]	88	11.1	
Himpens 等（2013）[13]	47	14.9	15 例 LSG；10 例 RYGBP；3 例迷你胃旁路术；19 例修正手术
Vitton 等（2011）[14]	27	59	2 例 RYGBP；25 例 LSG
Thompson 等（2012）[15]	67	16.9	无
Edwards 等（2008）[16]	6	83	RYGBP
Msika 等（2013）[17]	9	11.1	LSG
Salinas 等（2006）[18]	17	5.88	RYGBP
Puig 等（2014）[19]	21	47	5 例漏（4 例 LSG） 16 例狭窄（15 例 RYGBP）
Sharaiha 等（2014）[20]	38	42.1	20 例狭窄 18 例漏
Alazmi 等（2014）[21]	17	6	17 例漏（LSG）

完全覆盖的自膨式金属支架（SEMS）可能比部分覆盖的 SEMS 更易移位，原因是后者可通过刺激组织生长有助于支架的原位固定（图 27-2）。必要时，部分覆盖的 SEMS 需在 3 周内定期移除和更换，以防止组织向内生长并难以拔除[19]。

为了有效解决胃旁路吻合口漏问题，最初的经验建议支架需放置 6 周或更长时间。然而，支架置入时间较长和支架没有完全覆盖可导致边缘溃疡和支架与黏膜的融合这两种并发症。

有文献报道 SEMS 引起的严重黏膜糜烂可导致继发瘘管形成。一项研究报道了 23 例患者中有 2 例因严重糜烂导致气管食管瘘[23]；另一项队列研究报道了 31 例患者中有 1 例发生支架侵蚀进入肺动脉，需要进行手术治疗[24]。当然，主动脉食管瘘的形成还包含许多其他因素。SEMS 辐射状张力可侵蚀食管壁并导致主动脉和食管之间形成瘘管；同时，瘘管形成也是局部感染和食管局部受压共同作用的结果。

Niti-S Beta™ 支架是专门针对减重手术后吻合口漏而设计的，但目前既不能确定该双重撞击机制能否阻止支架移位所致的特定并发症发生，也不能确定该支架是否会导致食管溃疡形成和主动脉 - 食管瘘的发生[25]。

当支架放置部位周围有出血或患者血流动力

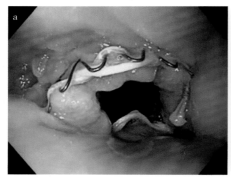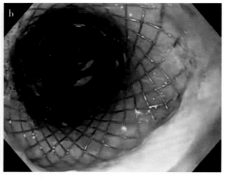

图 27-2　部分覆盖支架的内镜视图。（a）近端边缘牢固地固定在食管黏膜上。（b）支架近端未覆盖部分（1.5cm）黏膜增生

学不稳定时,必须高度怀疑主动脉食管瘘可能。紧急止血后,适当的诊断检查来评估主动脉食管瘘是必要的。无论是作为单独术式还是择期手术中最终环节,通过急诊腔内主动脉修复术来控制主动脉食管瘘出血是理想的治疗方式。

Garofalo 等[26]报告了他们使用 Megastent™ 的初步成功经验。他们强调三个明确一致的理由,来说明为什么这种新型支架在治疗 LSG 渗漏方面具有一定的优势:

- 长支架穿过了胃角切迹,减轻了管状胃近端的压力。
- 大尺寸支架可减少支架移位。
- 其完全覆盖的特性能确保治疗结束后支架轻松移除。

Thompson 等[15]就支架在治疗减重手术渗漏中的应用进行了全面的综述,当时尚无支架使用后出现主动脉损伤或主动脉食管瘘的报道。最近我们的回顾性分析证实了减重手术使用支架出现了 4 例严重并发症,"无支架相关死亡率"的说法则需要斟酌。令人惊讶的是,4 例中的 3 例是发生在 RYGBP 术后。推测 LSG 术后的许多并发症尚未报道。

27.1.3　内镜内引流(EID):"猪尾"导管

"猪尾"支架引流感染物的同时,作为异物也可促进瘘管内的表皮再植(图 27-3)。在放置"猪尾"导管后 4~6 周进行系统评估是为了更好发挥其引流效果。值得注意的是,更换"猪尾"导管会造成额外的创伤,并刺激肉芽组织的形成。

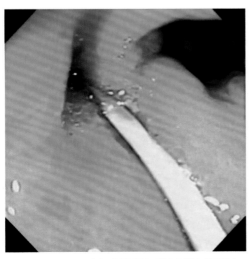

图 27-3　SG 后自瘘管插入猪尾引流管引流

Pequignot 等[27]最先描述了"猪尾"引流管在 SG 术后胃漏治疗中的使用。他们声称与 SEMS 相比,"猪尾"引流管有效且耐受性更好,并且每位患者所需的操作更少,治愈所需时间更短。此外,Donatelli 等[28]进一步报道了他们对 67 例 LSG 术后渗漏患者的治疗经验,将内镜下"猪尾"导管内引流系统性应用作为首选方法。

根据我们最初的经验,"猪尾"导管成功地用于 19 例中的 15 例[6]。之后,"猪尾"导管成为实际治疗中最重要的组成部分,巩固了内镜治疗 LSG 后胃漏的基石地位。虽然与"猪尾"导管相关并发症很少见,但我们仍需探讨移位的问题[29]。

27.1.4　隔膜切开术

隔膜切开术是采用相同的原理将腹腔脓肿引流到胃腔。切开脓腔和胃腔之间的隔膜(图 27-4),使两腔相通。内镜下切开后,脓腔内容物流向胃腔,这样有利于周围表面组织的愈合以及防止脓液积聚和脓肿形成。这一过程减少了脓腔的扩张,使得组织愈合。隔膜切开术是一种可行的方法。在过去的几年里的研究中,许多学者已经从临床和影像学证实其在治疗渗漏上的良好效果[30,31]。

对于胃角处伴发狭窄,联合球囊扩张治疗十分必要。通过解决管状胃远端的狭窄,降低了腔内压力,有利于内容物通过管腔。在连续的扩张过程中,必须在不锈钢或超硬导丝引导下使用贲门球囊(30~35mm Rigiflex® 球囊),从 15~25psi 逐步增加扩张压力。为了巩固效果,需多次扩张。在放射线导引下的球囊膨胀后,也易于观察到成角的管状胃被纠正。对于 LSG 术后的慢性瘘管,作者建议每隔 10~15 天进行一次系统的球囊扩张,持续至少 3 个月,同时进行内镜下中隔切开(图 27-5)。过多的"强制性"扩张可能会导致黏膜撕裂,但只会引起少量出血,通常不需要止血。

其他研究报道了内镜下隔膜切开术联合球囊扩张成功治疗 SG 术后胃漏的案例[32,33]。他们的研究认为其减少了住院时间和再次干预的需要。

隔膜切开术可能伴发腹腔游离气体,通常需要抗生素保守治疗。显然,所有内镜检查都应通过二氧化碳注入进行。内镜下隔膜切开术时可能会出血,一般可自行止血。必要时也可通过内镜夹子或电凝止血,一般不需要输血。

根据初步结果,隔膜切开联合球囊扩张有可能成为慢性渗漏的金标准。该操作技术要求高,

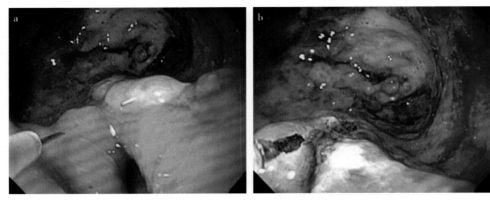

图 27-4　内镜下隔膜切开术。(a) 胃周脓肿、狭窄胃腔、隔膜和针刀。(b) 切开隔膜

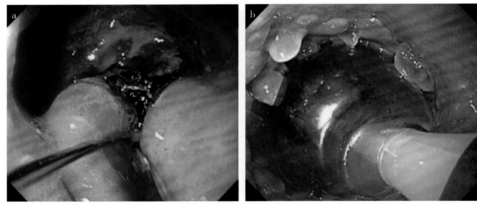

图 27-5　内镜下观察隔膜切除术后球囊扩张技术。(a) 导丝放置在胃囊内。(b) 30mm 的球囊扩张管腔和在隔膜切开处放置

学习曲线长从而限制了该技术。因此,必须对该技术进行标准化,应准确地定义其适应证,并确定其应用的时机。

27.1.5　内镜真空辅助闭合系统治疗

内镜真空辅助闭合系统(endoscopic vacuum-assisted closure system,E-VAC)是一种新型内镜下内引流方法。它基于负压吸引治疗方式,用于标准内镜治疗和手术治疗疗效不佳的胃肠道渗漏患者。目前,关于 E-VAC 运用的数据非常有限,但它为 LSG 术后胃漏提供了另一种治疗手段,并在临床中逐渐成为此类患者的首选治疗方法[34,35]。

将由小颗粒泡沫材料构成的海绵修剪合适于渗漏腔内,在其内创建一个通过其中心到顶端而不超出海绵的隧道。内海绵的长度取决于瘘腔的管腔,其直径受食管腔大小的限制。

Leeds 和 Burdick 推荐 4 天的更换方案,以减少接受 E-VAC 治疗患者的住院时间。间隔可根据情况产生变化。较长的周期可能与被消化道分泌物浸泡的泡沫孔的饱和度以及有限的 VAC 效

率容量有关。与此同时,VAC 周围的肉芽组织变得很明显,4 天后的置换可能会造成极大的创伤。较短的周期将会限制内海绵的使用。即便如此,其治疗时间长,内镜干预次数多。当前,治疗持续时间仍然很长,内镜介入次数也多。

27.1.6　Ovesco

内镜下超范围吻合夹 OTSC®(德国图宾根 Ovesco 内镜公司)能够夹闭一些早期的小瘘。文献阅读和笔者两例患者身上的经验都证明这个装置的有效性。Surace 等[36]报告了他们在一组不同类型的胃肠道漏患者中使用 OTSC® 系统的经验。他们对 19 例患者,其中包括 11 例 SG 术后出现胃漏的患者,进行分析并报告得出 91% 的成功率。Conio 等[37]也报道了类似的成功经验。漏口的侧面观和周围组织强度是 OTSC 的两个主要限制因素。首先,这种方法要求在内镜下对漏口进行垂直观察,以便使漏口的两侧边缘达到同等的闭合。这在残留管状胃中是一项技术挑战。其次,根据我们的经验,这种方法对急性炎症组织闭合效果

不佳。经过 6~8 周的"猪尾"导管治疗后纤维组织形成,在这种情况下,可以尝试将 OTSC 作为二线治疗。但是仅靠我们用 OTSC 治疗渗漏的两个案例并不能证明这种方法的成功。

27.1.7　讨论

胃食管结合部是消化道解剖结构中缝合的薄弱部位。与胃其余部分相比,胃底壁更薄,血管支配情况更加不确定。贲门下方的这个区域对技术故障或胃内压力的增加更为敏感。根据我们临床经验,几乎所有的 LSG 术后胃漏都发生在这个位置,也就是胃食管结合部的正下方[22]。

我们认为当吻合钉线对齐时,袖状胃自身是不会发生狭窄。当狭窄发生时,通常分为两种类型:功能性狭窄(内镜有可能通过,但袖状胃发生了扭转,需要不同程度的旋转才能通过胃腔-即所谓的螺旋狭窄)或机械性狭窄(内镜通过非常困难或不能通过)。在这两种情况下都需要对渗漏和狭窄两种并发症进行治疗。

对早期急性期的狭窄有两种治疗方法:侵袭性球囊扩张或支架。当漏口直径不大时,建议放置一条、两条甚至三条与球囊扩张相关的"猪尾"导管引流,以获得更好的生活质量。当渗漏非常严重(大于 12mm 内镜口径)时,即便影响生活质量,也应该行支架治疗。与支架相比,"猪尾"导管引流具有许多优点(无支架移位,疼痛更少,患者耐受性更强)。在无狭窄(功能性或机械性)的患者中,由于不存在狭窄,支架可能发生较高的移位率;在这种情况下,"猪尾"导管是笔者治疗的金标准。内镜下隔膜切开术在急性期的运用是非常有限的,尽管有时它带来了惊人的结果。对于经验丰富的团队来说,E-VAC 可能是一个有意义的治疗选择。

在慢性期,如果漏腔或直径不大,通常更换"猪尾"导管就可以取得满意效果。相反,若腔内纤维化隔膜的持续存在,则需要行内镜下隔膜切除术。

27.1.8　结论

根据笔者的经验,LSG 术后胃漏个性化处理必须考虑以下几个因素:渗漏类型(急性或慢性)、瘘口大小以及狭窄(功能性或机械性)的存在。本章讨论了内镜支架、"猪尾"导管、隔膜切开术、E-VAC 或夹子夹闭技术的特殊适应证。必须通过内镜检查结果来决定使用上述方法。

27.2　SG 后胃狭窄

27.2.1　引言

在接受 LSG 的患者中,胃狭窄(gastric stenosis,GS)的发生率为 0.7%~4%[38]。其典型症状包括食物不耐受、呕吐、胃痛、反流、腹胀和新发的胃食管反流症状,并可能导致体重过多减轻、脱水和营养不良[39-41]。胃狭窄通常发生在胃食管结合部下方近 4cm 胃角切迹或胃体处[38,40]。这可能是由于切割线旋转、扭结形状的瘢痕、切割线过度重叠或在胃大弯侧切割线过度回缩造成的结果(图 27-6)[38,40,42]。在这一章中,我们描述 SG 术后狭窄的诊断和治疗方法。

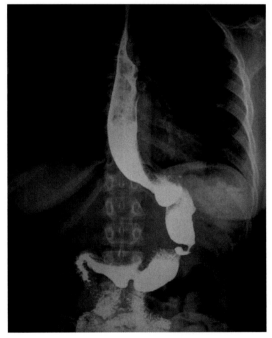

图 27-6　SG 后胃体旋转引起的管腔狭窄

胃狭窄可分为机械性狭窄和功能性狭窄。当 SG 术后发生功能性狭窄,可通过上消化道内镜(UGE)检查来诊断和观察扭结的管状胃[39,42]。当袖状胃发生机械性狭窄时,由于管腔内过度狭窄,内镜很难或不可能通过。这时通过造影检查可以显示残胃呈节段性狭窄或狭窄上方有造影剂停滞(图 27-7)[39,42]。胃狭窄也可以根据发生的时间分为急性或慢性。急性狭窄可能是由于黏膜水肿、外压迫,在某些情况下可能是由于扭转导致[40,43]。

慢性狭窄通常是纤维组织狭窄,可能是由于缺血、瘢痕回缩以及切割线过度靠近食管胃交界处所致。一些患者曾有手术史,如抗反流手术(胃底折叠术)或可调胃束带术(图 27-8,图 27-9)[40,43]。

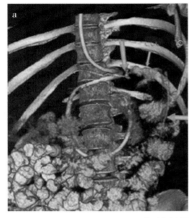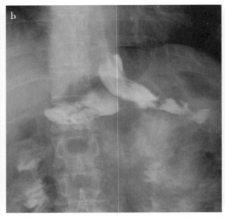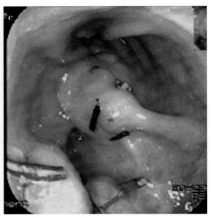

图 27-7 扭转的胃囊。(a) CT 扫描观。(b) X 线造影观。(c) 上消化道内镜观(UGE)

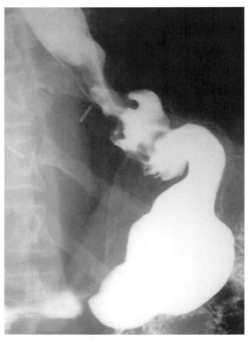

图 27-8 通过对比 X 线检查可以确定胃囊的近端成角。这是胃底折叠术修正为袖状胃切除的结果

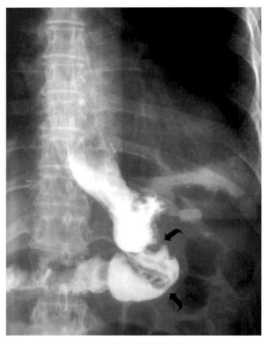

图 27-9 X 线造影示可调式胃绑带修正为 SG 后出现双腔狭窄

内镜诊断(图 27-10)

- 袖状胃近端有腔内隔膜
- 袖状胃轴偏斜或旋转
- 内镜不能通过胃角或胃体

内镜治疗

术后胃狭窄的治疗方法根据术后天数(POD)和临床表现的不同而发生变化(表 27-2)。

27.2.1.1 内镜下球囊扩张治疗

在第一个月,由于黏膜水肿导致食物不耐受,最初的治疗方法应该包括营养支持和静脉补液[40]。在某些情况下,可以使用类固醇来减轻黏膜炎症反应以缓解症状。当存在严重的进食困难时,应进行胃镜检查来明确机械性或功能性狭窄的解剖结构。可以同时将直径为 20mm 或 30mm 的球囊通过内镜置入,进行球囊扩张(图 27-11)。

如果患者在术后第 30 天仍有症状,内镜下球囊扩张(30mm)是首选治疗方案[38-42]。在最近 Dhorepatil 等[41]的一项研究中,33 例胃狭窄患者接受了内镜下球囊扩张(30mm),成功率为 93.9%,

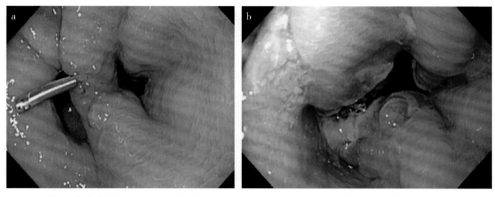

图 27-10　胃腔狭窄合并近端分隔。(a) 胃分隔和金属夹。(b) 使用电灼器切开分隔以增加管腔直径

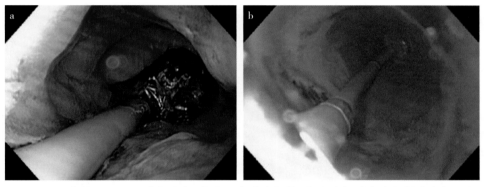

图 27-11　内镜下 30mm 球囊扩张。(a) 排出球囊气体。(b) 充气球囊扩张胃壁狭窄区域

表 27-2　术后胃狭窄的治疗方法

术后 /d	临床表现	治疗
<30	胃食管反流样症状 + 不耐受食物 + 体重下降过多	营养支持 静脉补液 类固醇 上消化道内镜检查(UGE) 球囊扩张(20mm)
>30	仍有症状:UGE:狭窄和 / 或扭转	球囊扩张(30mm)
>45	症状改善	球囊扩张(30mm)
>60	症状消失	球囊扩张(30mm)
>90	无症状	随访

仅有 1 例患者进行了修正手术。在 Rebibo 等[39] 的另一项研究中，17 例 LSG 术后胃狭窄患者将球囊扩张作为一线治疗方法。内镜治疗成功率为 88.2%(n=15)，其余 2 例内镜治疗失败的患者接受了修正手术(改用 RYGB)(n=2)。在大多数情况下，一次内镜下球囊扩张操作就能达到目的；特别是在慢性狭窄合并严重纤维瘢痕的情况下，有时患者需要多次扩张[38,40,41]。作者建议胃狭窄的患者应该至少接受三次内镜下扩张，以减少狭窄的复发。

27.2.1.2　内镜下狭窄切开术(或隔膜切开术)+ 球囊扩张

晚期(>3 个月)患者通常在 LSG 术后数周至数月出现进行性吞咽困难，开始为液体吞咽困难，最后发展为固体吞咽困难[19,40,43]。由于慢性炎症刺激导致组织纤维化，使得病情棘手[38,40,43]。多次的内镜检查是十分必要的。在某些情况下，可以进行"狭窄切开术"，即:使用氩等离子凝固术或内镜针刀电灼术沿纵轴将包括肌层在内的四个象限切开(图 27-10)[40,43,44]。

27.2.1.3　自膨式金属支架(SEMS)的内镜植入

该支架已被用于治疗胃狭窄，且主要用于疑难病例，然而效果仍有争议[19,38,42,45]。在 Puig 等[19] 的系列病例研究中，仅有 12.5% 的患者 LSG 术后慢性狭窄得到了缓解。然而，放置支架可以允许早期停止肠外营养或肠内管营养，重新建立经口营养，以便在修正手术前改善营养不良状态。

　　对于顽固性狭窄,应及时行修正手术,可以进行狭窄成形术或改行 RYGB[39,40,46]。极少数情况下,因近端狭窄无法修正为 RYGB,只能采取全胃切除这种极端解决方案。

（王　兵　译）

参考文献

1. Lazzati A, Guy-Lachuer R, Delaunay V, Szwarcensztein K, Azoulay D. Bariatric surgery trends in France: 2005–2011. Surg Obes Relat Dis. 2014;10(2):328–34.
2. Buchwald H, Oien DM. Metabolic/bariatric surgery worldwide 2011. Obes Surg. 2013;23(4):427–36.
3. Parikh M, Issa R, McCrillis A, et al. Surgical strategies that may decrease leak after laparoscopic sleeve gastrectomy: a systematic review and meta-analysis of 9991 cases. Ann Surg. 2013;257(2):231–7.
4. Sakran N, Goitein D, Raziel A, et al. Gastric leaks after sleeve gastrectomy: a multicenter experience with 2,834 patients. Surg Endosc. 2013;27(1):240–5.
5. Noel P, Nedelcu M, Gagner M. Impact of the surgical experience on leak rate after laparoscopic sleeve gastrectomy. Obes Surg. 2016;26(8):1782–7.
6. Nedelcu M, Manos T, Cotirlet A, Noel P, Gagner M. Outcome of leaks after sleeve gastrectomy based on a new algorithm adressing leak size and gastric stenosis. Obes Surg. 2015;25(3):559–63.
7. Tan TJ, Kariyawasam S, Wijeratne T, et al. Diagnosis and management of gastric leaks after laparoscopic sleeve gastrectomy for morbid obesity. Obes Surg. 2010;20:403–9.
8. Nedelcu M, Skalli M, Delhom E, et al. New CT scan classification of leak after sleeve gastrectomy. Obes Surg. 2013;23(8):1341–3.
9. Rosenthal RJ, International Sleeve Gastrectomy Expert Panel, Diaz AA, et al. International Sleeve Gastrectomy Expert Panel consensus statement: best practice guidelines based on experience of >12,000 cases. Surg Obes Relat Dis. 2012;8(1):8–19.
10. Serra C, Baltasar A, Andreo L. Treatment of gastric leaks with coated self-expanding stents after sleeve gastrectomy. Obes Surg. 2007;17:866–72.
11. Eubanks S, Edwards CA, Fearing NM, et al. Use of endoscopic stents to treat anastomotic complications after bariatric surgery. J Am Coll Surg. 2008;206:935–8.
12. Swinnen J, Eisendrath P, Rigaux J, et al. Self-expandable metal stents for the treatment of benign upper GI leaks and perforations. Gastrointest Endosc. 2011;73(5):890–9.
13. El Mourad H, Himpens J, Verhofstadt J. Stent treatment for fistula after obesity surgery: results in 47 consecutive patients. Surg Endosc. 2013;27(3):808–16.
14. Bège T, Emungania O, Vitton V, et al. An endoscopic strategy for management of anastomotic complications from bariatric surgery: a prospective study. Gastrointest Endosc. 2011;73(2):238–44.
15. Puli SR, Spofford IS, Thompson CC. Use of self-expandable stents in the treatment of bariatric surgery leaks: a systematic review and meta-analysis. Gastrointest Endosc. 2012;75(2):287–93.
16. Edwards CA, Bui TP, Astudillo JA, et al. Management of anastomotic leaks after Roux-en-Y bypass using self-expanding polyester stents. Surg Obes Relat Dis. 2008;4:594–9; discussion 599–600.
17. Simon F, Siciliano I, Gillet A, Castel B, Coffin B, Msika S. Gastric leak after laparoscopic sleeve gastrectomy: early covered self-expandable stent reduces healing time. Obes Surg. 2013;23(5):687–92.
18. Salinas A, Baptista A, Santiago E, Antor M, Salinas H. Self-expandable metal stents to treat gastric leaks. Surg Obes Relat Dis. 2006;2(5):570–2.

19. Puig CA, Waked TM, Baron TH, et al. The role of endoscopic stents in the management of chronic anastomotic and staple line leaks and chronic strictures after bariatric surgery. Surg Obes Relat Dis. 2014;10(4):613–7.
20. Sharaiha RZ, Kim KJ, Singh VK, et al. Endoscopic stenting for benign upper gastrointestinal strictures and leaks. Surg Endosc. 2014;28(1):178–84.
21. Alazmi W, Al-Sabah S, Ali DA, Almazeedi S. Treating sleeve gastrectomy leak with endoscopic stenting: The Kuwaiti experience and review of recent literature. Surg Endosc. 2014;28(12):3425–8.
22. Marquez M, Ayza FM, Belda LR, et al. Gastric leak after laparoscopic sleeve gastrectomy. Obes Surg. 2010;20:1306–11.
23. Speer E, Dunst CM, Shada A, Reavis KM, Swanström LL. Covered stents in cervical anastomoses following esophagectomy. Surg Endosc. 2016;30(8):3297–303.
24. Licht E, Markowitz AJ, Bains MS, et al. Endoscopic management of esophageal anastomotic leaks after surgery for malignant disease. Ann Thorac Surg. 2016;101(1):301–4.
25. Boerlage TC, Hermanides HS, Moes DE, Tan IL, Houben GM, Acherman YI. Aorto-oesophageal fistula after oesophageal stent placement in a patient with a Roux-en-Y gastric bypass. Ann R Coll Surg Engl. 2016;98(8):e178–80.
26. Garofalo F, Noreau-Nguyen M, Denis R, Atlas H, Garneau P, Pescarus R. Evolution of endoscopic treatment of sleeve gastrectomy leaks: from partially covered to long, fully covered stents. Surg Obes Relat Dis. 2017;13(6):925–32.
27. Pequignot A, Fuks D, Verhaeghe P, et al. Is there a place for pigtail drains in the management of gastric leaks after laparoscopic sleeve gastrectomy? Obes Surg. 2012;22:712–20.
28. Donatelli G, Dumont JL, Cereatti F, et al. Treatment of leaks following sleeve gastrectomy by endoscopic internal drainage (EID). Obes Surg. 2015;25(7):1293–301.
29. Donatelli G, Airinei G, Poupardin E, et al. Double-pigtail stent migration invading the spleen: rare potentially fatal complication of endoscopic internal drainage for sleeve gastrectomy leak. Endoscopy. 2016;48(Suppl 1 UCTN):E74–5. https://doi.org/10.1055/s-0042-102446. Epub 2016 Mar 7.
30. Baretta G, Campos J, Correia S, Alhinho H, Marchesini JB, Lima JH, Neto MG. Bariatric postoperative fistula: a life-saving endoscopic procedure. Surg Endosc. 2015;29(7):1714–20.
31. Campos JM, Pereira EF, Evangelista LF, et al. Gastrobronchial fistula after sleeve gastrectomy and gastric bypass: endoscopic management and prevention. Obes Surg. 2011;21(10):1520–9.
32. Mahadev S, Kumbhari V, Campos JM, et al. Endoscopic septotomy: an effective approach for internal drainage of sleeve gastrectomy-associated collections. Endoscopy. 2017;49(5):504–8.
33. De Lima JH. Endoscopic treatment of post vertical gastrectomy fistula: septotomy associated with air expansion of incisura angularis. Arq Bras Cir Dig. 2014;27(Suppl 1):80–1.
34. Szymanski K, Ontiveros E, Burdick JS, Davis D, Leeds SG. Endolumenal vacuum therapy and fistulojejunostomy in the management of sleeve gastrectomy staple line leaks. Case Rep Surg. 2018;2018:2494069. https://doi.org/10.1155/2018/2494069. eCollection 2018.
35. Leeds SG, Burdick JS. Management of gastric leaks after sleeve gastrectomy with endoluminal vacuum (E-Vac) therapy. Surg Obes Relat Dis. 2016;12(7):1278–85.
36. Surace M, Mercky P, Demarquay JF, et al. Endoscopic management of GI fistulae with over-the-scope clip system. Gastrointest Endosc. 2011;74(6):1416–9.
37. Conio M, Blanchi S, Repici A, et al. Use of an over-the scope clip for endoscopic sealing of a gastric fistula after sleeve gastrectomy. Endoscopy. 2010;42(Suppl 2):E71–2.
38. Agnihotri A, Barola S, Hill C, Neto MG, Campos J, Singh VK, et al. An algorithmic approach to the management of gastric stenosis following laparoscopic sleeve gastrectomy. Obes Surg. 2017;27(10):2628–36.

39. Rebibo L, Hakim S, Dhahri A, Yzet T, Delcenserie R, Regimbeau J. Gastric stenosis after laparoscopic sleeve gastrectomy: diagnosis and management. Obes Surg. 2016;26(5):995–1001.

40. Zundel N, Hernandez JD. Strictures after laparoscopic sleeve gastrectomy. Surg Laparosc Endosc Percutan Tech. 2010;20(3):154–8.

41. Dhorepatil AS, Cottam D, Surve A, Medlin W, Zaveri H, Richards C, et al. Is pneumatic balloon dilation safe and effective primary modality of treatment for post-sleeve gastrectomy strictures ? A retrospective study. BMC Surg. 2018;18:52.

42. Manos T, Nedelcu M, Cotirlet A, Eddbali I, Gagner M, Noel P. How to treat stenosis after sleeve gastrectomy? Surg Obes Relat Dis. 2016;13(2):150–4.

43. Turiani D, De Moura H, Jirapinyo P. Endoscopic tunneled stricturotomy in the treatment of stenosis after sleeve gastrectomy. VideoGIE. 2018;4(2):68–71.

44. Campos JM, Ferreira FC, Teixeira AF, Lima JS, Moon RC, D'Assunção MA, et al. Septotomy and balloon dilation to treat chronic leak after sleeve gastrectomy: technical principles. Obes Surg. 2016;26(8):1992–3.

45. Moon RC, Teixeira AF, Bezerra L, Cristina H, Wahnon A, Campos J, et al. Management of bariatric complications using endoscopic stents: a multi-center study. Obes Surg. 2018;28(12):4034.

46. Deslauriers V, Beauchamp A, Garofalo F, Atlas H, Denis R, Garneau P, Pescarus R. Endoscopic management of post-laparoscopic sleeve gastrectomy stenosis. Surg Endosc. 2017;32(2):601–9.

第 28 章
袖状胃切除术修正为胃旁路手术

Rene Aleman, Emanuele Lo Menzo, Samuel Szomstein, and Raul J. Rosenthal

28.1　引言

　　超重和肥胖已在世界范围内呈持续上升趋势,并成为令人关注的健康问题。根据世界卫生组织报道,自 1975 年以来,全球肥胖人数增加了两倍。2016 年,近 20 亿成年人处于超重或肥胖的状态[1]。研究表明肥胖可以进行有效防治。减重手术可维持长期的减重效果并缓解肥胖相关的并发症。因此,自 2014 年以来,国际肥胖与代谢病外科联盟(International Federation for the Surgery of Obesity and Metabolic Disorders,IFSO)已将腹腔镜袖状胃切除术(laparoscopic sleeve gastrectomy,LSG)认定为一种主要的减重术式[2]。尽管该术式已广泛开展,但也存在出现手术并发症以及手术失败的可能。总体而言,40% 的减重手术后需进行再次手术[2]。本章主要阐述 LSG 修正为腹腔镜胃旁路术(LRYGB)的手术适应证以及技术特点。

28.1.1　背景

　　LSG 作为一种限制性减重手术,源于旨在调节食物流动形式的垂直胃成形术的理念。设计这种方式的胃切除的生理学依据来自将胃小弯视为"胃径"或"胃的街道",即食物优先通过的地方。当代的 LSG 概念来自 Hess、Marceau、Scopinaro 及 DeMeester 在 20 世纪 80 年代末和 20 世纪 90 年代初描述的技术。LSG 首先由 Michel Gagner 等提出,作为腹腔镜胆胰分流(biliopancreatic diversion,BPD)- 十二指肠转位术(duodenal switch,DS)的一期手术方法。虽然 BPD-DS 由于其限制摄入和减少吸收的作用对减重非常有效,但由于手术较复杂也带来了更多的手术并发症。因此,建议对高危的超级肥胖患者采用先行 LSG 的两阶段手术。

然而,手术后良好而持久的减重效果使绝大部分患者不需要第二阶段的手术,LSG 从此成为了标准的减重手术之一。

　　根据全球减重外科手术的最新数据,在过去 2 年中 LSG 有明显的增加,来自五个大洲 51 个国家共 550 家医院的数据显示,LSG 的比例达到 46%[2]。LSG 因其操作简单,保证了减重的安全性和有效性并缓解相关并发症同时保持了完整的胃肠道解剖结构而广受欢迎[3-7]。无论 LSG 在全球范围内成功率如何,部分 LSG 仍不可避免地会因体重下降不足、体重反弹、手术并发症的出现,以及并发症缓解不达标而失败[8,9]。手术的失败和并发症决定了再次手术干预的必要性。正如美国代谢减重外科学会(American Society for Metabolic and Bariatric Surgery,ASMBS)所述,减重手术后的再次干预手段可根据手术指征、手术类型和临床效果进行分类[10]。根据手术指征,再次手术的原因可进一步细分为减重失败或者出现手术并发症。根据手术中的具体方式,再次手术可以分为修正、逆转或转换。如前所述,本章将着重于阐述减重失败患者的再次手术评估和 LSG 转换为 LRYGB 的围手术期处理。

28.2　评估

28.2.1　适应证

　　随着 LSG 作为主要减重手术的广泛开展,再次手术的需求也将明显增加,更具体地说,需要再次进行其他类型的手术。LSG 修正为 LRYGB 的决策需要建立在对再次手术相关知识充分理解的基础上。LSG 的失败通常源于多因素,包括三个独立的部分:病理生理学因素、机械因素及患者对生活方式改变的依从性[11]。一般来说,LSG 手术后再次手术的主要原因包括体重下降不足或体重反弹以及术后并发症。最常见的是减重不足或体重反弹[12]。在这方面,从 LSG 修正为 LRYGB 的安全性已经得到很好的验证[12-17]。

尽管缺乏共识,但对减重手术无应答的定义通常为体重减轻不足或体重反弹,并伴有相关并发症的复发。然而,对减重应答不良的量化方面存在重大争议。我们很容易理解成功的减重手术:首次减重手术后持续体重减轻,伴有并发症的缓解和生活质量的改善。就量化而言,对于限制性和吸收不良的手术,Adelaide 研究小组建议将多余体重减除率作为成功与否的衡量标准。在 EWL 达到或超过 50% 代表成功,而不足 40% 的 EWL 则认为是手术失败[18]。然而,减重手术后无应答应当根据具体减重手术方式进行判断。设定一个无差别的衡量标准可能忽略了目前可用的减重手术不同而带来的差异。

相反,需要再次手术干预的减重手术后并发症的识别要容易得多。术后并发症可根据发病时间进一步分类:急性(7 天)、早期(>7 天~6 周)、后期(>6~12 周)和慢性(>12 周或更长)。术后并发症也可分为手术或解剖相关并发症与营养或代谢相关并发症。

并发症的发生也与外科医生专业水平,患者的依从性和相关并发症的进展密切相关。只有将这些因素考虑进去,我们才能针对再次手术做出全面和规范的决策,而且患者的依从性和相关并发症的控制也将呈现更好的临床结局。

由于对再次手术的适应证缺乏共识,临床上应根据患者的预期目标进行个体化处理。在首次 LSG 失败后,修正为 LRYGB 是有效的。一项关于 LSG 手术失败后的修正减重手术的研究系统评估了目前可用的三种不同术式之间的疗效:腹腔镜再次袖状胃切除术(LRSG)、腹腔镜胃旁路术(LRYGB)和其他类型手术。在 12 个月和 24 个月的随访中,接受 LRYGB 的患者体重指数(BMI)分别降至 33.7 和 35.7kg/m²[17]。同期多余体重减除率分别为 60% 和 48%。结论是,在首次 LSG 失败后,LRYGB 似乎是切实可行的选择[17]。此外,在采用更严格的再次减重手术指征的大中心,对首次进行 LSG 后需要再次手术的患者进行 2 年的随访证明 LRYGB 对进一步减轻体重和胃食管反流(GERD)的缓解是有效的[19]。同样,Shimon 等报

告了 LRYGB 和 BPD-DS 有相似的结果。在首次 LSG 失败后,改用 LRYGB 或 BPD-DS 是一种有效的治疗手段,可解决体重减轻不足的问题并缓解并发症[20]。

针对 LSG 手术失败,需要长期随访来评价行 LRYGB 再次手术的有效性。最好能够进行随机对照试验,以建立最合适的再次手术方案。

28.2.2　患者选择

LSG 展现了极好的短期和中期效果,并发症发生率低和整体安全性良好使其成为首选的减重术式[21]。尽管 LSG 广泛开展,但其长期随访的数据不尽相同,因此术后减重效果不佳的发生率可能远比已有报道高。例如,LSG 术后 5 年和 10 年后的随访报告的减重不足发生率分别为 21% 和 38.5%[22,23]。无论首次手术的类型如何,选择再次手术时都需仔细评估,以确定导致减重失败或并发症发生的可能机制。了解首次手术失败的病因将有利于获得更好的再次手术结果。

与其他外科手术类似,LSG 修正为 LRYGB 需要对风险、收益和必要的生活方式改变进行适当的讨论。患者选择还必须包括综合评估,以确定首次 LSG 失败的原因。在认为有必要再次手术之前,必须彻底审查和评估以下内容:
- 回顾既往减重手术报告
- 影像学研究
- 营养评估和患者教育
- 患者心理评估
- 术前许可

28.2.2.1　手术史

由于手术技术的多变性,仔细了解初次的手术情况非常重要。这不仅有助于确定最佳策略,还可以避免可能的并发症。首次手术中可能附加的操作会影响再次手术的选择。在保留了较大胃底的情况下,对于体重反弹的患者,可以考虑再次 LSG。除非存在安全性和有效性的担心,从 LSG 修正为 LRYGB 的是一个相对自然的选择。初次减重手术类型必然会对再次手术的减重效果产生影响。在这种情况下,和初次手术为吸收不良手术的患者相比,接受限制性手术的患者进行再次手术后其减重效果会更好[24]。由于上述原因,将 LSG 修正为 LRYGB 作为标准方法是备受推荐的。

28.2.2.2 影像学研究

再次手术前对胃肠道进行解剖和功能评估至关重要。为了更好地评估 LSG 后解剖和食物通路的改变,上消化道造影(UGI)是最佳选择。这项检查提供了解剖学(袖状胃的大小,有无食管裂孔疝)和功能性(有无反流)方面的信息。进行再次手术的外科医生应亲自进行影像学评估,以确定与首次手术失败相关的线索。上消化道内镜检查对于确认食管裂孔疝的存在、评估黏膜异常(Barrett)和在手术旷置之前评估十二指肠也很关键。最后,计算机断层扫描(CT)可以在高度怀疑漏时进行检查,因为它具有高灵敏度,可识别与漏相关的继发性改变,如腔外积液、脂肪滞留、胸腔积液和游离气体[25]。

28.2.2.3 患者教育

大约 6% 的患者接受首次 LSG 治疗后会出现体重下降不足或者体重反弹。同样,胃出口梗阻是 LSG 修正为 LRYGB 的适应证。患者无法维持长期体重减轻并不能仅仅归因于患者依从性差或手术技术。因此,全面的术前教育和对患者期望的评估对于获得理想的结果至关重要。事实上,一项研究表明,只有 50% 的患者术后满意度达到良好[26]。此外,首次 LSG 的失败是多种因素作用的结果,可能会导致结局的不确定性。

28.2.2.4 心理评估

对计划接受再次手术的患者进行心理评估有助于揭示首次手术后可能出现的饮食不适应行为并进行有效干预。心理评估不仅仅限于干预患者的饮食行为,还包括环境变化和心理压力[27]。首次 LSG 的失败有多种原因。由于 LSG 主要是一个限制性的手术,所以,患者对严格控制饮食的坚持是有效减重的重要决定因素。据报道,首次在接受垂直带状胃成形术(VBG)的患者会通过摄入高热量食物来补偿摄入量的降低[28]。总之,当患者进行饮食和营养评估时,进食障碍(即暴饮暴食、高热量食物摄入)和低能量消耗的问题应在再次手术前得到解决和纠正。

忽视肥胖患者的心理问题可能会将患者置于不必要的高发病率和死亡率风险中[10]。因此,我们不应忽视心理评估,因为心理问题、精神疾病并发症以及患者依从性的缺乏会影响减重手术

的效果[29]。

28.3 治疗

如前所述,基于体重指数 >35kg/m^2,改良的 Reinhold 标准(EWL<50%)用于定义减重手术效果不佳[30]。

如果说减重失败的标准在首次手术中有争议,那么在再次手术失败的定义上,尤其是在 LSG 修正为 LRYGB 的再次手术中,更缺乏共识。显然,修正手术应着眼于解决首次手术失败的原因[27]。此外,首次接受 LSG 的患者体重下降可能会出现体重反弹,通常伴随相关并发症的复发[27]。1 年随访数据显示,再次手术行 LRYGB 后,无论是在体重下降还是反流症状缓解和糖尿病控制方面都有较高的成功率[31]。

28.3.1 手术技巧

通常将位于肚脐左上方的套管作为观察孔置入腹腔镜。在腹腔探查后,两个 5mm 套管分别被放置在剑突正下方用于牵拉肝脏,以及第 12 根肋骨下方的腋前线处,作为辅助操作孔。观察孔的套管位置通常远离先前的手术切口,以最大限度地减少再次手术过程中的意外内脏损伤[12]。

首次 LSG 后体重反弹的原因之一是胃底切除不完全和胃窦扩张或胃窦体积较大[15,32,33]。但体重反弹是由于术后胃囊的扩张还是胃切除不够导致残留胃体积过大目前仍存在争议,这两者都可能是减重失败的根本原因[34]。LSG 修正为 LRYGB 首先需要切除扩张的胃底以及将远端小肠上提到胃小囊进行吻合[35]。手术中分离粘连时需要特别注意避免损伤血管,同时在缝合时要注意选择更厚的钉仓,切缘需要加固缝合,胃肠吻合口也需要环周加固缝合[10]。

残胃和肝左叶之间的粘连很常见,需仔细识别和分离,以便放置肝脏牵开器。

于胃左动脉远端离断袖状胃,以形成标准30~50ml 容量的胃囊。胆胰袢和食物袢的长度分别为 50cm 和 150cm。食物袢的长度可以根据术前患者的体重指数确定,并可以相应地延长,以实现更大程度的术后体重减轻。空肠吻合术采用线性吻合器进行,肠系膜裂孔需要缝合关闭,并采用结肠前的吻合方式。一般来说,当胃食物袢较短时才采用结肠后吻合的方式。手术的其他步骤和首

次手术一致。

在袖状胃切除术（sleeve gastrectomy，SG）修正为 BPD-DS 过程中，于回盲瓣近端 250~300cm 处离断回肠，近端小肠即成为胆胰袢，远端小肠成为食物袢。一项关于 LSG 修正为 BPD-DS 或 RYGB 手术的长期有效性的研究表明，这两种手术对于治疗体重减轻不足和缓解并发症的效果类似[20]。Carmeli 等[36]比较了从首次 LSG 修正为 LRYGB 或 BPD-DS 的结果。接受 BPD-DS 的患者显示出更高的 EWL（80% vs 65.5%），但其手术时间和住院时间则更长。而 Alsabah 等[37]发现 1 年随访时的 EWL 分别为 57% 和 61%，提示两种术式拥有相似的减重效果。

另一种术式选择是迷你胃旁路术（单吻合旁路术或 ω 环旁路术），正成为首次 LSG 后再次手术的一种相当流行的选择。尽管只做了一个吻合口，但最近的研究结果证实了这种术式的效果。Moskowicz 等[38]报告了包含 23 例患者的队列研究中的经验，在 24 个月的随访中，BMI 下降超过 51%。然而，和 LRYGB 相比较，目前支持迷你胃旁路术的安全性和可行性的证据还不足。

即使首次 LSG 后修正为 BPD-DS 获得了良好的体重减轻和并发症缓解效果，由于其可能导致营养不良等在内较高的并发症，因此这种术式仍被认为是属于过于激进的选择[35]。此外，在进行术式选择的时候要根据患者的个体情况和最佳获益进行考量，由于存在再手术后仍然减重失败的可能性，考虑到 LSG 的技术简单性，减重外科医生应考虑对无效的首次 LSG 进行再次袖状胃切除的可能性。这些因素表明，当考虑首次 LSG 后的再次手术时，LRYGB 应该是最佳的术式。

28.4　结果

如前所述，首次 LSG 后的再次手术有多种术式可以选择。在 ReLSG 和 DS 之间的比较中，DS 组报告了更大 EWL（74% vs 44%），然而该队列样本量较小，无法将其确定为具有说服力的证据[39]。Carmeli 等[36]也比较了 LSG 后再次手术选择 LRYGB 或 BPD-DS 的结果：在 BPD-DS 之后 EWL 更高，但需要更长的手术时间和住院时间。根据 Carmeli 的研究结果，1 年后 ReLSG 和 LRYGB 的 EWL 分别为 57% 和 61%[37]。

尽管 LSG 手术操作相对简单，但也存在一定

的手术风险。常见并发症包括出血、胃漏和狭窄。由于 LSG 修正为 LRYGB 后相关结果的数据不足，无法确定手术操作相关的术后并发症发生率。然而，文献表明修正为 LRYGB 手术有着类似的术后并发症发生率[12,19,20]。总之，从 LSG 修正为 LRYGB 后远端消化道通畅，胃内压力明显降低，因此减少了发生吻合口并发症的可能性。

考虑到减重手术后寿命延长，并发症不会像大多数手术那样只观察到术后 30 天[27]。减重手术有短期和长期的并发症，再次手术后处理并发症的措施可能需要参照首次手术后并发症的处理措施。数据表明，一项关于 LSG 修正为 LRYGB 的多中心回顾性研究的短期结果报告，1 325 例患者有 10% 的并发症发生率。并发症仅限于持续性胃食管反流（GERD）导致的早期吻合口漏、热损伤导致的早期近端胃漏和空肠 - 空肠吻合口的出血，这些并发症常规治疗难以治愈。经过规范化的处理后，所有并发症均恢复良好[19]。

了解首次 LSG 后胃解剖结构的改变对于再次手术至关重要。再次手术仅用于减重不足、体重反弹和药物治疗无效的严重 GERD 病（术前或术后病情恶化）[40]。因此，LRYGB 成为首次 LSG 之后效果不佳的最适合的修正手术，特别是对于恶化的 GERD 和体重反弹[17,35,41,42]。更重要的是，LRYGB 可维持长期的减重效果[40]。加拿大的一项研究报告称，6.6% 的 LSG 患者接受了再次 LRYGB，结果证明是安全有效的，即使体重下降不显著的情况下，患者仍然从并发症的缓解中获益[43]。最近，瑞士一项前瞻性随机多中心研究（SM-BOSS）的 3 年中期分析显示，由于严重的 GERD 和体重减轻不足，3.8% 的患者需要进行 LSG 后的修正手术[43]。尽管目前有一些数据，从 LSG 修正为 LRYGB 的手术指征目前仍无严格的界定，但 LRYGB 是 LSG 后再次手术的最佳选择已经成为共识[17,35,41]。

28.5　结论

随着微创减重手术的日益普及，需要重点关注长期疗效的维持以及早期干预减重效果不佳的患者。随着 LSG 数量越来越多，修正手术也将继续增加。减重外科医生和大型减重中心必须了解 LSG 后效果不佳的病理生理学机制，以便提供最合适的解决方法。同样，应强调对相关手术史的

深入了解,以确保能针对性地选择再次手术方式
并避免潜在的术后并发症。未来的研究应关注修
正手术后的长期效果,并获得患者随访数据,用于

建立 LSG 后行再次手术的学术界共识。

（刘　威　译）

参考文献

1. WHO. Obesity and overweight. 2018. Available at: https://www.who.int/news-room/fact-sheets/detail/obesity-and-overweight.Accessed 15 Jan 2019.
2. Welbourn R, et al. Bariatric surgery worldwide: baseline demographic description and one-year outcomes from the fourth IFSO global registry report 2018. Obes Surg. 2019;29:782–95. https://doi.org/10.1007/s11695-018-3593-1.
3. Trastulli S, et al. Laparoscopic sleeve gastrectomy compared with other bariatric surgical procedures: a systematic review of randomized trials. Surg Obes Relat Dis. 2013;9:816–29.
4. Diamantis T, et al. Review of long-term weight loss results after laparoscopic sleeve gastrectomy. Surg Obes Relat Dis. 2014;10:177–83.
5. van Rutte PWJ, Luyer MDP, de Hingh IHJT, Nienhuijs SW. To sleeve or NOT to sleeve in bariatric surgery? ISRN Surg. 2012;2012:674042.
6. Våge V, et al. Changes in obesity-related diseases and biochemical variables after laparoscopic sleeve gastrectomy: a two-year follow-up study. BMC Surg. 2014;14:8.
7. Li J-F, et al. Comparison of the long-term results of Roux-en-Y gastric bypass and sleeve gastrectomy for morbid obesity: a systematic review and meta-analysis of randomized and nonrandomized trials. Surg Laparosc Endosc Percutan Tech. 2014;24:1–11.
8. Lim CSH, Liew V, Talbot ML, Jorgensen JO, Loi KW. Revisional bariatric surgery. Obes Surg. 2009;19:827–32.
9. Lacy A, et al. Revisional surgery after sleeve gastrectomy. Surg Laparosc Endosc Percutan Tech. 2010;20:351–6.
10. Lo Menzo EL, Szomstein S, Rosenthal RJ. Reoperative bariatric surgery. In: Nguyen NT, Blackstone RP, Morton JM, Ponce J, Rosenthal RJ, editors. The ASMBS textbook of bariatric surgery. New York: Springer; 2015. p. 269–82. https://doi.org/10.1007/978-1-4939-1206-3_24.
11. Mittermair R, Sucher R, Perathoner A. Results and complications after laparoscopic sleeve gastrectomy. Surg Today. 2013;44:1307–12.
12. Landreneau JP, et al. Conversion of sleeve gastrectomy to Roux-en-Y gastric bypass. Obes Surg. 2018;28:3843–50.
13. Homan J, et al. Secondary surgery after sleeve gastrectomy: Roux-en-Y gastric bypass or biliopancreatic diversion with duodenal switch. Surg Obes Relat Dis. 2015;11:771–7.
14. Sánchez-Pernaute A, et al. Single-anastomosis duodenoileal bypass with sleeve gastrectomy (SADI-S) for obese diabetic patients. Surg Obes Relat Dis. 2015;11:1092–8.
15. Noel P, et al. Revised sleeve gastrectomy: another option for weight loss failure after sleeve gastrectomy. Surg Endosc. 2014;28:1096–102.
16. Bruzzi M, et al. Revisional single-anastomosis gastric bypass for a failed restrictive procedure: 5-year results. Surg Obes Relat Dis. 2016;12:240–5.
17. Cheung D, Switzer NJ, Gill RS, Shi X, Karmali S. Revisional bariatric surgery following failed primary laparoscopic sleeve gastrectomy: a systematic review. Obes Surg. 2014;24:1757–63.
18. Hall JC, et al. Gastric surgery for morbid obesity. The Adelaide Study. Ann Surg. 1990;211:419–27.
19. Boru CE, Greco F, Giustacchini P, Raffaelli M, Silecchia G. Short-term outcomes of sleeve gastrectomy conversion to R-Y gastric bypass: multi-center retrospective study. Langenbeck's Arch Surg. 2018;403:473–9.
20. Shimon O, Keidar A, Orgad R, Yemini R, Carmeli I. Long-term effectiveness of laparoscopic

conversion of sleeve gastrectomy to a biliopancreatic diversion with a duodenal switch or a Roux-en-Y gastric bypass due to weight loss failure. Obes Surg. 2018;28:1724–30.

21. Brethauer SA, Hammel JP, Schauer PR. Systematic review of sleeve gastrectomy as staging and primary bariatric procedure. Surg Obes Relat Dis. 2009;5:469–75.

22. Golomb I, Ben David M, Glass A, Kolitz T, Keidar A. Long-term metabolic effects of laparoscopic sleeve gastrectomy. JAMA Surg. 2015;150:1051.

23. Felsenreich DM, et al. Weight loss, weight regain, and conversions to Roux-en-Y gastric bypass: 10-year results of laparoscopic sleeve gastrectomy. Surg Obes Relat Dis. 2016;12:1655–62.

24. Brolin RE, Cody RP. Weight loss outcome of revisional bariatric operations varies according to the primary procedure. Ann Surg. 2008;248:227–32.

25. Aurora AR, Khaitan L, Saber AA. Sleeve gastrectomy and the risk of leak: a systematic analysis of 4,888 patients. Surg Endosc. 2012;26:1509–15.

26. Edholm D, Ottosson J, Sundbom M. Importance of pouch size in laparoscopic Roux-en-Y gastric bypass: a cohort study of 14,168 patients. Surg Endosc. 2016;30:2011–5.

27. Ma P, Reddy S, Higa KD. Revisional bariatric/metabolic surgery: what dictates its indications? Curr Atheroscler Rep. 2016;18:42.

28. Brolin RE, Robertson LB, Kenler HA, Cody RP. Weight loss and dietary intake after vertical banded gastroplasty and Roux-en-Y gastric bypass. Ann Surg. 1994;220:782–90.

29. Rutledge T, Groesz LM, Savu M. Psychiatric factors and weight loss patterns following gastric bypass surgery in a veteran population. Obes Surg. 2011;21:29–35.

30. Gastrointestinal surgery for severe obesity: National Institutes of Health Consensus Development Conference Statement. Am J Clin Nutr.1992;55:615S–19S.

31. Brethauer SA, et al. Standardized outcomes reporting in metabolic and bariatric surgery. Surg Obes Relat Dis. 2015;11:489–506.

32. Braghetto I, et al. Evaluation of the radiological gastric capacity and evolution of the BMI 2–3 years after sleeve gastrectomy. Obes Surg. 2009;19:1262–9.

33. Silecchia G, et al. Residual fundus or neofundus after laparoscopic sleeve gastrectomy: is fundectomy safe and effective as revision surgery? Surg Endosc. 2015;29:2899–903.

34. Nedelcu M, Noel P, Iannelli A, Gagner M. Revised sleeve gastrectomy (re-sleeve). Surg Obes Relat Dis. 2015;11:1282–8.

35. Nevo N, Abu-Abeid S, Lahat G, Klausner J, Eldar SM. Converting a sleeve gastrectomy to a gastric bypass for weight loss failure-is it worth it? Obes Surg. 2018;28:364–8.

36. Carmeli I, Golomb I, Sadot E, Kashtan H, Keidar A. Laparoscopic conversion of sleeve gastrectomy to a biliopancreatic diversion with duodenal switch or a Roux-en-Y gastric bypass due to weight loss failure: our algorithm. Surg Obes Relat Dis. 2015;11:79–85.

37. AlSabah S, et al. Approach to poor weight loss after laparoscopic sleeve gastrectomy: re-sleeve vs. gastric bypass. Obes Surg. 2016;26:2302–7.

38. Moszkowicz D, et al. Laparoscopic omega-loop gastric bypass for the conversion of failed sleeve gastrectomy: early experience. J Visc Surg. 2013;150:373–8.

39. Dapri G, Cadière GB, Himpens J. Laparoscopic repeat sleeve gastrectomy versus duodenal switch after isolated sleeve gastrectomy for obesity. Surg Obes Relat Dis. 2011;7:38–43.

40. Iannelli A, et al. Laparoscopic conversion of sleeve gastrectomy to Roux-en-Y gastric bypass: indications and preliminary results. Surg Obes Relat Dis. 2016;12:1533–8.

41. Parmar CD, et al. Conversion of sleeve gastrectomy to Roux-en-Y gastric bypass is effective for gastro-oesophageal reflux disease but not for further weight loss. Obes Surg. 2017;27:1651–8.

42. Mahawar KK, Jennings N, Balupuri S, Small PK. Sleeve gastrectomy and gastro-oesophageal reflux disease: a complex relationship. Obes Surg. 2013;23:987–91.

43. Yorke E, et al. Revision of sleeve gastrectomy to Roux-en-Y gastric bypass: a Canadian experience. Am J Surg. 2017;213:970–4.

第 29 章
袖状胃切除术修正为迷你／单吻合口胃旁路术

Rudolf Alfred Weiner, Sylvia Weiner, and Sonja Chiappetta

缩写

BMI	体重指数
BPD-DS	胆胰分流 - 十二指肠转位术
BPL	胆胰支
EWL	多余体重减除率
FU	随访
GERD	胃食管反流
GERD-HRQL	胃食管反流健康相关生活质量问卷
MGB/OAGB	迷你／单吻合口胃旁路术
PPI	质子泵抑制剂
RSI	反流症状指数
RYGB	Roux-en-Y 胃旁路术
SD	标准差
SG	袖状胃切除术
TWL	总体重下降
SADI-S	单吻合口十二指肠回肠旁路术

29.1 前言

袖状胃切除术（sleeve gastrectomy，SG）是目前最常见的减重术式，研究表明它在短期和长期的随访中具有相对的安全性和有效性[1-4]。然而，越来越多的证据表明，SG 后也会出现减重失败[5-7]。而修正手术的主要原因是由于体重减轻不足、体重反弹和顽固性胃食管反流（GERD），包括 Barrett 食管[5-7]。文献[8]描述了以胃旁路的形式进行的再次手术和修正手术，包括 Roux-en-Y 胃旁路术（RYGB）、迷你／单吻合口胃旁路术（MGB/OAGB）、胆胰分流（biliopancreatic diversion，BPD）- 十二指肠转位术（duodenal switch，DS）和单吻合口十二指肠回肠旁路术 +SG（SADI-S）。

复胖和相关疾病的复发并不是手术本身的失败。因为所有的术式都不能一劳永逸地治疗肥胖。因此，减重手术后复胖就像癌症治疗复发一样是一个需要解决的问题。

对于失败的 SG，理想的修正手术目前仍未明确。建议包括在出现反流的情况下修正术为 RYGB，在 SG 后体重反弹的情况下修正为 BPD-DS[9-11]。Arman 等[6]报道 25%SG 后失败的患者（20/110）涉及修正手术，包括因为体重反弹进行的 10 例 BPD-DS、4 例 RYGB 和 3 例再次袖状胃手术（ReSG），BPD-DS 可将多余 BMI 减少的百分比（%EBMIL）从 62.5% 提高到 81.7%（$P=0.015$），因此 BPD-DS 是体重反弹的首选手术。Felsenreich 等[5]描述了 36%（19/56 例）的 SG 后修正率，进行修正手术的时间中位数为 SG 术后的 36 个月。这些患者由于显著的体重增加（$n=10$）、反流（$n=6$）或急性翻修（$n=2$）而被修正为 RYGB。

体重减轻不足／体重反弹仍然是一个重要的长期并发症。在 SG 术后的长期随访中，平均 EWL 可达到 50%~60%[1-4,12]，但仍有很多患者减重效果不理想。除了减重失败／体重反弹外，GERD 是另一种长期并发症，发生在 20%~30% 的患者中，Barrett 食管的长期发病率和影响尚不清楚[4,7,13,14]。

MGB/OAGB 作为一种主要的和在第二阶段施行的术式，已逐渐在世界范围内被广泛接受[15,16]。与 BPD-DS[17,18]相比，MGB/OAGB 将 RYGB 作为一种低压系统和一种不那么危险术式（不会造成吸收不良影响）联系了起来。同时，它将 BPD-DS 和 RYGB 的积极作用与进一步的多余体重减除率及治疗 GERD 联系起来。目前的研究证实，MGB/OAGB 作为一种主流的限制性手术失败后的修正手术[19-21]，其具备了可靠的安全性和长期有效性[17,18,22-24]。

SG 手术失败后是否行 ReSG、RYGB、MGB/OAGB、SADI、SASI、SAGI 或 BPD-DS 仍然不明确,目前的文献报道显示不同的结果。本团队的成果发表于 2011 年和 2019 年[8,24]: 在 2014—2018 年 SG 手术后修正术为 RYGB 和 MGB 的结果将在以后更详细地展示。目前没有比较 SG 失败后的 RYGB 和 MGB/OAGB 修正手术的差异。因此,本研究的目的是在单一中心分析 RYGB 和 MGB/OAGB 在 SG 手术失败后作为修正手术的疗效结果差异。

29.2　术式的命名和历史背景

（1）迷你胃旁路术（MGB,被称为第一个侵入程度最小的胃旁路术,也称为吸收不良胃旁路术）最初由 Rutledge 在 1997 年提出[20]。作为一名创伤外科医生,他面临一名腹部枪伤患者,需要进行十二指肠旷置,而 Billroth II 式是一个非常合适胃旁路重建手段。这是 MGB 的灵感,通过构建了一个长的小弯侧胃囊通道来抑制 GERD。

（2）OAGB/BUGA,由于怀疑 GERD,2002 年,MGB 的一个变体,称为单吻合口胃旁路术（OAGB）或 BAGUA,起源于西班牙,由两名外科医师 Miguel Carbajo 和 Manoel Garcia Caballero 提出[25,32]。在这之前他们已经做了超过 10 年的 Roux-en-Y 胃旁路术（Roux-en-Y gastric bypass,RYGB）。

在世界各地,MGB 和 OAGB 的数量一直在增加[26-33],2015 年成为国际[33]第三大最常用的减重术式。在巴黎、印度、蒙特利尔、维也纳和伦敦举行了关于 MGB 和 OAGB 的年度会议[34]。关于 MGB/OAGB 的第一次国际肥胖与代谢病外科联盟（International Federation for the Surgery of Obesity and Metabolic Disorders,IFSO）共识会议于 2019 年 7 月举行。

29.3　个人经验

减重术式的选择从肥胖外科起步时就发生了变化。变化的周期越来越短,不再是“金标准”时代。在美国,RYGB 作为“金标准”存在很长一段时间。在美国的 M. Gagner 之后,我们从 2001 年开始,联合比利时的 Jacques Himpens 开始进行 SG。经历 4 年的缓慢起步之后,SG 开始迅速发展。而 BPD-DS 的数量在减少,RYGB 和 SG 成为最常用的减重术式。在我们的研究中,SG 于 2006 年成为最常用的术式,其变化趋势如图所示（图 29-1）。在世界范围内,MGB/OAGB 作为一种主要的减重术式越来越受欢迎,因为手术耗时短,学习曲线短,减重效果好,手术并发症较 RYGB 更少。在我们的实践过程中,由于 MGB/OAGB 的这些优点也成为 SG 手术后主要的修正式首选（图 29-2）。因此,我们的研究的目的是 MGB/OAGB 或 RYGB 作为 SG 术后修正手术的比较。

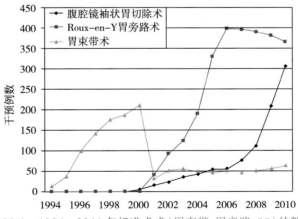

图 29-1　1994—2011 年标准术式（胃束带、胃旁路、SG）的数量

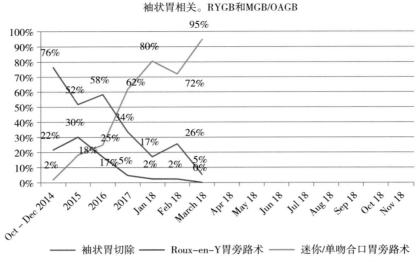

袖状胃相关。RYGB和MGB/OAGB

——— 袖状胃切除　——— Roux-en-Y胃旁路术　——— 迷你/单吻合口胃旁路术

图 29-2　2014—2018 年标准术式（RYGB、SG 和 MGB/OAGB）的数量

29.4　SG 修正为 MGB/OAGB 的适应证

从 SG 到 RYGB 或 MGB/OAGB 的修正手术适应证：

（1）减重不足（EWL<50%）

（2）减重成功后体重反弹（>15%）

（3）难治性 GERD

术前存在的 GERD 在 MGB 手术后大部分（>70%）得到缓解（表 29-1），原因是 MGB 后胃食管压力梯度降低[35]。SG 修正为 MGB 后也会出现类似的情况。

表 29-1　MGB 和 OAGB 术后变化

	MGB	OAGB[a]
T2D 术后 1 年平均缓解率	85.9%	91.5%
T2D 术后 5 年平均缓解率	79.8%	90.1%
睡眠呼吸暂停术后 1 年缓解率	87.0%	95.4%
睡眠呼吸暂停术后 5 年缓解率	86.7%	93.2%
高血压术后 1 年缓解率	76.8%	80.6%
高血压术后 1 年缓解率	69.0%	78.6%
高胆固醇术后 1 年缓解率	82.1%	90.6%
高胆固醇术后 5 年缓解率	73.0%	84.9%
平均术前 GER	21.2%	22.0%
平均术后 GER	0.07%	0%

续表

	MGB	OAGB[a]
术后恶心、呕吐和消化不良	8.0%	7.6%
吻合口溃疡	1.7%	1.4%
腹泻（>4 次 /d）	2.3%±5.2	2.6%±4.4
贫血	4.7%	6.3%
严重贫血（<8g/dl）	1.1%±3.1	2.1%±2.2
低血清白蛋白	0.4%	0.8%
需要住院治疗的重大营养并发症	0.6%	1.2%
术后疝	8（0.02%）	3（0.03%）
修正手术[b]	334（0.9%）	126（1.4%）

合计：37 094 例 MGB，9 203 例 OAGB。T2D，2 型糖尿病。
[a] MGB 与 OAGB 无统计学差异。资料来源：Deitel M., Kuldeepak S Kular. Consensus survey on mini-gastric bypass and one-anastomosis gastric bypass. Annals of Bariatrics & Metabolic Surgery. Online edition：http：//meddocsonline.org/。
[b] 在 MGB 之后，修正手术包括 150 例 EWL 患者和 80 例减重不足的患者。在 OAGB 之后，修正手术包括 82 例 EWL 患者和 19 例减重不足患者。

难治性 GERD 的修正手术指征包括食管炎≥洛杉矶分类 B 级，质子泵抑制剂（PPI）治疗后 GERD-HRQL 评分≥12 分[36]。有许多关于 GERD 新的报告和研究，在 Kowalewski 等[37]的研究中：SG 术后 60% 的患者出现反复的 GERD 症状，44% 的患者接受 PPI 治疗，只有 4 例参与者在手术前存在反流症状，这意味着 93% 的病例出现了新发 GERD。GERD 症状与减重效果之间没有显著关联。此外，

"生活质量"的损害也是主要的争论点之一[38-40]。

Barrett 食管：文献中报道发病率差异范围很广。在我们的经验中，我们还未发现在 5~10 年后的患病率超过 16%~17%[5,14]。我们提交的一份随访 15 年纳入 56 例的病例对照研究未被接收发表，因为包含的病例数太少。腹部食管段是食管最短的部分（长度 1~2cm），穿过膈肌通过食管裂孔，沿着中线左侧下降，止于食管胃交界处。膈食管韧带使食管保持在膈孔内，分为上升的部分，直至膈肌，这是胸膜下筋膜的延伸，而韧带下降的部分通常富含脂肪组织，与横筋膜保持连续性。伴随术后体重下降，脂肪消失，食管下括约肌将受到影响，并可能发生移位。

建议：出现 Barrett 的情况下选择 RYGB 重建，以防止反流

2 型糖尿病的缓解与否也是修正手术的重要指征。糖尿病治愈和缓解的定义由美国代谢减重外科学会（American Society for Metabolic and Bariatric Surgery，ASMBS）报告标准提供[41]。EOSS 评分的恶化也是减重修正手术的一个指征。

29.5　MGB/OAG 与 RYGB 适应证的差异

在本团队科室中，当体重问题是患者的主要问题时，MGB/OAGB 是 SG 术后修正手术的首选，而当 GERD 是患者的主要问题时，RYGB 则为首选。同时存在体重问题或代谢紊乱则提示我们选择较长的胆胰支长度。

代谢综合征治疗选择更长的胆胰支。这与手术重建无关（一次或两次吻合）。胆胰支长超过 150cm 与营养并发症相关。

在胆胰支为 200cm 的患者中，营养并发症的发生率为 2%~3%，但随着肠袢的延长而迅速增高。关于肠袢长度的讨论仍在进行，我们的经验认为：

（1）胆胰支长 150cm，营养不良的风险很低；

（2）胆胰支的长度比共同通道的长度更重要。

Ahuja 等[42]（2018 年）发表了一项对比研究。根据胆胰支的长度，将 101 例接受 MGB/OAGB 治疗的患者分为 150cm、180cm 和 250cm 三组。在 1 年的随访中，比较了三组患者的营养指标（维生素 D_3、维生素 B_{12}、血清铁蛋白、总蛋白、血清白蛋白、血清球蛋白）、人体测量（体重、BMI）和共病缓解率（T2DM、高血压）。除球蛋白外，150cm 组和 250cm 组的所有营养参数均有统计学差异（$P<0.05$）。180cm 组和 250cm 组比较，维生素 D_3、维生素 B_{12} 和总蛋白差异有统计学意义（$P<0.05$）。三组在 T2DM、高血压缓解率和 EWL 上无统计学差异，但 TWL 在 150cm 组与 180cm 组之间，150cm 组与 250cm 组之间存在统计学差异。作者得出结论：150cm 的胆胰支长度是足够的，营养并发症很少，手术效果良好。一个 180cm 的胆胰支可以应用于超级肥胖，而应当谨慎选择 250cm 的胆胰支长度，因为它常导致严重的营养不良。在 SG 术后行 MGB/OAGB，预期也会产生同样的后果。

29.6　禁忌证

所有类型胃旁路手术的经典禁忌证是：
（1）板状腹（腹膜炎后）
（2）吸烟者（复发性溃疡和穿孔）
（3）慢性炎症性肠病（克罗恩病）
（4）严重缺铁

29.7　知情同意

手术前需要对风险和收益进行非常详细的解释。循证医学是解释的基础。外科医生的个人经验也必须加以解释说明。

29.8　术前诊断

所有患者都必须进行充分的术前评估。内镜检查是必需的。

X 线：在 SG 中可能使用了金属夹的情况下。

注意！必须确定在 SG 术中没有使用金属夹。金属夹通常用于控制切缘出血。如果在分离袖状胃并切割形成新的胃囊的过程中，只要有一个夹子出现在钉合线上，就会导致严重的问题。如果首次 SG 不是由自己完成的，那么 X 线检查是必需的，可以检测金属夹子的数量及其位置。

29.8.1　手术步骤

从 SG 后的粘连松解开始进行 MGB/OAGB。于胃小弯侧网膜囊开口处无血管区进行分离。在膈肌脚下方游离出一个长的胃囊，用一个水平的 60mm 线性切割闭合器离断。在扩张袖状胃胃囊的情况下，使用胃管（42Ch）支撑进行再次袖状胃

切除。在一例巨大食管裂孔疝（>5cm）中，我们用胃管（42Ch）支撑在 His 角和食管裂孔的位置进行了解剖。随后，对 Treitz 韧带进行定位。从 Treitz 韧带开始，以 5cm 的增量测量 200cm 长的小肠，然后将其上提并与残胃进行吻合。在胃和空肠前壁分别用超声刀做小切口后，使用 60mm 线性切割闭合器进行胃肠端侧吻合（图 29-3）。将胃管（24Ch）引导到空肠，并在前壁（Vicryl 0）上进行手工缝合，并用亚甲基蓝进行漏口测试。左上腹放置引流管。患者术后接受 6 个月的 PPI 治疗。

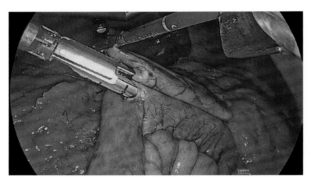

图 29-3　宽吻合口是 MGB 的重要原则。闭合器长度 60mm

29.8.2　潜在的手术错误

我们可以将这些错误分成三种：

（1）膈肌的水平。未能识别套筒移位（图 29-4）。

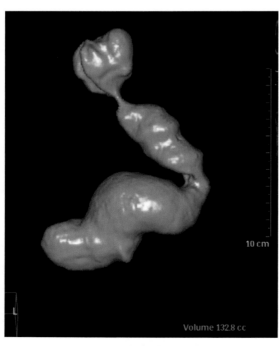

图 29-4　CT 扫描中的套筒移位

（2）离断胃的水平。如果胃的功能或形态学的狭窄提示需要修正手术，那么短的近端胃囊不能进行 MGB/OAGB 修正（图 29-5 和图 29-6）。标出了离断袖状胃的错误位置。结果发生严重胆汁性胃炎（图 29-7）和胆汁反流。

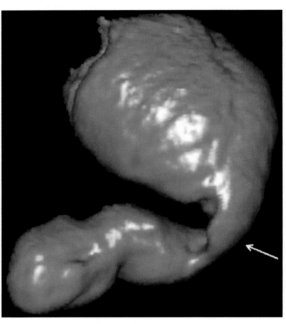

图 29-5　袖状胃狭窄的 CT 影像学检查。修正为 MGB/OAGB 不可行，因为胃食管距离太近

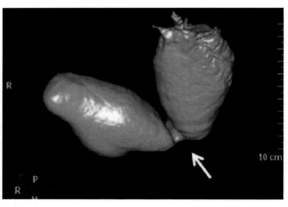

图 29-6　袖状胃狭窄的 CT 影像学检查。修正为 MGB/OAGB 不可行，因为胃食管距离太近

（3）肠袢的长度：长度超过 150cm 与营养不良有关。超过 200cm 的肠袢长度增加了营养风险。

29.8.3　术后早期并发症

闭合线出血是共同但罕见的早期并发症。RYGB 胃肠吻合口漏发生非常少，因为吻合口直接在镜下缝合确切。我们推荐将亚甲基蓝测试或气泡测试应用于每一例手术中。

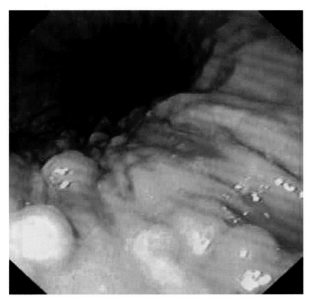

图 29-7　SG 修正手术后胆汁性胃炎伴反应性黏膜增生

　　肠 - 肠吻合术的并发症很少发生,但在测量肠袢长度的过程中会撕裂肠管。

　　注意:如果发现吻合有缺陷,肠黏膜有外露时应当仔细检查和修整。

29.8.4　后期术后并发症

　　(1)溃疡:随着术后 PPI 用药延长至 6 个月及以上,溃疡数量明显减少。

　　(2)肠内疝(扭转):在所有 Roux 重建(RYGB,BPD,PBPD-DS)后,均存在肠梗阻的内疝风险(图 29-8)。内疝的发生率可以通过不可吸收的材料来降低。MGB/OAGB 后典型的 Petersen 疝不太可能发生,但会出现肠扭转或完全、不完全性肠梗阻。

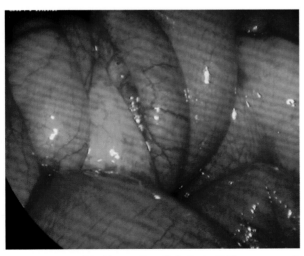

图 29-8　肠系膜扭转。这是一种内疝,但不是 Petersen 疝

　　(3)癌症:总的来说,关于减重手术后食管癌和胃癌发病率的讨论仍在进行中。研究表明肥胖与多种癌症的发病率较高有关。在减重和降低了体内慢性炎症后,癌症发生率也可随之降低。关于减重手术后胃癌和食管癌发病率的数据并不罕见。特别是 MGB/OAGB,重点讨论了吻合口癌风险。20 多年以来,该术式仅报告了 1 例癌症。

　　(4)蛋白质营养不良:这是最具挑战性的营养并发症之一,因为蛋白质不能以有效的方式口服补充。虽然减重效果良好,但出现了蛋白质营养不良,需要修正手术[13,14]。我们发现,这些患者共同支相对较短或胆胰支较长。

　　(5)维生素 A、D 和 K 缺乏:脂溶性维生素必须补充,即使定期摄入维生素 A、D 和 K 后,仍然会出现不足。夜盲症是维生素 A 缺乏的症状。自发性血肿是维生素 K 缺乏时具有警示意义的症状;特别是 K_2 的缺乏比较常见。两者都很容易通过口服补充。肠外营养的应用是罕见的[43]。

29.8.5　修正为 MGB 和 RYGB 的结果对比

　　我们对前瞻性收集的数据进行了回顾性分析。从 2014 年 10 月到 2016 年 12 月,55 例患者在 SG 失败后修正为 RYGB(n=21)和 MGB/OAGB(n=34)修正手术。图 29-9 显示了我们目前对 SG 手术失败的处理方法。收集的数据包括性别、年龄、体重指数(BMI)、多余体重减除率、总体重下降(TWL)、随访时间、修正手术指征和术后发病率。患者在手术后 1、3、6 个月和 1 年接受随访,直到 2017 年 12 月。患者在术后 3 个月和 12 个月填写了 Stud DoQ-German 质量控制问卷,这是德国肥胖和代谢手术登记册的官方问卷。减重不足 / 体重反弹或难治性 GERD 则达到 SG 的修正手术指征。连续变量表示为均数 ± 标准差(SD)。用率表示分类变量,用 χ^2 检验进行分析。连续变量,当正态分布时,被报告为均值、SD 和范围。通过对正态分布数据的两个样本 t 检验来检验组间差异。$P<0.05$ 被认为差异有统计学意义的。统计分析采用 SPSS 25.0(SPSS Inc.,Chicago,IL,USA)。所有涉及参与者的程序都是按照机构和 / 或美国研究委员会的道德标准以及 1964 年《赫尔辛基宣言》及其《宣言》后来的修订版本。这项工作的报告符合 STROCSS(Strengthening the Reporting of Cohort Studies in Surgery)标准[24]。伦理得到了当

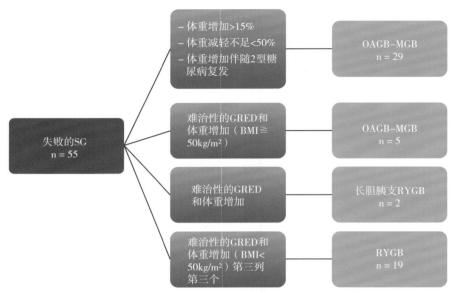

图 29-9　目前 SG 失败后的处理方法。GB/OAGB,迷你 / 单吻合口胃旁路术;RYGB,Roux-en-Y 胃旁路术;GERD,胃食管反流

地伦理委员会的认可(Landesärztekammer Hessen, Germany,reference number FF 3/2018),所有的参与者都提供了书面知情同意,以便进行数据共享。美国临床试验编号为 NCT03526783。

29.9　研究设计

29.9.1　腹腔镜 RYGB

　　从 SG 术后粘连松解开始进行 RYGB。胃小弯侧在第二至第三血管网的水平分离,打开网膜囊。使用一个或两个 45mm 的线性切割闭合器创建一个小胃囊。对于扩张的袖状胃胃囊,使用胃管(24Ch)支撑进行小胃囊制作。在 1 例巨大食管裂孔疝(>5cm)中,我们用胃管(42Ch)支撑对 His 的角度和裂孔的角度进行了解剖分离。然后,对 Treitz 韧带进行定位和鉴定。从 Treitz 韧带开始,以 5cm 的增量测量小肠的长度,于 50cm 处(200cm 在长胆胰支 -RYGB)用 45mm 线性切割闭合器离断肠管。将空肠远端肠袢上提于残胃吻合。在胃和空肠前壁分别用超声刀做小切口后,用 45mm 线性切割闭合器行端侧胃肠吻合术。将胃管(24Ch)引导到空肠,并在前壁(Vicryl 0)上进行手工缝合,并进行亚甲基蓝测试。以 5cm 的增量测量一个 150cm 的消化道肠袢(70cm 长的胆胰支 -RYGB),用超声刀切开空肠支,用两个 45mm 直线切割闭合器进行肠肠侧侧吻合术,并在前壁

(Vicryl 0)上进行手工缝合关闭。关闭肠系膜缺损。左上腹放置引流管。患者术后接受 6 周 PPI 治疗。

29.9.2　腹腔镜迷你 / 单吻合口胃旁路术(MGB/OAGB)

　　从 SG 后的粘连松解开始进行 MGB/OAGB。于胃小弯侧网膜囊开口处无血管区进行分离。在膈肌脚下方游离出一个长的胃囊,用一个水平的 60mm 线性切割闭合器离断。在扩张袖状胃胃囊的情况下,使用胃管(42Ch)支撑进行再次袖状胃切除。在 1 例巨大食管裂孔疝(>5cm)中,我们用胃管(42Ch)支撑在 His 角和食管裂孔的位置进行了解剖。随后,对 Treitz 韧带进行定位。从 Treitz 韧带开始,以 5cm 的增量测量 200cm 长的小肠,然后将其上提并与残胃进行吻合。在胃和空肠前壁分别用超声刀做小切口后,使用 60mm 线性切割闭合器进行胃肠端侧吻合。将胃管(24Ch)引导到空肠,并在前壁(Vicryl 0)上进行手工缝合,并用亚甲基蓝进行漏口测试。左上腹放置引流管。患者术后接受 6 个月的 PPI 治疗。

29.9.3　结果

　　共纳入患者 55 例。其中 21 例(2 例男性,19 例女性)修正为 RYGB,34 例患者(11 例男性,23 例女性)转修正为 MGB/OAGB。修正手术的适应证包括体重反弹,体重减轻不足($n=37,67\%$)和难治性 GERD($n=18,33\%$,13/18 例患者接受 RYGB,

5/18 例患者接受 MGB/OAGB）。由于巨大的裂孔疝，在 RYGB 期间和 MGB/OAGB 期间，对 8 例患者进行了额外的裂孔成形术。患者数据列于表 29-2。术前 52 例袖状胃体积均用计算机断层摄影体积测量，平均体积为（182.12±59.15）ml，范围为 80~370ml。

表 29-2　修正手术前患者数据（$n=55$）

指标	$n=55$	RYGB（$n=21$）	MGB/OAGB（$n=34$）	P
年龄 / 岁	46.76±11.48 (25~68)	46.14±10.8 (22~61)	46.76±11.48 (25~68)	0.84
SG 术前的 BMI/(kg/m^2)	53.4±9.5 (36.3~72.6)	49.8±9.3 (36.3~68.6)	56.5±8.8 (38.4~72.6)	0.0097
修正术前 BMI/(kg/m^2)	42.2±8.7 (22.3~62.7)	36.6±6.9 (22.2~51.9)	45.7±8 (30.1~62.9)	0.0001
术后 12 个月 BMI 下降 /(kg/m^2)		3.6±3.3 (−3.3~9.3)	9.7±5.8 (1.9~23.3)	0.0001
SG 术后时间（月）	45.5±22.3 (2~91)	35.59±24.73 (2~84)	38.53±22.02 (3~91)	0.6481
SG 术后 EWL/%	42±23 (0~124)	54±28 (11~124)	35±15 (0~76)	0.0018
SG 术后最大 EWL/%	48±23 (24~144)	61±9 (24~144)	41±15 (26~106)	0.0001
SG 术后最低体重后体重增加 /kg	4.9±4.09 (0~19)	4.2±6.9 (0~9)	5.2±4.7 (0.4~19)	0.5251
SG 术后 TWL/%	21.5±10.4 (0~47.2)	25.7±12.8 (4.9~47.2)	18.9±7.8 (0~35.5)	0.0175

RYGB，Roux-en-Y 胃旁路术；FU，随访；EWL，多余体重减除率；TWL，总体重下降；BMI，体重指数。

RYGB 组的 GERD-HRQL 评分平均为 12.9±9.12（范围 0~35），MGB/OAGB 组 GERD-HRQL 评分平均为 4.59±5.02（范围 0~17），RYGB 组的 RSI 评分平均为 9.95±8.6（范围 0~32），MGB/OAGB 组 RSI 评分平均为 4.97±5.71（范围 0~19）。随访 1 年后，RYGB 组的 RSI 评分平均为 2.9±9.69（范围 0~45），MGB/OAGB 组为 4.21±5.8（范围 0~32）。

术后 1 年（2017 年 12 月开始）的随访率为 100%（55/55 例）。

29.10　RYGB 组

在 SG 之后的 RYGB 组（$n=21$）中，BMI 平均为（49.8±9.3）kg/m^2（范围 36.3~68.6kg/m^2）。随访时间为 SG 后（33.3±22.8）个月（范围 2~84 个月），平均 EWL 为 54%±28%（范围 11%~124%）。修正为 RYGB 的操作时间平均为（98.2±24.3）min（范围 39~150min）。所有修正手术均行腹腔镜手术。未见术中并发症。所有患者失血量 <10ml。根据住院流程，所有患者住院时间为 5 天。在术后前 30 天内，3 例患者（均为妇女）出现术后并发症。1 例患者术后第 27 天经内镜诊断为吻合口溃疡，经静脉 PPI 治疗和口服铝复合物（硫糖铝 1~1-1~1）保守治疗（Clavien-Dindo 分级Ⅱ）。另 1 例患者因肠内吻合部位狭窄而出现术后肠梗阻，并在术后第 3 天通过肠内吻合（Clavien-Dindo 分级Ⅲb）进行再修正手术。第 3 例患者观察到炎症指标升高、脂肪酶升高，在腹部计算机断层扫描上诊断为轻度术后胰腺炎经保守治疗后好转（Clavien-Dindo 分类Ⅱ级）。体重、BMI、EWL 和 TWL 的随访进展列于表 29-3。

表 29-3　RYGB 组（*n*=21）

指标	SG 术前	RYGB 术后	随访后 3 个月（*n*=21）	随访后 12 个月（*n*=21）
体重 /kg	137.9 ± 28.5 (85~189)	101.6 ± 23.5 (52.5~160)	94.6 ± 21.6 (54~152)	87.1 ± 183 (52~129)
BMI/(kg/m²)	49.8 ± 93 (36.3~68.6)	36.6 ± 69 (22.2~51.9)	34.1 ± 63 (23.1~48.7)	33.5 ± 5.6 (22.2~44.8)
SG 术后 EWL/%	—	54 ± 28 (1~124)	65 ± 23 (23~117)	76 ± 23 (35~125)
RYGB 术后 EWL/%	—	—	11 ± 12 (−7~41)	22 ± 18 (1~67)
SG 术后 TWL/%	—	25.7 ± 12.8 (4.9~473)	30.8 ± 10.9 (10.8~50.6)	36 ± 10.8 (16~54.4)
RYGB 术后 TWL/%	—	—	5.1 ± 5.2 (−2.1~20)	10.3 ± 7.6 (24~33.1)

RYGB，Roux-en-Y 胃旁路术；FU，随访；EWL，多余体重减除率；TWL，总体重下降；BMI，体重指数。

29.10.1　MGB/OAGB 组

在 SG（*n*=34）之后接受 MGB 的组中，平均 BMI 为（56.5 ± 8.8）kg/m²（范围 38.4~72.6kg/m²）。随访时间（38.5 ± 22）个月（范围 3~91 个月），平均 EWL 为 35% ± 15%（范围 0~76%）。

在 MGB 组的操作时间平均为（78.7 ± 35.7）min（范围 25~183min）。所有修正术均行腹腔镜手术，未见术中并发症。所有患者失血量 <10ml。根据我们的方案，所有患者的住院时间为 5 天。在术后 30 天，没有患者有手术并发症。体重、BMI、EWL 和 TWL 的进展列于表 29-4。

表 29-4　MGB/OAGB 组（*n*=34）

指标	SG 术前	MGB/OAGB 术后	3 个月随访（*n*=21）	12 个月随访（*n*=21）
体重 /kg	164.4 ± 33 (110-233)	133.2 ± 28.6 (80-214.7)	119 ± 24.3 (74.5-183)	106.3 ± 21.2 (72.5-158)
BMI/(kg/m²)	56.5 ± 8.8 (38.4-72.6)	45.7 ± 8 (30.1-62.9)	40.9 ± 6.8 (28.9-53.5)	36.6 ± 6.3 (25.7-47.8)
SG 术后 EWL/%	—	35 ± 15 (0-76)	50 ± 16 (7-82)	64 ± 16 (42-97)
MGB/OAG 术后 EWL/%	—	—	15 ± 10 (3-45)	29 ± 13 (9-69)
SG 术后 TWL/%	—	18.9 ± 7.8 (0-35.5)	27.2 ± 8.7 (3.5-45.4)	34.7 ± 9.3 (19.1-60.5)
MGB/OAGB 术后 TWL/%	—	—	8.3 ± 5.6 (1.6-27.7)	15.8 ± 7.8 (4-43.1)

MGB/OAGB，迷你 / 单吻合口胃旁路术；FU，随访；EWL，多余体重减除率；TWL，总体重下降；BMI，体重指数。

29.10.2　RYGB 组与 MGB/OAGB 组

两组修正手术中，年龄（*P*=0.6481）和随访时间（*P*=0.84）相似。在修正术前，MGB 组的 BMI 更高（45.7 vs 36.6kg/m²）（*P*=0.0001）。在 12 个月时 RYGB 组和 MGB/OAGB 组的 TWL 分别为 10.3% ± 7.6% 和 15.8% ± 7.8%（*P*=0.0132，图 29-10）。图 29-11 显示了 EWL 随时间的变化趋势。

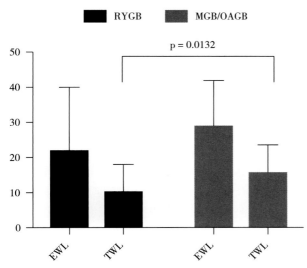

图 29-10　多余体重减除率 % 和总体重下降（TWL）% 在 RYGB 组和 MGB/OAGB 组在术后 12 个月。TWL 有显著统计学差异。RYGB，Roux-en-Y 胃旁路术；MGB/OAGB，迷你 / 单吻合口胃旁路术

Mean EWL in %				
MGB/OAGB	41	35	50	64
RYGB	61	54	65	76

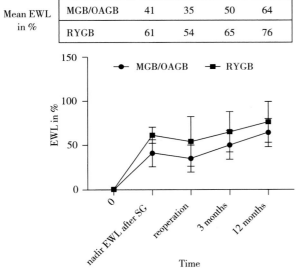

图 29-11　多余体重减除率趋势，和 RYGB 组和 MGB/OAGB 组 EWL，SG 手术之后达到最低体重，EWL 在再次手术后 3 个月及 12 个月的进展：平均 EWL 列于图上表 TWL 有显著统计学差异。EWL，多余体重减除率 RYGB，Roux-en-Y 胃旁路术；MGB/OAGB，迷你 / 单吻合口胃旁路术

RYGB 和 MGB/OAGB 的操作时间分别为（79±36）min（范围 25~183min）和（98±24）（范围 39~150min）（P=0.03）。

在术前评估中，18 例（32.7%）患者接受了 1 次或 1 次以上的共病治疗：12 例（21.8%）患有 2 型糖尿病，21 例（38.2%）口服调脂药物，7 例（12.7%）持续气道正压通气，12 例（21.8%）正在接受降压治疗。此外，26 例患者（47.3%）服用 PPI 治疗 GERD。

术后随访 1 年：表 29-5 显示了德国国家肥胖和代谢中心手术登记官方问卷在 12 个月的时候询问的不同症状和并发症（StuDoQ|Metabolische & Bariatrische Erkrankungen-Questionnaire），由于胃肠道问题而重新入院的比例为 RYGB 组 7/21（33%），而 MGB/OAGB 组为 3/12（25%），诊断方法包括上消化道内镜检查和葡萄糖耐量试验。上腹痛多与吻合口溃疡、胆汁反流、倾倒综合征有关。下腹痛多与胀气、腹泻和便秘有关。1 年内出现的所有并发症均为 Clavien-Dindo Ⅰ 和 Ⅱ 并发症，并给予药物治疗（Clavien-Dindo Ⅱ）：GERD（PPI/OS）、胆汁反流（Chole-styramine/OS）、倾倒综合征（饮食改变、口服阿卡波糖）和吻合口溃疡（静脉注射 PPI 1 周）。所有症状都通过这种治疗得到了缓解。在随访后的第 1 年没有进行任何修正手术，死亡率为 0。随访 1 年在 RYGB 组中表现出更多的上消化道症状，在 MGB/OAGB 组中表现出更多的下胃肠道症状，但组间无统计学差异。

表 29-5　两组随访 1 年并发症的比较
（Clavien-Dindo 分类 Ⅰ - Ⅱ）

并发症	RYGB（n=21）	MGB/OAGB（n=34）
上消化道		
恶心	5/21（23.8%）	4.34（11.8%）
呕吐	4/21（19%）	3/34（5.9%）
腹痛	3/21（14.3%）	4/34（11.8%）
下腹痛	2/21（9.5%）	4/34（11.8%）
吻合口溃疡		
有症状的胆汁反流	2/21（9.5%）	6/34（17.6%）
下消化道症状		2.34（5.9%）
大便恶臭	2/21（9.5%）	12/34（35.3%）
胃肠胀气	3/21（14.3%）	12/34（35.3%）
腹泻	3/21（14.3%）	12/34（35.3%）
顽固便秘	1/21（4.8%）	1/34（2.9%）
皮肤病症状		
萎缩的指甲	1/21（4.8%）	3/34（8.8%）
皮炎	0/21（0）	3/34（8.8%）
舌炎	0/21（0）	0/34（0）
神经症状		
肌肉痛	0/21（0）	3/34（8.8%）

续表

并发症	RYGB（n=21）	MGB/OAGB（n=34）
共济失调	0/21（0）	0/34（0）
感觉异常	2/21（9.5%）	5/34（14.7%）
脱发	4/21（19%）	7/34（20.6%）
疲劳	5/21（23.8%）	5/34（14.7%）
倾倒综合征	4/21（19%）	1/34（2.9%）
胃食管反流	1/21（4.8%）	4/34（11.8%）

表 29-6 显示了代谢变化。12 例患者患有 2 型糖尿病，其中 2 例报告 SG 术后 2 型糖尿病复发并修正为 MGB/OAGB。2 型糖尿病缓解率率 100%；高血压缓解率率 66.7%；血脂异常缓解率 61.5%；阻塞性睡眠呼吸暂停缓解率 80%。1 年的随访显示 MGB/OAGB 组表现出更明显的代谢改善。

表 29-6　1 年的随访后共病缓解率

并发症	RYGB（n=21）	MGB/OAGB（n=34）
糖尿病	3/5（60%）	7/7（100%）
高血压	0/3（0）	6/9（66.7%）
血脂异常	2/8（25%）	8/13（61.5%）
睡眠呼吸暂停	0/2（0）	4/5（80%）

RYGB，Roux-en-Y 胃旁路术；MGB/OAGB，迷你/单吻合口胃旁路术。

29.11　讨论

SG 后的再手术和修正手术通常源于体重减轻不足、体重反弹和难治性 GERD。是否需要 ReSG、RYGB、MGB/OAGB 或 BPD-DS，何种术式最佳仍在争论中。

与 RYGB[18,21,29,30] 相比，MGB/OAGB 作为一种治疗病态肥胖的主要减重术式越来越受欢迎，因为它减少了手术时间，缩短了学习曲线，减轻体重的同时也降低了手术并发症的风险。两种类型胃旁路术的比较见表 29-1。

MGB/OAGB 的优势在于其操作简单、形成胃内低压系统、减重效果良好及促进脂肪类食物不耐受/脂肪吸收不良[23,29,30,44,45,46]。当 SG 手术引起胃内压力和胃食管压力梯度显著升高时，MGB/OAGB 可以显著降低这两个指标[31]。此外，MGB/OAGB 可引起明显的脂肪食物和甜味不耐受，并且

由于其较长的胆胰支[30]而比标准 RYGB 吸收不良更多，但没有达到 BPD-DS 手术的吸收不良的危险程度而出现明显的副作用[32,33]，上述 MGB/OAGB 的优势可以使其成为 SG 手术后的主要修正术式。

目前关于修正术式的研究异质性较大，故难以对其进行比较。2014 年，Cheung 等[47]对 11 项研究（218 例患者）进行了系统回顾，仅有限的证据支持选择合适的修正术式。在 SG 失败后，RYGB 和 ReSG 都实现了有效的减重。他们的结论是，ReSG 操作简单的特点可能促进其更广泛地应用，但是需要进一步的研究，以获得减重的可持续性[34]。同时也应当注意该术式也存在漏的风险、胃内高压以及没有额外的吸收不良作用等问题。

最常见的错误是袖状胃的离断水平过高。严重的胆汁反流将是一个潜在的结果。正确的做法是，袖状胃的切除应从胃窦的中部开始。在横结肠下方有一个长的袖管和一个宽的吻合口，这样手术的患者才可以达到预期的效果。

总结目前的文献，对失败的胃限制性手术进行再次的 MGB/OAGB 修正手术被认为是安全和有效的，时间长达 5 年。然而，与首次 MGB/OAGB 手术相比，修正手术的生活质量和上消化道功能似乎较低[19]。此外，RYGB 被发现是一种可行的、有效和耐受性良好的修正术式，可进一步减重和缓解 GERD。Quezeda 等[48]报告称，90% 以上的 GERD 患者被治愈或缓解了症状。但 Poghosyan 等[49]强调了 RYGB 作为修正术式高并发症发病率（11.7%）[24]。Carmeli 等[37-42,44,45,50]认为，与 RYGB 相比，BPD-DS 的减重效果更好，认为减重失败的可能机制应指导第二次手术的选择。然而，BPD-DS 常伴随更高的并发症风险，如严重的蛋白质营养不良、微量元素和维生素缺乏[51]，故应慎重选择。

一项新的研究证明 SG 修正为 RYGB 对 GERD 症状有效，但对进一步减重无效。RYGB 对于 GERD 是非常有效的，100% 的患者报告症状缓解，80% 的患者可停用抗酸药物；然而，该研究认为未来的研究需要进一步明确最佳的修正术式，以解决 SG 后体重减轻不足或体重反弹的问题[52]。

在我们的研究中，与 RYGB 组相比，MGB/OAGB 组减重效果更好（$P=0.0132$），手术时间短（$P=0.03$），早期手术并发症发生率更低。术后 1 年随访中两组并发症发生率无统计学差异，而 4.8%

的 RYGB 和 11.8% 的 MGB/OAGB 患者仍存在反流症状（*P*=0.6）[24]。

我们的研究进一步分析了减重和操作方面的问题，证明 MGB/OAGB 作为在 SG 失败后的修正术式比 RYGB 更有效。

由于修正手术与更高的再入院率和整体发病率[53]有关，因此，必须选择一种安全而直接的术式，以保持减重的可持续性和对 GERD 治疗的最佳效果。

必须提到本研究的一些局限性：

首先，这项研究只有 1 年的随访时间。需要更长期的随访观察 MGB/OAGB 的长期效果。

第二，选择偏倚可能会减弱本研究结果的可靠性。我们队 MGB/OAGB 的选择是在 SG 失败后由于体重减轻不足，而 RYGB 的选择是在 SG 失败后存在 GERD。因此，MGB/OAGB 组在修正手术前的 BMI 较高（45.7kg/m^2 vs 36.6kg/m^2，*P*=0.0001）。

第三，由于 RYGB 和 MGB/OAGB 都拥有吸收不良的特点，营养学指标是非常有价值的，但由于是门诊实验室检查而丢失了相关数据。

29.12　结论

在 1 年的随访中对比 SG 失败后不同修正手术的效果发现：MGB/OAGB 相比于 RYGB 更加安全易行，因此，MGB/OAGB 应被当做是首选的修正术式。但仍需进一步研究以观察 MGB/OAGB 的长期效果。

胆胰支（BPL）长度为 150cm 时减重和改善代谢的效果更显著。BPL 不应超过 200cm，因高达 3% 的情况下会发生严重营养不良。

在严重的 GERD 和胆汁性胃炎的情况下，可考虑行 RYGB 修正手术。食物支长度应在 60~70cm，以防止胆汁反流进入胃囊。

遵循伦理标准

利益冲突：所有作者都没有利益冲突或财务关系可披露。

知情同意：所有参与研究的个人均获得知情同意。

伦理批准：本研究中涉及人类参与者的所有程序都符合机构和 / 或美国研究委员会的伦理标准，以及遵循 1964 年《赫尔辛基宣言》及其后来的修正案或类似的伦理标准。

（袁通立　闫文貌　译）

参考文献

1. Sarela AI, Dexter SP, O'Kane M, Menon A, McMahon MJ. Long-term follow-up after laparoscopic sleeve gastrectomy: 8-9-year results. Surg Obes Relat Dis. 2012;8:679–84.
2. Diamantis T, Apostolou KG, Alexandrou A, Griniatsos J, Felekouras E, Tsigris C. Review of long-term weight loss results after laparoscopic sleeve gastrectomy. Surg Obes Relat Dis. 2014;10:177–83.
3. Gadiot RP, Biter LU, van Mil S, Zengerink HF, Apers J, Mannaerts GH. Long-term results of laparoscopic sleeve gastrectomy for morbid obesity: 5 to 8-year results. Obes Surg. 2017;27:59–63.
4. Himpens J, Dobbeleir J, Peeters G. Long-term results of laparoscopic sleeve gastrectomy for obesity. Ann Surg. 2010;252:319–24.
5. Felsenreich DM, Langer FB, Kefurt R, et al. Weight loss, weight regain, and conversions to Roux-en-Y gastric bypass: 10-year results of laparoscopic sleeve gastrectomy. Surg Obes Relat Dis. 2016;12:1655–62.
6. Arman GA, Himpens J, Dhaenens J, Ballet T, Vilallonga R, Leman G. Long-term (11+ years) outcomes in weight, patient satisfaction, comorbidities, and gastroesophageal reflux treatment after laparoscopic sleeve gastrectomy. Surg Obes Relat Dis. 2016;12:1778–86.
7. Braghetto I, Csendes A. Prevalence of Barrett's esophagus in bariatric patients undergoing sleeve gastrectomy. Obes Surg. 2016;26:710–4.

8. Weiner RA, Theodoridou S, Weiner S. Failure of laparoscopic sleeve gastrectomy--further procedure? Obes Facts. 2011;4(Suppl 1):42–6.

9. El Chaar M, Stoltzfus J, Claros L, Miletics M. Indications for revisions following 630 consecutive laparoscopic sleeve gastrectomy cases: experience in a single accredited center. J Gastrointest Surg. 2017;21:12–6.

10. Homan J, Betzel B, Aarts EO, van Laarhoven KJ, Janssen IM, Berends FJ. Secondary surgery after sleeve gastrectomy: Roux-en-Y gastric bypass or biliopancreatic diversion with duodenal switch. Surg Obes Relat Dis. 2015;11:771–7.

11. Casillas RA, Um SS, Zelada Getty JL, Sachs S, Kim BB. Revision of primary sleeve gastrectomy to Roux-en-Y gastric bypass: indications and outcomes from a high-volume center. Surg Obes Relat Dis. 2016;12:1817–25.

12. Bohdjalian A, Langer FB, Shakeri-Leidenmuhler S, et al. Sleeve gastrectomy as sole and definitive bariatric procedure: 5-year results for weight loss and ghrelin. Obes Surg. 2010;20:535–40.

13. Lauti M, Kularatna M, Hill AG, MacCormick AD. Weight regain following sleeve gastrectomy: a systematic review. Obes Surg. 2016;26:1326–34.

14. Genco A, Soricelli E, Casella G, et al. Gastroesophageal reflux disease and Barrett's esophagus after laparoscopic sleeve gastrectomy: a possible, underestimated long-term complication. Surg Obes Relat Dis. 2017;13:568–74.

15. Jammu GS, Sharma R. A 7-year clinical audit of 1107 cases comparing sleeve gastrectomy, Roux-En-Y gastric bypass, and mini-gastric bypass, to determine an effective and safe bariatric and metabolic procedure. Obes Surg. 2016;26:926–32.

16. Plamper A, Lingohr P, Nadal J, Rheinwalt KP. Comparison of mini-gastric bypass with sleeve gastrectomy in a mainly super-obese patient group: first results. Surg Endosc. 2017;31:1156–62.

17. Disse E, Pasquer A, Espalieu P, Poncet G, Gouillat C, Robert M. Greater weight loss with the omega loop bypass compared to the Roux-en-Y gastric bypass: a comparative study. Obes Surg. 2014;24:841–6.

18. Cavin JB, Voitellier E, Cluzeaud F, et al. Malabsorption and intestinal adaptation after one anastomosis gastric bypass compared with Roux-en-Y gastric bypass in rats. Am J Physiol Gastrointest Liver Physiol. 2016;311:G492–500.

19. Noun R, Zeidan S, Riachi E, Abboud B, Chalhoub V, Yazigi A. Mini-gastric bypass for revision of failed primary restrictive procedures: a valuable option. Obes Surg. 2007;17:684–8.

20. Rutledge R, Walsh TR. Continued excellent results with the mini-gastric bypass: sixyear study in 2,410 patients. Obes Surg. 2005;15:1304–8.

21. Musella M, Susa A, Manno E, et al. Complications following the mini/one anastomosis gastric bypass (MGB/OAGB): a multi-institutional survey on 2678 patients with a mid-term (5 years) follow-up. Obes Surg. 2017;27:2956–67.

22. Bruzzi M, Voron T, Zinzindohoue F, Berger A, Douard R, Chevallier JM. Revisional single-anastomosis gastric bypass for a failed restrictive procedure: 5-year results. Surg Obes Relat Dis. 2016;12:240–5.

23. Moszkowicz D, Rau C, Guenzi M, Zinzindohoue F, Berger A, Chevallier JM. Laparoscopic omega-loop gastric bypass for the conversion of failed sleeve gastrectomy: early experience. J Visc Surg. 2013;150:373–8.

24. Chiappetta S, Stier C, Scheffel O, Squillante S, Weiner RA. Mini/one anastomosis gastric bypass versus Roux-en-Y gastric bypass as a second step procedure after sleeve gastrectomy—a retrospective cohort study. Obes Surg. 2019;29(3):819–27. https://doi.org/10.1007/s11695-018-03629-y.

25. Garcia-Caballero M, Carbajo MA. One anastomosis gastric bypass: a simple, safe and efficient procedure for treating morbid obesity. Nutr Hosp. 2004;19:372–5.

26. Lee WJ, Yu PJ, Wang W, Chen TC, Wei PL, Huang MT. Laparoscopic Roux-en-Y versus mini-gastric bypass for the treatment of morbid obesity: a prospective randomized controlled clinical trial. Ann Surg. 2005;42:20–8.
27. Rutledge R. Revision of failed gastric banding to mini-gastric bypass. Obes Surg. 2006;16:521–3.
28. Chevallier J-M, Chakhtoura G, Zinzindohoue F. Laparoscopic mini-gastric bypass. In: Deitel M, Gagner M, Dixon JB, Himpens J, editors. Handbook of obesity surgery. Toronto: FD-Communications; 2010. p. 78–84.
29. Noun R, Skaff J, Riachi E, Daher R, Antoun NA, Nasr M. One thousand consecutive mini-gastric bypass: short and long-term outcome. Obes Surg. 2012;22:697–703.
30. Musella M, Sousa A, Greco F, De Luca M, Manno E, Di Stefano C, et al. The laparoscopic mini-gastric bypass: the Italian experience: outcomes from 974 consecutive cases in a multi-center review. Surg Endosc. 2014;28:156–63.
31. Kular KS, Manchanda N, Rutledge R. A 6-year experience with 1,054 mini-gastric bypasses – first study from Indian subcontinent. Obes Surg. 2014;24:1430–5.
32. Carbajo MA, Luque-de-Leon E, Jiminez JM, Ortiz-de-Solorzano J, Perez-Miranda M, Castro-Alija MJ. Laparoscopic one-anastomosis gastric bypass: technique, results, and long-term follow-up in 1200 patients. Obes Surg. 2017;27:1153–67.
33. Deitel M. Letter to the editor: bariatric surgery worldwide 2013 reveals a rise in mini gastric bypass. Obes Surg. 2015;25:2165.
34. Deitel M, Kular KS, Musella M, Carbajo M, Luque-de-Lyon E. A new organization – The MGB-OAGB Club. Bariatr News. 2016;26:10.
35. Tolone S, Cristiano S, Savarino E, Lucido FS, Fico DI, Docimo L. Effects of omega-loop bypass on esophagogastric junction function. Surg Obes Relat Dis. 2016;12:62–9.
36. Agha RA, Borrelli MR, Vella-Baldacchino M, Thavayogan R, Orgill DP, STROCSS Group. The STROCSS statement: strengthening the reporting of cohort studies in surgery. Int J Surg. 2017;46:198–202.
37. Kowalewski PK, Olszewski R, Walędziak MS, Janik MR, Kwiatkowski K, Gałązka-Świderek N, Cichoń K, Brągoszewski J, Paśnik K. Long-term outcomes of laparoscopic sleeve gastrectomy—a single-center, retrospective study. Obes Surg. 2018;28:130–4.
38. Velanovich V. The development of the GERD-HRQL symptom severity instrument. Dis Esophagus. 2007;20:130–4.
39. Belafsky PC, Postma GN, Koufman JA. Validity and reliability of the reflux symptom index (RSI). J Voice. 2002;16:274–7.
40. Shantavasinkul PC, Omotosho P, Corsino L, Portenier D, Torquati A. Predictors of weight regain in patients who underwent Roux-en-Y gastric bypass surgery. Surg Obes Relat Dis. 2016;12:1640–5.
41. Brethauer SA, Kim J, el Chaar M, et al. Standardized outcomes reporting in metabolic and bariatric surgery. Surg Obes Relat Dis. 2015;11:489–506.
42. Ahuja A, Tantia O, Goyal G, Chaudhuri T, Khanna S, Poddar A, Gupta S, Majumdar K. MGB-OAGB: Effect of Biliopancreatic Limb Length on Nutritional Deficiency, Weight Loss, and Comorbidity Resolution.Obes Surg. 2018 Nov;28(11):3439–45. https://doi.org/10.1007/s11695-018-3405-7.
43. Slater GH, Ren CJ, Siegel N, et al. Serum fat-soluble vitamin deficiency and abnormal calcium metabolism after malabsorptive bariatric surgery. J Gastrointest Surg. 2004;8:48–55; discussion 54–5.
44. Lee WJ, Ser KH, Lee YC, Tsou JJ, Chen SC, Chen JC. Laparoscopic Roux-en-Y vs. mini-gastric bypass for the treatment of morbid obesity: a 10-year experience. Obes Surg. 2012;22:1827–34

45. Lee WJ, Yu PJ, Wang W, Chen TC, Wei PL, Huang MT. Laparoscopic Roux-en-Y versus mini-gastric bypass for the treatment of morbid obesity: a prospective randomized controlled clinical trial. Ann Surg. 2005;242:20–8.

46. Lee WJ, Lee YC, Ser KH, Chen SC, Chen JC, Su YH. Revisional surgery for laparoscopic minigastric bypass. Surg Obes Relat Dis. 2011;7(4):486–91.

47. Cheung D, Switzer NJ, Gill RS, Shi X, Karmali S. Revisional bariatric surgery following failed primary laparoscopic sleeve gastrectomy: a systematic review. Obes Surg. 2014;24:1757–63.

48. Quezada N, Hernandez J, Perez G, Gabrielli M, Raddatz A, Crovari F. Laparoscopic sleeve gastrectomy conversion to Roux-en-Y gastric bypass: experience in 50 patients after 1 to 3 years of follow-up. Surg Obes Relat Dis. 2016;12:1611–5.

49. Poghosyan T, Lazzati A, Moszkowicz D, et al. Conversion of sleeve gastrectomy to Roux-en-Y gastric bypass: an audit of 34 patients. Surg Obes Relat Dis. 2016;12:1646–51.

50. Dolan K, Hatzifotis M, Newbury L, Lowe N, Fielding G. A clinical and nutritional comparison of biliopancreatic diversion with and without duodenal switch. Ann Surg. 2004;240:51–6.

51. Carmeli I, Golomb I, Sadot E, Kashtan H, Keidar A. Laparoscopic conversion of sleeve gastrectomy to a biliopancreatic diversion with duodenal switch or a Roux-en-Y gastric bypass due to weight loss failure: our algorithm. Surg Obes Relat Dis. 2015;11:79–85.

52. Parmar CD, Mahawar KK, Boyle M, Schroeder N, Balupuri S, Small PK. Conversion of sleeve gastrectomy to Roux-en-Y gastric bypass is effective for gastro-oesophageal reflux disease but not for further weight loss. Obes Surg. 2017;27:1651–8.

53. Stefanidis D, Malireddy K, Kuwada T, Phillips R, Zoog E, Gersin KS. Revisional bariatric surgery: perioperative morbidity is determined by type of procedure. Surg Endosc. 2013;27:4504–10.

第 30 章
袖状胃切除术修正为十二指肠转位术

Andrew Luhrs and Ranjan Sudan

30.1 引言

近 20 年来,腹腔镜袖状胃切除术(laparoscopic sleeve gastrectomy,LSG)已成为一种成熟的治疗病理性肥胖的独立手术。袖状胃切除术(sleeve gastrectomy,SG)最初被设计为胆胰分流(biliopancreatic diversion,BPD)-十二指肠转位术(duodenal switch,DS)的一期手术,然而许多拟行 BPD-DS 的患者在接受 SG 手术后实现了足够的体重减轻,因此不再需要二期手术。自 2013 年以来,SG 一直是美国施行最多的减重手术,2017 年,SG 占所有减重手术的 59% 以上[1]。支持 SG 手术的专家认为该术式有并发症发生率低、可观的多余体重减除率(5 年的 EWL 约 60%)以及对肥胖相关疾病的有效缓解等优点[2]。

然而,尽管 SG 作为一种主要的减重术式似乎取得了成功,但长期的数据表明,SG 术后 6~8 年的无反应率(EWL 未能达到或维持 >50%)高达 50%,最终接受修正手术的比例在 6.8% 到 30% 之间[3-5]。绝大多数需要修正手术的 SG 患者是由于体重减轻不够或术后复胖[4]。SG 术后行修正手术的其他常见原因包括严重的胃食管反流和袖状胃腔狭窄。

目前针对 SG 术后不能有效减重的患者有多种手术方式可以选择,包括再次行胃袖状切除(ReSG)或改为另一种减重手术,包括可调节胃绑带术(AGB)、Roux-en-Y 胃旁路术(RNYGB)、BPD 并十二指肠转位手术(BPD-DS)。作为初次减重手术,BPD-DS 已被证明具有更好的减重效果,并且术后 EWL 超过 70%(相比之下,AGB 的 EWL 为 45%,SG 和 RNYGB 的 EWL 约为 60%)[6]。对没有并发症的患者实施修正手术时,应考虑到上述情况。将 SG 修正为减重效果和持久性相当甚

至较差的术式似乎不太可能获得预期的结果。

这一观点已在文献中得到证实。在比较接受修正手术的 SG 患者时,与接受 RNYGB 和 ReSG 的患者相比,DS 具有更明显的 EWL(分别为 47EWL,66EWL 和 80EWL)[7]。

除了减重更优,选择 BPD-DS 作为修正手术,除了获得更优的减重效果,还能避免一些术中的困难操作。如果选择 RNYGB 和 ReSG 作为修正手术,术中需要进入一个再手术区域,并且需要在增厚或有瘢痕的胃壁上做一个吻合或切割。BPD-DS 可避免进入这个瘢痕胃的高危区域。

最后,在 SG 失败后,许多患者只有最后一次接受手术的机会,所以这次手术需要达到预期的结果。鉴于 BPD-DS 的有效性和持久性,这可能使其成为 SG 患者修正手术的最合理选择。

然而,BPD-DS 并不是没有并发症,关于修正手术的选择是一个复杂的决定。只有在整个多学科小组参与后才能做出最终决定。

30.2 BPD 并 DS 的历史

胆胰分流(biliopancreatic diversion,BPD)术最初由 Nicola Scopinaro 设计。Scopinaro 试图保持空肠-回肠旁路术(JIB)所具有的吸收不良的特点,同时消除可能由长盲袢引起的许多并发症。最初的 BPD 包括远端胃切除术,形成一个 200~500ml 的胃囊,然后行胃空肠吻合,长约 200cm 的食物支与近端胃吻合。在离回盲瓣 50cm 处行肠肠吻合,形成一个短的共同通道。这种手术通过消除过长的小肠盲袢从而避免了空肠-回肠旁路术(JIB)导致的并发症[8]。

虽然 BPD 术后体重减轻的效果稳定持久,但它术后易发生营养不良、胃切除术后相关症状(如

倾倒综合征）和边缘性溃疡。改良 DS 或胆胰分流（biliopancreatic diversion，BPD）- 十二指肠转位术（duodenal switch，DS）因其胃切除术后综合征发生率低而受到广泛的接受。BPD-DS 通过减少壁细胞数量从而减少溃疡的形成，因此，SG 联合和幽门下十二指肠回肠吻合术，可以有效减少胃酸产生。现代意义上的 BPD-DS 最早由 Hess DS 和 Hess DW 于 1998 年提出。随后，Gagner 等于 2000 年首次描述了腹腔镜下的 BPD-DS，同年，Sudan 等实施了首例机器人辅助下 BPD-DS[9-11]。

30.3　术前评估和患者选择

修正手术带来了额外的风险；事实上，1/3 接受修正减重手术的患者会有严重的并发症[12]。因此，患者的选择和术前检查至关重要。有许多因素导致 SG 术后效果不佳，在评估患者进行修正手术时，应仔细考虑每一个因素（表 30-1）。

表 30-1　SG 后体重下降不足的常见原因

患者因素
饮食依从性差
随访依从性差
术前教育不足
术前 BMI>55kg/m^2
解剖因素
过大的袖状胃（>40F 胃导引管）
胃窦 / 胃底残留
扩张的袖状胃

理想情况下，减重患者应遵从饮食和运动建议，并在长期随访期间定期评估。如若不然，可以通过非手术的方法干预及早发现的不适当的行为，而无须手术干预。应在多学科的背景下确定和解决术后出现的可能引起不良后果的行为。由减重外科医生、心理学家、营养学家、肥胖治疗专家、社会工作者和财务倡导者进行的评估都是术前评估的重要部分。SG 术后效果差的患者依从性尤为重要。

依从性差的患者不太可能从随后的 BPD-DS 修正手术中获益，并且更有可能出现相关的营养并发症。患者应了解，BPD-DS 修正术后需要进行终身随访，以评估长期并发症、营养缺乏症及体重

的情况。

对于 SG 术后减重未达标者，应进行完整的病史询问和体格检查。病史应关注可能导致手术效果不佳的因素，包括反流或梗阻症状、手术前后体重趋势、运动方案和饮食习惯。应询问患者是否有营养不良或微量元素缺乏的症状。此外，详细的手术史是必要的，所有以前的手术记录都应审查。尤其要注意的是，患者是否曾接受过腹壁疝修补术、肠切除术或胆囊切除术。应进行全面的体格检查，特别是腹部查体。任何营养不良或微量元素缺乏的体征都应及时发现并补充，因为在修正为 BPD-DS 后，这些评估会更加困难。

30.3.1　影像学评估

初步评估后，患者应接受上消化道造影（UGI）和内镜检查，以评估前次手术失败的解剖学原因或有无 DS 的禁忌证。合格的 UGI 检查应细致评估袖状胃的整体解剖结构以及任何不规则性，例如，食管裂孔疝、扩张、胃底或胃窦残留、狭窄或瘘管。应评估袖状胃排空的速率以及是否存在任何反流。需要注意的是，在这种情况下，轻微的袖状胃扩张被认为是可以接受的，因为与单独的 SG 相比，BPD-DS 手术需要更大的袖状胃（40~60F）。此外，外科医生应进行上消化道内镜检查以评估食管炎和食管裂孔疝，并评估袖状胃的解剖结构。根据我们的经验，很少需要 CT 检查、pH 值测定和食管测压，但可以针对特定患者进行个体化选择。

30.3.2　心理评估

就像初次手术一样，寻求修正手术的患者也要接受全面的心理评估。在进行外科手术之前，有许多心理状况需要确认和处理。未能认识到这些并发症可能导致后续修正手术效果不佳，甚至造成严重并发症及死亡。

30.3.3　营养评估

应该对所有准备修正手术的患者进行彻底而完整的饮食评估。饮食不当的人，如暴饮暴食和素食者，应通过使用食品日记或类似方法来改变饮食和依从性。此外，应进行完整的生化营养评估，包括维生素和矿物质（表 30-2）。患者可能出现不同程度的营养不良，任何营养缺乏症都应在手术干预之前纠正。

表 30-2　术前营养的实验室评估

微量元素	维生素	大分子营养物质
铜	维生素 A	血脂
锌	维生素 B_1（维生素 B_1）	HbA1c
铁和总铁结合力（TIBC）	维生素 B_{12}	同型半胱氨酸
铁蛋白	25- 羟基维生素 D	其他
运铁蛋白	维生素 K	全血细胞计数（CBC）
镁	叶酸	全套代谢功能检测组合（CMP）
磷		乳酸脱氢酶（LDH）
		甲状旁腺激素（PTH）
		促甲状腺素（TSH）和游离 T_4

30.3.4　最终术前评估

在安排手术之前，外科医生必须对术前评估的所有部分进行审查，重点是患者对饮食和行为干预的依从性。此外，最重要的是，多学科团队的所有成员都有机会表达对术前评估中可能出现的任何顾虑。在建议手术之前，应该以多学科的方式对高危患者进行评估。

30.3.5　禁忌证

修正性 BPD-DS 手术的禁忌证与首次行 BPD-DS 手术的禁忌证相同，见表 30-3。

表 30-3　BPD-DS 的禁忌证

医学因素
无法耐受全麻
肝硬化门静脉高压症
严重凝血功能异常
恶性肿瘤
既往存在营养吸收障碍
巨大腹壁疝
社会因素
无法了解潜在的并发症
既往有病史记录依从性差
无法负担维生素
社会支持差
无法随访
经常滥用药物

30.4　手术技巧

30.4.1　腹腔镜下 BPD 并 DS

手术前，患者应立即接受适当剂量的抗生素和静脉血栓栓塞预防，并应在适当的时间间隔重复给药。应该在标配的手术室，由熟悉复杂微创减重手术的团队进行。

一些外科医生主张双腿分开的体位；然而，我们通常采取仰卧位。放置气压加压袜和 Foley 导尿管。手臂以直角放置并固定在臂板上。放置一个脚踏板，并在膝盖上方和下方将腿固定，采用极度的反 Trendelenburg 体位。患者的体位对避免身体的压力性损伤或臂丛神经的牵引性损伤至关重要。

可以通过用 Veress 针在 Palmer 点穿刺、注入 CO_2 建立气腹，并将气腹压维持在 15mmHg 左右。然后使用带有 10mm 零度腹腔镜在脐上位置直视下进入腹腔。或使用 Hasson 技术。进入腹腔后，确认 Veress 针或初始穿刺套管没有造成任何意外损伤，并对腹腔进行全面检查，注意任何明显的粘连、疝、肝脏病变或任何因前次手术引起的未识别的并发症。接下来，手术可以通过腹腔镜或机器人进行。两种技术都使用类似的穿刺孔布局（图 30-1）。

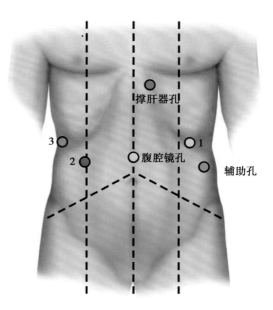

图 30-1　机器人辅助腹腔镜下 BPD 并 DS 的标准穿刺孔布局。C，镜头；LR，肝脏撑开器（经 Springer Nature 许可）

然后将患者改成 Trendelenburg 体位，并从回盲瓣向近端测量肠管。在距回盲瓣 100cm 处的远

端和近端分别标记缝线,以判断方向。然后在距
回盲瓣 250cm 处标记缝线。再将近 250cm 标记
处的肠道用缝线松散地固定在右上腹的横结肠系
膜上(图 30-2)。

　　然后通过剑突下切口放置一个肝脏牵开器,
将肝脏从十二指肠的第一部分牵开。在这个阶段,
如果使用机器人,则将其暂停,可以进行常规腹腔
镜检查。此时,十二指肠与肝脏的任何粘连都应
被分开。如果以前没有切除胆囊,此时可选择行
胆囊切除术。胆囊标本放置在腹腔镜取物袋中,
放置在左上腹,以便之后取出。

　　对袖状胃进行仔细检查,以确认术前的所有
发现。然后通过胃窦水平进入胃小囊进行游离。
这种游离是沿着胃的"大弯"经过幽门、沿着十二
指肠的下缘进行的。在游离十二指肠时必须小心,
因为有许多胰十二指肠血管的分支可能会导致出
血,并且要注意十二指肠过度裸化有可能造成胰
腺的严重损伤。游离在胃十二指肠动脉(GDA)的
前方进行,GDA 离幽门 3~4cm 远。十二指肠后游
离是在使用钝性分离的基础上适当地使用能量设
备,如超声刀。可使用带式穿通器或直角解剖器
来完成局部的隧道,从而允许线性切割闭合器穿
过以切割闭合十二指肠的第一部分。同样,必须

小心这部分的分离,因为如果用力过猛或使用能
量设备不当,可能会损伤十二指肠、门脉结构、胰
腺或 GDA。

　　接下来,使用 3-0 可吸收倒刺缝线将先前标
记在离回盲瓣 250cm 处的肠管与十二指肠的横断
部分吻合(图 30-3)。

　　吻合完成后,使用亚甲蓝进行测漏。然后将
之前标记的距回盲瓣 100cm 处的末端回肠与胆胰
支远端在十二指肠回肠吻合口附近完成吻合。这
个吻合使用具有中等钉高的 60mm 直线切割闭合
器完成的,肠吻合口用 3-0 可吸收倒刺缝线手工
缝合。然后用 3-0 的不可吸收缝线缝合肠系膜裂
孔。再用中等钉高的闭合器将与十二指肠吻合环
的近端部分分开,将胆胰支与十二指肠 - 回肠吻
合分开(图 30-4)。

　　然后检查腹部并取出胆囊标本,使用腹壁缝
合器关闭 12mm 戳孔部位,并以常规方式关闭所
有戳孔部位。

30.5　术后护理

　　术后即时护理与初次减重术后患者相似。通
常会在术后拔出 Foley 导尿管。使用肥胖患者专

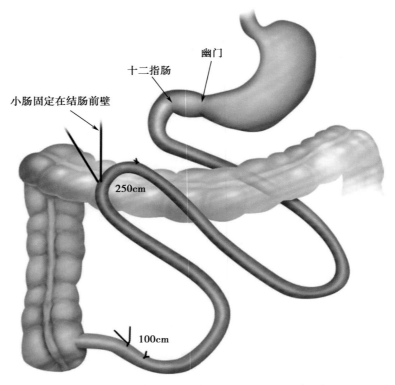

图 30-2　标记缝线的位置(经 Springer Nature 许可)

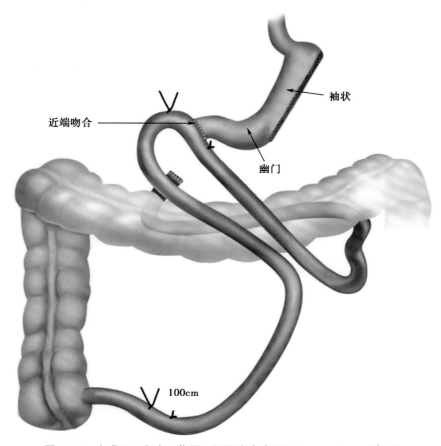

图 30-3　完成 SG 和十二指肠 - 回肠吻合术（经 Springer Nature 许可）

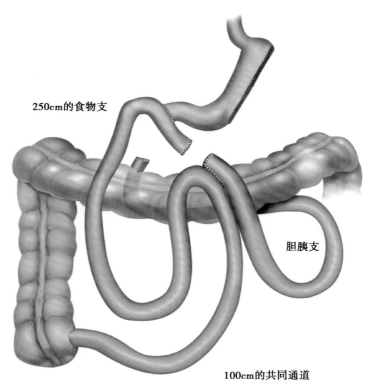

图 30-4　BPD 并 DS 的最终解剖图（经 Springer Nature 许可）

用转运床将患者从手术室转运出来。在 PACU 适当停留后,患者被转移到护理室,并由经过培训的减重护理人员进行护理。常规使用心电监护和连续脉搏血氧饱和度作为监测术后早期并发症的重要手段。术后第 1 天,患者采用静脉输液,保持禁食状态(NPO)。

为了限制麻醉品的使用,使用多模式非麻醉性辅助镇痛剂。手术时,用丁哌卡因脂质体进行横腹筋膜阻滞。这提供了 72h 的局部镇痛效果。此外,常规使用对乙酰氨基酚、酮咯酸和加巴喷丁可显著减少术后的麻醉需求。

根据需要向患者提供止吐药,包括东莨菪碱、昂丹司琼和异奥沙普秦。通常情况下,只有在患者提出要求时才向其提供低剂量麻醉剂。患者应在手术后 6h 内下床活动,此后应经常走动。常规使用充气加压袜和化学性静脉血栓栓塞预防措施。

在术后第 1 天,如果临床上没有消化道漏的表现,则患者应接受清流食。如果存在任何顾虑,应在推进患者下一步饮食前应进行 CT 扫描或 UGI 检查。术后第 2 天,如果患者可耐受清水,则患者应接受含蛋白质补充剂的全流质饮食,并停止静脉输液。相当多的患者在术后第 2 天出院。然而,由于 BPD-DS 的复杂性,如果遇到任何偏离标准恢复途径的情况,应观察患者更长的时间。

患者出院时只需服用少量麻醉剂,并至少服用一个月的质子泵抑制剂。患者出院 3 周后回院复查。此时,患者与营养师会面,饮食从完全的液体推进到适当的术后饮食,慢慢过渡到更接近固体的食物。患者将被要求终身服用针对 BPD-DS 患者的特定配方的复合维生素。此外,要求患者关注蛋白质摄入量,并建议每天至少摄入 80g 蛋白质。

患者在第 1 年的 3 个月、6 个月和 12 个月定期复查,之后每年进行一次。随访的频率取决于患者的情况和营养状态。如果需要,可以进行更频繁的随访。在随访期间,患者会与心理学家、营养师和外科医生会面。

30.6　长期结果

BPD-DS 作为一种主要的减重方法已被明确证明具有更好的远期减重效果。虽然文献中没有充分地报道 BPD-DS 修正后的长期结果,但在所有修正方案中,BPD-DS 的减重效果最好。修正

后两年,BPD-DS 患者的 EWL 为 73%,相比之下,ReSG 后的 EWL 为 44%,RNYGB 修订后的 EWL 为 48%[7,13]。然而,几乎没有数据显示超过两年的减重效果。

除体重减轻外,BPD-DS 患者的并发症缓解率也显著提高。Buchwald 在其里程碑式的荟萃分析中指出,BPD-DS 患者的糖尿病缓解率为 98%,高于 RNYGB 患者 84%[6]。虽然对 BPD-DS 的修正没有包括在 Buchwald 的分析中,但从直觉上看,这一趋势同样适用于修正手术。

最后,BPD-DS 术后的生活质量备受关注,这也是许多外科医生被误导的一个方面。许多减重外科医生告诉他们的患者,在 BPD-DS 之后,频繁的恶臭大便是不可避免的。然而,根据我们的经验,这是可以根据患者的饮食结构去消除的。大多数情况下,大便次数频繁的患者可以通过减少或避免饮食中的脂肪和糖来得到充分的控制。BPD-DS 患者在术后不久即会出现腹泻,在术后 6~12 个月,大多数患者每天排便 2~3 次。

30.7　并发症

BPD-DS 是技术上最具挑战性的减重手术,它需要高水平的手术技能和临床专业知识才能选择合适的患者并安全地进行手术。经验丰富的外科医生在大中心初次行腹腔镜下 BPD-DS 的术后并发症发生率与其他减重手术相似[14]。然而,关于 BPD-DS 作为修正手术后并发症发生率的数据有限。

关于分期行 BPD-DS 的数据表明,采用分期手术治疗的患者并发症发生率减半[15]。然而,这一数据不太可能推断出在 SG 不良反应后进行 BPD-DS 修正的患者,因为该人群可能没有从最初的体重减轻中获得很多益处。事实上,报道的并发症发生率从 10% 到 50% 不等[12]。

在腹腔镜下 BPD-DS 时代,围手术期死亡仍然是一种罕见的并发症;报告的原发性腹腔镜下 BPD-DS 术后的死亡率在 0 到 2.3% 之间,通常与吻合口瘘、肺栓塞和呼吸衰竭有关[6]。吻合口漏仍然是最令人担心的并发症,报告率在 1% 到 3% 之间。吻合口漏表现为心动过速、发热、低尿量或白细胞增多。如果怀疑吻合口漏,病情稳定的患者应进行腹部和盆腔的 CT 检查,并进行口服和静脉造影。如果患者病情不稳定,应直接送往手术

室进行探查。轻微的消化道漏通常可以在放射线引导下行经皮穿刺引流，NPO，并维持肠外营养，直到获得吻合口漏愈合的影像学证据。

围手术期营养不良仍然是 BPD-DS 后的一个重要问题。根据已出版的营养指南，所有患者都应终身补充微量营养素[16]。遗憾的是，蛋白质热量不足、脂溶性维生素缺乏、低钙血症、缺铁性贫血在不依从或管理不善的患者中很常见。这些缺乏会导致一系列问题，包括夜盲症、周围神经病变、骨质疏松症、Wernicke 脑病和死亡。因此，微量营养素监测和补充的依从性至关重要。

30.8　结论

SG 失败后行 BPD-DS 是一种安全有效的修正方法。BPD-DS 术后多余体重减除率的百分比最高。对于 SG 效果差的患者，选择 BPD-DS 治疗可获得最佳的远期减重和并发症解决效果。在经验丰富的中心，BPD-DS 的并发症发生率是可以接受的。

（张　鹏　译）

参考文献

1. Estimate of bariatric surgery numbers: American Society of Metabolic and Weight Loss Surgeons; 2018. Available from: https://asmbs.org/resources/estimate-of-bariatric-surgery-numbers.
2. Deitel M, Gagner M, Erickson AL, Crosby RD. Third International Summit: current status of sleeve gastrectomy. Surg Obes Relat Dis. 2011;7(6):749–59.
3. Himpens J, Dobbeleir J, Peeters G. Long-term results of laparoscopic sleeve gastrectomy for obesity. Ann Surg. 2010;252(2):319–24.
4. Fischer L, Hildebrandt C, Bruckner T, Kenngott H, Linke GR, Gehrig T, et al. Excessive weight loss after sleeve gastrectomy: a systematic review. Obes Surg. 2012;22(5):721–31.
5. Eid GM, Brethauer S, Mattar SG, Titchner RL, Gourash W, Schauer PR. Laparoscopic sleeve gastrectomy for super obese patients: forty-eight percent excess weight loss after 6 to 8 years with 93% follow-up. Ann Surg. 2012;256(2):262–5.
6. Buchwald H, Avidor Y, Braunwald E, Jensen MD, Pories W, Fahrbach K, et al. Bariatric surgery: a systematic review and meta-analysis. JAMA. 2004;292(14):1724–37.
7. Dapri G, Cadiere GB, Himpens J. Laparoscopic repeat sleeve gastrectomy versus duodenal switch after isolated sleeve gastrectomy for obesity. Surg Obes Relat Dis. 2011;7(1):38–43.
8. Scopinaro N, Gianetta E, Adami GF, Friedman D, Traverso E, Marinari GM, et al. Biliopancreatic diversion for obesity at eighteen years. Surgery. 1996;119(3):261–8.
9. Ren CJ, Patterson E, Gagner M. Early results of laparoscopic biliopancreatic diversion with duodenal switch: a case series of 40 consecutive patients. Obes Surg. 2000;10(6):514–23; discussion 24.
10. Hess DS, Hess DW. Biliopancreatic diversion with a duodenal switch. Obes Surg. 1998;8(3):267–82.
11. Sudan R, Puri V, Sudan D. Robotically assisted biliary pancreatic diversion with a duodenal switch: a new technique. Surg Endosc. 2007;21(5):729–33.
12. Spyropoulos C, Kehagias I, Panagiotopoulos S, Mead N, Kalfarentzos F. Revisional bariatric surgery: 13-year experience from a tertiary institution. Arch Surg. 2010;145(2):173–7.
13. Cheung D, Switzer NJ, Gill RS, Shi X, Karmali S. Revisional bariatric surgery following failed primary laparoscopic sleeve gastrectomy: a systematic review. Obes Surg. 2014;24(10):1757–63.
14. Biertho L, Simon-Hould F, Marceau S, Lebel S, Lescelleur O, Biron S. Current outcomes of laparoscopic duodenal switch. Ann Surg Innov Res. 2016;10(1):1–5.
15. Iannelli A, Schneck AS, Topart P, Carles M, Hebuterne X, Gugenheim J. Laparoscopic sleeve

gastrectomy followed by duodenal switch in selected patients versus single-stage duodenal switch for superobesity: case-control study. Surg Obes Relat Dis. 2013;9(4):531–8.

16. Parrott J, Frank L, Rabena R, Craggs-Dino L, Isom KA, Greiman L. American society for metabolic and bariatric surgery integrated health nutritional guidelines for the surgical weight loss patient 2016 update: micronutrients. Surg Obes Relat Dis. 2017;13(5):727–41.

第31章
袖状胃切除术修正为单吻合口十二指肠转位术

Miguel Josa, Andrés Sánchez-Pernaute, and Antonio Torres

袖状胃切除术(sleeve gastrectomy,SG)效果确切,已经作为一种单独手术方式来实施,适用于大多数病态肥胖症患者,也是超级肥胖患者(SO)或其他肥胖合并高危因素患者[1,2]的有效治疗手段。

尽管围手术期管理得当,然而,长期来看仍有多达64%和70%的患者分别表现出体重减轻不足和复胖[1]。另外,SG通常作为高危[3,4]、高龄[5,6]患者或者超级肥胖患者[7]中分期手术的第一步。

如果SG术后体重减重不足,或发生了复胖,可以选择不同的手术方式进行修正:再次SG、胃束带术、胃旁路术(GB)或胆胰分流(biliopancreatic diversion,BPD)-十二指肠转位术(duodenal switch,DS)[2]。如果患者SG后体重减轻不足,而术后胃管腔未发生解剖改变,比如胃底扩大,通常选择吸收不良的术式,尤其是超级肥胖症患者,修正为吸收不良型术式将为患者提供最好的减重效果[8]。12年前,我们开始了一种改进和简化的DS——单吻合口十二指肠回肠旁路术+SG(SADI-S)[9],手术后显示了令人满意的短期及长期效果。两年后,在证明SADI-S作为效果良好的代谢手术术式后,我们决定在SG后引入单吻合口十二指肠回肠旁路术(SADI)作为第二步,以用于体重下降不足患者或进行有计划的二次手术。

如果患者在到达体重最低点后开始出现体重反弹,或者对于超级肥胖患者而言(SG后12个月一般体重下降达到了理想程度),二次手术往往是在患者EWL不足50%的情况下实施的。SADI作为二期手术方式主要适用无特殊SG并发症的患者(胃管狭窄、严重胃食管反流),或无吸收不良型手术禁忌证的患者。

31.1 手术技巧

一期手术是借助42~54F胃导引管实施的标准SG。在SADI手术中,患者取仰卧位,术者位于患者左侧,如果对袖状胃进行修正可能改变术者站位;首先探查腹部情况,确定SG后残胃的远端,将胃上提,游离胃大弯直到十二指肠球部。确认胃十二指肠动脉后,分离十二指肠球部后壁与胰腺间间隙。于十二指肠球部的右侧边界处打开网膜,注意保护胃右动脉、胆总管,用蓝色切割闭合器离断十二指肠球部,建议距离幽门2~3cm。确认回盲部位置,测量距回盲部250cm长度的回肠。将计划吻合的肠袢经结肠前上提,与十二指肠球部近端断端行侧侧连续手工吻合。

31.2 患者

在过去的10年里,共有49例SG后的患者进行了第二阶段的SADI手术。34例女性和15例男性,接受SG平均年龄为42岁。平均初始体重为141kg(99~216kg),平均BMI为52(36~71kg/m²),SG后最大EWL为63%(34%~113%),一般在术后第1年(4~24个月)达到。再次修正手术的平均时间为34个月(11~111个月),修正手术后平均EWL为43%(20%~70%)。在70%的病例中,共同通道长250cm,而在其他30%的病例中,共同通道为300cm。所有十二指肠回肠吻合均采用双层手工缝合技术完成,缝合针采用3-0 PDS(Johnson & Johnson)或3-0 VLoc(Med tronic)。所有病例均行亚甲基蓝试验,吻合口后方留置腹腔引流。有3例患者进行了再次SG手术。没有术后并发症;平均住院时间为4天,与中心其他所有减重术式的患者相同。

从修正手术开始,1 年的 EWL 为 80%,2 年 EWL 为 85%,3 年 EWL 为 77%,4 年 EWL 为 81%, 5 年 EWL 为 73%(图 31-1)。在随访中,1 例患者

由于 HVC 感染合并潜在肝硬化可能,导致肝衰竭而再次接受手术。两例患者由于体重减轻不足,接受了再次 SG 的第三次手术。

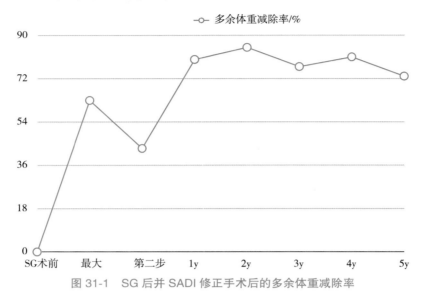

图 31-1　SG 后并 SADI 修正手术后的多余体重减除率

手术患者中,45% 的患者合并 2 型糖尿病,糖尿病中 30% 的患者接受胰岛素治疗。SG 后糖尿病症状得到缓解,平均血糖和 HbA1c 显著降低;二期 SADI 后观察到更大的改善,HbA1c 和血糖的平均水平接近正常(表 31-1)。

表 31-1　SG 前后和 SADI 术后 2 型糖尿病的情况。在修正手术后,糖尿病改善较 SG 后超过 30%

指标	SG 前	SG 后	SADI 术后
血糖(mg/dl)	171	140	92.7
HbA1c/%	8.15	7.2	5.2
治疗后改善 /%	26	60	92

所有 SADI 后患者均接受不同的术后维生素补充方案,然而在随访中进行的实验室检查结果提示血红蛋白、铁、维生素 D 和一些微量营养素缺乏(表 31-2)。

表 31-2　术前、SG 后和 SADI 术后实验室检查

营养素	术前		袖状胃手术后		SADI 术后	
	平均	异常%	平均	异常%	平均	异常%
血红蛋白 /(g/dl)	13.8	18	14.3	3	12.5	39
血细胞比容 /%	41.9	9	41.7	0	38.1	35
铁 /(ng/ml)	67.7	5.5	89.3	11	65	32

续表

营养素	术前		袖状胃手术后		SADI 术后	
	平均	异常%	平均	异常%	平均	异常%
钙 /(mg/dl)	9.5	5	9.5	0	8.9	0
甲状旁腺素 /(pg/ml)	74.6	50	62.4	39	95.7	57
维生素 D/(ng/ml)	16.8	73	21.4	52	24.9	62
铜 /(μg/dl)	140	0	129	0	99	20
锌 /(μg/dl)	85	0	83	0	59	52
硒 /(μg/L)	83	0	78	0	99	20
蛋白质 /(g/dl)	7.2	5	7.08	0	6.4	9
白蛋白 /(g/dl)	4.1	9	4.1	3	3.8	41

通过数据比较显示 SG 后微量元素等各项指标有所缓解,但 SADI 术后虽然及时补充了微量元素,仍然出现微量元素缺乏症状。

31.3　讨论

在我们的病例中,SADI 显示了良好的减重效果,EWL 从最初的 SG 术后的 43%,增加到最终的 73%。这一结果非常有临床意义,因为手术患者初始平均 BMI 超过 52(kg/m²),75% 的患者属于超级肥胖患者,二期手术的并发症也控制在可接受范围内。这些结果类似于其他团队发表的结果,

如 Balibrea 等[10]，他们的 EWL 和 BMI 在 24 个月分别为 78.93% 和 28.64kg/m²。

BPD-DS 是继 SG 之后再次修正手术的主要选择之一，因为 SG 是 BPD-DS 的基础。BPD-DS 也是许多外科医生推荐的术式，因为超级肥胖患者 SG 术后进行第二阶段 BPD-DS 和 BPD 类似手术展示出了更好的长期效果。Sovik 等[11]比较再次修正手术失败率：胃旁路术 vs BPD-DS（26% vs 0），Prachand 等[8]比较超级肥胖患者修正手术失败率：胃旁路术 vs BPD-DS（40% vs 16%）。

我们的数据显示：BPD-DS 术式的减重效果优于再次 SG 以及修正为 RYGB 术：在 1 年和 2 年后再次 SG 数据（EWL 分别为 57% 和 44%）或 RYGB 数据（EWL 分别为 61% 和 48%）[12,13]。此外，当 RYGB 作为超级肥胖患者第二阶段手术时，类似的结果（术后 12 个月 EWL 55%）[14]，或者因为 SG 术后肥胖并发症控制不佳或出现了严重胃食管反流而需要接受 RYGB 修正时，也有研究报告了类似结果（术后 16 个月 EWL 61.7%）[15]。

然而，一些学者认为，与 BPD 和 BPD-DS 相关的并发症有时可能超过减重疗效，比如营养吸收不良[11,16]。手术后吸收不良的问题可能被夸大了，因为当对 GB 和 BPD-DS 进行详尽的比较时，只观察到血清钙水平和胃肠运动[17]的显著差异。在我们的观察中，检测到维生素 D、铁和一些微量营养素（硒和锌）水平下降，但这些异常并不严重，并且在标准 GB 手术[18,19]也有报道。另一方面，肥胖并发症的缓解率，特别是 2 型糖尿病，BPD-DS 的效果更加令人满意。

Balibrea 等[10]的研究已经证明了上述观点：71.4% 患者 T2DM 完全缓解，所有患者血糖正常，仅有 14% 患者糖化血红蛋白水平异常，仍然每日接受口服二甲双胍进行治疗。我们病例中 SADI 术后 24 个月两例患者胰岛素和 HOMA 指数值升高。31.2% 的患者实现血脂异常缓解，25% 患者血脂异常改善。高血压完全缓解和改善率分别为 27.7% 和 22.2%。

SADI 这种吸收不良为主的术式另一个备受关注的问题就是营养不良发生率的增高。在 Dijkhorst 等[20]的多中心队列研究中，在 SADI 和 RYGB 组中术后营养不良发生率相似，这可能与术后营养元素没有足够的补充有关，每一例患者需要在术后服用复合维生素以满足他们每天所需的维生素，以防止营养不良的发生，这一点需要在随访中密切关注。

传统上 BPD-DS 被认为是一种操作非常困难的手术，并且术后并发症发生率偏高。对于传统的 BPD-DS[21]，经验丰富的手术团队尚未报告这一点。技术上，BPD-DS 作为 SG 术后的第二阶段手术，比其他技术具有一些优势：手术在十二指肠球部区域进行，解剖难度降低，减少了吻合口相关的各种问题。Dapri 等[22]认为，BPD-DS 作为第二阶段手术，和再次 SG 术后并发症发生率相似；此外，BPD-DS 术后并发症比 SG 术后高位漏更容易管理。同时单吻合口有助于减少术后短期和长期潜在的并发症。肠系膜缺损的减少，降低了内疝发生的概率，因为回肠袢和结肠前的巨大间隙有可能形成内疝环或围绕回肠袢出现肠扭转现象。

31.4　结论

SADI 作为 SG 术的联合手术给患者提供了满意的减重效果。它是一种简化的技术，术后并发症及营养缺乏发生率低，被认为是一种理想的作为 SG 术后修正手术的选项。虽然还没有达成共识，但是下列这些术式都应该考虑作为 SG 术后的第二阶段手术方式：BPD、RYGB 和再次 SG。

（刘 洋 译）

参考文献

1. Himpens J, Dobbeleir J, Peeters G. Long-term results of laparoscopic sleeve gastrectomy for obesity. Ann Surg. 2010;252:319–24.
2. Deitel M, Gagner M, Erickson AL, Crosby RD. Third International Summit: current status of sleeve gastrectomy. Surg Obes Relat Dis. 2011;7:749–59.
3. Chaudhry UI, Kanji A, Sai-Sudhakar CB, et al. Laparoscopic sleeve gastrectomy in morbidly obese patients with end-stage heart failure and left ventricular assist device: medium-term

results. Surg Obes Relat Dis. 2015;11(1):88–93.

4. Magee CJ, Barry J, Arumugasamy M, et al. Laparoscopic sleeve gastrectomy for high-risk patients: weight loss and comorbidity improvement—short-term results. Obes Surg. 2011;21(5):547–05.

5. Yoon J, Sherman J, Argiroff A, Chin E, Herron D, Inabnet W, Kini S, Nguyen S. Laparoscopic sleeve gastrectomy and gastric bypass for the aging population. Obes Surg. 2016;26(11):2611–15.

6. Inge TH, Courcoulas AP, Jenkins TM, et al. Weight loss and health status 3 years after bariatric surgery in adolescents. N Engl J Med. 2016;374(2):113–23.

7. Silecchia G, Boru C, Pecchia A, et al. Effectiveness of laparoscopic sleeve gastrectomy (first stage of biliopancreatic diversion with duodenal switch) on co-morbidities in super-obese high-risk patients. Obes Surg. 2006;16(9):1138–44.

8. Prachand VN, DaVee RT, Alverdy JC. Duodenal switch provides superior weight loss in the super-obese (BMI > 50 kg/m2) compared with gastric bypass. Ann Surg. 2006;244:611–9.

9. Sánchez-Pernaute A, Rubio MA, Pérez Aguirre E, Barabash A, Cabrerizo L, Torres A. Single-anastomosis duodenoileal bypass with sleeve gastrectomy: metabolic improvement and weight loss in first 100 patients. Surg Obes Relat Dis. 2013;9:731–5.

10. Balibrea JM, Vilallonga R, Hidalgo M, Ciudin A, González Ó, Caubet E, et al. Mid-term results and responsiveness predictors after two-step single-anastomosis duodeno-ileal bypass with sleeve gastrectomy. Obes Surg. 2016;27(5):1302–8.

11. Sovik TT, Taha O, Aasheim ET, et al. Randomized clinical trial of laparoscopic gastric bypass versus laparoscopic duodenal switch for superobesity. Brit J Surg. 2010;97:160–6.

12. AlSabah S, Alsharqawi N, Almulla A, Akrof S, Alenezi K, Buhaimed W, Al-Subaie S, Al Haddad M. Approach to poor weight loss after laparoscopic sleeve gastrectomy: re-sleeve vs. gastric by-pass. Obes Surg. 2016;

13. Cheung D, Switzer NJ, Gill RS, et al. Revisional bariatric surgery following failed primary laparoscopic sleeve gastrectomy: a systematic review. Obes Surg. 2014;24(10):1757–63.

14. Alexandrou A, Felekouras E, Giannopoulos A, et al. What is the actual fate of super-morbid-obese patients who undergo laparoscopic sleeve gastrectomy as the first step of a two-stage weight-reduction operative strategy? Obes Surg. 2012;22(10):1623–8.

15. Gautier T, Sarcher T, Contival N, et al. Indications and mid-term results of conversion from sleeve gastrectomy to Roux-en-Y gastric bypass. Obes Surg. 2013;23(2):212–5.

16. Sovik TT, Aasheim ET, Taha O, et al. Weight loss, cardiovascular risk factors, and quality of life after gastric bypass and duodenal switch. A randomized trial. Ann Intern Med. 2011;155:281–91.

17. Laurenis A, Taha O, Maleckas A, Lönroth H, Olbers T. Laparoscopic biliopancreatic diversion/duodenal switch or laparoscopic Roux-en-Y gastric bypass for super-obesity - weight loss versus side effects. Surg Obes Relat Dis. 2010;6:408–16.

18. Higa K, Ho T, Tercero F, Yunus T, Boone KB. Laparoscopic Roux-en-Y gastric bypass: 10-year follow-up. Surg Obes Relat Dis. 2011;7:516–25.

19. John S, Hoegerl C. Nutritional deficiencies after gastric bypass surgery. J Am Osteopath Assoc. 2009;109:601–4.

20. Dijkhorst PJ, Boerboom AB, Janssen IMC. Failed sleeve gastrectomy: single anastomosis duodenoileal bypass or Roux-en-Y gastric bypass? A multicenter cohort study. Obes Surg. 2018;28:3834–42.

21. Biertho L, Lebel S, Marceau S, et al. Perioperative complications in a consecutive series of 1000 duodenal switches. Surg Obes Relat Dis. 2013;9:63–8.

22. Dapri G, Cadière GB, Himpens J. Laparoscopic repeat sleeve gastrectomy versus duodenal switch after isolated sleeve gastrectomy for obesity. Surg Obes Relat Dis. 2011;7:38–44.

第 32 章
再次袖状胃切除术

Patrick Noel, Marius Nedelcu, and Michel Gagner

32.1　前言

腹腔镜袖状胃切除术(laparoscopic sleeve gastrectomy,LSG)已经发展成为治疗病态肥胖的主要手术方式。LSG 作为一种独立的减重手术广受欢迎,自 2011 年和 2013 年以来,它已分别成为法国和美国最常见的减重术式[1,2]。这种增长可以解释为 LSG 相对于更复杂的减重术式,例如 Roux-en-Y 胃旁路术(RYGBP)或十二指肠转位术(duodenal switch,DS),具有更低的并发症发生率:包括倾倒综合征、低血糖和血糖稳态失调、吻合口溃疡、营养不良、骨质疏松症(跌倒和骨折)、药物滥用(自杀)、小肠梗阻和内疝。5 年的随机对照研究也得到了类似的结果[3,4]。

随着 LSG 手术量的增加,复胖的问题变得更加常见,这将是未来几年修正手术需要解决的一个主要问题。LSG 治疗后的长期减重效果并不稳定,波动于 40% 到 86% 的 EWL 之间[5,6]。大多数报告中都分析了手术的初始经验,一些学者表示减重失败的原因之一可能和学习曲线有关。

后续的干预包括再次袖状胃切除术(ReSG)[7-9]、LRYGB[10]、胆胰分流(biliopancreatic diversion,BPD)-十二指肠转位术(duodenal switch,DS)[11]或其演变术式单吻合口十二指肠回肠旁路术(SADI)[12]。了解 LSG 失败的程度和原因以及修正手术的适应证和预后是有必要的。每个团队应使用特定的评估方法来进行评估,我们用于 LSG 失败的评估方法已在先前描述过[7]。

值得注意的是,LSG 术后修正手术的结果预期可能不如初次手术。本研究的目的是评估我们最初的系列病例 ReSG 后中期(5 年)体重结局。

32.2　方法

我们对所有在 2008 年 10 月至 2013 年 1 月进行的 ReSG 进行研究。使用前瞻性数据库分析了不同随访节点(分别为 1 年和 5 年)的患者人口统计学指标、术前体重和并发症情况、既往手术情况、术后体重和术后并发症情况。由于我们之前的文章[7]中已经报道了并发症,所以本研究不再分析这些并发症。由一名外科医生、一名内科医生或内分泌医生、一名精神科医生和一名临床营养科医生组成的 MDT 团队对所有患者进行术前评估。

所有患者均由同一名外科医生完成 ReSG(P.N.),和之前描述的一样[7],采用三孔法入路方式。仔细分离肝左叶和胃前臂之间的粘连,然后充分游离胃大弯以暴露之前的切割线,充分分离胃胰之间的粘连,注意不要损伤脾动脉。完成胃的游离后将由麻醉师插入一个 36F 的胃导引管(MidSleeve®)到达幽门,并使用不同高度的直线切割器 Echelon 60(4.1mm,Ethicon Endo-Surgery Inc.,Cincinnati,OH)重新制造袖状胃囊。在研究期间,我们并未对闭合线进行加固。术后未放置腹腔引流管和鼻胃管。

在整个研究期间,所有患者在门诊进行定期随访。随访包括详细记录体重变化和并发症情况。无法进行门诊随访的患者通过电话询问他们目前的体重和并发症情况。随访情况用术后每一年随访的实际患者人数除以符合随访条件的患者总数来表示。我们对影像学检查进行了回顾,并将扩张分为原发性和继发性。原发性扩张被定义为由于学习曲线或困难病例(超 - 超级肥胖)以至于在初次手术过程中胃后壁显露欠佳、左侧膈肌脚的显露不理想。继发性扩张定义为在后续随访中经

CT 扫描显示残胃均匀扩张的体积超过 300ml。可能的机制是 LSG 后的自然发展,患者的饮食习惯、使用大号校正胃导引管支撑并计划进行二次手术、初次手术时胃角切迹狭窄造成残胃上部的扩张或上述多个因素共同作用。

减重效果通过多余体重指数下降的百分比(%EBMIL)来反映,手术成功定义为%EBMIL>50%,减重不足是根据 Halverson 和 Koehler 的标准<50%EBMIL 来定义的。在定义减重失败的两种形式之间,对整个队列进行了明确的区分。术后 12 个月减重不足表示 EBMIL 不到 50%。或者当初始体重成功减轻(%EBMIL>50%)时,出现进行性复胖,与 ReSG 后的最小体重相比,EBMIL 恢复超过 25%。

我们对并发症的定义如下:高血压(收缩压≥140 和/或舒张压≥90mmHg,或使用降压药物治疗),2 型糖尿病(T2DM、空腹血糖≥126mg/dl 或口服葡萄糖耐量试验中餐后 2 小时血糖≥200mg/dl 或使用降糖药物),阻塞性睡眠呼吸暂停(OSA、睡眠或瞌睡时反复上呼吸道阻塞、伴或不伴困倦、高呼吸暂停/低通气指数、睡眠时需要持续气道正压通气)。当患者不再需要药物治疗,血压和实验室检查指标正常时,可定义为并发症缓解。对于糖尿病,缓解定义为空腹血糖正常,至少 1 年停用降糖药物,糖化血红蛋白(HbA1c)<6%。改善的定义为由胰岛素改为口服降糖药,降低所需药物剂量或数量,或在相同治疗下 HbA1c 水平得到改善。胃食管反流定义为在术前的内镜检查中发现不同程度的食管炎,尽管使用了双倍剂量质子泵抑制剂依然存在持续性临床症状的患者。

在统计分析中,连续的人口学变量用均值 ± 标准差表示,分类变量以及并发症以数量和百分比报告。连续性的结局变量通常报告为平均值 ± 标准差。使用 SPSS 17.0(SPSS,Chicago,IL)进行统计分析。

32.3　结果

2008 年 10 月至 2013 年 1 月,共 31 例患者接受了 ReSG 治疗,5 年随访结果见图 32-1。29 例女性患者的平均 BMI 为 38.6kg/m²,平均年龄为 41.6 岁。从 LSG 到 ReSG 的平均间隔时间为 29.6 个月(11~67 个月)。其中减重不足 17 例(54.8%),复胖 12 例(38.7%),胃食管反流(GERD)2 例。

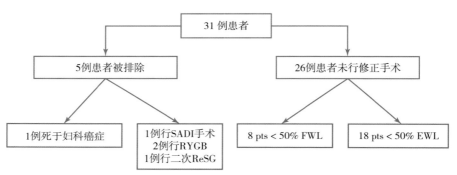

图 32-1　ReSG 术后的 5 年随访结局

钡餐检查提示 21 例原发性扩张(胃囊上部),其余 10 例为继发性扩张(胃管扩张)。27 例的 CT 扫描显示胃平均容积为 394.3ml(275~1 056ml)。

32.3.1　5 年随访

5 例患者被排除在减重分析之外。1 例患者死于妇科癌症。其余 4 例患者接受了不同的修正手术:

● 1 例患者在进行 ReSG 治疗后 33 个月接受了 SADI,BMI 为 39.2kg/m²。

● 2 例患者分别在 36 个月和 64 个月接受了

RYGB 抗反流治疗。

● 1 例患者因反流再次接受了 ReSG 治疗。

所有 26 例无再次手术的患者在 5 年随访中均有有效治疗。平均 %EBMIL 为 58.2%(3.3%~100%)。在第 5 年时仍有 18 例患者(70% 的患者)实现了 %EBMIL 大于 50%。8 例(30%)减重失败(%EBMIL<50%)的患者中包含有我们系列研究的前 3 例,其中 6 例出现继发性扩张。分析 EBMIL>50% 患者,18 例中有 17 例为原发性扩张,仅 1 例为继发性扩张。图 32-2 总结了 LSG 和随后的 ReSG 前后 BMI 的变化。

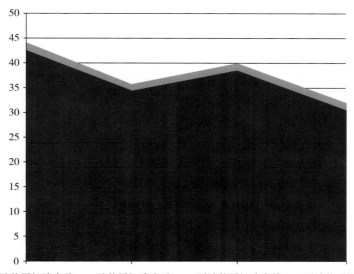

图 32-2　LSG 和 ReSG 术前术后的体重变化（均数和标准差）

所有手术均在腹腔镜下完成，术中无并发症发生。1 例胃狭窄经两次内镜扩张治疗后获得成功。1 例胃周血肿经影像学引导下在术后引流。无其他并发症或死亡记录。

32.4　讨论

LSG 被认为是一种相对简单的手术，但手术技巧是该手术成功的决定因素之一。切除整个胃底是关键。左侧膈肌脚必须被清晰地显露出来。我们的技巧包括：右手钳反复握住胃底的后部，在确定击发切割闭合器前同时左手松开吻合器并侧向拉动[13]。

随着减重手术量越来越多，修正手术的数量也会增加。对于这些患者，我们首先要做一个完整的病史采集，然后评估他们的体重指数和饮食习惯。所有因接受减重手术而有不良饮食习惯的患者都接受了进一步的心理评估并进行饮食习惯调整，然后考虑行修正手术。下一步用钡餐造影检查记录他们的解剖结构，以寻找袖状胃原发性或继发性扩张的证据。对于上消化道造影无法确定的结果进行 CT 扫描。CT 扫描容积测定的灵敏度有限，有时取决于操作者，但 CT 扫描可以明确胃短血管的存在，这表明在初次手术过程中胃底切除不够充分。

LSG 术后的修正手术越来越普遍，因为接受这种手术治疗病态肥胖的患者数量迅速增加。和其他减重手术一样，LSG 术后减重不足和复胖是存在的问题。胃旁路手术后复胖同样普遍，但除了接受 DS 外缺乏更合适的选择。因此，LSG 更频繁地进行修正而给人一种该术式失败率高的印象。此外，它通常作为两阶段的手术施行（译者注：超级肥胖患者有时首先采用 LSG 迅速降低体重，第二阶段再接受 RYGB 或其他术式），当进行第二阶段时，它通常被认为是失败的，而事实并非如此。

一项关于减重手术后复胖的系统综述确定了五种主要病因：营养补充依从性不良、激素 / 代谢失衡、心理健康、缺乏锻炼和解剖 / 手术相关因素[14]。对于后一种情况，Deguines 等[15] 已经证明了残余胃容量和 LSG 成功率之间的相关性，其定义为 EWL>50%，BAROS>3，$BMI<35kg/m^2$ 和 / 或 Biron 标准。对其他 LSG 失败的解剖学因素可能包括残胃的扩张、使用过大尺寸的胃导引管[16]和胃底切除不完全（胃促生长素由胃底分泌）[17]。

对于 LSG 来说，胃扩张的时间点和减重失败的风险一直是争论的焦点。针对 42 例原发性扩张（胃囊上部）的患者，作者们迅速提出了这样一个问题：这一部分胃是继发性扩张，还是从一开始就没有完全切除？答案仍然是未知的，需要进行基于 CT 扫描容积测量的前瞻性随机研究。随着 CT 扫描胃容量测量技术的发展，可以更容易区分继发性和原发性扩张，因为 CT 提供了一些有用的细节，如钉合线的位置和 His 角的完整性，这些都会导致原发性扩张。

　　Braghetto 等[18] 报告了 15 例 LSG 患者在术后 3 天接受 CT 扫描胃容量测定，并且在手术后 24~36 个月复测，他们发现平均胃容量从 108ml 增加到 250ml。作者得出结论是，进行了严格的胃袖状手术即使术后胃容积有所增加，这些患者都没有出现复胖。Langer 等[19] 通过上消化道造影对比研究对 23 例患者（15 例病态肥胖，8 例超级肥胖）进行了前瞻性研究，发现仅 1 例患者出现扩张，而在平均 20 个月的随访中，又有 3 例患者在首次成功减重后出现复胖。

　　Yehoshua 等[20] 研究了腔内压力在袖状胃扩张过程中的作用。术前全胃的平均容积为 1 553ml（600~2 000ml），而袖状胃的平均容积为 129ml（90~220ml）。结果显示，与平均压力为 26mmHg（12~47mmHg）的切除胃相比，当充满盐水（32~58mmHg）时，袖状胃的平均压力为 43mmHg。该研究得出结论是，与整个胃和切除胃底的膨胀性相比，袖状胃中明显较高的压力反映了其较小的膨胀性。

　　遗憾地是，目前仍然缺乏重要的数据（表 32-1）来协助外科医生决定选择哪种修正手术。尽管如此，在 LSG 后减重失败的背景下，许多减重中心主张 LRYGB 作为标准的修正术式。DS 或 SADI 有希望成为新的选择。由于与其他减重手术相比，DS 具有更好的减重效果，外科医生对其他术式治疗无效的病态肥胖患者采用 DS 作为修正术式的兴趣与日俱增[25,26]。

表 32-1　LSG 后修正手术的文献回顾

研究	期刊 / 年份	病例数	修正术式	减重结局
Yorke 等[21]	Am J Surg/2017	18	RYGBP	平均 BMI 从 40.5 下降到 36.4
Kim 等[22]	SOARD/2016	48	RYGBP	36 个月时总体重减少百分比为 6.5%
Crovari 等[23]	SOARD/2016	28	RYGBP	36 个月时总减重百分比为 19.3%
Kefurt 等[24]	SOARD/2016	11	RYGBP	平均 BMI 从 40.6 下降到 34.7
Berend 等[25]	SOARD/2015	43	25DS vs 18RYGBP	DS 患者的 EWL（59%）高于 LRYGB 患者（23%）
Keidar 等[26]	SOARD/2015	19	9DS vs 10RYGBP	DS 患者的 EWL（80%）高于 LRYGB 患者（65%）
Torres 等[12]	SOARD/2015	16	SADI	平均 EWL 为 72%
AlSabah 等[27]	Obes Surg/2016	36	12RYGBP vs 24ReSG	在 1 年，RYGBP 的 EWL 为 61.3%，ReSG 为 57%
Noel 等	本研究	31	ReSG	58% 的患者在 5 年随访中达到 >50EWL

RYGBP，Roux-en-Y 胃旁路术；SADI，单吻合口十二指肠回肠旁路术；ReSG，再次袖状胃切除术；BMI，体重指数；EWL，多余体重减除率。

32.5　结论

　　在术后 5 年，ReSG 作为一种明确的减重手术仍然保持着 58% 的有效率。特别是对非超级肥胖和原发性扩张的患者效果更佳。ReSG 是一种耐受性良好且长期并发症发生率低的减重手术。需要进一步的前瞻性临床研究来比较在 LSG 后减重失败后采用 ReSG 和 LRYGB 或 DS 的不同结局。

（王　勇　译）

参考文献

1. Lazzati A, Guy-Lachuer R, Delaunay V, Szwarcensztein K. Azoulay D Bariatric surgery trends in France: 2005-2011. Surg ObesRelat Dis. 2014;10(2):328–34.
2. Ponce J, DeMaria EJ, Nguyen NT, Hutter M, Sudan R, Morton JM. American Society for Metabolic and Bariatric Surgery estimation of bariatric surgery procedures in 2015 and surgeon workforce in the United States. SurgObesRelat Dis. 2016;12(9):1637–9.

3. Salminen P, Helmiö M, Ovaska J, et al. Effect of laparoscopic sleeve gastrectomy vs laparoscopic Roux-en-Y gastric bypass on weight loss at 5 years among patients with morbid obesity: the SLEEVEPASS randomized clinical trial. JAMA. 2018;319(3):241–54.

4. Peterli R, Wölnerhanssen BK, Peters T, et al. Effect of laparoscopic sleeve gastrectomy vs laparoscopic Roux-en-Y gastric bypass on weight loss in patients with morbid obesity: the SM-BOSS randomized clinical trial. JAMA. 2018;319(3):255–65.

5. Rawlins L, Rawlins MP, Brown CC, Schumacher DL. Sleeve gastrectomy: 5-year outcomes of a single institution. SurgObesRelat Dis. 2013;9:21–5.

6. Lemanu DP, Singh PP, Rahman H, Hill AG, Babor R, MacCormick AD. Five-year results after laparoscopic sleeve gastrectomy: a prospective study. SurgObesRelat Dis. 2015;11(3):518–24.

7. Nedelcu M, Noel P, Iannelli A, Gagner M. Revised sleeve gastrectomy (re-sleeve). SurgObesRelat Dis. 2015;11(6):1282–8.

8. Gagner M, Rogula T. Laparoscopic reoperative sleeve gastrectomy for poor weight loss after biliopancreatic diversion with duodenal switch. ObesSurg. 2003;13:649–54.

9. Rebibo L, Fuks D, Verhaeghe P, Deguines JB, Dhahri A, Regimbeau JM. Repeat sleeve gastrectomy compared with primary sleeve gastrectomy: a single-center, matched case study. ObesSurg. 2012;22(12):1909–15.

10. Regan JP, Inabnet WB, Gagner M, Pomp A. Early experience with two-staged laparoscopic Roux-en-Y gastric bypass as an alternative in the super-super obese patient. ObesSurg. 2003;13:861–4.

11. Dapri G, Cadière GB, Himpens J. Laparoscopic repeat sleeve gastrectomy versus duodenal switch after isolated sleeve gastrectomy for obesity. SurgObesRelat Dis. 2011;7(1):38–43.

12. Sánchez-Pernaute A, Rubio MÁ, Conde M, Arrue E, Pérez-Aguirre E, Torres A. Single-anastomosis duodenoileal bypass as a second step after sleeve gastrectomy. SurgObesRelat Dis. 2015;11(2):351–5.

13. Nedelcu M, Eddbali I, Noel P. Three-port sleeve gastrectomy: complete posterior approach. SurgObesRelat Dis. 2016;12(4):925–7.

14. Karmali S, Brar B, Shi X, Sharma AM, de Gara C, Birch DW. Weight recidivism post-bariatric surgery: a systematic review. ObesSurg. 2013;23(11):1922–33.

15. Deguines JB, Verhaeghe P, Yzet T, Robert B, Cosse C, Regimbeau JM. Is the residual gastric volume after laparoscopic sleeve gastrectomy an objective criterion for adapting the treatment strategy after failure? SurgObesRelat Dis. 2013;9(5):660–6.

16. Weiner RA, Weiner S, Pomhoff I, et al. Laparoscopic sleeve gastrectomy—influence of sleeve size and 120 resected gastric volume. ObesSurg. 2007;17:1297–305.

17. Lin E, Gletsu N, Fugate K, et al. The effects of gastric surgery on systemic ghrelin levels in the morbidly obese. Arch Surg. 2004;139:780–4.

18. Braghetto I, Cortes C, Herquiñigo D, et al. Evaluation of the radiological gastric capacity and evolution of the BMI 2–3 years after sleeve gastrectomy. ObesSurg. 2009;19:1262–9.

19. Langer FB, Bohdjalian A, Falbervawer FX, et al. Does gastric dilatation limit the success of sleeve gastrectomy as a sole operation for morbid obesity? ObesSurg. 2006;16:166–71.

20. Yehoshua RT, Eidelman LA, Stein M, et al. Laparoscopic sleeve gastrectomy—volume and pressure assessment. ObesSurg. 2008;18:1083–8.

21. Yorke E, Sheppard C, Switzer NJ, et al. Revision of sleeve gastrectomy to Roux-en-Y gastric bypass: a Canadian experience. Am J Surg. 2017;213(5):970–4.

22. Casillas RA, Um SS, Zelada Getty JL, Sachs S, Kim BB. Revision of primary sleeve gastrectomy to Roux-en-Y gastric bypass: indications and outcomes from a high-volume center. SurgObesRelat Dis. 2016;12(10):1817–25.

23. Quezada N, Hernández J, Pérez G, Gabrielli M, Raddatz A, Crovari F. Laparoscopic sleeve

gastrectomy conversion to Roux-en-Y gastric bypass: experience in 50 patients after 1 to 3 years of follow-up. SurgObesRelat Dis. 2016;12(8):1611–5.

24. Felsenreich DM, Langer FB, Kefurt R, et al. Weight loss, weight regain, and conversions to Roux-en-Y gastric bypass: 10-year results of laparoscopic sleeve gastrectomy. SurgObesRelat Dis. 2016;12:1655–62.

25. Homan J, Betzel B, Aarts EO, van Laarhoven KJ, Janssen IM, Berends FJ. Secondary surgery after sleeve gastrectomy: Roux-en-Y gastric bypass or biliopancreatic diversion with duodenal switch. SurgObesRelat Dis. 2015;11(4):771–7.

26. Carmeli I, Golomb I, Sadot E, Kashtan H, Keidar A. Laparoscopic conversion of sleeve gastrectomy to a biliopancreatic diversion with duodenal switch or a Roux-en-Y gastric bypass due to weight loss failure: our algorithm. SurgObesRelat Dis. 2015;11(1):79–85.

27. AlSabah S, Alsharqawi N, Almulla A, Akrof S, Alenezi K, Buhaimed W, Al-Subaie S, Al Haddad M. Approach to poor weight loss after laparoscopic sleeve gastrectomy: re-sleeve vs. gastric bypass. ObesSurg. 2016;26(10):2302–7.

第 33 章

可调节胃束带术修正为袖状胃切除术

Brittany Nowak and Marina Kurian

33.1 导言

可调节胃束带术（AGB）是不需要很大程度改变生理结构，具有可逆性和可调节性等特点的外科手术，很快在国际上流行起来。在国际肥胖与代谢病外科联盟（International Federation for the Surgery of Obesity and Metabolic Disorders, IFSO）的一项调查中，该术式在 2008 年占全世界进行减重手术的 42.3%，达到手术应用巅峰[1]，随后下降到 2016 年占减重手术的 3%[2]。现在许多外科医生已经放弃了胃束带手术，但仍有小部分医师继续采用该术式。

许多行 AGB 的患者需要重新手术，部分与手术的并发症相关，如胃束带移位、胃小囊扩张、糜烂、胃束带漏；胃束带不耐受、反流或运动障碍；部分由于体重减轻不足或体重反弹（表 33-1）。文献报道该手术并发症发生率在长期随访中高达 40%~50%[3-5]。移除胃束带患者手术后恢复体重，此时应行修正手术，以保持减重效果[6]。

表 33-1 胃束带移除原因

器材相关原因	患者相关原因	体重相关原因
束带断裂	束带不耐受	减重不足
束带侵蚀	吞咽困难	复胖
束带或 Port 炎症、感染	食管扩张	
束带滑脱（胃下垂）	食管动力障碍	
胃小囊形成	胃食管反流	
束带系统漏	顽固恶心、呕吐	
束带 Port 连接管破裂	疼痛	
	假性贲门失弛缓症	
	心因性不耐受	

即便是那些目前不做 AGB 的外科医生，也必须学会从容应行 AGB 的患者，必须具备鉴别和给患者提供咨询的能力，建议哪些患者需要修正为袖状胃切除术（sleeve gastrectomy, SG）或 Roux-en-Y 胃旁路术。

33.2 AGB 术后修正的适应证

在急症情况下，患者需要急诊手术来治疗 AGB 束带滑脱、胃穿孔和束带侵蚀导致游离穿孔。经过持续论证和临床实践发现，去除胃束带的大多数其他原因是因为束带存在更严重的潜在隐患：包括束带或连接管漏、胃小囊扩张、吞咽困难、假性贲门失弛缓症、胃食管反流、束带不耐受、复胖或体重减轻不足。束带滑脱或胃小囊扩张的患者可以进行束带复位或修正手术。那些放置束带后有良好的体重减轻效果的患者，在束带破裂或漏后停止体重减轻，可以进行束带更换。发生束带侵蚀患者，可以进行手术移除束带以及再次更换新的束带，但最好建议行修正手术，因为束带侵蚀可能再次发生。对于所有其他适应证，患者应修正为其他减重术式。

33.3 修正为 SG 的原因

患有通过 AGB 手术达到理想减重效果，但随后开始胃束带不耐受，这时可以将 SG 手术视为一个理想的修正减重手术方式，因为 SG 已经被证明是一种成功的胃肠道限制性手术[3]。此外，在下列两种情况下，应该鼓励患者术后修正为 RYGB：首先，患者无束带不耐受，但 AGB 术后已经出现或发生潜在的食管运动障碍，此类患者应接受 RYGB 手术，原因是 RYGB 是一个没有幽门的低压系统。如果患者仍然考虑SG,这时应该进行术前食管测压,以评估食管运动情况。其次,如果患者胃束带手术后体重没有减轻,这可能与饮食行为有一定关系,此类患者应该接受进一步的饮食指导,效果不佳时修正为具有吸收限制的手术,如 RYGB 或胆胰分流(biliopancreatic diversion,BPD)-十二指肠转位术(duodenal switch,DS)。

目前的文献中,有关胃束带手术后修正为SG或 RYGB 的数据有所不同。几项研究表明,修正为 SG 比那些修正为 RYGB 的患者术后并发症更少[7-11]。Angrisani 等[2]报道:在修正为 SG 或 RYGB 的患者中,术后多余体重减除率没有统计学差异。

其他研究表明,患者修正为 SG 与 RYGB[7,8]相比,体重减轻更少,尤其是那些 AGB 术后减重不足或复胖患者[3]。在这些患者中,人们担心 SG 术后不能够达到足够的体重减轻效果,未来可能需要再一次减重手术。类似于初次进行减重手术,在术前讨论、咨询期间,有必要告知患者修正为 RYGB 手术可能获得更好的减重效果,但这同时有可能增加术后并发症的风险。

33.4　术前评估

与常规减重手术相关,首先应该采集患者完整病史:包括患者 AGB 术后的体重减轻情况、胃食管反流或吞咽困难的症状,以及其他 AGB 术后并发症。应查阅 AGB 的手术报告,以预测束带的放置(松弛部与胃周部),以及折叠缝合情况。

每个患者在术前都做食管 X 线片和胃十二指肠镜检查。食管 X 线片有助于确定是否存在裂孔疝,帮助判断束带的位置、胃小囊形状、胃束带是否滑动,以及可能的胃束带区域胃肠道溃疡的证据。值得注意的是,裂孔疝的发生在修正手术中更为普遍,原因可能与前期手术的裂孔解剖和胃束带过紧造成呕吐从而腹内压力增加有关[12]。食管 X 线片在减重修正手术后预测裂孔疝作用较初次减重手术预测效果差,因此建议术中[12]必须对裂孔进行严格检查。EGD 是评估胃束带区域胃肠道溃疡的第二种方法,同时也能发现其他的食管和胃部病理改变。胃食管测压法在接受 SG 手术前可选择性地应用于呕吐或胃束带不耐受的患者,以评估食管是否存在运动障碍。

在手术前两周,患者常需要进行低热量的饮食,以减少肝脏的大小和脂肪含量,目的是促使肝脏收缩,显示裂孔,并减少肝脏出血[13]。

33.5　单次或两步手术

目前讨论的热点是 AGB 术后修正手术方式的选择。第一种是同步进行胃束带移除和修正手术。另外一种是两步法:先进行胃束带移除间隔时间后再进行修正手术。理论上两步操作的优点在于可以减少胃束带附近的炎症,但研究表明,单次修正安全性和腹腔镜袖状胃切除术(laparoscopic sleeve gastrectomy,LSG)手术相当[14],和两步修正安全性也相当[15]。同时 AGB 术后修正手术的疗效与初次 SG 手术疗效类似[16]。AGB 修正 SG 手术比一开始就接受 SG 的患者相对更安全,可能由于 AGB 术后较少的并发症和较低的基线BMI[14,17]。修正手术单次完成优势还体现在:只需要进行一次住院和手术可为患者提供便利,同时可避免在等待第二步手术体重增加[18]。也有其他研究表明,两步手术[19]的并发症发生率比一步手术更低。编者团队的做法是一步修正,除非胃束带在急症情况中需要移除,患者出现胃束带侵蚀或者移除后出现区域胃肠道溃疡糜烂。

33.6　手术技巧

首先找到置入皮下的胃束带注水 Port,切开皮肤并离断胃束带管取出 Port。原切口或常规减重手术切口置入套管,腹部充气。肝脏牵引器提起肝左叶并暴露裂孔。通过使用电钩切开囊膜的前部来暴露束带(图 33-1)。环绕着束带的纤维囊进一步向右膈肌脚打开,然后在左侧从胃底切断所有胃折叠缝合线(图 33-2)。可能会遇到肝包膜

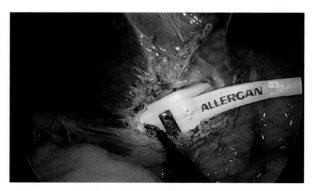

图 33-1　球囊周围束带剥离开始

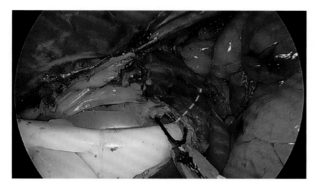

图 33-2　胃折叠缝合,连续的虚线表示解剖平面

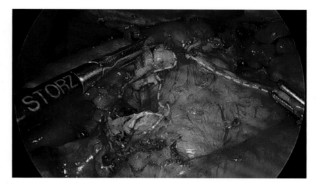

图 33-4　纤维蛋白囊沿胃前部分离开,白色虚线表示分离开的囊的边缘

前粘连,应充分游离以暴露膈食管间隙并进行前裂孔解剖。将胃束带解开,或者用内镜剪刀将胃束带分开,然后将胃束带从腹部取出。

　　手术的关键部分是分离纤维蛋白囊(图 33-3)并将其从胃中分离(图 33-4)。这样做是为了在 SG 期间尽量减少吻合器切割组织的厚度。裂孔探查时所有裂孔疝都需要修复。在贲门裂孔游离过程中,在解剖后可在纤维蛋白球囊后发现膈肌脚。充分的食管裂孔剥离是很重要的,因为首次手术留下的瘢痕和不充分的食管剥离可能会导致成形不良的袖状胃和不当的限制。胃导引管用于 SG 手术胃大小的限制校正,其余的操作类似于标准 SG 的术式。切割闭合器的选择应考虑到胃束带位置附近较厚的组织,作者的做法是对整个袖状胃切割(图 33-5)使用较厚的黑色 Endo GIA 切割闭合器(Medtronic,Minneapolis,MN),并用 PDS 或同强度缝线叠瓦状缝合钉仓接合部(图 33-6),这样术后最可能出现渗漏的区域得到加强。然后将大网膜的切缘缝合到袖状胃后部的顶端切割线处、第二和第三闭合钉线之间以及切迹大弯侧,以防止袖状胃旋转(图 33-7)。

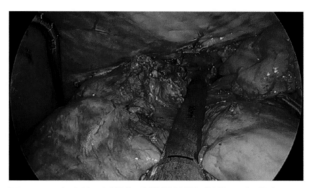

图 33-5　切割闭合器穿过增厚的胃,纤维蛋白球囊已经剥离

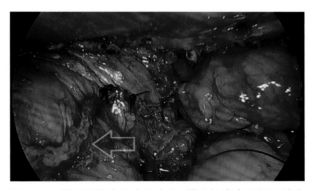

图 33-6　叠瓦状缝合钉仓接合部,箭头轮廓表示低于缝合线下方的袖状胃切割线

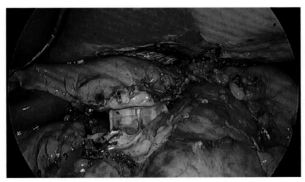

图 33-3　胃束带切除后的纤维蛋白囊

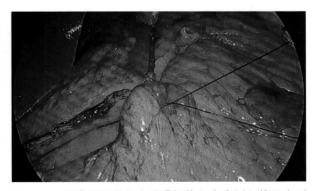

图 33-7　网膜固定术将大网膜切缘和大弯侧血管固定到袖状胃后部,以防止袖状胃旋转

纤维蛋白密封剂应用于整个缝合区域。如果解剖特别困难，并且有可能发生泄漏，可以使用亚甲蓝或内镜注气进行测漏试验，但编者的做法不是常规进行，引流管通常也不是常规留置。

33.7 术后管理

术后食管 X 线造影并非常规进行，在术后当天患者开始流质饮食。通常在术后第 1 天或等 2 天，当患者被证实开始出现胃肠道的摄入耐受后

可以出院。漏是 SG 最棘手的并发症，AGB 术后修正为 SG 的漏发生率在 0.5% 到 5.6% 之间[3,15,16,20]。手术后的死亡率很低，因此许多研究报告是零死亡率，其他研究表明发生概率与首次进行 SG 相当[3,14-16]。AGB 术后修正为 SG 的患者体重减轻效果与首次就进行 SG 手术相似[16]。对于符合修正手术指征的患者，从 AGB 修正到 SG 是一个安全和有效的选择。

（王国慧 译）

参考文献

1. Buchwald H, Oien DM. Metabolic/bariatric surgery worldwide 2008. ObesSurg. 2009;19:1605–11. https://doi.org/10.1007/s11695-009-0014-5.
2. Angrisani L, Santonicola A, Iovino P, Vitiello A, Higa K, Himpens J, Buchwald H, Scopinaro N. IFSO worldwide survey 2016: primary, endoluminal, and revisionalprocedures. ObesSurg. 2018;28:3783–94. https://doi.org/10.1007/s11695-018-3450-2.
3. Carandina S, Tabbara M, Galiay L, Polliand C, Azoulay D, Barrat C, Lazzati A. Long-term outcomes of the laparoscopic adjustable gastric banding: weight loss and removal rate. A single center experience on 301 patients with a minimum follow-up of 10 years. ObesSurg. 2017;27:889–95. https://doi.org/10.1007/s11695-016-2391-x.
4. Lazzati A, De Antonio M, Paolino L, Martini F, Azoulay D, Iannelli A, Katsahian S. Natural history of adjustable gastric banding: lifespan and revisional rate: a Nationwide study on administrative data on 53,000 patients. Ann Surg. 2017;265:439–45. https://doi.org/10.1097/SLA.0000000000001879.
5. Tammaro P, Hansel B, Police A, Kousouri M, Magnan C, Marmuse JP, Arapis K. Laparoscopic adjustable gastric banding: predictive factors for weight loss and band removal after more than 10 years' follow-up in a single university unit. World J Surg. 2017;41:2078–86. https://doi.org/10.1007/s00268-017-3922-x.
6. Aarts EO, Dogan K, Koehestanie P, Janssen IM, Berends FJ. What happens after gastric band removal without additional bariatric surgery? SurgObesRelat Dis. 2014;10:1092–6. https://doi.org/10.1016/j.soard.2013.10.014.
7. Carandina S, Maldonado PS, Tabbara M, Valenti A, Rivkine E, Polliand C, Barrat C. Two-step conversion surgery after failed laparoscopic adjustable gastric banding. Comparison between laparoscopic Roux-en-Y gastric bypass and laparoscopic gastric sleeve. SurgObesRelat Dis. 2014;10:1085–91. https://doi.org/10.1016/j.soard.2014.03.017.
8. Creange C, Jenkins M, Pergamo M, Fielding G, Ren-Fielding C, Schwack B. Gastric band conversion to Roux-en-Y gastric bypass shows greater weight loss than conversion to sleeve gastrectomy: 5-year outcomes. SurgObesRelat Dis. 2018;14:1531–6. https://doi.org/10.1016/j.soard.2018.06.002.
9. Janik MR, Rogula TG, Mustafa RR, Alhaj Saleh A, Khaitan L. Safety of revision sleeve gastrectomy compared to Roux-Y Gastric bypass after failed gastric banding: analysis of the MBSAQIP. Ann Surg. 2019;269:299–303. https://doi.org/10.1097/SLA.0000000000002559.
10. Khan OA, McGlone ER, Maynard W, Hopkins J, Dexter S, Finlay I, Hewin D, Sedman P, Walton P, Somers S, Reddy M, Small P, Adamo M, Welbourn R. Single-step conversions from failed gastric band to sleeve gastrectomy versus Roux-en-Y gastric bypass: results from the

United Kingdom National Bariatric Surgical Registry. SurgObesRelat Dis. 2018;14:1516–20. https://doi.org/10.1016/j.soard.2018.06.017.

11. Spaniolas K, Bates AT, Docimo S Jr, Obeid NR, Talamini MA, Pryor AD. Single step conversion from adjustable gastric banding to sleeve gastrectomy or Roux-en-Y gastric bypass: an analysis of 4875 patients. SurgObesRelat Dis. 2017;13:1880–4. https://doi.org/10.1016/j.soard.2017.07.014.

12. Rayman S, Goldenshluger M, Goitein O, Dux J, Sakran N, Raziel A, Goitein D. Conversion for failed adjustable gastric banding warrants hiatal scrutiny for hiatal hernia. SurgEndosc. 2018;33:2231. https://doi.org/10.1007/s00464-018-6509-1.

13. Fris RJ. Preoperative low energy diet diminishes liver size. ObesSurg. 2004;14:1165–70.

14. Aminian A, Shoar S, Khorgami Z, Augustin T, Schauer PR, Brethauer SA. Safety of one-step conversion of gastric band to sleeve: a comparative analysis of ACS-NSQIP data. SurgObesRelat Dis. 2015;11:386–91. https://doi.org/10.1016/j.soard.2014.08.018.

15. Dang JT, Switzer NJ, Wu J, Gill RS, Shi X, Thereaux J, Birch DW, de Gara C, Karmali S. Gastric band removal in revisional bariatric surgery, one-step versus two-step: a systematic review and meta-analysis. ObesSurg. 2016;26:866–73. https://doi.org/10.1007/s11695-016-2082-7.

16. Alqahtani AR, Elahmedi MO, Al Qahtani AR, Yousefan A, Al-Zuhair AR. 5-year outcomes of 1-step gastric band removal and sleeve gastrectomy. SurgObesRelat Dis. 2016;12:1769–76. https://doi.org/10.1016/j.soard.2016.05.017.

17. Dietch ZC, Schirmer BD, Hallowell PT. Simultaneous conversion of gastric band to sleeve gastrectomy is associated with increased postoperative complications: an analysis of the American College of Surgeons National Surgical Quality Improvement Program. SurgEndosc. 2017;31:5228–33. https://doi.org/10.1007/s00464-017-5591-0.

18. Moon RC, Wier J, Lind R, Teixeira AF, Jawad MA. Single-center experience in single-step conversions of gastric banding to sleeve gastrectomy: is it as safe as 2-step conversions? SurgObesRelat Dis. 2017;13:1830–4. https://doi.org/10.1016/j.soard.2017.01.013.

19. Schneck AS, Lazzati A, Audureau E, Hemery F, Gugenheim J, Azoulay D, Iannelli A. One or two steps for laparoscopic conversion of failed adjustable gastric banding to sleeve gastrectomy: a nationwide French study on 3357 morbidly obese patients. SurgObesRelat Dis. 2016;12:840–8. https://doi.org/10.1016/j.soard.2015.10.070.

20. Coblijn UK, Verveld CJ, van Wagensveld BA, Lagarde SM. Laparoscopic Roux-en-Y gastric bypass or laparoscopic sleeve gastrectomy as revisional procedure after adjustable gastric band--a systematic review. ObesSurg. 2013;23:1899–914. https://doi.org/10.1007/s11695-013-1058-0.

第 34 章
胃折叠术修正为袖状胃切除术

Helmuth T. Billy

34.1 胃折叠术概述

据估计,肥胖影响到世界各国 5 亿多人[1]。减重手术仍然是目前病态肥胖患者最有效的治疗方法。与此同时,侵袭性更低的新术式也在不断开发出来,显示出良好的减重应用前景。胃折叠术治疗肥胖首次报道于 1976 年,但直至腹腔镜的广泛应用,其作为一种潜在的更安全的、有望替代袖状胃切除术(sleeve gastrectomy,SG)的术式才被人们熟知[2]。2007 年,Talehpour 在 100 例病态肥胖患者中进行了腹腔镜下胃折叠术[3]。2010 年,巴西医生对 52 例患者实施了腹腔镜下胃大弯折叠术,与 Tahlenpour 的更激进的"全垂直胃折叠术"不同,该术式更容易执行,平均手术时间与住院时间也更短[4]。上述结果与在伊朗开展的研究取得的结果类似。在公布结果之后,世界各地的许多学者采用上述的巴西术式也得出了类似的结果。在大多数情况下,与其他术式相比,胃折叠术的患者在术后的最初 12~24 个月获得一致的、量化指标的短期好转。尽管术后最初短期的结果令人鼓舞,但胃折叠术常伴随较高的体重反弹率和较高的修正手术率。

胃折叠术作为一种独特的手术方式越来越受欢迎,可供减重患者常规使用,也可用于经济条件有限的患者或希望接受可逆手术的患者。鉴于肥胖和病态肥胖在世界范围内的广泛流行,能在门诊即可进行的减重手术仍不断引起人们的兴趣。对于经济条件有限的肥胖患者而言,不使用吻合器的胃折叠术无疑是一个十分重要的选项。与此同时,减重外科医生也观察到越来越多的胃折叠术后患者进行修正或改行其他术式。据报道,随着时间的推移,胃折叠术后患者失败率和体重反弹率会增高,在手术后 3~5 年体重反弹率

可达 50%。2018 年,Heidari 等[5]报告了 124 例接受腹腔镜胃大弯折叠术的 102 例患者的结果:39 例接受了再次胃折叠术,38 例改行腹腔镜下单吻合口胃旁路术(OAGB),25 例改行吸收不良型手术。该研究中减重失败被定义为患者在术后 1 年内 EWL<30%,体重反弹定义为 1 年后任意时间段 EWL<30%。他们的结果表明,术后 6、12、24 个月,OAGB 和吸收不良型手术与再次胃折叠术相比有着更好的减肥效果。腹腔镜下胃折叠术的患者可在术后成功地进行再次修正手术。修正手术组的患者中无减重失败案例,每一例手术的患者在修正手术后都得到良好的体重减轻。

由于肥胖及病态肥胖的人数众多,单靠复杂且昂贵吻合器进行的减重手术可能无法扭转肥胖流行的整体趋势。腹腔镜下胃折叠术给我们带来了一种可以广泛开展、低成本、疗效尚可的微创手术,有望同时被广泛应用。胃折叠术不涉及胃切除、肠旁路或异物植入。即使胃折叠术不能达到传统应用吻合器减重手术所达到的疗效,但作为吻合器减重手术的一种低风险替代方案,其对患者及专科医师也同样具有吸引力。同时,胃折叠术与胃旁路术及十二指肠转位术(duodenal switch,DS)等手术相比,其并发症也较轻。

自从被 Telephpour 首次报道以来,胃折叠术在世界各地越来越受欢迎。目前应用最广泛的胃折叠术是通过两层折叠将胃大弯折叠,尽管有医生已经报道了胃前壁折叠的不利证据[6]。胃前壁折叠术可保留胃大弯血管,操作较简单,术中需要分离的组织较少,并发症的风险也较低。胃折叠术在世界各地流行的主要原因在于其能够避免使用昂贵的吻合器,相对较低的死亡率和费用,更短的住院时间[7]。在接受胃折叠术的患者中,至少有 40% 患者未能在 3~5 年达到减肥的最终目标。

因此,进行修正手术的减重代谢外科医生需要了解胃折叠术后胃的特殊形态,以便进行安全有效的修正手术[8]。

本章将讨论将失败的腹腔镜胃折叠术改为腹腔镜袖状胃切除术(laparoscopic sleeve gastrectomy,LSG)所需的解剖及手术注意事项。通过正确的手术解剖和对细节的高度关注,外科医生应该能够应对这些患者,并通过修正为 SG 而取得显著疗效。在正确的手术操作下,出血或切口漏等手术并发症的风险应是最小的,大多数患者能够取得成功而不需修改为吸收不良型术式。

34.2　腹腔镜下胃折叠术的发展历史

腹腔镜胃折叠术开始于伊朗,Talehpour 教授对 100 例患者进行了全垂直胃折叠术[2]。患者平均年龄 32 岁,其中女性 76 例,男性 24 例;平均 BMI 为 47kg/m² (范围为 36~58kg/m²),体重减轻如下:1 个月时 EWL 为 21.4%,6 个月为 54%,9 个月为 54%(72 例),1 年为 61%(56 例),2 年为 60%(50例);术后 3 年,EWL 下降至 57%(11 例)。研究平均随访时间为 18 个月。其中 4 例患者的反弹体重与减轻体重相当,但通过积极的行为和饮食咨询,尽管他们体重重新回升,3 年后这些患者的 EWL 也均超过 50%。这些患者进行严格随访,超过了大多数项目的随访。患者的依从性似乎很好,这也是该研究取得令人印象深刻结果的原因。13例糖尿病患者中,8 例达到缓解(61%);9 例高血压患者中,6 例(67%)实现改善。这些结果发表后,人们对胃折叠术的兴趣快速增加。这些早期研究表明胃折叠术手术并发症发生率低且易于纠正,提示胃折叠术有望与目前用于治疗病态肥胖的其他腹腔镜手术达到类似疗效。

有研究比较了胃折叠术和 SG 的短期及长期结局,显示两种手术的短期结局差别不大,但 2 年后,胃折叠术体重反弹变得很常见,难以达到 SG 同等的手术效果。Grubnik 等[9]指出,腹腔镜胃折叠术和 SG 在 6 个月时的 EWL 差异并不显著,但在术后 12、24、36 个月时,两组之间存在显著差异。短期随访显示两组之间的体重指数没有显著差异,但 24~36 个月后,LSG 组的体重减轻是胃折叠术的 2~3 倍。因此,SG 是一种更为持久可靠的手术方式,可作为胃折叠术后体重反弹的修正手术。

Brethauer 等[10]在一项前瞻性非随机研究中比较了两种胃折叠技术的结果,即胃前折叠术和胃大弯折叠术在 1 年时的安全性和有效性。在这份 2010 年的出版物中,15 例患者根据以下纳入标准被纳入研究:年龄为 21~60 岁,体重指数≥35kg/m² 且 <50kg/m²;其中,35~40kg/m² 患者需要存在一个及以上肥胖相关严重并发症。根据上述标准方案,9 例患者接受了胃前壁折叠术,6 例患者接受了胃大弯折叠术。所有患者进行为期 1 年的随访,12 个月后进行内镜复查。9 例接受胃前壁折叠术患者中有 4 例未能返回进行术后内镜检查,可能与胃前壁折叠术组体重减轻过多有关。Brethauer 的研究取得了与 Ramos 及 Tahlenpour 在胃大弯折叠组相似的结果,并首次前瞻性地报道了胃前壁折叠术。术后 1、3、6、12 个月时,胃前壁折叠术患者 EWL 分别为 17.8%、24.4%、28.4% 和 23.3%;而胃大弯折叠术患者在 1、3、6 和 12 个月时平均 EWL 分别为 23.3%、38.5%、49.9% 和 53.4%。研究未观察到后期并发症,早期并发症包括 1 例因梗阻的再次手术及频繁的恶心,可以通过术后休息、止呕药物达到缓解。

34.3　胃折叠术的结果和预期结果

34.3.1　胃折叠术

胃折叠术修正为 SG 需要对之前胃折叠术的类型、种类有充分了解,并制订详细计划。大多数胃折叠手术对胃大弯实施两层的折叠。常在一层间断缝合折叠后,再进行一层连续缝合完成折叠(图 34-1 和图 34-2)。了解最初的术式对于术中安全解剖、识别每一条缝合线,对将折叠结构逆转为正常解剖结构至关重要。对原先的折叠进行还原,可以准确识别关键解剖标志并正确定位吻合器,从而避免角切迹狭窄及切割线扭曲。尽管一些外科医生追求尽可能少的手术切口而节省时间和精力不拆除先前的折叠缝合线,但这种方法有可能在不知不觉中保留胃壁皱襞,这些皱襞仍然有可能会闭合至新的切割闭合线中。而通过折叠结构的解剖还原,可以显著降低切割线的扭结扭曲,以及缝合不足和缝合线裂开的风险。

折叠处形成瘢痕的程度各不相同。在大多数情况下,仔细解剖会发现在形成折叠中使用的每一处缝线,缝线一旦切开,胃壁浆膜之间的间隙将很容易分离;此后容易确定下一处缝线,并缓慢而

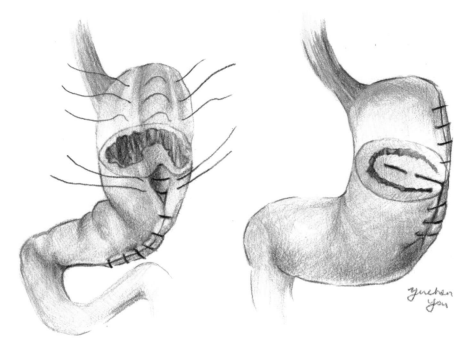

图 34-1　两层胃大弯折叠的缝线示意图（通常为 "0" 或 "2-0" 缝合线），大弯侧前后壁间断重叠缝合，再次大弯侧连续不可吸收单股或多股线缝合

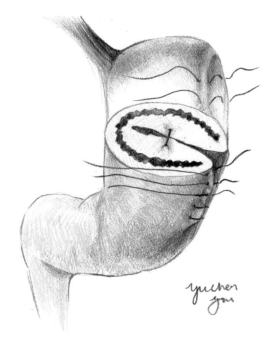

图 34-2　两层胃大弯折叠的示意图（已缝合内排折叠缝合线）

从容地打开折叠。最常见的折叠类型是经典的胃大弯折叠术（GCP）；尽管胃壁前折叠术的减重效果较差，也仍有一些外科医生在应用。

缝合材料从不可吸收的丙烯材料到编织乙苯型缝线。Ethibond 缝合线通常呈绿色，可能与粘连形成增加有关，增加了解剖的挑战性。然而，每

一种缝线都会导致不同程度的瘢痕，因此所有的折叠的缝线都应该被切除，否则可能会对新切割闭合线的平滑及均匀产生不同程度的影响。过度的胃壁瘢痕和不充分的解剖可导致胃角部梗阻等术后不良结果。

我们建议对折叠处进行完全或部分还原，以恢复正常解剖结构，并确定胃的关键解剖标志，以预防其他可避免的并发症的发生。术中内镜检查应用于每一例患者，在术前用以鉴别胃内折叠类型。当折叠结构被还原后，也应进行完整的内镜检查，以确保折叠被充分还原。术中内镜检查可确保胃腔充分展开，从而确保将先前的折叠处钉入新的切割线的风险降至最小。

34.3.1.1　胃大弯折叠

大多数进行胃折叠术的外科医生更喜欢称该手术为"胃大弯折叠术"（图 34-3）。进行折叠时通常将分割胃大弯侧网膜及血管作为手术入路。沿着与胃角切迹相对的胃大弯处开始解剖，使用 Ligasure（美敦力）、超声刀（Ethicon 腔镜型）或类似的止血能量装置将网膜和胃大弯分开，一般解剖进行至脾门水平。术中初始缝合位置多从切角的对面开始，沿着胃大弯侧每隔 10~15mm 缝合胃大弯的后壁和前壁一次，直到胃底。胃底缝合后，外科医生通过内镜观察胃体、胃窦和缝合线，以确保

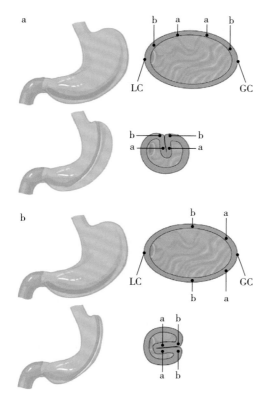

图 34-3　胃前壁折叠与胃大弯折叠术图示。
（a）用两排缝线完成的胃前壁折叠手术的图
示。（b）用两排缝线完成的胃大弯折叠手术
的图示。使用这种方法，胃容量可以最大限
度地减少

LC，胃小弯；GC，胃大弯；a，用于开始折叠的
初始或内部缝合线；b，最终或外部缝合线或
连续缝合线

正确形成初始缝合线。如 Brethauer 所述，内镜下观察折叠线的大小和位置有助于确保胃体出口未被阻塞，否则易导致最终折叠过多。第二条缝合线是从皱褶的胃底部位开始的连续缝合，一般由近端向远端推进，直至胃角部。最后进行内镜检查，以确保没有胃管狭窄或折叠线的任何遗漏。如没有发现阻塞或遗漏，手术即操作完成（图 34-4）。

34.3.1.2　胃前壁折叠

胃前壁折叠术是一种类似的手术，但不涉及完整的胃底折叠（图 34-3）。胃腔容积的减少小于GCP，总体减肥疗效可靠性较差（图 34-5）。

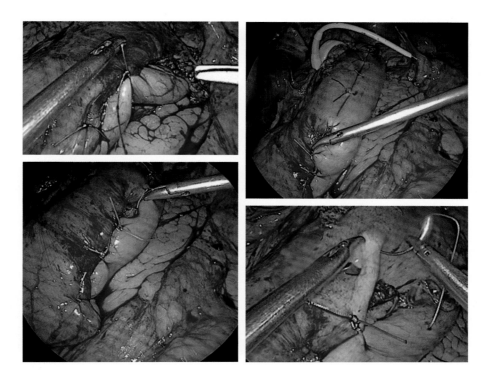

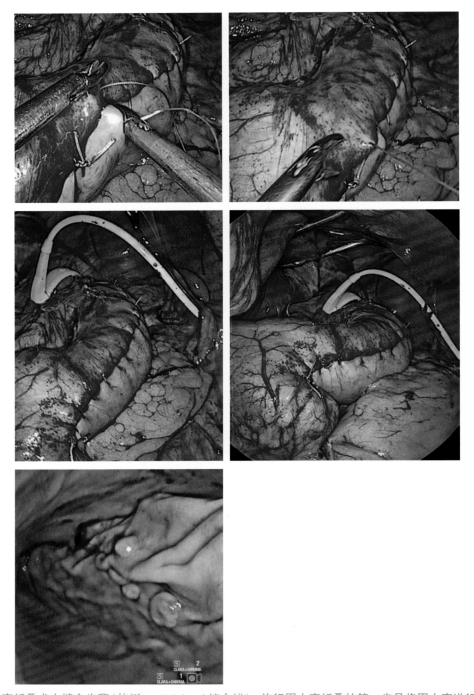

图 34-4　胃大弯折叠术中缝合步骤（使用 3~0Ethibond 缝合线）。施行胃大弯折叠的第一步是将胃大弯进行间断缝合从而实现第一层折叠，第二部是第一层折叠基础上的连续缝合。第二层连续缝合实施的折叠将第一层折叠包裹在其内，从而完成两层折叠线的制作及胃大弯折叠。示例中缝合采用 3~0Ethibond 缝线

34.3.2　胃折叠术的解剖还原

　　胃折叠的解剖还原可能是一个耗时且乏味的过程。但随着手术熟练度的增加，外科医生会发现，由于胃的折叠结构仍然主要依赖于缝线来长期维持，因此折叠结构的还原一般可以非常顺利地完成。胃大弯浆膜表面间不会形成紧密的粘连，

因此一旦固定缝线分开，便较容易形成操作空间。大多数情况下，一旦折叠平面打开，就可以迅速进行结构的还原，正常解剖结构得以迅速恢复。使用 Prolene 缝合线制作的皱襞比 Ethibond 缝合线更容易还原。胃折叠的解剖还原应按照以下步骤进行：

　　（1）第二层缝合线的识别（图 34-5）。

（2）第二层连续缝合线的横断，一般始于与角切迹相对的缝合线末端（图 34-6）。

（3）当术者向脾门和胃底进行继续识别和横断折叠缝线的同时，胃大弯处的折叠前后浆膜形成分离平面。

（4）在完全翻转外层的缝线后，需确定每处单独的深部缝合线；将深部缝合线横断并继续分

离重叠的浆膜面，直到所有深处缝合线被移除。

（5）术中对胃腔进行内镜检查，确认胃大弯折叠完全逆转。

分别标记距幽门 6cm、胃角部 3cm 与胃食管交界处 1cm 处，完成 SG 的测量准备工作。通过胃后壁完全游离，左膈肌脚进行可视化，评估右膈肌脚与左膈肌脚后方汇合处是否合并裂孔疝。

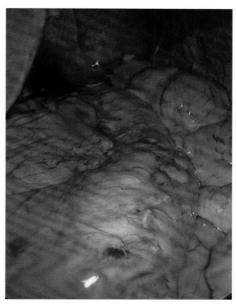

图 34-5　胃大弯折叠术后 4 年改变

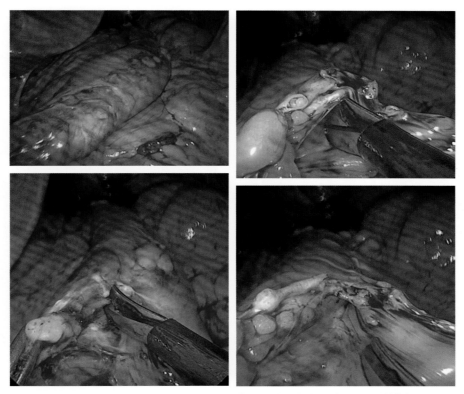

图 34-6　依次识别并横断胃大弯折叠处缝合线。浆膜间隙的分离在对应折叠线的横断后是易于分离的

34.3.3 由胃折叠术转换为 SG 的技术要点

34.3.3.1 SG

SG 最初由 Hess 和 Marceau 于 1988 年提出的，在进行开腹减重手术时，它是胆胰分流（biliopancreatic diversion，BPD）- 十二指肠转位术（duodenal switch，DS）的一个限制性组成部分。Marceau 等[11] 在 1993 年首次描述了 SG 作为 BPD 的改良手术操作。Marceau 为了改进 BPD 术，提出了胃大弯切除以调节胃排空的想法。改良的方式是保留一部分胃窦和幽门，同时保留较小的迷走神经支配。它也曾被称为"顶叶胃切除术"，提示 2/3 胃容积的减小及胃酸分泌的减少。这种手术为只涉及胃大弯的 2/3 容积的胃切除术。通过使用吻合器，将胃从幽门近端 8cm 处沿着胃大弯分割到食管胃交界附近。该术式有许多变种，但都应严格遵循 LSG 的基本原则。包括保留幽门，从幽门近端 2cm 到 6cm 处开始进行胃切除，至少部分暴露并确定左膈肌脚和右膈肌脚底部，游离整个胃大弯，避免胃切迹狭窄，在吻合器闭合时注意胃前后壁对位以防止残余胃管的旋转，注意胃后壁切割避免出现大的胃底残留。

尽管 SG 的基本原理相对简单，但在胃折叠结构还原后实现这些目标无疑更具挑战性。为了制作一个符合上述标准、成形良好、大小合适的袖状胃，术前进行折叠胃的展开和胃的完全翻转是十分重要的。

34.3.4 并发症的避免

34.3.4.1 吲哚菁绿（ICG）

吲哚菁绿（ICG）是一种荧光血管造影剂，常用来评估腹腔镜手术中的组织灌注和血管分布。使用吻合器切割前进行 ICG 标记有助于识别并保存较为重要的血管，从而为 SG 术后的近端胃即胃小弯血管提供充分的血供。胃漏是 SG 术后严重并发症，发生率为 5%~6%[12,13]。Ortega 等[14] 的研究显示通过 ICG 标记能够有效确保 SG 中近端胃的良好组织灌注。ICG 是一种水溶性阴离子，在血清中实现激发和发射的波长分别为 778nm 和 830nm。ICG 以 3ml 安瓿（7.5mg）溶于 10ml 盐水予以静脉注射给药。ICG 可以显示为绿色荧光，

它能显著地显示动脉、静脉及组织灌注情况。ICG 提供了一个胃大弯折叠术后重要残留血管的准确识别方法，指导外科医生术中避免胃近端关键血管的离断。ICG 在静脉注射后，首先通过肝脏首过效应，然后进入循环。ICG 与血浆脂蛋白结合，使其能够一定程度上穿过血管壁而进入组织。因此，ICG 荧光能够反映出组织的灌注情况，通过 ICG 就能够有效识别灌注不良及缺血的组织，对于指导外科医生切除灌注不良和坏死及渗漏风险的组织，保存必要的动脉血管有非常重要的作用（图 34-7~ 图 34-9）。

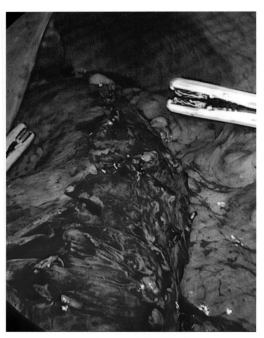

图 34-7　SG 前已完成折叠结构还原的胃组织

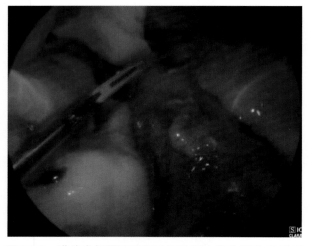

图 34-8　灌注良好胃组织和已切除胃大弯的 ICG 显影示例。灌注组织呈绿色，易于观察到动脉流入，而缺血组织呈黑色，没有明显可见的血管或灌注

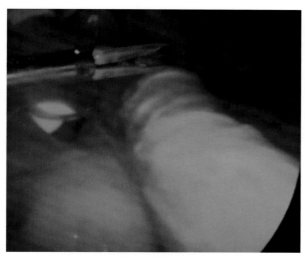

图 34-9　胃大弯折叠结构还原并完成 SG 后灌注良好的胃

ICG 免疫荧光血管标记应在折叠结构还原后立即使用。最初的 3ml（7.5mg）ICG 用于显示胃上部的重要动脉血管以确定局部血流及长期折叠对胃大弯血管的损害。第 2 次注射的 3ml ICG 的时机应在吻合器实施 His 角附近离断时，目的在于将吻合器引导至最佳位置以确保胃上部的充足血液供应。最后 3ml 的 ICG 静脉推注则是用来评估整体 SG 术后残胃的整体血供及灌注情况。手术中需要避免过度缝合，其原因在于胃折叠术可能已经损害胃的血液供应。如果对 SG 术后的组织灌注存在疑问或担忧，可在手术位置放置腹腔引流管（19F）；引流管可在术后第 2 天行上消化道吞钡造影后移除。

34.3.4.2　切割线连续性

SG 应从幽门 5cm 处开始操作以保留胃窦。在 ICG 给药确定胃部有足够的血流量后，使用电动腹腔镜吻合钉枪（Signia）在 40F 胃导引管支撑下，制作一个容量为 60~80ml 管状残胃。吻合钉匣的选择都是标准化的，通常首个选用 60mm（4.4mm 钉高）黑色吻合钉匣，其后 3 个为 60mm 紫色（4.0mm 订高）吻合钉匣（Medtronic）。所有吻合钉匣边缘均加固（W. L. Gore）。放置 40F 大小胃导引管，在胃食管交界处外侧 1cm、角切迹外侧 3cm 和幽门近端 5cm 处标记吻合器的切割路径（图 34-10~ 图 34-12）。这种方法确定了切割位置与胃食管交界处保持至少 1cm 的距离，避免了 LSG 术中对顶端食管及周围结构的损伤。我们认为通过认真定位胃导引管及上述位置的细致测量，能够制作一条顺滑的、没有扭曲的笔直切割线。

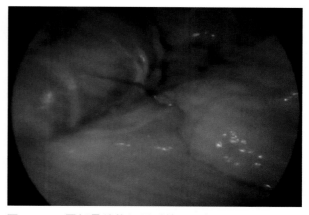

图 34-10　胃折叠结构还原后的 ICG 标记。胃后壁灌注良好，提示充足的动脉流入。灌注良好的组织呈绿色荧光，而灌注不良的组织呈黑色。本例中，胃折叠结构还原后，组织发出绿色荧光

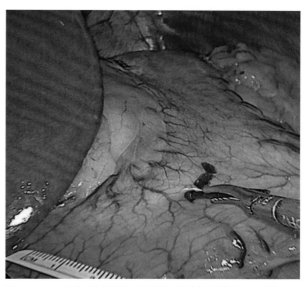

图 34-11　在行袖状胃切除时切割路径的标记。本例中，在"鱼尾纹"位置附近的棱角曲线外侧 3cm 处进行了标记

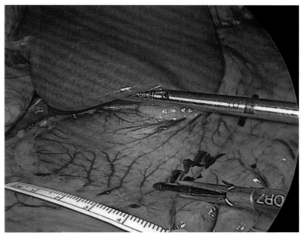

图 34-12　在幽门近端 5~6cm 处标记切割路径。角切迹外侧及胃食管交界外侧 1cm 处已被标记

34.3.4.3　食管裂孔疝的修补

在游离胃后壁及左侧膈肌脚时发现的食管裂孔疝应予以修补。理想情况下,可以在左膈肌脚游离后确定疝缺损,如有必要的话,解剖和暴露右侧膈肌角能够进一步确定裂孔疝。胃折叠术对远端食管、近端贲门外侧套索纤维的影响尚不清楚,也少有讨论胃大弯折叠结构还原后发生反流的报道。SG 术后胃食管反流的病理生理学尚不完全清楚。Katkhouda 等[15]研究了 15 例接受 LSG 的患者在术前和术后 LES 的张力分布。虽然 Katkhouda 能够证明 SG 术后 LES 的张力分布降低,但这种变化与术后胃食管反流症状的发生并无直接相关。Katkhouda 手术方式刻意保留胃食管交界处外侧的套索纤维。他的研究与其他研究形成了鲜明对比,那些研究中套索纤维的保存较使用 32F 胃导引管并不被优先考虑。Braghetto 等[16]研究证明,当 SG 使用吻合器切割时如可能损伤套索纤维时,LES 的长度及压力会发生显著降低。Katkhouda 发现 LES 功能的改变与术后胃食管反流的并无相关性,提示胃食管反流的发生是多因素的,而保留套索纤维可能是重要的。因此,SG 术后胃食管反流并非仅仅由于 LES 功能引起,而保留胃食管交界处套索纤维可以降低胃食管反流的发生率。因此,我们建议在这些修正手术中使用 40F 胃导引管,并保持切割线与 His 角至少 1cm 的距离。

34.3.4.4　术后影像学评估

所有患者均应接受术后上消化道造影,以记录 SG 的最终结局,并确保不会出现术后早期漏、缝合线断裂、扭曲或梗阻。成功的 SG 应在术后造影中清楚地识别距离幽门 5cm 的胃窦。

34.3.4.5　术后疗效

腹腔镜下胃折叠术是一种缩小胃腔的微创方法。设计是为了避免胃部解剖结构的巨大改变,同时保留将来复原手术的可能及恢复胃容积的能力。尽管手术成功地减少了胃容积,但许多患者并没有达到减重目标,或者在最初完成减重后的几年内发生体重反弹。应注意,部分腹腔镜胃折叠术后未能实现持续的体重减轻的患者可能由于其依从性不好,而这部分患者在 SG 后仍然面临效果不佳的风险。因此,遵守术后饮食和行为改变方案是减重术后成功的关键。外科医生可以通过进一步评估这些患者的术后行为改变,以便成功地开展 SG。在修正为 SG 术前,对那些腹腔镜下胃折叠术无效的患者,应考虑进行包括术后护理计划在内的全面术前教育。术前仔细的评估和术后持续的随访计划可以使外科医生更仔细地选择最合适的患者进行修正 SG,同时进一步增强对依从性不佳患者的教育,或考虑对那些依从性极差的患者进行更强效的减重手术方式。

34.4　总结

腹腔镜下胃大弯折叠术是一种可逆的手术,但术后 2~3 年体重反弹率很高。修正手术可以还原折叠结构,在通过细致解剖和组织灌注情况验证后可行 SG。腹腔镜胃折叠术未能达到或维持减重目标的患者必须在行修正 SG 前进行术前评估,以明确患者的不良行为。对于胃折叠术后未能维持体重减轻的患者,在行 SG 前,需要明确并解决患者潜在的与术后体重反弹相关的生活行为和饮食选择的不良习惯。这部分修正手术患者应在术前仔细评估是否存在不良行为。实施术前饮食和教育,增强术后持续随访,则可能会在 SG 后获得更好的长期效果。

（杨　威　译）

参考文献

1. World Health Organization (WHO). Obesity and over weight. Fact Sheet n 311. Revised May 2014.
2. Tretbar LL, Taylor TL, Sifers EC. Weight reduction. Gastric plication for morbid obesity. J Kans Med Soc. 1976;77(11):488–90.
3. Talebpour M, Amoli BS. Laparoscopic total gastric vertical plication in morbid obesity. J Laparoendosc Adv Surg Tech A. 2007;17:793–8.

4. Ramos A, Galvao Neto M, Galvao M, Evangelista LF, Campos JM, Ferraz A. Laparoscopic greater curvature plication: initial results of an alternative restrictive bariatric procedure. Obes Surg. 2010;20:913–8.

5. Heidari R, Talebpour M, Soleyman-jahi S, Zeinoddini A, Sanjari Moghaddam A, , Talebpour A Outcomes of reoperation after laparoscopic gastric plication failure. Obes Surg 2019;29(2):376–386.

6. Menchaca H, Harris J, Thompson S, Mootoo M, Michalek VN, Buchwald H. Gastric plication: preclinical study of durability of serosa-to-serosa apposition. Surg Obes Relat Dis. 2011;7(1):8–14.

7. Shen D, Ye H, Wang Y, Ji Y, Zhan X, Zhu J. Laparoscopic greater curvature plication: surgical techniques and early outcomes of a Chinese experience. Surg Obes Relat Dis. 2014;10(3):432–7.

8. Ji Y, Wang Y, Zhu J, Shen D. A systematic review of gastric plication for the treatment of obesity. Surg Obes Relat Dis. 2014;10(6):1226–32.

9. Grubnik VV, Ospanov OB, Namaeva KA, Medvedev OV, Kresyun MS. Randomized controlled trial comparing laparoscopic greater curvature plication versus laparoscopic sleeve gastrectomy. Surg Endosc. 2016;30(6):2186–91.

10. Brethauer SA, Harris JL, Kroh M, Schauer PL. Laparoscopic gastric plication for treatment of severe obesity. Surg Obes and Rel Dis. 2011;7:15–22.

11. Marceau P, Biron S, Bourque RA, et al. Biliopancreatic diversion with a new type of gastrectomy. Obes Surg. 1993;3:29–35.

12. Varban O, Sheetz K, Cassidy R, Stricklen A, Carlin A, Dimick J, Finks J. Evaluating the effect of operative technique on leaks after laparoscopic sleeve gastrectomy: a case-control study. Surg Obes Relat Dis. 2017;13(4):560–7.

13. Takahashi H, Strong AT, Guerron AD, Rodriguez JH, Kroh M. An odyssey of complications from band, to sleeve, to bypass; definitive laparoscopic completion gastrectomy with distal esophagectomy and esophagojejunostomy for persistent leak. Surg Endosc. 2018;32:507–10.

14. Ortega CB, Guerron AD, Yoo JS. The use of fluorescence angiography during laparoscopic sleeve gastrectomy. JSLS. 2018;22(2)

15. Reynolds J, Zehetner J, Shiraga S, Lipham J, Katkhouda N. Intraoperative assessment of the effects of laparoscopic sleeve gastrectomy on the distensibility of the lower esophageal sphincter using impedance planimetry. Surg Endosc. 2016;30(11):4904–9.

16. Braghetto I, Lanzarini E, Korn O, Valladares H, Molina JC, Henriquez A. Manometric changes of the lower esophageal sphincter after sleeve gastrectomy in obese patients. Obes Surg. 2010;20:357–62.

第 35 章
内镜下袖状胃成形术修正为袖状胃切除术

Carlos Zerrweck, Manoel Galvao, Mohit Bandari, and Natan Zundel

35.1 前言

减重手术仍然是治疗肥胖及其并发症最有效的治疗方法。减重手术一般认为是非常安全的，但据报道，仍有 13% 的病例出现相关并发症（SG 为 8%~13%）[1,2]，包括出血、漏和狭窄。术后死亡十分罕见，世界范围为 0.1%~0.5% 的死亡率[3]。尽管有这些优势，但据估计只有不到 1% 的目标人群接受减重手术[4]。同时饮食、体育活动和药物治疗等其他治疗方案，对此类患者的影响甚微[5]。基于之前的研究，人们一直在寻找一种非手术的、可重复的方法以实现可持续的减重。

35.2 内镜下袖状胃成形术

这是内镜治疗快速发展的十年，它不仅参与减重手术并发症的诊疗，同时由于安全易行的特点，已逐渐成为重要的减重手段。目前已经开发多种设备及技术通过不同途径实现减重。其中，内镜下袖状胃成形术（ESG）作为一种有前景的技术在全球范围内日益流行[6,7]。ESG 的目标是制作类似的袖状胃切除术样结构，且不存在手术切口。该技术通过在大弯侧形成一条紧密的手风琴样的褶皱线从而将胃腔缩小为管状[8]。该技术于 2013 年首次进行报道，至今已有多次改进[6,7,9]。详细的技术在前面第 19 章中已进行介绍，关键步骤如下：

- 适应证：BMI 在 30~49kg/m²。
- 禁忌证：胃溃疡，急性胃炎，胃部癌前病变，凝血障碍，食管裂孔疝（>5cm），既往胃部手术史，抗凝治疗中，怀孕或存在精神疾病病史。
- 设备：内镜缝合系统（OverStitch；apollo Endosurgery Inc.，Austin，Texas），包含一个双通道或单通道内镜、一个食管套管（US Endoscopy，Mentor，Ohio）及一个组织回缩螺钉（Helix；apollo Endosurgery Inc.，Austin，Texas）（图 35-1）。缝线为 2-0 高分子聚乙烯。

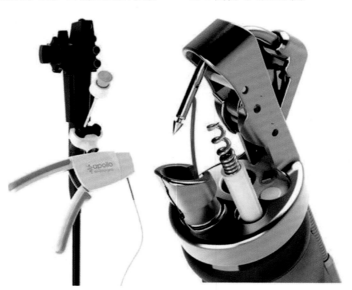

图 35-1 双通道内镜，OverStitch®and Helix®

● 操作要点：全麻气管插管。实施全层缝合（以缝合固有肌层为目标），缝合顺序为从远端（幽门前窦部）到近端（胃食管交界处），沿前壁-大弯侧-后壁的顺序采用三角缝合模式进行全程缝合。每个三角缝合由 3~6 次的全层缝合组成。当收紧所有缝线后，就形成了内部褶皱。为了缩小胃腔，通常需要 6~8 个褶皱（图 35-2）。胃底（似胃囊）应保持较小以延缓胃排空（图 35-3）。其他技术细节先前已描述。

● 随访：大多数研究不建议将 ESG 作为门诊手术。通常在第一个晚上或 24h 后开始补液。在随访期间可以进行口服造影剂，甚至可以进行内镜检查（图 35-4）。和其他减重手术一样，生活方式干预是必不可少的。

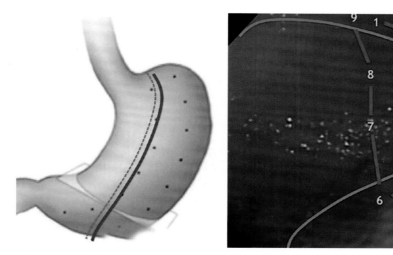

图 35-2　制作褶皱的缝合模式和方向（绿线从 1~9），蓝线表示向胃底形成褶皱的缝合方向。

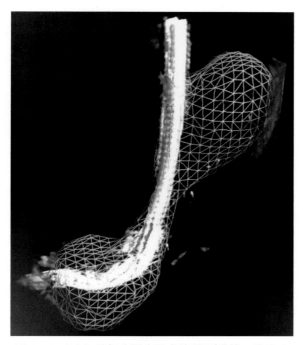

图 35-3　ESG 后部分胃底形成的"胃囊"的三维重建

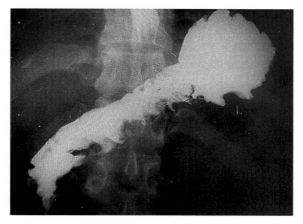

图 35-4　钡剂造影显示 ESG 术后 3 个月的狭窄胃腔

35.3　结局和修正手术

术后症状可能包括上腹部 / 左肩疼痛、恶心和呕吐。并发症较罕见（2%~2.7%）[10,11]，但目前报道有出血、胃穿孔、胃周积液、胸腔积液、气腹或邻近器官损伤。该术式仅有短期随访的研究结局，但结果令人期待。如在一项对 248 例患者进行了 24 个月随访的多中心研究中，观察到总体重减少的百分比（%TBWL）为 18.6%（15.7%~21.5%）。而在意向性治疗分析中，53% 的患者达到了 >10% 的 %TBWL[11]。

该术式并非 SG 或胃旁路术的竞争者，而是针对不太肥胖的患者或不愿意接受手术干预的患者的替代方法[12,13]（图 35-5）。

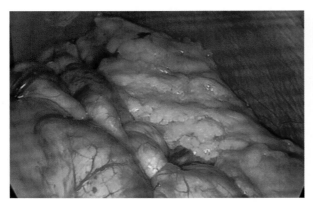

图 35-5　腹腔镜下的 ESG，内部缝线形成的凹痕清晰可见

目前没有关于 ESG 失败及其修正手术的可靠文献，仅有一些相关的病例报道[14,15]。最近一项针对 1 000 例接受 ESG 患者的研究显示，3 例患者因严重腹痛需行 SG 的修正手术，5 例患者需要再次行 ESG，8 例患者需要 SG[14]。该作者认为 ESG 术后行修正手术的主要适应证是减重效果不佳（6 个月后 %TBWL<5%），但并未提供关于结局的信息。

35.4　术前评估

和其他减重手术一样，减重效果不佳是 ESG 后再次手术的主要原因。这些患者中的大多数都包括在全球的前瞻性研究中，因此旨在检测早期失败病例的严密随访是可行的。从事内镜新技术（如 ESG）的专业人员应当在第 1 年内开展术式对比研究和 / 或内镜监测。对比研究的随访时间可

能不同，但胃成形术后 6 个月甚至更久往往能够给我们提供更多信息，特别是对于减重效果不佳的观察。内镜下钡剂造影检查能够评估缝线状态，并决定是否可以行再次 ESG 或修正性手术。在复胖的患者中常见的内镜检查结果是发现胃囊的扩张，甚至看不到完整的缝线[14,15]。对于早期手术失败的患者，研究倾向于将胃腔重新打开，并做到无缝线残留（图 35-6）。修正手术方式应该由外科医生和患者共同决定。由于大多数情况下体重下降幅度很小，因此常常接下来即将进行的减重手术可能被认为是首次干预，即其胃肠道解剖并未发生真正的变化（如胃内球囊的减重失败）。因此减重代谢外科医生的日常实践准则仍可应用于术式的选择。

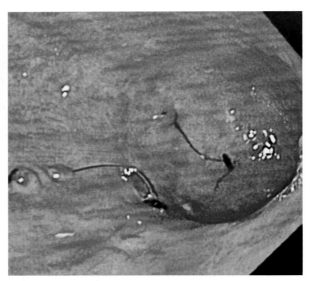

图 35-6　一名 ESG 术后 6 个月减重效果不佳的患者在进行的内镜检查，可见正常的解剖结构以及松弛的缝线。

35.5　操作要点

● 术前内镜检查是必需的。

● 若缝线均不在位，则进行常规的 SG，而无须经术中内镜操作。建议使用更宽的闭合器切割（最小钉高为 4.1mm）进行切割闭合。

● 应仔细解剖胃后壁，因为由于缝合、粘连等相关炎症反应会引起解剖学上的变化（图 35-7a、b）。

● 如果某些缝线保持完整，可以采用腔内镜联合的手术方式。手术的第一部分是尝试用内镜分离缝线。如果无法实现，胃镜将有助于引导闭合器放置在合适位置以避开缝线与金属锚（图 35-8a、b）。

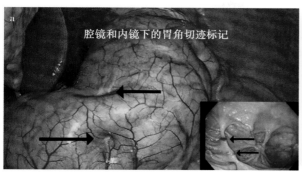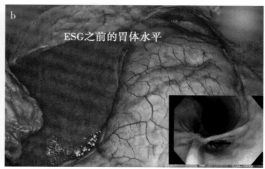

图 35-7 ESG 术后部分体重减轻的患者。(a) 腹腔镜和内镜下观察 ESG 术后充气的胃角切迹水平(黑色箭头标出束带和锚定凹痕)。(b) 相同的视图,但内镜在胃体水平位置向后弯曲。

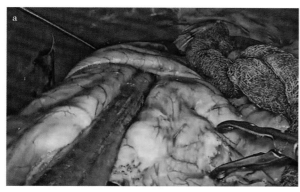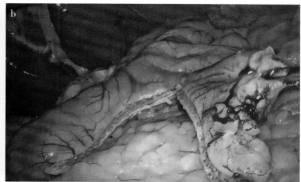

图 35-8 ESG 失败后的腹腔镜修正手术。(a) 第二个闭合器在束带和锚定点内部击发。(b) 在角切迹后胃的其余部分出现更多的凹痕。

- 在修正手术期间,角切迹处完整的缝线是危险的。如果该位置不能为吻合器提供安全位置以避免残胃极度狭窄,则应考虑改行胃旁路术。
- 建议加固缝合。
- 在手术结束时,应使用内镜检查再次识别袖状胃内异物(图 35-9)。

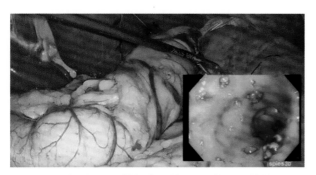

图 35-9 腹腔镜和胃镜视角下的 ESG 修正后的袖状胃。

- 术后阶段和其他 SG 一致。

35.6 结论

内镜下减重手术是一个非常有前途的手术方式,但仍需技术的改进及更长时间的随访观察。与一些减重手术相比,它是一种侵入性更小、并发症更少的技术,但更好的结局一定是患者选择的关键因素。当内镜下袖状胃成形术失败时,在考虑实施修正手术前必须进行全面的检查及准备。由于经常观察到内镜下胃成形术后胃的完全扩张,因此将其转为 SG 似乎是安全可行的。

(杜 潇 译)

参考文献

1. Chang SH, Stoll CR, Song J, Varela JE, Eagon CJ, Colditz GA. The effectiveness and risks of bariatric surgery: an updated systematic review and meta-analysis, 2003-2012. JAMA Surg.

2014;149(3):275–87.

2. Falk V, Twells L, Gregory D, Murphy R, Smith C, Boone D, et al. Laparoscopic sleeve gastrectomy at a new bariatric surgery centre in Canada: 30-day complication rates using the Clavien-Dindo classification. Can J Surg. 2016;59(2):93–7.

3. Nguyen NT, Varela JE. Bariatric surgery for obesity and metabolic disorders: state of the art. Nat Rev Gastroenterol Hepatol. 2017;14(3):160–9.

4. Buchwald H, Oien DM. Metabolic/bariatric surgery worldwide 2011. Obes Surg. 2013;23(4):427–36.

5. Middleton KM, Patidar SM, Perri MG. The impact of extended care on the long-term maintenance of weight loss: a systematic review and meta-analysis. Obes Rev. 2012;13(6):509–17.

6. Zundel N, Thompson C. Endoscopic Suturing. a compendium of current clinical experience. Bariatric Times. 2013;10(11 Suppl B):B13–5. (Editor).

7. Pena HN, Alvarado A, Wilson EB, Zundel N. Endoscopic gastroplasty as a pimary metabolic and bariatric procedure: OUS experience. Bariatric Times. 2013;10(11 Suppl B):B13–5.

8. Lopez-Nava G, Galvao MP, Bautista-Castano I, Jimenez-Banos A, Fernandez-Corbelle JP. Endoscopic sleeve gastroplasty: how I do it? Obes Surg. 2015;25(8):1534–8.

9. Abu Dayyeh BK, Rajan E, Gostout CJ. Endoscopic sleeve gastroplasty: a potential endoscopic alternative to surgical sleeve gastrectomy for treatment of obesity. Gastrointest Endosc. 2013;78(3):530–5.

10. Sartoretto A, Sui Z, Hill C, Dunlap M, Rivera AR, Khashab MA, et al. Endoscopic sleeve gastroplasty (ESG) is a reproducible and effective endoscopic bariatric therapy suitable for widespread clinical adoption: a large, International Multicenter Study. Obes Surg. 2018;28(7):1812–21.

11. Lopez-Nava G, Sharaiha RZ, Vargas EJ, Bazerbachi F, Manoel GN, Bautista-Castano I, et al. Endoscopic sleeve gastroplasty for obesity: a multicenter study of 248 patients with 24 months follow-up. Obes Surg. 2017;27(10):2649–55.

12. Galvao-Neto MD, Grecco E, Souza TF, Quadros LG, Silva LB, Campos JM. Endoscopic sleeve gastroplasty - minimally invasive therapy for primary obesity treatment. Arq Bras Cir Dig. 2016;29 Suppl 1(Suppl 1):95–7.

13. Kumar N, Abu Dayyeh BK, Lopez-Nava Breviere G, Galvao Neto MP, Sahdala NP, Shaikh SN, et al. Endoscopic sutured gastroplasty: procedure evolution from first-in-man cases through current technique. Surg Endosc. 2018;32(4):2159–64.

14. Alqahtani A, Al-Darwish A, Mahmoud AE, Alqahtani YA, Elahmedi M. Short-term outcomes of endoscopic sleeve gastroplasty in 1000 consecutive patients. Gastrointest Endosc. 2018;

15. Ferrer-Marquez M, Ferrer-Ayza M, Rubio-Gil F, Torrente-Sanchez MJ, Martinez A-GA. Revision bariatric surgery after endoscopic sleeve gastroplasty. Cir Cir. 2017;85(5):428–31.

第 36 章
Roux-en-Y 胃旁路术修正为袖状胃切除术

Giovanni Dapri

36.1 前言

腹腔镜 RYGB 是最常见的减重手术方式之一，其中期多余体重减除率为 43%~68.1%[1-3]，几乎所有肥胖相关并发症可以得到缓解[4]。腹腔镜袖状胃切除术（laparoscopic sleeve gastrectomy，LSG）在经过五次国际峰会后被公认为治疗病态肥胖的标准手术方式[4-8]，其术后 1~6 年 EWL 分别为 59.3%、59.0%、54.7%、52.3%、52.4% 及 50.6%。袖状胃切除术（sleeve gastrectomy，SG）既往可以视为十二指肠转位术（duodenal switch，DS）的第一阶段手术。据报道，DS 术后 10 年以上 EWL 仍可达 68.9%[9]。

减重程度（过多或过少）和复胖是影响患者接受减重手术的负面考虑因素。RYGB 实现持续减重的确切机制目前尚不清楚，胃肠道激素、脂肪因子、细胞因子，以及下丘脑神经肽和神经递质等系列变化与恶病质大鼠模型中观察到的变化类似[10]。因此，RYGB 可能激发出人体的一种分解代谢状态，进而导致食欲下降并维持体重减轻。

RYGB 减重效果不佳可能与手术操作技巧或饮食行为有关。技术方面的原因包括胃小囊扩张、胃空肠吻合口扩张、胃小囊残胃间瘘。接受 RYGB 的患者术后经常会出现新的饮食习惯，如贪食、多食或喜甜食。贪食是大量进食（进食过多），可以通过在胃小囊周围放置可调节束带[11-13]、不可调节的环[14]或修整扩张的胃小囊[15]来增加限食作用。多食，是指频繁进食；可以通过将 RYGB 转换为远端 RYGB（DRYGB）或者两阶段的 DS 术式（先从 RYGB 转为 SG，然后再行 BPD 术）等吸收不良术式来治疗。目前还观察到存在新的混合形式的饮食行为，其特征是显著增加的能量摄入；可通过将胃旁路术转换为 SG 予以处理，该处理方式同时预留了可能的 DS 手术以增加吸收不良的可能性。

当然，营养专家意见作为多学科会诊的重要组成部分，在排除暴食和夜间进食障碍等精神障碍患者时发挥重要作用。

多学科会诊对于肥胖患者长期随访及计划接受 RYGB 的患者来说是非常重要的，因为手术可能会导致一些严重的问题。其中之一便是倾倒综合征，其临床特征是餐后大汗、脸红、头晕、虚弱、心动过速、心悸和倦怠乏力。一种假说认为这可能由于高渗食物快速进入空肠，导致血容量下降，继而通过各种压力感受器引发交感神经兴奋[16]。此外这可能与高渗液体对小肠黏膜中嗜银细胞的刺激有关，该细胞刺激后可导致 5- 羟色胺的释放，并引发血管舒缩效应。对倾倒综合征的第三种解释是糖类食物或高升糖指数食物过量摄入引起的反应性低血糖，因为胰岛素反应性增加会导致血液中血糖的陡然波动[17]。减重手术相关的倾倒综合征也被认为存在积极意义，因为它会使患者学会避免进食高热量食物，并减少每次进食的量[18]。

即使进行了充分的饮食宣教（如少食、低碳水化合物等），部分 RYGB 术后患者仍然可能无法遵守饮食方面的限制，从而出现食物过度倾倒、呕吐发作和腹痛。

此外，与无症状的手术患者相比，这些患者餐后高胰岛素血症性低血糖的特征是胰岛素与高血糖素样肽 -1（GLP-1）的过度分泌[19]。防止低血糖的调节机制似乎发生了改变。这些变化产生的原因尚不完全清楚，但女性、更久的术后时间和无糖尿病病史是目前已知的危险因素。治疗方面，首先应从严格限制的低碳水化合物饮食开始，其次是药物治疗，如二氮嗪、阿卡波糖、钙通道阻滞剂和奥曲肽的使用被证明是有益的，但上述治疗的效果存在明显的个体差异，并存在失败可能[20]。

由于上述挑战，RYGB 这一术式并非不可逆转[21],腹腔镜下 RYGB 转为 SG 可能是一种选择。此外,这种转换也可以作为 DS 术式的第一步,使患者实现更好的身体条件储备。

36.2　手术技巧

患者仰卧,双腿和双臂外展(French 体位)。术者站在患者的双腿之间,扶镜手和一助分别位于患者右侧及左侧。首先使用 Hasson 技术(切开直视技术)在左上象限的锁骨中线上插入第一个 12mm 套管。另外四个套管经直视下放置,通常与原手术位置相同:距肋缘 5cm 左腋前线放置 5mm 的套管,剑突下方约 20cm 处放置 10mm 的套管,在同一水平线上的右侧锁骨中线上放置 12mm 的套管,以及在剑突的远侧放置一个 5mm 的套管。另一种选择是进行减少瘢痕的腹腔镜检查。应先确定食物袢,并分离壁腹膜与大网膜、小肠、肝左叶与胃肠吻合口之间的粘连。谨慎操作以防止损伤肝门格里森鞘。同时两侧膈肌脚也均被清晰显露,如果该部位的暴露发现胃食管裂孔疝,可以使用 1-0 聚丙烯材质的缝线予以一到两针八字缝合进行裂孔成形术。使用电凝钩或切割闭合器分离残胃、胃小囊和胃空肠吻合口周围的粘连。在紧靠吻合口近端健康组织处,用直线切割闭合器将胃囊切开,应特别小心不要切断小胃囊的血管,因为其通常只依靠胃左动脉的一到两

个分支供血(图 36-1)。然后使用吻合器将胃空肠吻合口与食物袢的近端分开。随后从残胃的底部开始沿着胃大弯从上到下游离,一直到胃体水平。在此水平击发切割闭合器将残胃体从外向内横断(图 36-2)。将胃小囊后方及残胃的上极切开(图 36-3),以便容纳一个 34F 的胃导引管通过;

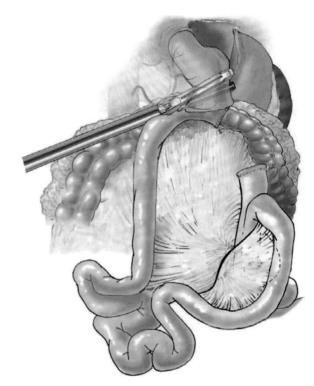

图 36-1　解除原手术的胃空肠吻合

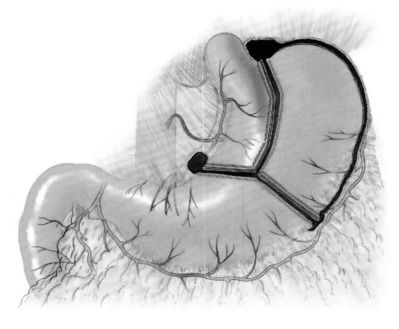

图 36-2　残胃胃底的切除

同时由麻醉师将胃导引管向前推送使其向幽门推进,以胃导引管为支撑,自胃窦部起多次击发直线切割闭合器来完成袖状胃切除(图 36-4)。使用两根 1-0 PDS 线手工缝合线完成胃小囊和残胃的吻合(图 36-5),从而恢复胃的连续性。可通过对比增强吲哚菁绿灌注显影技术确认胃囊和远端袖状胃是否具有良好血供。定位空肠空肠吻合口,确定食物祥、胆胰祥和共同通道。沿原吻合线使用切割闭合器切断吻合口,注意避免影响到祥的远端(图 36-6)。用直线切割闭合器将食物支的近端

和胆胰肢的远端吻合,并用两根 2-0 PDS 缝合线连续缝合关闭共同开口(图 36-7)。如有必要,在肠 - 肠吻合术完成后,切除胆胰支和食物支的盲祥。将前期 RYGB 手术时遗留的肠系膜裂孔用 1-0 聚丙烯材质(polypropylene)线关闭,从而恢复到原始解剖结构。向胃导引管加压注入空气来检查胃肠道的连续性。吻合口和胃体附近留置腹腔引流管。标本(残胃、原胃空肠吻合口)通过扩大左上象限 12mm 的套管孔取出,然后逐层关腹。

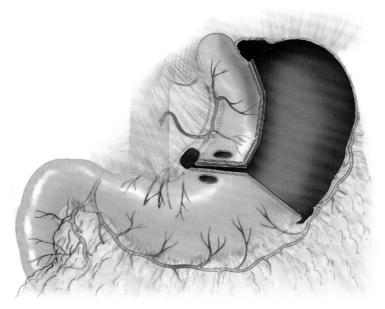

图 36-3　打开胃小囊和残胃以容纳胃导引管通过

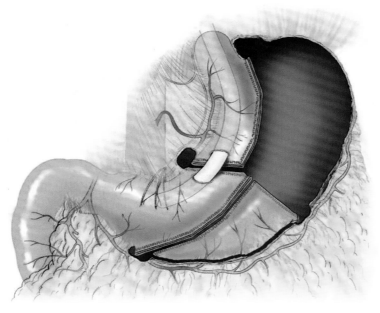

图 36-4　在放置胃导引管并恢复胃连续性之前,切除胃窦以完成袖状胃切除

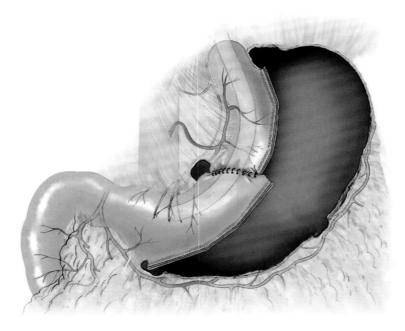

图 36-5   手工吻合胃小囊与残胃以恢复胃腔连续性

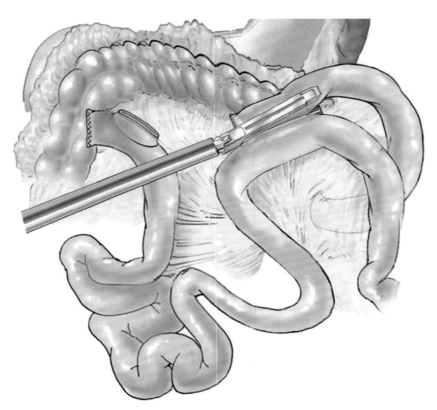

图 36-6   解除原空肠空肠吻合

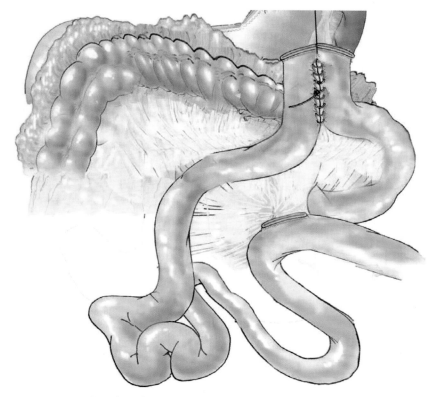

图 36-7　将原食物肢近端和胆胰肢远端进行吻合以重建小肠的连续性

36.3　术后护理

术后第 1 天口服亚甲蓝,若无异常则在术后第 2 天开始清流质饮食。患者在术后第 5 天 / 第 6 天出院,此时可进食流食;术后第 3 个月恢复正常饮食。之后则进入常规性多学科随访流程。

36.4　结果

尽管 RYGB 修正手术越来越多[22],但 RYGB 转为 SG 仍比较少,可能由于其操作难度较大并且伴随一些较严重的并发症,如吻合口漏和狭窄[23],以及胃食管反流[24]。虽然效果并非十分明显,但该修正手术依然可以降低体重[23,24]。

当药物治疗失败时,解除 Roux-en-Y 肢并恢复胃肠道连续性仍是 RYGB 术后低血糖的一种选择[20]。最近,一项研究证实 RYGB 修正术后的患者症状性低血糖发作有所缓解,但不包括源于胰岛细胞增生或功能亢进导致的低血糖[25]。在这项研究中,RYGB 修正后的复胖问题存在变化且并不严重;同时发现餐后血糖、胰岛素和 GLP-1 分泌显著减少;胰岛素分泌变化与葡萄糖水平变化是成比例的,且胰岛素的清除率增高;高血糖素 / 胰岛素比值与修正前相似。

36.5　结论

腹腔镜下 RYGB 转 SG 是一种可行且安全的方法,可以用于处理 RYGB 后的减重问题(无论过多或过少)、体重反弹、倾倒综合征或高胰岛素血症性低血糖。此外,这种修正也可以作为 DS 术式之前的一步,来帮助患者达到更优的身体状态。

（樊　庆　张能维　译）

参考文献

1. Pories W, Swanson M, MacDonald K. Who would have thought it? An operation to be the most effective therapy for adult-onset diabetes mellitus. Ann Surg. 1995;222:339–50.

2. Jones K. Experience with the Roux-en-Y gastric bypass, and commentary on current trends. Obes Surg. 2000;10:183–5.

3. Christou NV, Look D, MacLean LD. Weight gain after short- and long-limb gastric bypass in patients followed for longer than 10 years. Ann Surg. 2006;244:734–40.

4. Deitel M, Crosby RD, Gagner M. The first international consensus summit for sleeve gastrectomy (SG), New York City, October 25-27, 2007. Obes Surg. 2008;18:487–96.

5. Gagner M, Deitel M, Kalberer TL, Erickson AL, Crosby RD. The second international consensus summit for sleeve gastrectomy, March 19-21, 2009. Surg Obes Relat Dis. 2009;5:476–85.

6. Deitel M, Gagner M, Erickson AL, Crosby RD. Third international summit: current status of sleeve gastrectomy. Surg Obes Relat Dis. 2011;7(6):749–59.

7. Gagner M, Deitel M, Erickson AL, Crosby RD. Survey on laparoscopic sleeve gastrectomy (LSG) at the Fourth International Consensus Summiton Sleeve Gastrectomy. Obes Surg. 2013;23(12):2013–7.

8. Gagner M, Hutchinson C, Rosenthal R. Fifth International Consensus Conference: current status of sleeve gastrectomy. Surg Obes Relat Dis. 2016;12(4):750–6.

9. Marceau P, Biron S, Hould FS, et al. Duodenal switch: long-term results. Obes Surg. 2007;17:1421–30.

10. Guijarro A, Kirchner H, Meguid MM. Catabolic effects of gastric bypass in a diet-induced obese rat model. Curr Opin Clin Nutr Metab Care. 2006;9:423–35.

11. Bessler M, Daud A, Digiorgi MF, et al. Adjustable gastric banding as revisional bariatric procedure after failed gastric bypass-intermediate results. Surg Obes Relat Dis. 2010;6:31–5.

12. Gobble RM, Parikh MS, Greives MR, Ren CJ, Fielding GA. Gastric banding as a savage procedure for patients with weight loss failure after Roux-en-Y gastric bypass. Surg Endosc. 2008;22:1019–22.

13. Chin PL, Ali M, Francis K, LePort PC. Adjustable gastric band placed around gastric bypass pouch as revision operation for failed gastric bypass. Surg Obes Relat Dis. 2009;5:38–42.

14. Dapri G, Cadière GB, Himpens J. Laparoscopic placement of non-adjustable silicone ring for weight regain after Roux-en-Y gastric bypass. Obes Surg. 2009;19:650–4.

15. Al-Bader I, Khoursheed M, Al Sharaf K, Mouzannar DA, Ashraf A, Fingerhut A. Revisional laparoscopic gastric pouch resizing for inadequate weight loss after Roux-en-Y gastric bypass. Obes Surg. 2015;25(7):1103–8.

16. Matthews DH, Lawrence W Jr, Poppell JW, et al. Change in effective volume during experimental dumping syndrome. Surgery. 1960;48:185–94.

17. Bikman BT, Zheng D, Pories WJ, et al. Mechanism for improved insulin sensitivity after gastric bypass surgery. J Clin Endocrinol Metab. 2008;93:4656–63.

18. Deitel M. The change in the dumping syndrome concept. Obes Surg. 2008;18:1622–4.

19. Øhrstrøm CC, Worm D, Hansen DL. Postprandial hyperinsulinemic hypoglycemia after Roux-en-Y gastric bypass: an update. Surg Obes Relat Dis. 2017;13(2):345–51.

20. Malik S, Mitchell JE, Steffen K, Engel S, Wiisanen R, Garcia L, Malik SA. Recognition and management of hyperinsulinemic hypoglycemia after bariatric surgery. Obes Res Clin Pract. 2016;10(1):1–14.

21. Himpens J, Dapri G, Cadière GB. Laparoscopic conversion of the gastric bypass into a normal anatomy. Obes Surg. 2006;16:908–12.

22. Shoar S, Nguyen T, Ona MA, Reddy M, Anand S, Alkuwari MJ, Saber AA. Roux-en-Y gastric bypass reversal: a systematic review. Surg Obes Relat Dis. 2016;12(7):1366–72.

23. Carter CO, Fernandez AZ, McNatt SS, Powell MS. Conversion from gastric bypass to sleeve gastrectomy for complications of gastric bypass. Surg Obes Relat Dis. 2016;12(3):572–6.

24. Arman GA, Himpens J, Bolckmans R, Van Compernolle D, Vilallonga R, Leman G. Medium-

term outcomes after reversal of Roux-en-Y gastric bypass. Obes Surg. 2018;28(3):781–90.

25. Davis DB, Khoraki J, Ziemelis M, Sirinvaravong S, Han JY, Campos GM. Roux en Y gastric bypass hypoglycemia resolves with gastric feeding or reversal: confirming a non-pancreatic etiology. Mol Metab. 2018;9:15–27.

第七篇
教育与展望

第 37 章

从 20 年袖状胃切除术的常规
实践中，我们学到了什么？

Michel Gagner

37.1 前言

在肚脐下，既没有宗教也没有真理。

意大利谚语

37.2 开创：1999—2006 年

我鼓励你先阅读本书第 1 章关于袖状胃切除术（sleeve gastrectomy，SG）的历史和它早期发展史的详细介绍。我认为在开创初期，"不要动我的奶酪"的心态在那段时间占据上风，大多数人不看好这项手术。在 20 世纪 70 年代，德黑兰塔勒布普尔（Talebpour）利用腹腔镜技术发展出一种新的术式——胃折叠手术，这个术式也被称之为"袖状胃杀手"，同时也试图阻止 SG 的发展，并由克利夫兰诊所（Cleveland Clinic）的菲尔·绍尔（Phil Schauer）医生推广。最初他们得到了强生公司（Ethicon Endosurgery Johnson & Johnson）的支持，为此强生公司研发了一种特殊的仪器，帮助在腹腔镜下保持胃折叠术的位置。事实上，SG 反而应该被称之为"胃折叠杀手"！在当时美国减重代谢外科学会（American Society for Metabolic and Bariatric Surgery，ASMBS）主要推进 Roux-en-Y 胃旁路术的发展，在会议和减重手术会议走廊经常可以听到排斥 SG 的评论，在这种情况下，SG 的开创工作是具有压力且困难的。从我过去从事的开创工作来看，一种手术从初期开始发展到成为主流，大约需要花 10 年的时间，但腹腔镜胆囊切除术除外，因为它触及并危及所有普通外科医生的生计。1991 年我开始做腹腔镜肾上腺切除术，大约 10 年后这已经成为常态，但腹腔镜胰腺切除术的发展时间要再更长一些，因为大多数肝胆外科医生不熟悉先进的缝合技术[1,2]。

37.3 ASMBS 和国际肥胖与代谢病外科联盟在该项手术中的作用

ASMBS 于 2007 年 11/12 月在 *SOARD* 杂志上刊发表了一份立场声明："ASMBS 认识到 SG 可能是经过精心挑选打算接受减重手术治疗的患者的一种选择，尤其是那些高风险或超超级肥胖的患者，分期减重手术的概念具有非常重要的价值，可能作为一种降低高风险患者群体风险的策略"。当时，只做 Roux-en-Y 胃旁路术的外科医生的反馈都是消极的，他们认为这种说法太"前卫"，并想宣布腹腔镜袖状胃切除术（laparoscopic sleeve gastrectomy，LSG）只是一种试验性手术。请记住，这个手术是已经被批准的十二指肠转流的第一步[3,4]。

这在 2010 年的 *SOARD* 杂志中得到了更新："在同行评议的研究中发表了有限的中期（3~5 年）数据，证明了使用 SG 手术治疗病态肥胖的患者可获得持久的减重效果，并能减少术后并发症。高风险和超级肥胖患者 5 年长期随访数据有限，部分原因是一些患者在 SG 术后 2 年内接受了计划中的第二次手术（Roux-en-Y 胃旁路术或十二指肠转流术），这可能是整体分期治疗策略中的一部分，也可能是由于减重失败或体重反弹。SG 作为主要手术的知情同意应与其他减重手术的知情同意一致，同时应该也要告知长期体重反弹的风险[5]。

目前，ASMBS 认识到以低风险手术作为初始治疗的分期减重手术理念，似乎对高危患者具有降低风险的价值。SG 作为一种减重术式的独特定位，是因为它的发展是一种降低风险的初始治疗策略，其目的是与其他可用的减重手术相比，它可能更容易在显著减重后被转换成另一种手术方式。许多已发表的证据支持 SG 作为一种减重手术的数据都描述了对高风险患者的有利结果,使其成为这一亚群体可接受的选择。此外,相当一部分患者在 SG 手术后体重持续下降,可能不需要转换到其他手术。因此,有理由推荐 SG 作为 ASMBS 批准的减重手术术式。这给了大多数美国外科医生指明了前进的道路,手术量在这之后呈指数增长。在 2012 年商业美国医疗保险和补助服务中心(CMS)都批准了这一术式[6,7]。

在 2012 年,更多的研究被发表,我不确定为什么需要另一份立场声明:"在同行评议研究中,大量的比较和长期随访数据已经证明了 SG 术后可获得持久的体重减轻、改善的医疗合并症、长期患者满意度和生活质量的改善。

因此,ASMBS 认为 SG 是一种可接受的首选减重手术,也是高危患者的第一阶段手术,是有计划分阶段治疗方法的一部分。从目前公布的数据来看,SG 在 LAGB 和腹腔镜 RYGB 之间存在风险 / 受益关系。

与任何减重手术一样,均可能发生远期体重反弹,在行 SG 的情况下,这可以通过再干预进行有效管理。将 SG 作为主要手术的知情同意应与其他减重手术的知情同意一致,应包括长期体重反弹的风险[8]。

我们鼓励外科医生继续进行前瞻性研究,并在同行评议的科学研究中报告他们的预后数据。

到 2017 年,许多反对 Roux-en-Y 胃旁路术的人认为现在有必要修改之前的声明,包括该手术的负面影响,尽管他们对 Roux-en-Y 胃旁路术及其相关并发症没有立场声明:在同行评议的文献中发表的大量长期随访数据,包括对各种手术结果的比较研究,证实了 SG 能显著持久地减轻体重,改善医疗合并症,提高生活质量,降低肥胖治疗的并发症发生率和死亡率。在大多数与体重相关并发症的缓解和早期体重减轻方面,SG 和 RYGB 获得相似的结果。然而,SG 对胃食管反流的影响还不太清楚,因为胃食管反流的改善是不可预测的,而且胃食管反流可能会恶化或新发。对于所有接受 SG 的患者,建议术前针对胃食管反流相关检查结果进行评估。ASMBS 承认 SG 是一种可接受的主要减重手术或高危患者的第一阶段手术。与任何减重手术一样,远期的体重反弹可能发生在 SG 后,可能需要一种或多种不同的再干预手段。将 SG 作为主要手术的知情同意应与其他减重手术的知情同意一致,应包括远期体重反弹的风险。

此外,与所有目前公认的减重手术一样,鼓励实施 SG 手术的外科医生前瞻性地收集、分析并在同行评议的科学论坛上报告他们的结果数据[9]。

我仍然相信 ASMBS 的高层对 LSG 有偏见,许多人坦率地嫉妒这种手术的成功。为什么?大多数被提名的 ASMBS 主席都是 Roux-en-Y 胃旁路术的坚定支持者。此外,在这整个 20 年期间,还没有关于可调节胃束带的立场声明,然而这种手术已经相当不受欢迎,在美国,现在只有 1% 的初级手术是可调节胃束带。此外,从来没有任何关于 Roux-en-Y 胃旁路术的立场声明。他们做了胃折叠手术,还有单吻合口胃旁路术和单吻合口十二指肠转位术(duodenal switch,DS),通常被称为 SADI,宣布它是一个调查术式。似乎他们会对不赞成的事情写一份立场声明。关于 LSG,ASMBS 在其 20 年的历史中发表了 4 篇立场声明,幸运的是,国际肥胖与代谢病外科联盟(International Federation for the Surgery of Obesity and Metabolic Disorders,IFSO)从未遵循这样的路径,给外科医生留下了良好的判断[10]。

37.4　国际共识时期:2007—2017 年

我组织了 2007 年 10 月 25 日至 27 日在纽约市举行的首届 SG 国际共识峰会,并在接下来的 10 年中组织了另外五次峰会。Raul Rosenthal 在佛罗里达州组织的 2011 年会议非常成功且被广泛引用,我是参与者和共同作者。

2007 年,第 1 天由执行 SG 的专家进行现场手术,第 2 天由来自世界各地的专家进行演示和视频病例回顾。第 3 天是国际峰会专家共识,以确定 SG 的疗效和现状,会议注册人数为 325 人,多数是国际参与者[11]。

回顾并反思这些是看看我们在 12 年前的手术中有多准确。共识小组于 2007 年 10 月 27 日在佛罗伦萨古尔德大厅聚集,对一系列问题进行了投票,第一个小组由该领域的 40 位专家组成。

62% 的专家认为 SG 适用于高危患者,58% 的专家认为 SG 是 BMI>40kg/m² 或 >35kg/m² 并存在并发症的主要手术。有趣的是,当时有 70% 的人完全同意 SG 将是 BMI>40kg/m² 或 >35kg/m² 并伴有并发症的患者的最佳初级手术,如果 5 年的 EWL 与 Roux-en-Y 胃旁路术相似。而在 11 年后发表在 JAMA 外科杂志上的最近 RCT 也证实了这一点！SG 被认为是 BMI 30~35kg/m² 的主要手术方式，31% 的专家准认同这样做，但更多的外科医生需要更长的时间才能接受这一说法；事实上，它成为了这个群体后来的首选手术术式，就像所有特殊群体，如青少年、儿童、老年患者、移植候选者、肝硬化等。

80% 的专家同意 SG 导致的减重失败比其他批准的手术更容易通过手术治疗。在 SG 后 3 年，患者体重明显下降的情况下，21% 的患者会通过腹腔镜进行再次手术，38% 的患者会进行腹腔镜 Roux-en-Y 胃旁路术，41% 的患者会进行十二指肠转流术。术后胃食管反流越来越被重视，在 SG 后的难治性胃食管反流中，39% 将使用药物治疗，44% 将转换为 Roux-en-Y 胃旁路术[12]。

在 2007 年，32% 的人完全同意不需要进行 IRB 这种手术，因为它类似于已被批准的十二指肠转流术，但没有取得相关的详细信息。2007 年的结果实际上与 10~12 年后发布的结果非常一致；EWL 如下：1 年，50%；2 年，58%；3 年，56%；>3 年，53%。

2009 年 3 月 19—21 日，迈阿密举行了第二届袖状胃切除国际共识峰会。共有 14 776 名 SG 的与会者代表填写了一份问卷。讨论了更多技术细节，并允许附带有关如何正确执行此操作的具体细节。在共识部分，听众回应说有足够的证据支持使用 SG 作为治疗病态肥胖的主要手术方式[12,13]。

2010 年 12 月，第三届国际峰会在纽约市召开，在那时，外科界已经在过去 10 年里为病态肥胖进行 SG。问卷的结果基于 19 605 例 SG。从并发症发生率来看，1.3% 的病例发生上段胃漏，0.5% 的病例出现下段胃漏，2.0% 的病例出现管腔内出血，0.1% 的病例出现死亡率。得出的结论是，上段胃漏不常见但是值得注意的问题[14]。

两年后，2012 年 12 月再次在纽约市召开第四届袖状胃切除国际共识峰会。受访者的经验已增长到总共 46 133 例 SG，平均经验接近 5 年。第 1 年的平均 EWL 为 59%；第 2 年，59%；第 3 年，55%；第 4 年，52%；第 5 年，52%；第 6 年，51%。如果需要进行二期手术，46% 首选胃旁路术，24% 十二指肠转流术，20% 再此行 SG。术后胃食管反流发生率为 8%，但不一致。结论是 LSG 是安全的，但需要进一步长期的监测[15]。

我于 2014 年 8 月在蒙特利尔组织了 2014 年 IFSO 年会和第五届 LSG 国际共识会议。为制订

最佳实践指南，一个国际专家小组于 2014 年进行了调查，并与 2011 年 SG 共识以及来自普通外科医生的调查数据进行了比较。专家外科医生（基于已完成超过 1 000 例病例）完成了一项在线匿名调查。以下适应证得到认可：SG 作为独立手术，97.5%；在高危患者中，92.4%；在肾和肝移植候选者中，91.6%；在代谢综合征患者中，83.8%；体重指数 30~35km/m² 伴有相关并发症，79.8%；在炎症性肠病患者中，87.4%；在老年人中，89.1%。专家组和普通外科医生组在认可几个禁忌证方面存在显著差异：Barrett 食管（80% 对 31%，P<0.001）、胃食管反流（23% 对 53%，P<0.001）、食管裂孔疝（12% 对 54%，P<0.001）、体重指数 >60kg/m²（5% 对 28%，P<0.001）。专家外科医生组报告的术后 5 年平均体重减轻率显著升高（P=0.005），报告的狭窄（P=0.001）和胃漏（P=0.005）率[16,17]。本次会议重点介绍了专家和当前普通外科医生群体在 LSG 的各个方面的新的和改进的最佳实践领域知识。第六届 SG 国际共识会议采用与蒙特利尔相同的形式，但于 2017 年 IFSO 会议期间在英国伦敦举行。在那次会议之后没有真正发表任何出版物，因为蒙特利尔公布的数据确实没有任何新内容。

在这 10 年中，我们应该注意到 Raul Rosenthal 医生在组织国际 SG 专家小组共识方面做得非常出色，目的是根据超过 12 000 例病例的经验制订最佳实践指南。它得到了爱惜康公司的支持，我猜它作为手术器械制造商对制订标准很感兴趣，以便为手术提供正确的工具。作为本出版物的共同作者，它于 2011 年 3 月 25—26 日在佛罗里达州的技术细节上取得了里程碑式的成就。该小组由 24 个中心组成，代表全球 11 个国家。一些被邀请的专家没有做 SG；它有助于激起"袖手旁观"，并朝着采用标准化技术和措施的方向发展。以下报告发表在 SOARD 上，无疑是该杂志有史以来的前 10 篇论文之一，其发现支持着朝着技术标准化和采用工作建议的努力[18]。

37.5 最近 SG 在全球范围内的流行情况

2016 年，仅在美国，减重手术的数量估计为 216 000 例。其中，58% 是 SG，但如果看一下初次腹腔镜手术的数量，SG 已经达到了 73%。但由于私人保险，美国完全采用它的速度很慢。在智利

或法国等拥有国家卫生体系的国家,在 2016 年之前,这一直是排名第一的手术[19]。

在全球范围内,减重手术总数约为 685 874 例,其中 634 897 例(92.6%)为初次手术,50 977 例为修正(7.4%)。我的估计是减重 / 代谢手术每年接近一百万次手术,因为大多数国家没有减重手术国家登记处,Angrisani 等寄希望于 IFSO 美国协会,但许多国家不参与,只是发送一个估计数。根据最新的 IFSO 调查结果显示,执行最多的初次手术是 SG(n=340 550;53.6%),其次是 Roux-en-Y 胃旁路术(n=191 326;30.1%)和单吻合口胃旁路术(n=30 563;4.8%)。2016 年,SG 仍然是世界上执行最多的外科手术,每年完成的病例可能超过 50 万例。腹腔镜可调节胃束带正在迅速消失,在比利时腹腔镜引入 20 年后,在一些国家甚至无法使用该束带。这与 LSG 形成对比,20 年后,它是世界上进行最多的减重 / 代谢手术。如果它们被国家医疗卫生系统所接受,并且不受偏见和预算的限制(如加拿大或英国)[19,20],它有可能增长 5~10 倍。

37.6　我对胃食管反流和 Barrett 的看法

多个出版社现在报道了 5 年时的高胃食管反流率和 Barrett 的组织学变化,使得外科医生和患者对食管癌的长期风险产生了恐惧。这不是明显的不典型增生,也没有考虑到内镜管理和根除 Barrett 的最新进展。Genco 等已经发现,在大约 110 例患者的队列中,对在罗马大学医院进行手术的所有患者中的约 1/3 进行抽样,发现糜烂性食管炎的发病率和严重程度显著增高,19 例患者(17.2%)确诊为非发育不良的 Barrett。他们认为,胃食管反流症状和内镜检查结果之间没有发现显著的相关性。这与 Barrett 食管问题智利的世界专家 Attila Csendes 医生的观点相矛盾,他在该论文中发现 1% 的 Barrett 食管患者存在 SG。会不会是罗马过度诊断了 Barrett,或者样本和活检太少,或是被没有经验的工作人员误解了?众所周知,同一机构的中心和病理学家之间的解释存在重大差异。载玻片是否经过第二位病理学专家的验证?是否完全遵循活检方案?

根据 Sebastianelli 等在自意大利和法国的一些中心对“10 例连续患者”进行研究显示,Barrett

食管的患病率在 5 年内接近 19%。该研究的设计是错误的,因为这是不受控制的,可能是选择性的,最容易接受胃镜检查的患者是那些出现问题的患者。这项研究因设计不佳而被拒绝。已经证明,与瑞典的对照组肥胖患者相比,减重手术后食管癌的发病率没有变化。这就提出了一个关于病态肥胖患者的基因特征及其罹患某些癌症的内在风险的问题。到目前为止,尽管已知反流性疾病较高,但在十二指肠转流术后的 SG 患者的长期随访中,并没有显示出任何较高的食管癌发病率。有人会说,在十二指肠转流患者中,反流是酸,而不是胆汁的混合物。然而,在袖状胃患者的食管远端进行的 24hpH 研究并没有显示胆汁反流[21]。

当然,关于 SG 后反流的原因也有很多猜测;最常被引用的理论是左侧的纤维韧带被切断了,下食管括约肌也被切断了,我不相信这个理论。首先,SG 常在 GE 交界以下 1cm 处进行,左侧留有部分纤维,具有完整的纤维网,愈合后左侧会有瘢痕。我认为是激素引起的,GLP-1 升高以及其他激素的变化,这些变化反过来影响了食管下括约肌的张力,同时也降低了食管平滑肌的振幅。众所周知,GLP-1 激动剂已被提议用于胡桃夹子食管的治疗。SG 后 5 年,血清胃促生长素水平仍较低,GLP-1 升高可能导致括约肌张力下降 2~4mmHg。

有证据表明袖状胃经胸移位,正在尝试关闭裂孔疝和固定腹部食管 - 胃交界处。我确信,这些尝试将长期降低反流的发生率。许多人正在做部分和完全胃底折叠术,最近的长期研究显示,部分胃底折叠与完全胃底折叠相比,控制反流效果更好,这可能会导致我们进行部分胃底折叠的 SG[22]。

37.7　旁路比袖状胃好,真的吗?

当 SG 作为一个独立的手术在 15 年前还不到 100 例时,这是相当惊人的指数增长,相当了不起的。造成这种情况的原因是多方面的,但最重要的是,最近发表在最有声望期刊上的 RCT 试验显示,SG 与 Roux-en-Y 胃旁路术后 5 年的体重减轻效果相似,并发症的缓解相似,但胃食管反流除外,更为最重要的是,发病率和死亡率较低。手术速度更快,对营养微量营养素的影响更小,简化了术后管理。这个手术甚至在许多中心作为门诊手术,在选定的低风险患者中进行。此外,该手术比 Roux-en-Y 胃旁路术更容易修改，我称其为通用手术，因为在质子泵抑制剂（PPI）达到最大效果的患者中，可以修改 SG 为 Roux-en-Y 胃旁路术来治疗严重的反流疾病，并在体重反弹或减肥失败的患者中转化为 SADI、单吻合胃分流术或十二指肠转流术。重做 SG 对部分无反流的患者也是一个合理的选择，在这些患者中，胃的体积已增加到 >400ml。对于超级和超超级肥胖患者，该手术甚至在计划阶段完成，时间间隔可以从 6 个月到 36 个月。我考虑了 Vidal 博士和 Lacy 的团队在巴塞罗那对两种手术进行比较的最后陈述，其中接受 Roux-en-Y 胃旁路术或 SG 的病态肥胖患者 10 年的体重减轻相似。RYGB 在实现 10 年 2 型糖尿病缓解方面与 SG 相似，RYGB 在实现 10 年高血压和血脂异常缓解方面优于 SG，这项研究表明 SG 和 RYGB 在减重方面的效果相当[22,23]。

SG 还避免了 Roux-en-Y 胃旁路术的严重并发症，即肠梗阻的终身风险。这已在瑞典的长期研究中得到充分证明，患者因内疝或粘连性肠梗阻而手术，住院时间延长，有些人进行坏死性肠切除术，导致败血症和死亡[23]。

它使需要内镜逆行胰胆管造影（endoscopic retrograde cholangiopancreatography，ERCP）的胆管结石症和胰胆管病变的病例管理复杂化。80% 的胃切除术降低了胃溃疡或边缘溃疡的风险，包括胃癌的终身风险。SG 可减少倾倒综合征、复杂性低血糖症和胰岛细胞增多症。由于所有这些原因，患者现在选择 SG 是正确的[23]。

（陈 亿 程 中 译）

参考文献

1. Brethauer SA, Harris JL, Kroh M, Schauer PR. Laparoscopic gastric plication for treatment of severe obesity. Surg Obes Relat Dis. 2011;7(1):15–22.
2. Tretbar LL, Taylor TL, Sifers EC. Weight reduction. Gastric plication for morbid obesity. J Kans Med Soc. 1976;77:488–90.
3. Chouillard E. La plicature gastrique verticale (PGV) : serait-elle le futur Sleeve-killer? Obésité. 2011;6:253–5.
4. Piche T, des Varannes SB, Sacher-Huvelin S, Holst JJ, Cuber JC, Galmiche JP. Colonic fermentation influences lower esophageal sphincter function in gastroesophageal reflux disease. Gastroenterology. 2003;124(4):894–902.
5. Talebpour M, Amoli BS. Laparoscopic total gastric vertical plication in morbid obesity. J Laparoendosc Adv Surg Tech A. 2007;17(6):793–8.
6. English WJ, DeMaria EJ, Brethauer SA, Mattar SG, Rosenthal RJ, Morton JM. American Society for Metabolic and Bariatric Surgery estimation of metabolic and bariatric procedures performed in the United States in 2016. Surg Obes Relat Dis. 2018;14(3):259–63.
7. Angrisani L, Santonicola A, Iovino P, Vitiello A, Higa K, Himpens J, Buchwald H, Scopinaro N. IFSO Worldwide Survey 2016: primary, endoluminal, and revisional procedures. Obes Surg. 2018;28(12):3783–94.
8. Clinical Issues Committee of American Society for Metabolic and Bariatric Surgery. Sleeve gastrectomy as a bariatric procedure. Surg Obes Relat Dis. 2007;3(6):573–6.
9. Clinical Issues Committee of theAmerican Society for Metabolic and Bariatric Surgery. Updated position statement on sleeve gastrectomy as a bariatric procedure. Surg Obes Relat Dis. 2010;6(1):1–5.
10. Mechanick JI, Youdim A, Jones DB, Garvey WT, Hurley DL, McMahon MM, Heinberg LJ, Kushner R, Adams TD, Shikora S, Dixon JB, Brethauer S, American Association of Clinical Endocrinologists, Obesity Society, American Society for Metabolic & Bariatric Surgery. Clinical practice guidelines for the perioperative nutritional,metabolic, and nonsurgical support of thebariatric surgerypatient--2013 update: cosponsored by American Association of Clinical Endocrinologists, the Obesity Society, and American Society for Metabolic &

Bariatric Surgery. Endocr Pract. 2013;19(2):337–72.

11. Ali M, El Chaar M, Ghiassi S, Rogers AM, American Society for Metabolic and Bariatric Surgery Clinical Issues Committee. American Society for Metabolic and Bariatric Surgery updated position statement on sleeve gastrectomy as a bariatric procedure. Surg Obes Relat Dis. 2017;13(10):1652–7.

12. Telem DA, Gould J, Pesta C, Powers K, Majid S, Greenberg JA, Teixeira A, Brounts L, Lin H, DeMaria E, Rosenthal R. American society for metabolic and bariatric surgery: care pathway for laparoscopic sleeve gastrectomy. Surg Obes Relat Dis. 2017;13(5):742–9.

13. Chaar ME, Lundberg P, Stoltzfus J. Thirty-day outcomes of sleeve gastrectomy versus Roux-en-Y gastric bypass: first report based on metabolic and bariatric surgery accreditation and quality improvement program database. Surg Obes Relat Dis. 2018;14(5):545–51.

14. Sebastianelli L, Benois M, Vanbiervliet G, Bailly L, Robert M, Turrin N, Gizard E, Foletto M, Bisello M, Albanese A, Santonicola A, Iovino P, Piche T, Angrisani L, Turchi L, Schiavo L, Iannelli A. Systematic endoscopy 5 years after sleeve gastrectomy results in a high rate of Barrett's esophagus: results of a multicenter study. Obes Surg. 2019. [Epub ahead of print].

15. Genco A, Soricelli E, Casella G, Maselli R, Castagneto-Gissey L, Di Lorenzo N, Basso N. Gastroesophageal reflux disease and Barrett's esophagus after laparoscopic sleeve gastrectomy: a possible, underestimated long-term complication. Surg Obes Relat Dis. 2017;13(4):568–74.

16. Jiménez A, Ibarzabal A, Moize V, Pane A, Andreu A, Molero J, de Hollanda A, Flores L, rtega E, Lacy A, Vidal J. Ten-year outcomes after Roux-en-Y gastric bypass and sleeve gastrectomy: an observational nonrandomized cohort study. Surg Obes Relat Dis. 2017;13(4):568–74.

17. Deitel M, Crosby RD, Gagner M. The first international consensus summit for sleeve gastrectomy (SG), New York City, October 25-27, 2007. Obes Surg. 2008;18(5):487–96.

18. Gagner M, Deitel M, Kalberer TL, Erickson AL, Crosby RD. The second international consensus summit for sleeve gastrectomy, march 19-21, 2009. Surg Obes Relat Dis. 2009;5(4):476–85.

19. Deitel M, Gagner M, Erickson AL, Crosby RD. Third international summit: current status of sleeve gastrectomy. Surg Obes Relat Dis. 2011;7(6):749–59.

20. Gagner M, Deitel M, Erickson AL, Crosby RD. Survey on laparoscopic sleeve gastrectomy (LSG) at the fourth international consensus summit on sleeve gastrectomy. Obes Surg. 2013;23(12):2013–7.

21. Gagner M, Hutchinson C, Rosenthal R. Fifth international consensus conference: current status of sleeve gastrectomy. Surg Obes Relat Dis. 2016;12(4):750–6.

22. Rosenthal RJ, International Sleeve Gastrectomy Expert Panel, Diaz AA, Arvidsson D, Baker RS, Basso N, Bellanger D, Boza C, El Mourad H, France M, Gagner M, Galvao-Neto M, Higa KD, Himpens J, Hutchinson CM, Jacobs M, Jorgensen JO, Jossart G, Lakdawala M, Nguyen NT, Nocca D, Prager G, Pomp A, Ramos AC, Rosenthal RJ, Shah S, Vix M, Wittgrove A, Zundel N. International Sleeve Gastrectomy Expert Panel Consensus Statement: best practice guidelines based on experience of >12,000 cases. Surg Obes Relat Dis. 2012;8(1):8–19.

23. Gagner M. Patient preferences or surgeon-enforced preferences, when deciding between roux-en-Y gastric bypass versus sleeve gastrectomy. Surg Obes Relat Dis. 2019. pii: S1550–7289(19)30005-X. https://doi.org/10.1016/j.soard.2019.01.003. [Epub ahead of print].

第 38 章
袖状胃切除术的未来

Patrick Noel and David Nocca

自从 20 世纪 90 年代 Michel Gagner 医生首次将袖状胃切除术（sleeve gastrectomy, SG）描述为超级肥胖患者十二指肠转位术（duodenal switch, DS）术式分期两步手术的第一步[1]，到 2000 年末被认为无论 BMI 如何，都可以考虑的一项独立的减重手术术式[2]。腹腔镜袖状胃切除术（laparoscopic sleeve gastrectomy, LSG）逐渐成为占世界范围内 2/3 的减重手术术式[3]。

与胃旁路术相比，虽然 LSG 开始手术操作更简单，但是它与术后发生难以治愈的胃漏的风险更高相关。但如今 LSG 成为一种更成熟的技术，术后并发症发生率更低，并且经内镜[4]能更好地控制这些并发症。这使得我们有时可以将这种手术视为日间手术[5]，大多数人把它看做是一个减重手术的新的金标准术式。

与所有的减重手术术式一样，如果患者没有适当的随访和遵守术后营养和运动的相关指南，LSG 术后的情况可能会随着时间的推移而变得更为复杂，并有体重反弹的可能。

考虑到上述情况，术前胃食管反流加重或新发胃食管反流似乎是 LSG 术后唯一真正需要关注的问题[6,7]。

未来的 LSG 将不得不考虑下面这些声明。

专项评估的第一步将更加关注于最终且往往被低估的胃食管反流的状态，并将包括恰当的调查评估，用阻抗测量法和 pH 值测量法进行恰当的调查评估，这将使我们能够根据胃食管反流的潜在风险对患者进行排序。

术前，食管裂孔缺损的系统修补或与抗反流手术（如 T 或 N 袖状胃）相关的新型 LSG 的演变将成为限制这类高反流风险患者术后胃食管反流风险的一种选择[8]。如果这种手术的长期评估良好的话，我们可能会建议将其作为首选术式，甚至

对术前没有胃食管反流的患者也是如此。

在 LSG 底部的末端应该有一个技术上完美的无扭曲或狭窄的袖状胃，以限制胃食管反流和胃漏的风险[7]。

使用特别设计的吻合器，可以在正确、完整地分离胃底和胃后用一个吻合器进行激发，这可能会显著降低 LSG 术后胃漏和狭窄的风险。

做一个完美的袖状胃，除了正确的评估和精细的技术外，钉仓和加固材料的选择也很重要。

完美的技术、最佳的吻合器和理想的钉仓选择的结合，将使几乎所有患者都有机会进行这种日间手术。常规使用新材料除了减少手术时间，同时也意味着患者使用麻醉药物也减少。

今天，我们可以想象使用数据分析将我们的患者分为不同的组，并通过成像和人工智能术中引导的术前导航系统将塑造我们未来的 LSG。

人工智能将比我们今天使用的现有机器人系统更能改善对 LSG 候选者的护理。

作为一种对 2 型糖尿病患者有效的代谢手术术式[9,10]，在与新药或经典 ADO 联合的一线治疗后，LSG 将成为这类肥胖患者的完全独立的第二阶段治疗方案，无论他们的 BMI 是多少。这种常规手术治疗将在慢性疾病发展的早期进行，以限制疾病的负面后果。

越来越多的适应证加上形状良好、安全、无任何副作用的 SG 将改善患者的生活质量和未来，无论患者是否有代谢性疾病，并将会降低社会成本。

新的类似袖状胃的手术技术正在不断完善。BariClip 的可逆袖状胃的使用，允许了某些低 BMI 的目标人群或疾病的某个阶段人群在未来可进行可逆手术[11]。不切除部分器官将使更多的肥胖患者从这项技术的优势中获益。这种无须切割、无须缝合且可逆的手术将更加尊重我们以保守观

念为主的现代生活方式。

　　尽管术式的名称借用了"袖状"这一名词，内镜袖状胃成形术与袖状胃的原理相差甚远，更接近其目前实现的胃折叠情况，并随着新设备的出现，也可能演变至一个更合适的形状。

　　在 15 年的时间里，SG 成为了大多数患者和外科医生的首选术式，成为了一种非常有效和安全的术式。未来技术的进步将更好地对准备做手术的患者进行选择并且常规在术中进行抗反流的步骤，使这个"袖状胃"成为代谢和肥胖疾病的一个新的治疗平台。这个袖状胃平台将成为疾病初

步治疗后的治疗架构，并会随着新的治疗算法而不断改进，比如在胃窦或十二指肠上进行的内镜或腹腔镜旁路，或者作为固定在胃窦或十二指肠水平上的新设备的固定点，以定期予以分子或药物。这个袖状胃平台将成为一个真正的桥梁，在未来治疗肥胖症和糖尿病时，使局部和选择性方法成为可能。这个袖状胃平台可以是普通的袖状胃，N 型或 T 型袖状胃，也可以是可逆的袖状胃夹。

　　这将是袖状胃的未来，也将是我们的未来[8]。

（董志勇　白日星　译）

参考文献

1. Feng JJ, Gagner M. Laparoscopic biliopancreatic diversion with duodenal switch. Semin Laparosc Surg. 2002;9(2):125–9.
2. Moy J, Pomp A, Dakin G, Parikh M, Gagner M. Laparoscopic sleeve gastrectomy for morbid obesity. Am J Surg. 2008;196(5):56–9.
3. Angrisani L, Santonicola A, Iovino P, Vitiello A, Higa K, Himpens J, Buchwald H, Scopinaro N. IFSO Worldwide Survey 2016: primary, endoluminal, and revisional procedures. Obes Surg. 2018;28(12):3783–94.
4. Nedelcu M, Manos T, Cotirlet A, Noel P, Gagner M. Outcome of leaks after sleeve gastrectomy based on a new algorithm addressing leak size and gastric stenosis. Obes Surg. 2015;25(3):559–63.
5. Surve A, Cottam D, Zaveri H, Cottam A, Belnap L, Richards C, Medlin W, Duncan T, Tuggle K, Zorak A, Umbach T, Apel M, Billing P, Billing J, Landerholm R, Stewart K, Kaufman J, Harris E, Williams M, Hart C, Johnson W, Lee C, Lee C, DeBarros J, Orris M, Schniederjan B, Neichoy B, Dhorepatil A, Cottam S, Horsley B. Does the future of laparoscopic sleeve gastrectomy lie in the outpatient surgery center? A retrospective study of the safety of 3162 outpatient sleeve gastrectomies. Surg Obes Relat Dis. 2018;14(10):1442–7.
6. Patti MG, Schlottmann F. Gastroesophageal reflux after sleeve gastrectomy. JAMA Surg. 2018;53(12):1147–8.
7. Stenard F, Iannelli A. Laparoscopic sleeve gastrectomy and gastroesophageal reflux. World J Gastroenterol. 2015;21(36):10348–57.
8. Gagner M. The future of sleeve gastrectomy. Eur Endocrinol. 2016;12(1):37–8. Nocca D, Skalli EM, Boulay E, Nedelcu M, Michel Fabre J, Loureiro M. Nissen Sleeve (N-Sleeve) operation: preliminary results of a pilot study. Surg Obes Relat Dis 2016;12(10):1832–1837.
9. Aminian A. Sleeve gastrectomy: metabolic surgical procedure of choice? Trends Endocrinol Metab. 2018;29(8):531–4.
10. Schauer PR, Bhatt DL, Kirwan JP, Wolski K, Aminian A, Brethauer SA, Navaneethan SD, Singh RP, Pothier CE, Nissen SE, Kashyap SR, STAMPEDE Investigators. Bariatric surgery versus intensive medical therapy for diabetes - 5-year outcomes. N Engl J Med. 2017;376(7):641–51.
11. Jacobs M, Zundel N, Plasencia G, Rodriguez-Pumarol P, Gomez E, Leithead J 3rd. A vertically placed clip for weight loss: a 39-month pilot study. Obes Surg. 2017;27(5):1174–81.